国家社会科学基金项目文库·语言学研究

国家社科基金2012年度一般项目（项目编号12BYY072）
肇庆学院学术著作出版资助金资助

汉语中医词汇史研究

陈增岳◎著

A STUDY OF THE HISTORY OF CHINESE TRADITIONAL MEDICINE VOCABULARY

暨南大學出版社
JINAN UNIVERSITY PRESS

中国·广州

图书在版编目（CIP）数据

汉语中医词汇史研究/陈增岳著．—广州：暨南大学出版社，2017.12
（国家社会科学基金项目文库．语言学研究）
ISBN 978－7－5668－2291－8

Ⅰ.①汉… Ⅱ.①陈… Ⅲ.①中国医药学—名词术语—词汇—汉语史
Ⅳ.①R2－61②H13

中国版本图书馆 CIP 数据核字（2017）第 313869 号

汉语中医词汇史研究
HANYU ZHONGYI CIHUISHI YANJIU
著　者：陈增岳

出 版 人：徐义雄
项目统筹：晏礼庆
策划编辑：杜小陆
责任编辑：刘　晶　黄海燕
责任校对：邓丽藤　刘雨婷
责任印制：汤慧君　周一丹

出版发行：暨南大学出版社（510630）
电　　话：总编室（8620）85221601
营销部（8620）85225284　85228291　85228292（邮购）
传　　真：（8620）85221583（办公室）　85223774（营销部）
网　　址：http：//www.jnupress.com
排　　版：广州良弓广告有限公司
印　　刷：佛山市浩文彩色印刷有限公司
开　　本：787mm×960mm　1/16
印　　张：26.5
字　　数：540 千
版　　次：2017 年 12 月第 1 版
印　　次：2017 年 12 月第 1 次
定　　价：88.00 元

前　言

汉语中医词汇史，主要是就汉语中的中医词汇进行历史研究。虽然社会上已经习惯将西医与中医对举，但目前对“中医”与“西医”的概念表述得并非十分恰当。中医是以由汉族主导的中华民族医药知识为基础形成的传统医学。明代开始，西医传入中国，但这个“西医”，与古希腊、古罗马时代的传统医药已经完全不同，因部分吸收了世界各地的医药因素，只能说是近代医学或者现代医学。与欧洲传统医药相比，中国传统医药保留得十分完整，这是传统文化在医药方面的结晶，也是由汉族主导的中华民族自古以来跟疾病斗争经验的总结。因此本书仍旧沿用习惯的说法，把传统医学称作中医。

中医词汇史研究，取材的文献资料来源有三：一是传世医学书籍，二是传世文史书籍，三是出土文献。其中主要是传世医学书籍，内容比较纯粹，都直接与医学相关，传世文史书籍与出土文献中，也包含了部分中医词汇，对中医词汇研究也有作用。文史书籍，不管是经书、史书还是笔记、韵书、类书，经常有医药内容记载，一些大型类书如《永乐大典》《古今图书集成》，其中涉及医学的内容相当可观，甚至收录整部书籍。当然，大多数的文史书籍，涉及医学材料是零星的，甚至只是只言片语，搜罗汇集起来难度较大。出土文献也是如此，有完整收录的，如马王堆医书和敦煌古医籍，也有许多零碎内容，如疏勒河医简。虽然集中度相差很远，不过就中医词汇所涉及文献资料而言，只有这三种资料都齐备，才算比较完整。有时候文史书籍的资料，也为医家看重。如《冷庐杂识》卷四，汤火伤方：“《镜花缘》说部征引浩博，所载单方，以之治病辄效。表弟周莲史太史士炳为余言之，因录其方以备用。余母周太孺人喜施方药，在台郡时求者甚众。道光癸卯夏，有患汤火伤，遍身溃烂，医治不效，来乞方药。检阅是书中方，用秋葵花浸麻油同涂，时秋葵花方盛开，依方治之，立愈。乃采花贮油瓶中，以施人，无不应手获效。”这里的“秋葵花”，医书罕见其用途，但《镜花缘》有记载，受到医家关注，这说明文史书籍的某些记载也不乏医学价值。还有一些文史书籍也有类似价值，从中可以发掘一些与医药有关却容易被忽略的词语，例如“药杀”，意为用毒药谋杀，《汉语大词典》没有此词目。《史记·郑世家第十二》：“子驷怒，使厨人药杀釐公，赴诸侯曰：釐公暴病卒。”再如“吞药”，意为服用毒药，《汉语大词典》没有此意。《史记·蒙恬列传第二十八》：“此其中不能无绝地脉哉？此乃恬之罪也。乃吞药自杀。”还有医书之外的方剂名词如“辟秽丹”（见于《洗冤录》卷四），由麝香、细辛、甘松、川芎组成，为丸烧之避秽气。这些例子足以说明医书以外的古代文献对中医词汇的探讨，有着不容忽视的作用。

这三种来源的文献资料都可以为中医词汇史服务，但必须要区别对待，以便充分发挥其作用。就传世医学书籍而言，秦汉时期留下来的医书屈指可数，而魏晋至隋唐的医书其实也有限，数量最多的是近古以来的医书。具体的种类也很丰富，本草、方剂、医经、针灸或者医学全书，不一而足。这类纯粹医书的词汇是中医词汇的主流，也是中医词汇史重点关注的对象。涉及医药的传世文史书籍和出土文献，数量也很庞大，只是涉及医药的程度不同而已，如道教书籍，涉及医学的不在少数，有的医书甚至把《道藏》也收入其中。与中医有共同的文献部分，有的仙方书籍，其实也是方剂书籍。因此对于此类成书的资料，需要适当加以利用，对于个别的零星材料，也不能忽视，尤其是一些不太被人们注意，在词汇方面有作用的材料，更要加以搜集利用。诸如古今的字书、类书等，也有诸多关于医学词义的诠释，值得认真对待。

本书撰写的思路，主要兼顾两个方面：一个方面强调中医词汇的中心位置，描述中医书籍对汉语词汇研究的作用；另一个方面强调普通书籍对中医词汇应有的作用，描述普通词语跟中医词语的相互交融与相互补充。汉语词汇有全民词汇与专业词汇之分，中医词汇属于专业词汇，分工精细，术语繁多，同时中医词汇也是全民词汇的一部分。在普通书籍中形成了诸多与中医相关的词汇，虽然这些词汇专业性不是很强，却别具文化特色，也是中医词汇不可分割的部分。

中医古籍的语言与其他古籍的语言不同，其核心是中医名词术语，其他内容都是在这些名词术语的基础上组织起来的。医药的属性，使医书的语言平淡而又准确，从形式到内容都很简练，少有浓墨重彩的华丽用语。所以对中医词汇史的研究，必须从实际情况出发，突出重点，有选择地进行，主要围绕中医词汇尤其是名词术语展开探讨，不能把医书中出现的普通词汇置于显要位置，这是由中医词汇自身的性质所决定的。

当然，本书也会适当照顾普通词汇，并且简略地加以叙述，以便顾及整个中医词汇研究的全面性。例如动词、形容词和短语、成语，本书也花了一些篇幅对其加以叙述。医书中也有许多普通词汇，对医学作用不大，但对于汉语词汇研究别有用处，因此本书会不时地加以说明。同时有些词汇，与古代生活、卫生习惯密切相关，处于普通词汇与医药词汇的交汇地带，这些都值得探究。

在专业取舍上，本书主要侧重于从语言的角度对中医词汇史加以研究，这样做才能与本书的性质和任务一致。

本书分为八章，即“中医词汇史研究综述”“中医词汇史研究的意义”“中医词汇史研究的相关作用”“中医词汇的固有特性”“中医词汇变迁简史”“中医词汇分析方法”“中医特色词汇与历史上的医学流派”“中医习惯用语与外来用语”。这些章节基本上包括了中医词汇各个层面的内容，既遵循了汉语词汇史的路径和方法，又如实反映了中医词汇的基本情况。

笔者一直从事中医古籍语言文字的研究，并为此做过大量工作，先是陆续发表过一些与中医古籍有关的训诂、校勘文章，后来则将主要精力用于撰写书籍。到目前为止，出版著作三部，分别为《隋唐医用古籍语言研究》（广东科技出版社 2006 年版）、《敦煌古医籍校证》（广东科技出版社 2008 年版）、《中近古医药文献训诂研究》（暨南大学出版社 2011 年版），并且发表过许多相关文章，这些前期成果与本书有密切关系。本书的一些头绪，就是得到以往研究的启发。从前撰写的书籍中的不少地方已经涉及中医词汇史内容，但限于著述的目的，没有展开论述。本书接过这些头绪，按照新的思路加以阐述发挥，并且尽量从词汇史的角度来看待中医词汇。

平时为中医词汇史积累了不少资料和观点，应该说前期准备比较充分，尽管如此，本书在思路、框架、方法和材料上，与以往迥然不同，对笔者而言是新的尝试，因此还是付出了艰辛的劳动。以往对语言材料的考辨耗费了大量时间，在著述中对语言材料的考辨也占据了大量篇幅，这样做当然有详尽的好处，对训诂而言无可厚非，但妨碍了更多的描写和阐述。以往留意的词汇，也以辞书不收的词语为主，对已收录的词语尽量予以回避，这对词语考释和辞书编纂而言是必要的，突出了重点，但也忽略了许多对词汇研究有价值的内容。本书既然名为“汉语中医词汇史研究”，自然与以往做法不同，必须注重从语言史角度来说理和叙事，对词义解释之类只能从简处理，而不能堆积太多语言材料，否则会给人以只有杂物堆积而不见路径的感觉。另外，对普通词语也要关照，否则给人以不全面的感觉。对训诂而言普通词语意义不大，但对词汇史而言可能刚好相反，常用词语和普通词语的价值要远远超过生僻词语，因为常用词语和关键词语才是词汇史的主要组成部分，也是词汇史的主流。在词汇材料的处理上，要注意详略得当，本书对一些词汇尽量不征引资料，只简单指出出处，而一些需要考证的词汇，会征引资料作为佐证。本书兼顾语言事实与理论总结，尽量从庞杂的语言材料中理出中医词汇发展的基本线索。

本书着重描述中医词汇研究的历史与现状，对古代乃至近代以来的中医词汇研究进行介绍和总结，时间跨度比较大，要处理的材料也难以计数，因此在材料取舍上，也是多方考虑，避免顾此失彼。本书努力反映中医词汇研究的本来面目，并参考其他学者的已有成果，让读者对中医词汇史的全貌有所了解，同时兼顾各个时期中医词汇发展的基本脉络，把充分的语言事实作为基础，尽可能地揭示中医词汇发展的主要路线，不为词汇杂乱的表面现象所蒙蔽。

须说明一下，古代的法医、兽医是与中医相关的领域，比较专门，其词汇与中医中药虽然也多有关涉，但这两个领域有专门的研究者，与中医的研究对象有本质区别，因此本书基本上不予阐述。历史上药物的用途很多，不限于治病救人，应用十分广泛，如食材、香方、洗涤用品等，甚至运用于制墨的材料也可以叫作墨药，这些方面也不可能给予很多关注，书中仅偶尔涉及。

这些就是本书的梗概，包括了本书的基本思路和研究方法。本书按以上思路和方法展开，并按照上述主要内容加以撰述。诚然，中医词汇史涉及面广，要处理的问题很多，材料和观点上有所取舍，难以全部详述，限于篇幅和任务，可能会遗漏某些方面的词汇。做得不够好的地方，还望方家随时教正。

在本书撰写过程中，深感学海无涯，个人的知识总归有限，而中医词汇史的研究，必定需要涉及中医各个方面的词汇现象，理清许多中医词汇的来龙去脉，辨别词语之间细微的含义差别，解释许多复杂的词汇现象，也会涉及与中医词汇相关的其他资料，因此必须要广泛搜集文献材料，博采众长，借助各种专门的知识，仔细甄别、领会，与本书总的思路融为一体，才能达到中医词汇史研究的目的。此站在中医词汇史的角度，广泛参考了古人今贤的大量相关资料和观点，无法逐一指出，在此一并表示感谢。

陈增岳

2017 年 6 月

目　录

第一章　中医词汇史研究综述

第一节　国内外中医词汇研究现状述评

其实古代医家早就进行了中医词汇的研究，虽然他们的是医学而非语言，最终是为看病临诊服务，但是他们对医学词汇的处理方法，实际上在许多方面跟语言研究的思路一致，或者相关。因此中医领域的词汇研究，并非无人耕作的荒芜之地，前人已经为此作出很多贡献。许多精到之处，远非行外人士所能企及，我们今天进行中医词汇史研究，虽然在方法和思路上不同于以往，但也不能无视前人的成果，而是要善于借鉴古今得失，吸收别人的长处，使中医词汇史研究能够站在一个更高的基础上，获得更好的成果。

中医词汇这一领域，古今涉足的人很多，自唐宋以来，关注中医词汇、善于抉发词义的，历代都不乏其人。其中有著名的医家，也有著名的训诂学家，他们对中医词汇的许多研究值得称道，解决了不少疑难问题，我们今天能够读懂上古的医经，都是他们辛勤耕耘的功劳。如南朝齐梁之间全元起的《素问训解》；隋·杨上善的《黄帝内经太素》；唐·王冰的《黄帝内经素问补注》；宋·成无己的《注解伤寒论》；元·滑寿的《难经本义》，明·张介宾的《类经》；明·马莳的《黄帝内经灵枢注证发微》《黄帝内经素问注证发微》；清·张志聪的《素问集注》《灵枢集注》；清·黄元御的《长沙药解》；清·于鬯的《香草续校书》。其中马莳的《黄帝内经灵枢注证发微》是《灵枢》最早的全注本，马莳认为《灵枢》不仅是用针之书，也是用药之书，甚至认为《灵枢》比《素问》重要，这种结论发前人所未发。清代研究《黄帝内经》的人较多，张志聪的《素问集注》和《灵枢集注》各有九卷，阐明了一些疑难问题，但本旨不尚训诂，难免有牵强之处。也有就特定一书的药物作详尽的解释，如黄元御的《长沙药解》，就张仲景书中的一百六十种左右的药物进行解释，方药互证，着重说明药性及用法。有的与医学无关的训诂学家也参与其中，在其著作中涉及这类内容，如于鬯的《香草续校书》等，对医书词义训诂有所涉及，而且颇为精到。

与汉语其他词汇一样，对中医词汇的探讨，大体脱离不了时代的影响，也要打上时代的烙印。隋唐时期，医学词语与上古已经大不相同，因此如《诸病源候论》《千金要方》，都注意将秦汉古病名和中古名称加以贯通。清代朴学兴起，清人对中医词汇的探讨，也带上朴学考据的色彩。不过古人关注的词汇，基本上以中医经典为主，中医经典以外的词汇，很少被关注。经典之外后出的中医词汇，大都出现于中古以后，散见于各种医书，掌握起来比较困难。到了近代，随着中医辞书的出现，这些词汇才真正得到重视。

近代西学东渐以后，学术为之一变，中医学术也有了近代化的轨迹。然而总体而言，中医古籍语言研究，在中华人民共和国成立之前可谓“筚路蓝缕，以启山林”，虽然不是乏善可陈，但总体收获不大。加上近代以来中医受到激进思潮的严重冲击，因此要对中医词汇进行全面探讨，就显得更加艰难。中华人民共和国成立以后，中医受到政策扶持，学术研讨水平也得到提高。古代的中医古籍语言研究，主要侧重于词义的训诂，方法单一，目的也简单，由于有了辩证唯物主义作为指导思想，加上现代学术对中医的影响，科学思想深入人心，人们开始以完全不同于古人的方法，来研究中医的词汇问题。

对中医词汇的关注，经历了一个曲折的过程，因此中医词汇史的研究，既要理清历史上中医词汇的发展线索，知其源流，明其脉络，考察其分合演化，也要考察近代以来，人们对中医词汇研究的状况，如余云岫的《古代疾病名候疏义》、谢观的《中国医学大辞典》，就开始用近代和现代的学术方法研究中医词汇。余云岫花了十五年时间写成《古代疾病名候疏义》，对中医源流、疾病名称进行考证、诠释，对疾病名称的历史研究贡献很多。但是余云岫也写过《灵素商兑》，全面否定中医，主张存药废医，发动对中医的攻击，成为废除中医的第一人，历史证明这种观点过于片面。

近代医学家谢观，在商务印书馆工作期间，主编《中国医学大辞典》，历时八年，全书词目七万条，共计三百五十万字，是中医第一部大型词典。《中国医学大辞典》标出名词术语的出处。博采兼搜，辑集名词七大类，即病名、药名、方名、身体、医家、医书、医学，涵盖了中医各个方面。谢观在总条之下，又列有分条，互相参考，分清眉目。古代医方不计其数，《中国医学大辞典》注重对历代医家治疗经验的总结，记录通用的医方一万余条，力求实用有效，编纂目的明确。

事实上，医学词汇的发展和深化有其必然的规律，这不是任何纷争和干扰所能阻挡的。民国时期的中医虽然举步维艰，但还是有闪亮的光芒。民国时期萧步丹的《岭南采药录》，是岭南地方本草中最有影响的一部书，所收多为《本草纲目》未录的药物，对保存民间传统药物有很大价值。萧步丹是广东南海人，出身医学世家，因此对药物有广博的认识，许多民间药物被收进此书。如鸡蛋花（又名缅栀子、蛋黄花），可以制作清凉的饮料；罗汉果，能够理痰火治咳嗽；又如三丫苦叶（又名斑鸠花、三支枪）、鸭脚木皮（鹅掌柴的根皮及树皮）、牛奶树子（对叶榕的果实）、阴香皮（樟科植物阴香的树皮）、含羞草（即含羞草的全草），都始载于《岭南采药录》，由于该书的总结推介，这些药材的药用价值逐渐为世人知晓。

类似的草药书还有何克谏的《生草药性备要》，记载《本草纲目》未收的药物315种，大多是东南各省的草药。如自扣草，《广东中草药》叫自灸草，也叫野芹菜，为禺毛茛的全草；自消容，又名通心草，是大猪屎豆的茎叶；丢了棒，又叫赶风柴，即白桐树的嫩枝或根。

以辞书的形式来整理中医词汇，也是现代学术一种重要的方法，可以让人明了中医的家底，也可以使人免去翻阅查找之苦，为教学和临床提供可靠的资料，益处很多。中华人民共和国成立以后，国家在政策上扶持中医药发展，也扶植中医药学术的全面发展，中医遇到了发展的理想环境，中医学术包括中医辞书编纂蓬勃开展。从大型综合性的中医词典，到各科别的专科词典，再到常用术语名词的词典，如雨后春笋般冒出来，这些辞书各有各的长处，有的侧重于临床和实用，有的侧重于教学和传授，有的侧重于中医学术的总结。综合性辞书如《中医名词术语选释》《简明中医辞典》《中医大辞典》等，都有普遍的影响。专科辞书如《针灸学辞典》，还有专书的词典，如《伤寒论辞典》《内经词典》，尤其是《内经词典》，使用计算机信息处理技术，对每个字出现的次数都了如指掌，并且释义公允，也有新见，受到业内的赞许。这些辞书的出现，表明中医辞书编纂脱胎换骨，正在与现代学术接轨，中医词汇的研究也逐步走向正轨，这是时代对中医的要求，是大势所趋。

中华人民共和国成立以后，国家重视对民间草药的整理和挖掘，各省编集了地方性的草药书籍，取得了前所未有的成就。对中医词汇而言，也增添了不少新鲜的草药词汇，大大丰富了本草的词汇库。如蛾药（又叫火把花、火草），见《云南中草药》，为华火绒草的根；照山白（又名万经棵、照白杜鹃、铁石茶），见《山东中草药手册》，为小花杜鹃的枝叶或花；矮陀陀（又叫千年矮、小罗伞），见《贵州草药》，为滇黔地黄连的全株；靠山红（又叫满山红），见《东北常用中草药手册》；一把针（鬼针草的别名）；蕲蛇药（斑叶兰之别名），见《浙江民间常用草药》；箭杆风（华良姜之别名），见《四川常用中草药》；蝎子花（紫堇之别名），见《陕西中草药》；暴马子，见《吉林中草药》，为暴马丁香的树皮；鲎藤，见《福建民间草药》，为二叶红薯的全草；黄食草（鸡骨草的别名），见《广东中草药》；独一味（用药取其根及根茎），见《四川中药志》；卡密（又名酸胖、哈莫儿），见《内蒙古中草药》，也叫西伯利亚白刺，见《中国沙漠地区药用植物》。

这些草药书籍的编纂，也为草药名称的交流创造了条件，让人们明了各地草药名称的异同情况，避免因为方言土语、地域文化的差别，而在名称与实物之间造成理解上甚至是使用上的混乱。如一把伞，《广西中药志》指八角莲，《贵州民间药物》则称兔儿伞；又如大红袍，《昆明民间常用草药》指山黄豆，

《贵州民间药物》则是铁打杵的别名；再如野芹菜，《福建民间草药》为毛茛之别名，《上海常用中草药》为石龙芮之别名，《广东中草药》为自扣草之别名，《安徽中草药》为藁本之别名。

这种努力无疑有着远大的预见力，天然药物的利用虽然有着悠久的历史，但还有很大的发展空间，在各种民间草药之中选择或者寻找天然的良药，对于中医未来的发展是一个重要的方向。

20 世纪 80 年代以来，由于对化学药剂的负面作用有了很多认识，国内外对传统医药的价值进行重新评估，许多医家和学者都非常重视中医古籍的研究，如日韩两国，本来就有汉医和东医的传统，注重从传统医药古籍中汲取养分和智慧，而所谓的汉医和东医，本来就来自中医，其文献内容大多摘抄中医古籍，材料和语言毫无二致，反映了东方共同的医学传统。在此背景下，中医的语言和词汇，作为通往中医殿堂的必由之路，日益受到重视。日本有《医心方》，韩国有《东医宝鉴》，这两种医书的主要内容，也大多引自中国的医书。江户时代的某些日本学者如丹波家族对汉医典籍的研究有着精到的造诣，对医书中的词义训诂，也往往有真知灼见，如丹波元简和森立之，都颇有成绩。到了现代，一些西方学者也参与到中医词汇的研究中来，只是他们的学术思路与中国学者迥然不同，国外学者视野开阔，对中药名称及其中外药物交流情况，研究得比较透彻。将各国文献记载的药物名词互相比较，梳理药物的产地与源流，这对于中医词汇的研究确实很有帮助，如《唐代的外来文明》一书中，就有专门叙述药物的章节，其他章节中叙述食物与植物等部分，还是跟中药有关。

改革开放以来，国家加强了对中医古籍整理和研究的力度，并有了长足的进展。对中医古籍语言的研究，成果之丰硕也非昔日可比，产生了许多颇具学术价值的书籍。对重点的中医古籍如《素问》《难经》《伤寒论》等都作了整理出版，而且出自专家之手，整理的质量都比较好。对其他中医方书的整理也十分踊跃，为从前所没有的景象。同时中医古籍的语言研究也得到加强，从训诂到专书的语言研究都有涉及，较早如钱超尘《中医古籍训诂研究》和《内经语言研究》，其后如张显成《先秦两汉医学用语研究》、姜燕《〈甲乙经〉中医学用语研究》、郭颖《〈诸病源候论〉词语研究》等书，共同的特点都是从汉语语言学的角度对中医词汇进行研究，使中医语言研究出现了一番新的气象。

第二节 中医词汇史研究的缘起

虽然盛况空前，但中医语言研究也存在不足。如只注重专书或经典的文字解释，缺乏系统性理论的总结提高，甚至只把语言当作疏通文义的工具，意识不到词汇与术语统领文献、提挈理论的关键作用；只看到传统训诂的实用功能，看不到语言发展的根本导向和规律；只看到中医词汇在过去和现在的作用，没有意识到中医的将来仍然有赖于中医词汇的发展和转变。这种认识上的偏差，限制了中医词汇研究的进一步开展。

因此，中医词汇的研究，无论深度还是广度都远远不够，不足以反映古代中医词汇的全貌。编纂的中医类辞书也存在种种不足，而对中医词汇史的研究更加欠缺，几乎一片空白，影响了中医语言研究的整体水平。中医词汇研究要从单纯的词义训诂中脱离出来，跨上一个更高的台阶，担负起相应的责任。总结以往中医词汇研究的成果，描述中医词汇演变的基本路线，指出中医词汇发展的方向，并对中医名词术语的规范作出相应的指导作用，这才是中医词汇研究应该完成的任务。而要担当起这样的责任，非涉及中医词汇史不可。

一、把词汇史概念引入中医词汇领域

词汇史研究侧重阐述词汇发展的趋势与词汇演变的规律，从更广阔的历史时期来探讨词汇现象，不仅可以弥补以往的欠缺，而且可以使中医语言的研究真正发挥应有的作用。汉语语言学领域，词汇史研究的研究早已经展开，其中王力的《汉语词汇史》，就是最早的词汇史著作，此后词汇史研究得到学界的重视，不断取得成果。词汇史的目的是阐明词汇发展的历史，这与传统训诂学的目标不同。训诂学以疑难词义为主攻对象，以扫除阅读中碰到的“拦路虎”为己任，但容易忽视一般的词义；词汇史则侧重研究关键词、基本词、常用词的发展状况，通过对词语溯源、词义流变、词语消亡等情况进行考察，揭示词汇演变的脉络。

词汇浩瀚如烟海，是语言中最难把握的部分。中医的词汇，由于专业性比较强，跟普通汉语词汇比较，更难掌握。因此把“词汇史”概念引入中医领域，这是汉语词汇史发展的必然要求。

站在中医词汇史的立场，可以对中医词汇有一个更加清晰全面的认识，同时对某个时段的中医词汇状况，也可以有一个准确的把握，这既可以是总体上的脉络梳理，也可以具体到每一个词语的线索，例如：

马齿苋，葛洪《肘后备急方》已经有记录，本草书籍始载于《本草经集注》，《雷公炮炙论》也有记载，到《开宝本草》才收为正品。《颜氏家训·书证》也提到马苋，言俗名为马齿，一名豚耳。中古以后，出现一些马齿苋的别名，基本上来自民俗语言或者方言。

马齿苋可以叫作五爪金龙。《验方新编》卷十七，颈上耳后生疡：“立夏后采九头狮子草（又名五爪金龙），治男病用左手扯，治女病用右手扯，扯时宜以单、双草缠作记，洗净阴干，每用猪精肉三四两煮九头狮子草二两，服数次可愈。”九头狮子草与五爪金龙，在《中医大辞典》分为两条，也未说有五爪金龙的别名。《验方新编》卷十八，肺痈初起：“……五爪金龙（又名九头狮子草）……。”《饮食须知》卷三，菜类：“马齿苋，味酸性寒滑，一名九头狮子草，俗名酱瓣草。”五爪金龙、九头狮子草都是马齿苋的别名。

马齿苋也可以称为豆版苋，《汉语大词典》未录此名。《疑难急症简方》卷一，食毒五伤、马咬伤溃烂：“查马齿苋，即俗云豆版苋也，性甚凉，勿过食。”《疑难急症简方》卷四，药辨真假，言及马齿苋，一名长命菜，亦名瓜子菜，一名豆版苋。

古代由于各地语言复杂，词汇更是不可能统一，因此各地的不同名称，也不断被写入古籍之中，最终进入我们的视野。这个进程到今天还在继续，如马齿苋也可以叫作麻绳菜，就是一种方言的名称。

在中医词汇中，这种情况绝非个案，马齿苋如此，香附子的别名也同样复杂。

香附子，就是莎草块根，《汉语大词典》书证引《本草纲目》，《中医大辞典》说香附出《本草纲目》，又说香附子出《新修本草》，而香附与香附子是异名关系，所以辞书的处理有点凌乱。因为在宋代《三因极一病症方论》卷十四中就有香附散，可见不管如何，《本草纲目》的例证肯定是偏迟的。

这种只顾条目的解释，却没有照应到有关联条目之间联系的情况，在这里表现得比较明显。同理还有如“香莎”，即莎草，《汉语大词典》引皮日休为证。莎草，《汉语大词典》书证用李白诗句“浮舟弄水箫鼓鸣，微波龙鳞莎草绿”。雀头香，即香附子，《汉语大词典》引《三国志》裴松之注为例。莎草根，即香附，《中医大辞典》言出《名医别录》。虽然如此，我们综合这些条目，可以知道《三国志》裴松之注和《名医别录》的记载是比较早的，异名复杂，让人以为各条目之间没有关联。之所以造成这种情况，这与辞书收词条目之间照应不周有关。古代方书之中也是这种情况，使用的名称比较随意，并无硬性规定，导致同物异名的现象层出不穷，如宋·周应《简要济众方》卷三：“取莎草根二大斤，切，熬令香。”“即取莎草根十两，加桂心五两。”这里使用的名称是莎草根，而非香附子。

方剂名称方面也有类似情况，经过梳理，可以推断有的跟剂型有关的词语主要出现在什么历史时期，如兑散、兑头、兑药、兑膏，出现于中古时期，即主要是东晋至隋唐时期。

兑散、兑头、兑药、兑膏，指栓塞痈疮使用的一种药剂，实际上也是比较讲究的栓塞剂。医书“兑”字作为语素时，音为锐，指上大下小、下端做成尖的剂型，用于栓塞痈疮有孔之处。《外台秘要》卷二十四，痈疽方：“凡痈疮审知脓者，破之皆当近下边，脓出后当膏药兑之，常令开润，勿令燥合也。”《崔氏方》卷一：“既服汤，亦应外用生姜兑（读作锐，下同），使必去燥粪，若服汤兼兑而并不得下者，可依本方芒消一两。”《外台秘要》卷二十二，齲齿方：“取松脂锐如锥，注齲孔内，须臾齲虫缘松脂出。”《千金要方》卷二十二，飞炼研煮五石及和草药服疗第二："斟量不得脓，即与食肉膏散著锐头，纳痈口中。"从这里可以看出，兑与锐音义相同，这本是医书中比较特殊的用法，但由于这一义素代表一种剂型，与其他相关义素结合在一起，便出现了以"兑"为中心的一组语词。

兑散，《千金要方》卷十八，九虫第七："治时气病慝，下部生疮，雄黄兑散方。"《外台秘要》卷三，天行慝疮方八首引范汪："又疗天行慝食下部生疮，雄黄兑散方。"以雄黄散末著于兑状物之上，用于下部治疗，称为兑散。

兑头，《千金要方》卷二十二，痈疽第二："斟量不得脓，即与食肉膏散，著兑头，内痈口中。"《医心方》卷十五，治痈发背方第四引《病源》也有此文，亦作"兑头"。《外台秘要》卷二十四，痈肿方："又疗痈肿脓溃，疮中有紫肉硬不消，以此散兑头纳蚀之。"兑头，指兑状物的尖头部分，用于销蚀疮脓腐肉。《医心方》卷十五，治痈疽有脓方第三引刘涓子："膏成绞去滓，着兑头，纳疮中，日六七，食恶肉。"又："下筛，着兑头纳疮口中。"检《刘涓子鬼遗方》卷五"食肉膏方"确有此语，作"以膏著兑头"。《刘涓子鬼遗方》同卷，大黄食肉膏方："以涂兑头，傅疮中，须恶肉尽，勿使过也。"可见晋朝已有此语。

兑药，《外台秘要》卷三十七，痈疽发背证候："又有患痈破下脓讫，著兑药塞疮孔，乃疮痛，烦闷困极，有人为去兑药，以楸叶十重，以布帛裹，缓急得所，日再三易之，痛闷即止。"

兑膏，《外台秘要》卷二十四，痈疽方："兑膏方，……纳松脂耗令相得，以绵布绞去滓，以膏著绵絮兑头，大疮虽深，兑之脓自出，就兑尽，即生善肉。疮浅者不足兑，著疮中日三，恶肉尽即止。"兑膏，指以兑状物著以药膏。此方亦见于《刘涓子鬼遗方》卷四，名"治痈疽，兑膏方"。《刘涓子鬼遗方》为晋代医书，可见"兑膏"晋时已有。

除了名词性的语义外，"兑"也可与别的动词连用，形成并不固定的语义搭配，表达相应的意思。具体语义要由语境来确定，如傅兑，也指以膏著兑头上，《外台秘要》卷二十四，痈疽方："猪膏二升半，煎三上三下，膏成绞去滓，傅兑疮中，摩左右，日三。"又如兑通，指兑而通之，《外台秘要》卷二十六，脱肛方："大便不通，肿缩，白蜜兑通之方，……倒身中向上入，头向下，停少时，兑烊，斯须即通泄。"或云着兑，《千金翼方》卷二十三，薄贴第八，食恶肉散方："亦可膏和傅之，着兑疮孔中佳。"

二、中医词汇史的契机

在中医方面，古代、现代的一些医家，对许多医学术语的流变穷搜极讨，对其变迁更替、先后承接的关系作了深入的探讨。虽然是为了澄清医学术语的源流嬗变，以便更明确地知道各种学说的来龙去脉，但是这种梳理词汇的做法，无意之中与汉语词汇史的基本方法不谋而合。这样的做法虽然太少，在中医词汇研究中不占主流，但毕竟有了一个良好的开端，让中医词汇和词汇史结合起来。将词汇史的概念引入中医词汇领域，无论对中医词汇研究还是对汉语词汇史的发展而言，都是顺理成章的事情。对中医词汇研究而言作用更大，可以换一种新的思路来探讨中医词汇的问题，思路更新之后，就可以取得更多的进步。

中医的词汇，是中医历史研究的有力证据。中医历史上的诸多成就，都可以被归结为词汇的形式加以保存并且流传下来。从中医词汇入手，可以纠正许多片面的看法，理顺一些被混淆了的概念，寻找中医词汇演变的痕迹，明白现代中医的许多基本词汇，其内涵和外延是如何演变至今的。从这个意义上来说，中医词汇不仅是语言学的问题，也与中医的历史事实和理法方药密不可分。从中医词汇的历史入手，就抓住了中医的根本所在，纲举目张，看到的不是个别的中医词汇现象，而是整个词汇编织而成的网络。因此中医词汇史的研究，无论从汉语词汇史的角度还是从中医词汇研究的需要出发，都是十分必要的。

（一）受关注的中医词汇

许多中医词汇，在今天仍受到人们的关注，例如一些影响较大的疾病和药物名称，人们希望知道这些词汇的来龙去脉，但辞书不能完全满足这种需要，专业辞书和普通辞书都有失偏颇，专门的疾病史和药物史多着眼于科学和历史，不太看重语言和词汇，造成一些空白地带，需要加以弥补，这是中医词汇史研究的动力所在。

例如“癌”，《汉语大词典》书证引鲁迅等为例，显然太迟。《中医大辞典》云出《卫济宝书》卷上。检视《卫济宝书》卷上：“癌疾初发者，却无头绪，只是肉热痛。”但卷下仍有其例，如：“通手以绵惹洗癌疮，直至药冷为度。”又：“不然使癌发内，作槟郎散亦得。”

虽然癌字出自《卫济宝书》，但书中所指是深部的脓疮，还不是癌肿，稍后至医家杨士瀛著《仁斋直指方》才提到癌肿的症状，并最早对“癌”的特征作了简明叙述。癌在宋代医书《卫济宝书》中字形略有差异，当时书作嵒，是岩的异体字。

明·陈实功《外科正宗》对癌肿作了分类，有乳岩（乳腺癌）、翻花疮（皮肤癌）、茧唇（唇癌）、颈癌（淋巴癌）等，把癌肿命名为失荣症，认为忧郁、情志不遂是得病的重要原因，对引发癌肿的内因有了深入的认识。

此后更多的癌症被记录下来，甚至出现了舌岩，见《谦益斋外科医案》，又叫舌蕈。《梅氏验方新编》第一集：“舌蕈，生舌上，出血不止，即不救。”舌蕈即舌癌。我们今天知道，除了毛发指甲，人体其他地方都有罹患癌症的可能。

岩证，后来因与“炎症”同音，才改为今天的读音。当肿瘤发展到恶性阶段时，质地坚硬，部位固定，好像岩石一样。而古时候的岩字，一般写成嵒，喦字再加上病旁，于是就成为癌字。

（二）需要搜求或者完善的词汇

由于中医词汇本身的性质，加上社会分工的不同，中医从业者不甚关心语言和词汇，而语言专业又不太关心中医词汇，导致中医这一领域的词汇处理相对滞后，语言词汇方面的整理明显不足，这从辞书上就可以反映出来，由于本书许多地方会结合辞书来谈论这一问题，这里只能简略加以说明。

无论是中医方面还是语言方面的大型辞书，由于各种原因，搜罗的中医词汇都不够丰富，因此存在大量漏略的情况，需要不断补充和完善，如果将中医书籍记载的词语跟辞书进行比对，就可以经常发现这种遗漏。例如：

天麻，此处为野天麻，即益母草。《中医大辞典》未录此义。

《仁斋直指方》卷二十六，胎前诸方："天麻丸，易产。天麻（即益母草，六月间连根采，阴干），右为末，不拘多少，炼蜜丸如龙眼大，临睡时温酒或白汤化一丸，能除产后百病。"产后诸方，返魂丹，治生产一十六证，一名益母草："……野天麻（一名益母草，方梗，四五月节间开紫花时采花、叶子，阴干，半斤）……"《本草述钩元》卷九，茺蔚："即益母草，一名野天麻，亦名夏枯草。古用实，今用草，是物专精在实，取茺盛密蔚之义。"可知《仁斋直指方》中的天麻即野天麻，不过这样的用法比较随意，容易引起混淆和歧义，招致误解。《丹溪心法》卷五有天麻丸，与《仁斋直指方》卷二十六《胎前诸方》的天麻丸相同，这个天麻也是益母草。

中庸，指樟柳根，本草通名商陆。《汉语大词典》未录此义。

《幼幼新书》卷二十二，水气第三："《惠眼观证》：水气浮肿，遍体如黄熟李色不能消，先调气，次日四更下中庸饮子，取下膜外浮水一两盆。""《惠眼观证》治水气肿满，黄疸，中庸饮子方。海金砂、续随子（各一分）、生姜、中庸（樟柳根是也，各一两），蜜（二两），右五味细研，罨一宿，以次日五更时用绢帛滤汁，只作一服。"肿满第二，茅先生小儿肿后塌气散方："中庸、赤小豆、橘皮红、萝卜子、槟榔、甘草（以上各半两）、木香（一分），右为末，每服二钱，水一小盏，姜枣同煎至六分，通口服，进四服，看大小用。"

《幼幼新书》卷四十，草部第二："商陆，一名章陆，一名章柳，方中或名中庸。""中庸"此义，确实稀罕，其他书中少见，按照这里的说法，中庸似乎是方剂书籍中使用的隐名。

其他释义、书证方面存在的问题更多，哪怕是一些常用词语，在编纂上都可能不太完善，严重的甚至会影响辞书的权威性，影响到使用的价值。例如：

太阳穴，《汉语大词典》引南宋·宋慈《洗冤录》以下，其实北宋已经有其用例。《增广太平惠民和剂局方》卷一，急风散："治男子、妇人偏正头疼，夹脑风，太阳穴痛，坐卧不安。"还可以提前至唐代。《仙授理伤续断秘方》，医治整理补接次第口诀："凡脑骨伤碎，在头骨上，则可治，在太阳穴，乃是命处，断然不可治矣。”

小肠气，《汉语大词典》引《医宗金鉴》为例。《中医大辞典》引《奇效良方》为例，《简明中医辞典》言见《三因极一病证方论》，还可以提前至北宋。《增广太平惠民和剂局方》卷三，化气汤：“又治心脾疼痛，呕吐酸水，丈夫小肠气，妇人脾血气。”

油脂，在《汉语大词典》等辞书中都是现代专业化的解释，没有例子，其实这个词语还是来自古代，而且是大众化词语。唐·王焘《外台秘要》卷二十九，灭瘢痕方十七首：“取白鸡，以油脂和水煮小麦，令熟纯。”《外台秘要》卷二十九，恶刺方：“《古今录验》疗恶刺方。取未煮饼油脂，以面和油调，须臾著疮上，即愈。”

开胃，此语此义很平常，《汉语大词典》引现代例子，实际上古代已有。《叶氏录验方》卷上，“治气”一节有“人参开胃汤”“石家丁香开胃元”。《叶氏录验方》为南宋·叶大廉作，可见南宋已有此语。《大观本草》卷二十二，蚬：“治时气，开胃，压丹石药及丁疮。”《大观本草》成书于北宋，亦可知。

青肿，《汉语大词典》引茅盾等现代例子，可提前至唐代。《千金要方》卷二十五，被打第三：“治被打击头眼青肿方：炙肥猪肉令热搨上。”明代也有用例。薛己《正体类要》下卷，十全大补汤：“患处青肿而肉不坏者，服之自愈。”

大力丸，江湖药丸，《汉语大词典》引《儿女英雄传》，也叫金刚大力丸。清·孙伟撰《良朋汇集》卷五有大力丸，《本经逢原》卷四有大力丸，配伍虽然不同，但名称相同，都是清代的例子，比《儿女英雄传》要早。

凡此种种，表面上看是辞书编纂不够完善，深层原因则在于中医词汇的研究不足。工欲善其事，必先利其器，磨刀不误砍柴工，如果对中医词汇有了透彻的了解，许多认知就会随着改变，新的看法也会涌现出来。

（三）功能性疾病名词和精神疾病名词

值得一提的是，中医自古以来比较关注功能性疾病名词和精神疾病名词，而且积累了丰富的词汇，这也是中医的优势之一。这与现代医学所说的心身疾病，即介于躯体疾病与神经疾病之间的一类疾病，有着紧密的联系。

按照现代的标准，狭义的心身疾病是指心理因素、社会因素起重要作用的躯体器质性疾病，如原发性高血压、溃疡病。至于心理因素、社会因素在发病、发展过程中起重要作用的躯体功能性障碍，则被称为心身障碍，如神经性呕吐、偏头痛。古代中医对此的认识虽然没有如此全面，但至少已经有所认识，例如：

偏头痛，各种辞书均未明言古代出处，其实唐代已经出现，《千金要方》卷三十，头面第一：“前顶、后顶、颔厌，主风眩偏头痛。”可见《千金要方》已有此名。

精神疾病或者心理疾病，指精神受刺激或者心理失常，在古代也是经常碰到的疾病。这类词语在医书或者一般书籍中也时有见到，例如：狂病、疯病。

狂，疯癫，精神失常。《汉语大词典》书证引《史记·扁鹊仓公列传》。狂病，《汉语大词典》书证引《汉书》。也叫狂疾，《汉语大词典》引《国语》。《墨子·耕柱》："然则是子亦贵有狂疾也。"风病，疯病，《汉语大词典》引《风俗通》。或者叫作惑易，精神失常，《汉语大词典》引《韩非子》。类似词语还有失心，也是指精神失常，《汉语大词典》引《国语·晋语二》；另外还有"失心风""失心病"等语，在《水浒传》中都可以见到。相关的词语还有丧心病狂或病狂丧心，在《宋史》和《水浒传》可以见到。

心恙（精神失常），《汉语大词典》引《三国演义》第九回，引征过晚。《儒门事亲》卷五，落马坠井六十："夫一切男子、妇人落马坠井，因而打扑，便生心恙，是痰涎发于上也。"

魂病，指离魂病，即精神失常。《汉语大词典》未录。《医心方》卷三十，五谷部第一，丹黍米引崔禹云："又有秬米，是乌黍耳，供酿酒祭祀用之，人饮好，疗魂病，长生。"卷二十九，月食禁第四引《养生要集》："又云：不食姜，令人魂病。"

祟病，指客忤之类的病。清·徐大椿《洄溪医案》载："祟病：同里朱翁元亮，侨居郡城，岁初其媳往郡拜贺其舅，舟过娄门，见城上蛇王庙，俗云烧香能免生疮肿，因往谒焉。归即狂言昏冒，舌动如蛇，称蛇王使二女一男仆来迎……此亦客忤之类也，非金石及通灵之药，不能奏效。"此处神怪即以蛇王形式出现，实际上亦系客忤的一种类型。

古代相关的词语还有"狂易""狂瞀""狂痴"，都是指癫狂痴呆，精神错乱。实际上除了这些，表示精神错乱疾病的名词还有许多，有的与古代的观念有关，例如：狐狸、狐魅、妖邪、妖魅。

狐狸、狐魅、妖邪、妖魅，都指精神错乱的疾病，古人认为这种疾病是狐狸妖邪所致。

狐狸，就是狐魅妖邪。《千金要方》卷二十四，蛊毒第四："所以出门常须带雄黄、麝香、神丹诸大辟恶药，则百蛊、猫鬼、狐狸、老物精魅，永不敢著人。"太上五蛊丸："治百蛊吐血伤中，心腹结气，坚塞咽喉，语声不出，……梦与鬼交，狐狸作魅，卒得心痛，上叉胸胁痛如刀刺。"《千金要方》卷十二，万病丸散第七："万虫妖精，狐狸鬼魅，诸久固癖块，皆消散。"《外台秘要》卷十三，鬼魅精魅方八首："《广济》疗传尸骨蒸，殗殜肺痿，疰忤鬼气，卒心痛，霍乱吐痢，时气鬼魅瘴疟，赤白暴痢，瘀血月闭，痃癖丁肿，惊痫鬼忤中人，吐乳狐狸，吃力迦丸方。"鬼神交通方四首有"崔氏疗梦与鬼神交通，及狐狸精魅等方"。

《汉语大词典》收有"狐魅疾"，其实"狐魅"也有此意思，因此"狐魅疾"一条可与前条合并，在"狐魅"一词下另起一义项即可。狐魅，《千金要方》卷十二，万病丸散第七：“或百鬼恶疰狐魅走入皮肤，痛无常处。”卷十四，风癫第五：“狐魅，合手大指缚指，灸合间三七壮，当狐鸣即瘥。”《证类本草》卷十八，狐（肠肚）条下言：“其狐魅状候：或叉手有礼见人，或于静处独语，或裸形见人。”

妖邪，也指精神疾病，辞书未及于此。《千金要方》卷十二，万病丸散第七：“治一切蛊毒，妖邪鬼疰病者，有进有退，积聚坚结，心痛如啮，不得坐卧。”

妖魅，与妖邪同。《千金要方》卷十二，万病丸散第七：“太一神精丹，主客忤霍乱，腹痛胀满，尸疰恶风，癫狂鬼语，蛊毒妖魅，温疟，但是一切恶毒，无所不治。”《外台秘要》卷二十八，猫鬼野道方三首：“《古今录验》疗妖魅猫鬼，病人不肯言鬼，鹿角散方。鹿角屑，捣散，以水服方寸匕，病者即言实也。”

这里所说的狐狸、狐魅、妖邪、妖魅，意义是一样的，是古人认为的病症名称，与“蛊惑”之类的疾病属于同一种类，但现代使用这种词语，已经没有医学方面的意义了，只是普通词语。而今天常说的某些词语，其实也是从古代继承而来，虽然汉语有古今之分，但有些词语古今的差别并没有那么明显。例如：

1. 白痴、清狂

痴，騃，獃，心疾也，俗讹为呆，方言，《集韵》：“獃，痴也。”《淮南子》有“嗤騃”，也作“痴騃”，就是痴狂之义，而“痴呆”一语，则见于《三国志》。《左传·成公十八年》“周子有兄而无慧。”晋·杜预注：“不慧，盖世所谓白痴。”《汉书·昌邑哀王传》：“察故王衣服、言语、跪起，清狂不惠。”颜师古注引三国魏·苏林：“凡狂者，阴阳脉尽浊。今此人不狂似狂者，故言清狂也。或曰，色理清徐而心不惠曰清狂。清狂，如今白痴也。”清·秦笃辉《平书·物宜上》：“梁武帝捨身佛寺，群臣以钱一亿万奉赎，表请还宫，三请乃许。此非白痴，即儿戏耳。”

懝，《说文·心部》：“騃也。从心，从疑，疑亦声。”《说文·马部》：“騃，马行也。”义为“马行走英武壮健的样子”。《说文解字注·马部》：“騃騃与俟俟音义同。俟，大也。皆鉏里切。《方言》云：‘癡，騃也。’乃读五骇切。俗语借用之字耳。”《说文释例》卷十：“懝㥯下皆云騃也，佁下云癡也，读若騃。是知佁为正字，騃为汉时行用字。騃者，马行。本无癡义也，其以汉时借字，说古之专字者。”騃之痴呆义为俗语假借而来，正字为佁。《方言》卷十：“癡，騃也。”钱绎笺疏：“懝，与癡义同。”《玉篇·病部》：“癡，不慧也，騃也。”

2. 抑郁

抑郁，司马迁《报任安书》：“顾自以为身残处秽，动而见尤，欲益反损，是以抑郁而无谁语。”宋·罗大经《鹤林玉露》卷五：“其母叹曰：‘苏学士知贡举，而汝不知名，复何望哉！’抑郁而卒。”明·叶宪祖《鸾锟记·论心》：“似兄这般才藻，取功名如拾芥，何必抑郁。”《丹溪心法·六郁》提出了气、血、火、食、湿、痰六郁之说，创立了六郁汤、越鞠丸等相应的治疗方剂。明代《医学正传》首先采用郁证这一病症名称。自明代之后，逐渐把情志之郁作为郁病的主要内容。《古今医统大全·郁证门》：“郁为七情不舒，遂成郁结，既郁之久，变病多端。”《景岳全书·郁证》将情志之郁称为因郁而病，着重论述了怒郁、思郁、忧郁三种郁证的证治。

中医虽然没有明确提出抑郁症的病名，但在许多古籍中可以看到有关抑郁症的记载，清·丁尧臣《奇效简便良方》卷二，治痫及抑郁颠狂风痰迷闷系异人传授，郁金七两，明矾三两，为末糊丸，开水下三钱。《金匮要略·妇人杂病脉证并治》记载了属于郁病的脏燥及梅核气两种病征，并观察到这两种病征多发于女性，所提出的治疗方药沿用至今。明代以后的医籍中记载的郁病，多单指情志之郁。

还有一些心理、精神类的疾病，古代表述得始终不够清晰，但现代医学还是采用了这些词语，而且赋予了更多的含义，因此内涵上更加完善。例如癔症，癔，《玉篇》虽有此字，但中医未加演绎，意思不明，未有深意，反而使用其他的同义词，如鬼附，古代称癔症，见于《本草纲目》。《伤寒杂病论》有“脏燥”，也可以解释为癔症。又如洁癖，《汉语大词典》引宋代《可书》言米元章事，也叫作洁疾、洁病，好洁之癖，是一种心理病态，《汉语大词典》引宋人《鸡肋编》《道山清话》。再如窃疾，《墨子》公输篇和耕柱篇都有记载，指偷窃成癖。再如狂躁，尽管古代早有此语，如汉·王符《潜夫论·卜列》与唐·刘知几《史通·书事》。古人说的狂躁，指的是性格浮躁或者暴躁、烦躁，与今天说的狂躁症有别，但由于语义比较接近，按照汉语的习惯，还是以狂躁作为病名。

中医历来重视研究心理因素、精神因素与疾病之间的关系，在文献记载的临床实践中也可以反映出来。传统医学包含了丰富的与精神医学、心理医学相关的内容，在精神疾病的临床治疗中具有独特的优势。目前专业术语繁多、名词不规范的问题日益突出，“中医精神医学与心理学名词规范”对 1 500 多个名词术语进行注释与审定，达到规范此类名词术语的目的，使中医词汇在精神、心理卫生方面发挥更好的作用。

三、中医词汇史的其他缘由

词汇可以连通文化的物质层面和精神层面，对中医词汇来说也是如此。中医词汇史的探讨，可以深入中医历史的各个层面，中医的历史曲折复杂，许多古代的状况，与今人想象的完全不同，一些词汇有着出人意料的含义。我们如果不作仔细的分析，就会误解历史上的词汇，从而影响到中医词汇在当今的应用。

由于历史的原因，现代文明和传统的医药之间存在着巨大的鸿沟，今天的人们在语言、思维方面都与古代完全不同，对古代医药的了解非常欠缺，因此难免先入为主，曲解、误解中医的历史词汇。这些问题的存在，很大程度上是对中医的历史事实缺乏了解造成的，中医词汇史可以帮助消除这些成见，词汇可以有高度的概括能力，也可以具体而微，可以让人们对中医的历史有全面的了解，从而对中医持一种心平气和的态度，避免在事实不够清楚的情况下，仓促下结论，导致偏差或者谬误。加强对古代中医的认识，本身就是一个艰巨的任务，即使今天来看，这个任务也远远没有完成。因此中医词汇史的研究，也有其直接或者间接的现实意义。

现代医学需要一些辅助的学科，如生理学、病理学、解剖学等，也有一些延伸的学科，共同支撑起医学的大厦。中医也是一样的，没有强大的基础和有力的支撑，仅仅依靠药物和方剂，是远远不够的。中医古书实际上也有相应的词汇，但由于中医主要关心的是理法方药，这些相关词汇通常遭到冷遇。因此有必要关注这一类词汇并加以梳理，从而改变人们不正确的看法。

对此，近代医家也做过努力，例如《止园医话》就专门提到“中医生理学”，其中包含了许多专有名称，言“腠理”二字，包括西医所讲之皮下一切组织而言。又如：“丹田，在脐下，女子名胞宫，又名血海，又名血室，此在中医视为很重要之一部。”力图把中西医的概念加以汇通，这对加深中医词语的认识无疑是有作用的。

到了今天，这种进程仍然需要继续推动。拿人体来说，中医有关人体的名称词汇，反映出古代中医对人体自身的认识水平。此类词语一般归属于解剖和生理的范围，实际上中医古书中此类词语也不少，而且是现代医学解剖和生理名词的基础。

今天常用的普通词语，在医书中仍然多见，为这些词语查清底细，其实并不容易。在古代书籍中，对于跟人体有关的词语，记载最为详细的往往就是医书，但医书专业性强，人们往往关注其医疗价值，忽视其对语言探索的作用，普通辞书虽然耗费巨大，但也难以避免纰漏。以下试图作些补充说明：

甲骨文中人体的各个部位都有相应的词汇，如首、面、耳、目、眉、自（鼻）、口、舌、齿、项、身、亦（即腋）、厷（即肱）、手、膝、足、止（即趾）等，说明这个时期对人体的常用部位均有了相应的词语来表示，这是当时人体相关词汇的反映。有的词汇则不够全面，如甲骨文有“心”字，却没有其他脏腑的名称，说明其他脏腑的名称此时还没有出现。

《黄帝内经·灵枢》记录了不少骨骼的名称，后世有关骨骼名称的词汇，基本上来源于此。如横骨、柱骨（锁骨）、然骨、膂骨、辅骨、腕骨、跟骨、然骨、京骨、跟骨、核骨（足大趾节后突出的圆骨）、胫骨、绝骨（外踝腓骨凹陷处）、锐骨、胻骨、锐骨、完骨、穷骨（骶骨）、壅骨（杨上善云：手鱼骨也）等。又如“关节”，本是骨节的连接处，见《灵枢·官针》，现在引申为重要环节。

辞书对骨骼名称的处理比较滞后，如穷骨、锐骨（一名踝骨，掌后小指测的高骨），《汉语大词典》引《医宗金鉴》为例。京骨、然骨，不见解释。脊骨，《汉语大词典》引《北史》以下例子。但前面已经提到，这几个词语在《灵枢》中都已经存在。

古人关注骨骼的情况，与“骨度”有直接的关系。骨度，最早源于《灵枢·骨度》，该篇规定了人体各部骨骼的大小及长短，如“耳后当两完骨广九寸”“肘至腕一尺二寸”“髀枢以下至膝中一尺九寸”等。《灵枢·骨度》所载的部分尺寸，后来被用作针灸取穴的折量尺寸，这些折量尺寸，也就被称为“骨度”，作为针灸折量定穴的骨度。

在《内经》骨骼名称的基础上，后世仍然有新出现的骨骼名称，起着补充原有不足的作用。如旋台骨，即玉柱骨（头后颈骨）；后山骨，就是枕骨；还有腰骨，今天也经常使用。这三个骨骼名称都见于清代的《医宗金鉴》。

古人重视骨节，以针灸医家为最，为的是针刺得法，否则徒伤肌肉，这也是骨度之说的由来。在《内经》之后，历代针灸书籍也非常注意骨节的名称和位置，其中以《金针秘传》记载得较为详细，下面详细介绍《金针秘传》周身骨部名目：

巅，（顶巅也。）脑，（头中髓也。）囟，（音信，脑盖骨也。婴儿脑骨未合，软而跳动之处，谓之囟门是也。）额颅，（颅前为发际，发际前为额颅。）颜（额上曰颜。《说文》曰眉目之间也。）……人中，（唇之上，鼻之下也。）齿牙（前小者曰齿，后大者曰牙。）舌本，（舌根也。）咽，（所以通饮食，居喉之后。）喉，（所以通呼吸，居咽之前。）嗌，（音益，喉也。）会厌，（在喉间，为音声启闭之户。）肺系，（喉咙也。）颃颡，（颃音杭，又去上二声。颡，思党切，咽颡也。）颈项，（头茎之侧曰颈；头茎后为项，又脑后曰项。）天柱骨，（肩骨上际，颈骨之根也。）肩解，（膂上两角为肩解。）肩胛，（胛音甲，肩解下成片骨也，亦名肩膊。）巨骨，（膺上横骨。）膺，（音英，胸前为膺，一曰胸两旁高处为膺。）胸中，（两乳之间也。）膈，（膈膜也，膈上为宗气之所聚，是为膻中。）腋，（胁之上际。）腹，（脐之上下皆曰腹，脐下为少腹。）季胁，（胁下小肋。）……脊骨，（脊音即，椎骨也。）胂，（音申，膂内曰胂，夹脊肉也。）膂，（吕同，脊骨曰吕，象形也，又曰夹脊两旁肉也。）骬，（音鱼，端也，肩端之骨。）腰骨，（尻上横骨也，）腰髁，（髁，苦瓦切，中原雅音作去声。即腰骨，自是六椎而下，侠脊附着之处也。）毛际，（曲骨两旁为毛际，其动脉即足阳明之气冲也。）睾，（音高，阴丸也。）篡，（初贯切，屏翳两筋间为篡，篡内深处为下极。）下极，（两阴之间，屏翳处也，即会阴穴。）臀，（音屯，机后为臀，尻旁大肉。）机，（挟腰髋骨两旁为机。）髋，（音宽，尻臀也，一曰两股间。）尻，（开高切，尾骨也，亦名穷骨。）肛，（音工，又好纲切，俗作纲，大肠门也。）……肘，（手臂中节也，一曰自曲池以上为肘。）臂，（肘之上下皆名为臂，一曰自曲池以下为臂。）腕，（臂掌之交也。）兑骨，（手外踝也。）寸口，（关前后两手动脉处，皆曰寸口。）关，（手掌后动脉，高骨处曰关。）鱼际，（在手腕之前，其肥肉隆起处形如鱼者，统谓之鱼。寸之前，鱼之后，曰鱼际穴。）大指次指，（谓大指之次指，即食指也，足亦同。）小指次指，（小指之次指，即无名指也，足亦同。）髀，（比、婢二音，股也，一曰股骨。）髀关，（伏兔上交绞处，曰髀关。）髀厌，（捷骨之下为髀厌，即髀枢中也。）髀枢，（捷骨之下，髀之上，曰髀枢，当环跳穴。）股，（大腿也。）伏兔，（髀前膝上起肉处，曰伏兔。）膑，（频、牝二音，膝盖骨也。）……踝骨，（踝，胡寡切，足跗后两旁圆骨，内曰内踝，外曰外踝，俗名孤拐骨。手腕两旁圆骨亦名踝骨。）跗，（附、敷二音，足面也。）内筋，（内踝上大筋，在太阴后，上踝二寸所。）足岐骨，（大指本节后曰岐骨。）跟（音根）骨，（足根也。）……胪，（闾、卢二音，皮也。一曰腹前曰胪。）三毛，（足大指爪甲后为三毛，毛后横纹为聚毛。）

除了骨骼之外，人体全身上下内外，所有的部位和组织、器官，中医大都有对应的名称，这些名称有的比较固定，如“膀胱”出自《素问》，“胃脘”出自《灵枢》；有的名称也会有所变化，如《素问》的藏府，后世书作“脏腑”，《抱朴子》称为“腑脏”；再如四肢，《荀子》书作“四职”，《素问》《管子》谓“四末”。这些名称覆盖了整个人体，只是上古时期还没能全部覆盖，有的名称是中古乃至更晚的时候才出现的。

明清时代，中医词汇逐渐稳定下来，对骨骼、人体部位名称的探究，也比以往有了进步。如明·施沛《经穴指掌图书》的最后附有“周身部位名目总释”，对周身总共108个部位的名称作了集中的解释，如“颞颥，耳前动处，一曰鬓骨，俗云两太阳”，“篡，屏翳两筋为篡，篡内深处为下极”，“肩解，膂上两角为肩解”，“柱骨，即天柱骨，在肩骨上际，头骨之根也”，“机，挟腰髋骨两旁曰机，机，枢机也，腰髀股动摇如枢机也”，“踝骨，足跗后两旁圆骨，内曰内踝，外曰外踝”等等。

以下是一些人体各部位的名称，虽然不是全部，但由此我们也可以从中看出辞书的诸多不足。例如：

颐颔，《汉语大词典》引汉·无名氏《杂事秘辛》为例，其他例子均为唐以后，但《杂事秘辛》的成书时代可疑，不如其他书籍可靠。《灵枢·经别》：

“以上挟咽，出颐颔中，散于面，系目系。”

脚心，脚掌中央部分。《汉语大词典》没有例子。《汉语大词典订补》书证用元代《货郎担》，还是太迟。《千金要方》卷十一，筋极第四：“治筋实极，则两脚下满，满而痛，不得远行，脚心如割，筋断折，痛不可忍，丹参煮散方。”《外台秘要》卷十八，脚气论二十三首：“令手著脚指，渐至脚心，脚极踏，手极攀，每日如此，脚气亦不伤人。”卷五，禳疟法六首：“又书两脚心下，作履九江。”

胸堂，即胸膛。《汉语大词典》引元代以下书证。《千金要方》卷十，温疟第六：“乌梅丸，治寒热劳疟久不瘥，形体羸瘦，痰结胸堂，食欲减少。”

肛肠，《汉语大词典》《中医大辞典》均无此条目。《千金翼方》卷十九，淋病第二，霹雳煎方：“纳肛肠中，不过三，必通。”

大孔，即下部、肛门。辞书未录。《千金要方》卷十五，痔湿痢第九：“分作二分，灌大孔，旦一灌，酉一灌之。凡久下一月不瘥，成痔候，大孔必宽者是，以此主之。”

九孔，犹言九窍。《汉语大词典》等辞书未录。《千金要方》卷十二，吐血第六：“治九孔出血方：捣荆叶汁，酒服二合。”

回发，头顶的旋毛之处。《汉语大词典》等辞书都未录，此义其实也平常，不算专门之语。《千金要方》卷十四，风眩第四：“先觅头上回发，当回发灸之，以度度四边左右前后，当绳端而灸，前以面为正，并依年壮多少，一年凡三灸，皆须疮瘥又灸，壮数如前。若连灸，火气引上，其数处回发者，则灸其近当鼻也，若回发近额者，亦宜灸。”

脑门，《汉语大词典》引元代以后例子。《千金要方》卷二十，杂补第七：“琥珀散，主虚劳百病，除阴痿精清，力不足，大小便不利，如淋状，脑门受寒，气结在关元。”

眉毛，《汉语大词典》引《旧唐书》以下例子。《旧唐书》为五代时作，可以提前。《外台秘要》卷三十二有“生眉毛方二首”。

睫毛，《汉语大词典》引现代作家例子。《中医大辞典》言见《秘传眼科龙木论》，此书形成于宋元之间，明代才流传开来。《外台秘要》卷二十一，眼杂疗方二十首：“令一眼明人把镊子拔之，去倒睫毛，勿使毛断，连根去之。”

子宫，《汉语大词典》没有书证。《中医大辞典》引《千金翼方》，可以提前。《神农本草经》卷二，紫石英：“治心腹咳逆、邪气，补不足，女子风寒在子宫，绝孕，十年无子。”

人体的生理现象是一种自然现象，这是人类自然属性的表现，跟这方面有关的名词术语，在古医书中也有充分的反映。今天仍在使用的相关词语，许多便来自古医书。

滑精，中医指无梦而梦遗，《汉语大词典》没有例子。《中医大辞典》用

《景岳全书》的书证。

带下，《汉语大词典》引《金匮要略》为例，可以提前。如《史记·扁鹊仓公列传》称妇科医生为带下医。

避年，指个别妇女经血一年来一次，是一种十分少见的情况。《汉语大词典》引清代的《医宗金鉴》为例。《中医大辞典》云出晋·王叔和《脉经》，应该以后者为准。

相比于正常的生理现象，医书中比较关注生理变异现象，即不正常的生理现象。生理变异实际上是病态，是医家关注的对象。例如：

天阉，指天生没有生育能力，见于《北史》；人痾，指生理上的变异，见于《汉书》；不女，指女子没有生育能力，见明代书籍；内绝，指丧失生殖能力，见《本草纲目》引吴普。

还有表示听力障碍的名词，如“重听”出自西汉·枚乘《七发》：“虚中重听，恶闻人声。”《汉书·循吏传·黄霸》：“虽老，尚能拜起送迎，正颇重听，何伤?”

还有如“聳”，《说文》：“生而聋曰聳。从耳从省声。”《说文·耳部》：“聋，无闻也。”《说文解字注·耳部》：“生而聋，陈楚江淮之间谓之聳。”《方言》卷六：“聳，聋也。”聩，《说文·耳部》：“聋也。”《国语·晋语四》：“聋聩不可使听。”韦昭注曰：“耳不别五声之和曰聋，生而聋曰聩。”

表示听力障碍的病名，还有“沉听”，出自宋·无名氏的《小儿卫生总微论方》，指轻微的耳聋，大的声音可以听见，轻小的声音则不能辨别。

清·王清任《医林改错》从解剖入手，重新审视古人的说法，纠正了许多错误的看法，描述了一系列词语，从解剖学和生理学角度描述了“会厌、左气门、右气门、卫总管、荣总管、气府、血府记”以及“津门、津管、遮食、总提、珑管、出水道记”。如对津管、珑管的描述是这样的：“津管寸许外分三叉。津汁精者入髓府化髓，津汁浊者由上叉卧则入血府，随血化血。其水液由下叉，从肝之中间穿过入脾。脾中间有一管，体相玲珑，名曰珑管。水液由珑管分流两边，入出水道。”并指出“隔膜以上满腔皆血，故名血府”。根据这些与以往不同的认识，提出活血化瘀的治疗原则，拟出“血府逐瘀汤”，至今为名方。这就说明解剖和生理方面的进展，可以产生治疗方面的新认识。

在人体知识方面，古代医家仍然表现出实事求是的态度，对某些名称的认识，经历了一个较长的过程。有的骨骼名称，有人认为存在对应部位，但经过检查，发现其实没有，这种名称肯定是不真实的。如“羞秘骨”，《归砚录》卷一：“又云女子羞秘骨为《洗冤录补》附会之说，余检女骨从未见也，询之同官，亦无见者，且据老仵作云，妇人产子则交骨开，若有羞秘骨则不能开矣。”这样可以确定，“羞秘骨”根本就不存在，从而澄清了这一疑惑。

中医词汇史的研究，处于中医古籍语言研究的前沿地带，相比汉语词汇史的蓬勃开展，中医词汇史的研究还显得沉寂冷清，这与中医药的重要性很不相称。中医词汇史研究，是从语言史的角度对中医词汇进行研究，这种方法可以起到桥梁或纽带的作用，将传统的词汇训诂与现代的词汇史研究连接起来，从而将中医词汇的发展导向未来。

第三节　中医词汇史研究的任务

一、中医词汇史的常规任务

中医词汇史的性质决定了其相应的任务，举凡中医词汇触及的各个方面，即凡是需要梳理中医词汇的延续变化，说明每个中医名词术语的来龙去脉，澄清某些词汇存在的疑惑，都属于中医词汇史任务的范围。中医词汇史的常规任务，就是关注每个中医词语的历史演变，凡是中医词汇演变过程中出现的内涵变化，包括词义引申、临时含义、古今词义的对比鉴别；每个时代产生的新词和消失的旧词；以及词义外延的变化，如使用范围的扩大与缩小、词义感情色彩的变化、词汇系统内部的调整等等，因此中医词汇史的常规任务总体涵盖的范围比较广。

但是这种常规任务，不是广泛意义上说的词义静态分析或者共时分析，而是主要侧重于动态分析和历时分析。资料的运用上不求完整无缺，但要求各个时期的资料种类尽量齐全，涉及的范围虽然广泛，数量也很庞杂，但只要方法得当，路径正确，注意词汇史与词汇学等相关内容的联系和区别，这一任务是可以完成的。

中医词汇史的常规研究，因为做起来比较困难，比较枯燥烦琐，容易遭到忽视，但实际上，这种研究不深入，就会影响到对中医其他方面的判断。词汇是中医可靠的依据，缺乏词汇证据的论述是空洞无力的。

对于病名、药名、方名、穴名等名称的解释，今天已经逐渐趋于完备，这些名称的解释，借助于专门的辞书编纂完全可以解决，主要问题是未能把各种词汇知识汇通，停留在静态的解释，缺乏动态的观察。我们也看到有些书籍或文章，对个别词语作粗疏的梳理，不严谨，文献材料的证据不足，同时数量也有限，方法上也失之简单化。由于许多中医词汇有着形式上容易变化的特点，因此在描述这些词汇演变的时候，要把点、线、面结合起来处理，避免简单化和片面化。以词语为中心，将出现在文献中的零碎材料，有机地联系起来，这样对词语的认识可以更加全面合理。例如：练银、炼胤、炼胤疮、炼癣、面湮疮。

练银，或者叫作“炼胤”，就是小儿面湮疮，为胎毒所致。这是宋代以来的病名，唐代以前的医书未曾出现。《汉语大词典》未录。

《是斋百一选方》卷十九："治小儿眉间生练银疮，郑判院擢传。用曾煅金银坩埚子捶碎，碾细重研如粉，用生麻油腻粉调敷。"此方也见于《新编山居简要医方便宜》卷十六，文字略有不同。

《卫生家宝产科备要》卷八，拭儿口法引《小儿集验方》云："东平有一老妪，善与小儿拭口，使不生炼银云。小儿上下唇与齿龈相连处，皆有一筋牵引，若行唇筋紧，即生上炼，下唇筋紧，即生下炼。……又拭又捺，使儿口中净，及捺上下筋令宽舒，即小儿自美乳食，诸疾不生，亦永无炼银，惟使筋宽舒。是法京畿见小儿失捺，变为口噤不吃奶，或不解捺而生炼银者，不可胜数。"

《外科精义》卷下："治小儿面湮疮，俗云炼银疮者，是母受胎之日，食酸辣及邪味过度，多生此疮。百药煎（五钱），生白矾（二钱），右为细末，小油调旋，搽之神效"。《幼幼新书》卷四，拭儿口法第九："《小儿集验方》云：东平有一老妪，善与小儿拭口，使不生炼银。""永无炼银，惟使筋宽舒是法。京畿见小儿失捺，变为口噤不吃奶，或不解捺而生炼银者，不可胜数。"《普济方》卷四百零八，诸疮："治小儿面湮疮，俗云炼银疮者，是母受胎之日，食酸辣及邪物过度，多生此疮。"

或作"炼胤疮"，意思相同。《瑞竹堂经验方》卷十五："治小儿炼胤疮，黑驴粪晒干烧灰，清油调搽立效。"《卫生易简方》卷十二，丹毒幢疖也有此方，亦作"炼胤疮"。

也可以叫作"炼癣"，意思类似。《小儿卫生总微论方》卷十九，疥癣论："治下炼癣疮，常对在两脚，以白犬血涂之，立瘥。""治上炼癣，常在头上，以芦荟一两，甘草半两，同为末，先以温浆水洗之，以帛子拭干。"

奶脾，即奶癖，俗语多有音讹者，呼为"奶脾"。《汉语大词典》未录。

《本草衍义》卷十六，鹰屎白条："凡小儿胁下硬如有物，乃是癖气，俗谓是奶脾。只服温脾化积气丸子药，不可取转，无不愈也，取之多失。"此文前面即云"治小儿奶癖黄"，后面才说"奶脾"，又云是俗语，可见二者为一，将奶癖呼为"奶脾"，是俗语的音变引起的。《是斋百一选方》卷二十，水晶膏："此药大治丁疮、背疽、瘤疽、奶脾、奶疽、鬼面丹毒、黑痈，贴药后忌荤腥一二时辰，如才觉病，早用见效尤速。"《儒门事亲》卷五，身瘦肌热："夫小儿身瘦肌热，面黄腹大，或吐泻，腹有青筋，两胁结硬，如碗之状，名乳痈癖，俗呼为奶脾是也。"《编集诸家婴儿病证幼幼方论》卷二："疝气因啼，胎中积结。奶脾痞癖，因肠所伤。""奶脾"是幼儿常见的病症，因此各书都有记载。

《幼幼新书》卷二十二，乳癖第四："《张氏家传》治小儿奶脾方，右用芫花一两，大黄半两，为末，入蒜一斤研，同药末研烂匀。""《庄氏家传》治小儿奶脾，痟瘦尽，青皮丸方。""《孔氏家传》治小儿奶脾方，右用密陀僧不拘多少，研极细，以大蒜自然汁调稀得所，涂于有奶脾处。……仔细以手揉之，觉奶脾似消及五六分，便用温浆水洗去。”“奶脾痞结积因伤，腹胀筋青面色黄，热发有时或渴饮，痞伤脾热口生疮。”奶脾即乳癖，乳结不消是也，或云奶癖。《幼幼新书》是儿科的集大成者，因此对“奶脾”也是广泛征引，兼及诸家之方剂，说得格外详细。

冷饭团，或云硬饭团，为土茯苓之别名。土茯苓常见的别名是仙遗粮，但这里出现的别名都不是仙遗粮。《汉语大词典》未录。

《中医大辞典》云出《卫生杂兴》，但《仁斋直指方》卷二十四附杨梅疮方已有。《本草分经》同名附考：“仙遗粮，即土茯苓，俗呼冷饭团。”《济世神验良方》外科补遗：“加味遗粮汤，治杨梅疮、风毒及误服轻粉瘫痪，筋骨疼痛不能动履者，服此除根。仙遗粮（即硬饭团，湿者二两；干者一两五钱，白者佳，红者伤人，俗名冷饭团，本草名萆薢、防风、木瓜、木通、薏苡仁、白鲜皮、金银花各五分，白芙子四分，……病浅者十余日，病深者四十日全愈。”

也叫冷饭根，《喉科心法》医案：“薛立斋先生治一妇人咽间作痛，溃而不敛，诸药不应，先用土萆薢汤（即土茯苓，又名冷饭根），数剂而敛。”

或者叫山硬饭，也是指土茯苓。《中医大辞典》未录。《活人心统》卷四，苦参丸：“治诸风麻痹，疙瘩恶疮及大风。苦参、防风、荆芥、苍耳子、蔓荆子、牛蒡子、山硬饭（即粮根）、胡麻子、黄荆子、蛇床子（各二两）、香白芷（一两五钱）、枸杞子（二两），右为末，皂角捣烂敖膏，入前末，丸如梧桐子大，每服七十丸，清茶送下。”同卷疠风活套、天疱活套均有“山硬饭”。

也可以叫作岐良。《汉语大词典》未录。《惠直堂经验方》卷三，岐良散，治结毒初起，骨痛及已破溃烂者有“岐良（四两）”。又有“解毒岐良汤”。陈士铎《本草新编》卷四言土茯苓“一曰岐良”，土茯苓的异名很多，其中之一就是岐良，或者叫作奇良、奇粮。

这种常规任务，目的在于厘清中医词汇的前世今生，了解词汇各个时期名称上的变化状况，将具体事物的相关名称集中加以处理，通盘加以整理，避免一叶障目，避免琐屑和凿空，使具体词语的历史面貌得以清晰地勾勒出来。

二、中医词汇史的主要任务

汉语中医词汇史研究的主要任务是揭示中医词汇演变的过程以及人们对中医词汇的研究情况，重点放在中医的名词术语上。中医的名词术语，基本上是中医的专有名词，因此也是业内人士普遍关注的焦点。抓住了中医名词术语，既能为中医词汇描绘出一个清楚的整体轮廓，从而揭示中医词汇演变的基本途径，又能总结中医词汇的现实意义，并预示中医词汇发展的未来方向。

人们对中医词汇的认识，经历了一个从浅到深、从粗到精、从偏颇到全面、从简单到复杂的过程。在此过程中，人们逐渐意识到了中医名词术语在整个中医词汇中处于主要的位置。

中医词汇的发展进程，虽然与整个汉语词汇的进程一致，在有些方面却明显滞后一步。如汉代训诂昌盛，医书的训诂，在南朝全元起之后才出现，到隋唐时代才定型；再如唐代律诗昌盛，但医书几乎不采用律诗，五代以后，才逐渐有了以诗词歌赋组织词汇、表达医学概念的做法。明清两代的医家，喜欢编写汤头歌诀，以便初学之记诵。从最初的脉诀，到针灸歌赋，再到汤头歌诀，反映了中医利用韵语体裁的大致情况。

梳理中医名词术语的历史，是中医词汇史的要点所在。以病因为例，与许多医学一样，中医非常关注疾病产生的原因，中医的病因学说历史悠久，在《内经》《伤寒论》中已经有了基础，此后历代医家逐步加以完善，形成了一套有自己特色的病因名词，如病因、病源、病邪。

导致人体发生疾病的原因，古代称之为病因，又称作“致病因素”“病原”（或“病源”）“病邪”。病因是指能破坏人体生理动态平衡而引起疾病的特定因素。病因包括六淫、疫疠、七情、饮食、劳倦、外伤，以及痰饮、瘀血、结石等。对于病因的分类，在中医学术发展过程中，历代医家提出不同的分类方法，如《黄帝内经》的阴阳分类法，汉·张仲景、宋·陈无择的三因分类法。阴阳病因说，是把风雨寒暑等外来病因归属于阳，把饮食喜怒等内生病因归属于阴。张仲景按传变把病因概括为三个途径：把经络受邪人脏腑归为内所因；病变局限于浅表的归为外所因；房室金刃虫兽伤归为其他病因。三因分类法，把六淫外感归为外所因，七情内伤归为内所因，饮食劳倦虫兽金刃归为不内外因。三因分类法，对病因的分类比较系统、明确，对后世医家影响较大。

常规的病因学词语很多，例如“病气”，《汉语大词典》书证引《史记·扁鹊仓公列传》；《诸病源候论》卷十：“人感乖戾之气而生病，则病气转相染易，乃至灭门。”病气也可以叫作蔚气，《淮南子》就有“蔚气”。此外还有“病蒂”“病根（疾病根源）”“病态”“病候”“病源”“病邪”，这些都是与病因有关的词语。

致病的原因很多，可以从各方面加以分析，找出相应的病源，对于流行性、传染性等对社会影响很大的疾病，古代医家也予以不同寻常的关注，“戾气”成为解释疫病原因的关键词语。戾气，即邪恶之气。《汉语大词典》引宋代文章，不及中医义。中医的戾气说可见于《温疫论》，又名疠气、疫疠之气、毒气、异气、乖戾之气、杂气。戾气与疫病的关系，先秦已经有了认识，并形成“戾疫”一语。《墨子·天志中》：“疾灾、戾疫、凶饥则不至。”戾气也可以写作“盭气”，盭即戾之古字，盭气，即邪气，见《子华子》。子华子是春秋晋国人，与孔子同时，道家哲学家，可见“戾气”之说，其源头就在先秦。

追溯每个中医名词术语的根源，从中可以发现一些成群结队的词语。一些影响重大的中医理论的提出，就会带来一系列新的词汇。如金代张元素提出药物归经的理论，从此中医的词汇中就增添了与此直接相关的同类词语，如药引、汤引、引子、汤使、药使。

药引，《汉语大词典》引鲁迅为例。《中医大辞典》有“药引”，说是引经药，但没有书证。实际上清·张睿曾作“药引论”专篇。张睿《医学阶梯》：“古今汤方莫尽，药引无穷，临机取用，各有所宜。药引多端，指难遍屈。”

也可以简略为“引子”，也就是药引子。《汉语大词典》引元代书证为例（处方末尾所加的药引，增加药效）。

也可以叫作“汤引”，药引子的意思不变。《汉语大词典》引明·陶宗仪为例。

比较早的叫作“汤使”，《汉语大词典》未录。指服丸药时使用的汤药，以别的药物为汤饮，送药丸入喉，以增强治病效果。何种药丸用何种“汤使”送下，要看具体疾病来定。

宋·杨倓《杨氏家藏方》卷十七，长生圆：“治小儿慢惊风，目睛斜视，项背强直，牙关紧急。……周岁儿，每服十圆；两岁儿，服十五圆，用千金散作汤使送下。”卷二十，神仙如意圆：“每服一圆，随病证用汤使送下。如心痛，及脾寒痁疾，烧铁淬醋汤下。”烧铁淬醋汤下，就是说用浸过烧铁的醋汤送下药丸。

一些不同的药丸，可用同样的“汤使”送下。元·危亦林《世医得效方》卷五，青金丹：“治肺虚壅，咳嗽喘满，咯痰血。……用青黛一分、牡蛎粉二钱匕、杏仁七粒去皮尖研，蜡圆了，汤使并同前。”卷九，阴经表散：“苏积散以香苏散、五积散合和，治证与阳经同，汤使并同，未效，加金铃子散。”宋和剂局编《太平惠民和剂局方》卷三，神保圆：“圆如麻子大，硃砂为衣。每服三粒，汤使如前。”当然，也可以对汤使作些改变。如宋·王璆《是斋百一选方》卷六，治赤痢：“此方浙西何山纯老以传，苏韬光云，数十年救人无数，人多求方，不敢轻授，恐以其药品之味而忽之。韬光每以救人，甚效。洪氏方亦有修制汤使，少异。”此处就提到洪氏修制的汤使，与他人略有不同。

也可叫作“药使”，义同，就是药引子。辞书未录。《永乐大典·医药集》卷九千七百一十八，儿引《张氏家传》，治头风黑神丸：“……阴干，药使如后。头风，茶汤嚼下一丸。伤寒，生姜葱茶嚼下一丸。”

探究这些名词术语，虽然主要是中医专业人士的任务，但许多医学专业人士可能会忽略语言因素，认识不到许多词语之间的直接关联性，不懂得将词语归纳集中处理，影响了名词术语研究的效率。只有对中医名词术语作彻底且全面的研究，才能在全新的基础上重新认识中医词汇，避免以偏概全，或者仅仅局限于常用词汇的范围，缺乏对中医词汇的整体认识。

三、中医词汇史的特殊任务

中医词汇史的特殊任务是揭示中医词汇发展的特殊规律，阐明其与普通词汇史的区别和联系，同时澄清一些中医词汇的历史问题，对以往的中医词汇研究作出总结提高。中医词汇发展的基本方向，跟汉语词汇整个大方向是相同的，即词汇数量从少到多，表达功能从粗到精，词汇结构从简单到复杂，但也存在许多非同一般的规律，值得我们探讨与注意。这也是中医词汇史存在的价值所在。

作为汉语词汇中比较专门的一个分支，中医词汇的发展，也经过了一个漫长的过程。中医词汇的专门化道路走得越远，与普通词语的距离就越是遥远，一些词汇甚至不为大多数人了解。专业性越强的词汇，就意味着知之者越少。古代中医十分普及，即使普通民众，也能说出一二，但古代对中医词汇的理解尚且觉得不易，今天距医圣的时代已经很遥远了，隔膜和曲解就更加严重，所以对中医词汇就更加需要加以研究和整理。

在中医词汇这一方面，近代以来，已经有学者作过努力，他们使用的方法，就是抓住词语和概念，进行有针对性的梳理，并且与近现代的医学概念联系起来，试图开辟中西医之间的沟通渠道，这种尝试是古人不曾有的，由于方法得当，取得了不少的进展。

余云岫“说文解字病疏上”（见《医文》1943 年第 2 期），对一些中医名词进行语言方面的古今比较，如《说文》：“詹，多言也。”余云岫指出“詹”即谵字，《素问 · 热论》：“不欲食，谵言。”《说文》：“哯，不呕而吐也”，引玄应《一切经音义》卷十四：“今谓小儿吐乳为哯也。”在此对“詹”和“哯”的含义说得很分明。

吴云瑞“河豚中毒漫谈”（见《医文》1943 年第 2 期），指出河豚中毒很早就见于《金匮要略》，只在一个方子中出现过。此后《诸病源候论》有鯸鲐鱼中毒条，言此鱼肝及腹内子有大毒，不可食，未提及中毒症状。《千金要方》卷二十四：“鯸鮧鱼毒，心下坚硬，或腹胀口干，忽发热妄语。”《本草纲目》卷四十四，河豚条：“脂令舌麻，子令腹胀，眼令目花。”可见河豚中毒，为神经性毒素，一二小时内可致人于死。最详细的说法，见于陈士铎《辨证录》，言此毒麻痹神经，致人呼吸困难。这样就梳理出了古代对河豚中毒的整个认识过程。

古代中医词汇遗留了很多疑问，到了近代和现代，又陆续出现新的疑问。词汇的历史就是这样，旧的问题澄清了，新的问题又会涌现出来，在词汇方面出现的纠结，时常会影响到人们的生活。

例如有些植物虽然自古存在，但是作为天然药物得到重视则是很迟的事情，甚至是中华人民共和国成立后才有正式的名称。所以名称、实物与使用之间，事实上存在不平衡，这是汉语词汇中难以消除的现象，即使是今天也不能例外。

以“罗布麻”为例，《汉语大词典》云全草入药，但没有例子。罗布麻，1952 年由我国学者董正钧定名，并作了本草考证，认为它便是《救荒本草》的泽漆川，又认为《后汉书·华佗传》所云“漆叶青粘散”，其中的漆叶也是罗布麻。罗布麻又名野麻、野茶、茶叶花、红花草、红柳子、泽漆麻、茶叶棵子等。《中医大辞典》云罗布麻见于《陕西中草药》。野麻，《汉语大词典》无例，实际上就是新疆一带对罗布麻的俗称。这些都可以贯穿起来看待。

再如“人丹”与“仁丹”这两个名词，今天有人误以为是同一物，只是名称不同而已。其实情况比较复杂，今天的人丹与仁丹，都是国产，而日产的仁丹，早已成为历史，中华人民共和国成立以后再没有在中国出现过。但在近现代历史上，情况并非如此。

人丹，常用中成药，用薄荷脑、冰片、丁香等药配制而成，适用于中暑、晕船、晕车及气候闷热引起的头昏、胸闷等症。《汉语大词典》无例。《中医大辞典》云见《中药制剂手册》，又叫仁丹。

但还有一种仁丹，中成药名，由日本商人创制，现同一药物也被人写作人丹，因此容易造成混乱。《汉语大词典》引老舍《老张的哲学》十四：“八爷！有仁丹没有？给我几粒！新添的牙气，饭后总得吃仁丹。”

人丹本来并非日本药物仁丹。在20世纪初期日本仁丹在中国畅销的时候，上海医生黄楚九，根据诸葛行军散古方，同时参考祖传《七十二症方》，研制出新的方剂，做成小粒药丸，取名为人丹，成为日本仁丹强劲的竞争对手。经历过日本仁丹发起的侵权官司，人丹更加名声大震。但由于国人尚仁，日后各家药铺出品的此类药物都命名为仁丹，流传开来，仁丹也就成了人丹的别名。

人丹主要成分为薄荷脑、肉桂、甘草、儿茶、木香、冰片、桔梗、樟脑、小茴香、草豆蔻、丁香、罗勒油等，为灰白色的包衣丸，味辛凉而甘。主要功效是祛风健胃，用于夏季消化不良、恶心呕吐、晕船、轻度中暑、酒醉饱滞等症。仁丹的主要成分则为陈皮、檀香、砂仁、豆蔻（去果皮）、甘草、木香、丁香、广藿香叶、儿茶、肉桂、薄荷脑、冰片、朱砂等，为朱红色的药丸，味甘凉。主要功效是清暑开窍，缓解伤暑引起的恶心、胸闷、头昏、晕车晕船等。日本的森下博从中国台湾当地居民那儿学到了这种制作方法，回日本后，求教药剂师及汉学家，制成了仁丹。仁丹的成分为甘草、阿仙药、桂皮、茴香、生姜、丁香、益智、缩砂、木香、薄荷脑、龙脑、甘草、芳香性精油，其中缩砂就是砂仁。

可见，人丹偏于祛风健胃，仁丹则偏于清暑开窍，这两种药物是有本质上的区别的。既然内容上有差别，从名称上加以区别也就很有必要。

因此对于中医词汇，需要澄清、说明的问题其实不少。这些问题表现不一，出现的时间也不同，但都是历史造成的，与医药有关的某个历史事件或者人物事迹，都有可能对中医词汇造成影响，甚至打上深刻的烙印。词汇的变化表面上变幻莫测，实际上驱动力不外乎内在与外在二端，即使造成一些纠葛，多数情况下也是可以澄清的。

中医词汇史可以帮助我们澄清许多词汇问题，消除人们心中的疑惑。哪怕是古代中医采用的文言文和现在西医采用的现代文，那也是历史造成的，应该客观地看待。

中近古时期的医书，绝大多数是用文言文写成的。随着文言文与白话的分化，近古时期的医书语言，也出现雅言与白话的混杂，即使文体使用文言文，仍然免不了使用民间的白话词汇。到了晚清，甚至出现了白话的医书，如清·洪寿曼所编的《医学白话》，成书于1907年，内容用白话形式表述，是初学者的入门书。洪寿曼为杭州人，生当晚清，敢于开风气之先，主张用白话讲解中医，并付诸行动。《医学白话》开宗明义用“白话”二字命名，是中医界倡导白话的先驱，标志着中医文献的语言从古代向现代过渡。

有意思的是，西医东来的时候，最初也是被翻译成文言文的，如清代就有一批西医书籍，由文言文撰写而成，随着汉语书面语的基础转化为白话，西医书籍也转变为白话，由于时间比较短暂，因此今天的人大多已忘记西医还有文言文的书籍。这种现象足以说明，语言对医学的影响看似无声无息，实质上能起到改头换面的作用。如果不是白话文运动，那么西医的语言也会跟中医一样用“之乎者也”来表示，两者在语言上的反差就不会像今天这样巨大了。

中医名词面临时代挑战，而西医名词也有如何实现中国化的问题。西医名词实现中国化，在汉语视野中，从此中国医学才有了两股力量——传统医学和近现代医学。同样，传统医学也需要借助现代医学和现代语言，来重新解释中医的原理，完成自身词汇的更新换代。中医语言的现代化也是中医革新的题中应有之义。

西医正是由于借鉴了中医原有的语言，竭力寻找汉语中与西医概念对应的名词，才使西医名词融入汉语的语境，并广泛为人们所接受。1916年第1期《中华医学杂志》刊登了俞凤宾的“保存古医学之商榷”一文，在肯定中医的前提下，指出了中医原本的不足：“如谓痨虫六足而能飞，殊属不经。”俞凤宾还在“医学名词意见书”一文中，指出能够将西医医学名词译成中文的人往往不知道古医学之对应名词，而了解古医学的人又不懂外文之医学名词，因此能够将工作做好的，必须既对外文精通，又对中医西医俱能博涉，才能发现贴切之对译词。这些都反映了当时的实际情况，说明西医名词汉化的过程中，也经历了一个复杂的过程，但总体是成功的。这一点值得今天的人们尤其是中医界进行反思。

第二章　中医词汇史研究的意义

中医词汇史研究的意义，包括中医词汇的固有价值、历史地位，还有认识论、方法论上的意义。中医词汇在汉语词汇史上有重要的研究价值，同时中医词汇在实践上可以补充、完善现有汉语词汇史的不足，如词语失收、溯源不准确等问题，以及对专业词汇的忽视等等。随着中医词汇研究的深化，更多的语料被开发出来，以往只重视常见古医籍语言的状况有了很大的改观。在理论上，中医词汇作为以往词汇研究的薄弱环节，每前进一步都会有连带的影响，可以完善汉语词汇的整体观念，丰富汉语词汇史的内容，修正以往的观点，从而对汉语词汇研究作出一定的贡献。

第一节　中医词汇史的本体论意义

中医词汇史的研究，与普通汉语词汇史的研究比较，既有相同的部分，又有截然不同的部分。中医词汇研究时常超出书面知识的范围，不仅注重文献资料的穷搜极讨，而且强调实物对证。中医要辨证施治，就必须辨明药证，否则无从着手。这种一贯务实、反对空疏的做法，成为中医良好的传统。即使暂时陷入片面的认识误区，也能尽快摆脱出来，中医的传统具有澄清和纠错的功能。如李时珍发现宋代方书记载的两种药物，后世已经无人知晓，经过实地考察，询问山间药农，才知道那是武当山的地方性药物。

宋代方书《卫生易简方》卷六，咽喉："又方，用九仙子，新汲水磨汁，饮少许，醋摩亦好。又方，用朱砂根水磨，或醋少许饮，即愈。以上二种，皆生于深山，九仙子一根则连缀九枚，大者如鸡蛋，小者如指头。朱砂根苗高尺许，叶似冬青，冬夏长茂，叶背甚赤，根大如箸，亦赤。"九仙子、朱砂根，后世竟然无人知其为何物。《本草纲目》卷十八，草之七："九仙子，出均州太和山，一根连缀九枚，大者如鸡子，小者如半夏，白色。"《本草纲目》卷十三，朱砂根："朱砂根生深山中，今惟太和山人采之。"这两种药物，李时珍言其主治咽痛喉痹，与《卫生易简方》所言合。九仙子、朱砂根均是李时珍重新找回的药物，而且曾经以药材实物与文献所载作过对勘，解开了原来的迷惑。

这种情况不是特例，而是带有普遍意义。李时珍曾经上武当山考察药物，收获颇多，对《本草纲目》有一定影响。除了九仙子、朱砂根，还有榔梅、千年艾、隔山消等武当山特有药物，均在《本草纲目》中作了说明。这种地方性的药物，生长范围很小，如果不作实地考察，人们是无法知道的。宋代医书记载的药物，已经无人知晓，但民间药物，必定有药农知道情况，李时珍善于向民众学习，虚心向采药人请教，所以说李时珍的成功，绝非偶然，而是遵循了一条行之有效的路径。

再比如芸薹，是治病常用的药。但究竟是什么样的，《神农本草经》说不明白，各家注释也搞不清楚。李时珍询问种菜老人，又观察实物，才确定芸薹实际上就是油菜。油菜这种植物，则是无论古今都极为常见。于是芸薹这种原本不清楚的药物，在《本草纲目》中就清楚地描述出来了。

李时珍的事例说明，中医词汇的研究必须坚持名实结合。

一、实证是中医词汇研究的不二法则

实证不仅是指书证，而且包括物证。传统的词汇训诂重视书证，但忽略了物证的作用，经常从书本到书本，从文献到文献，从资料到资料，虽然号称实学，但实际上并不彻底，只是半截子的实证。其结果是许多名物词语，由于没有人知道其对应的实物，成为谁也解不开的谜。在这个方面，古代中医堪为实证的典范，任何空洞、无效的言论，都是忌讳。经不起检验的方药和相关的名词术语，都会遭到无情的淘汰。虽然中医也存在许多不足，但在实证方面的优势是非常突出的。

（一）名实相应

名实相应，主要就是实证和证伪两个方面，能够名实相应，自然就能落到实处，至于有名无实的事物，证伪也许就是合适的方法。有名无实或者有实无名，都是不正常的情况，因此必须要加以改变，做到名实相符。

古代医药家非常关注名实问题，尤其是与疾病、药物直接相关的词汇，更是不惜代价，大费周章，往往对一个病名的讨论会持续很长的时间。

举例来说，如“哕”这个词语，余云岫在“说文解字病疏上”中提到，《说文》：“哕，气牾也。”哕为症候名称，理解上医家聚讼不止，一以哕为干呕，如元·王好古《此事难知》；二以哕为呃逆（呃忒），或者说是咳逆，如宋·朱肱《活人书》；三以哕为干呕之甚者，如元·王履《医经溯洄集》。余云岫定“哕”为呃忒，说见《灵枢》，取最早意义为主。哕，即哕逆，《灵枢》名“呃逆”，呃逆与咳逆不同，张景岳云：“咳逆，咳之甚也。”这样经过一番周折，才解决了“哕”的含义问题，从而使名实统一起来。

1. 名实取舍

在名实取舍之间，有三种情况，根据中医词汇的名实关系，用现代的习惯与文明的标准衡量，可以作出适当的选择。

其一，取实去名。事实存在而名称不相吻合，就应该另立新名，如狐魅疾，指精神错乱之类的疾病，《汉语大词典》书证引《太平广记》；狐疝，即疝气，《汉语大词典》书证引《医宗金鉴》经注；狐惑，古名狐惑近名疳。狐惑，牙疳、下疳等疮之古名也，近时唯以疳呼之。古人传说狐狸能使人患病，因此才有了这样的病名。这样的病名，当然是经不起实证的。

其二，名实俱去。事实无从查考，事属无稽，名亦不类，这样的名称或词语存在没有意义，名实俱去也是可以的，如“无辜”，是传说中的姑获鸟引起的小儿病，其实根本没有姑获这种鸟，是民间的迷信传说，宋代医书《小儿卫生总微论方》已经加以驳斥。

任何词汇的使用都要经受时间的考验，这是一个社会选择的过程，人们对此是不知不觉的。以本草为例，本草名词在使用频率上差别巨大，有的属于常用药，而有的药物使用的机会很少。罕用药物原本还有人知道，时间一久已无人知晓。在《千金翼方》之中有一部分药物，“有名未用”，多半是由于无人知其详细情况，只好弃之不用。这样一来，由于实物已经恍若无存，名称是否存在也就无足轻重了。

其三，循名责实。名称相同实际所指可能不一样。就槟榔散而言，《太平圣惠方》《圣济总录》《太平惠民和剂局方》《素问·病机气宜保命集》四部书中都有槟榔散，配伍与主治各不相同，方名相同而方义迥别。相反，名称不一样实际所指可能相同，如缩泉丸，见于《校注妇人良方》卷八，组方简单，乌药、益智仁等分为末，酒煎山药粉糊为丸，治下元虚冷，遗尿白浊。此方早见于《魏氏家藏方》卷六，名为“固真丹”。配伍相同，只有方名不同而已。

2. 名实变化

名与实的关系也不是一成不变的，实际的变化总是先于名称的变化，当实际的变化成为趋势后，名称也会有相应的改变。名与实的变化虽然表现形式多样，但总是在打破平衡与恢复平衡两者之间运动。恢复平衡之后，名实关系已经不是原来的面貌，而是一种全新的名实关系。

其一，先有实后立名，开始没有名称，后来才确立名称。

原本没有名称后来才形成专门词语，时间间隔不相同。有的经历漫长的时间，如梅核气，在本书后面《伤寒论》经方词语部分会提到，原本没有这个名称，到宋代才出现这一名称。有的名称名实转换的时间并不长久，如榴花散，见于《圣济总录》卷七十，本方见于《太平圣惠方》卷三十七，但没有方名，原本是无名方，后来有了名称，时间上《太平圣惠方》在前，《圣济总录》在后，但都是北宋的医书，时间距离并不遥远。

后世有些经外奇穴的名称，反而不符合原有的命名规律，如竹杖、传尸灸，原本不是穴名，竹杖见于《肘后备急方》，传尸灸见于《外台秘要》，今天都成为经外奇穴名，竹杖也叫血愁穴。一看就知道这种名称是随机截取文字来命名的，原本古医书只有取穴方法，而没有名称，从此也就有了名称，虽然灵活，但与古代的穴位命名方法完全不同，因此也就没有了上古穴名的意味。

十宣，也叫十王，小儿推拿穴位名称。十指本穴在双手有十个穴点；宣意为宣泄消除病邪。所以称为十宣，又名十王，位于十个手指指甲的赤白肉际处。十宣，经外穴名。《千金翼方》卷二十七，小肠病第四："邪病大唤，骂詈走，手十指端，去爪甲一分主之，一名鬼城。"《奇效良方》列作经外穴，名十宣。《奇效良方》是明代太医院董宿辑录的书籍。可见这十个位于指端的穴位，在《千金要方》就有记载，只是当时还没有具体的名称，"十宣"的名称虽然出自明代，但实际内容早就存在，因此这种名称，就只具有形式上的时代性，其内容与形式在时代上并不一致。

造成这种情况的原因不一而足，总体上能证明中医词汇来自医疗实践的事实。如手踝，《外台秘要》已经可见，后来才成为名称；拳尖穴，《千金要方》有内容无名称，《太平圣惠方》定名为拳尖，握拳取穴，故而得名；凤眼，灸法经外穴位名，《肘后备急方》《太平圣惠方》以及其他针灸书籍均有记载，有取穴方法而无特定名称，《针灸孔穴及其疗法便览》名为凤眼；脊背五穴，灸法经外奇穴名，《千金要方》有内容无名称，《类经图翼》列为奇穴，名脊背五穴。

其二，名称与事实一起变动，事物变化之后另立新名。如针灸中的复合穴，取用两个以上的穴位应对疾病，就要另立新名，如四花、四关等。

有的方剂在取名以外，再取一名，以显示其不同凡响。如《东医宝鉴》卷七有"加味十奇散"，十奇即十宣，指人参、黄芪、当归、厚朴、桔梗、肉桂、川芎、防风、白芷、甘草十味药，另加乳香、没药二味，因为十宣散有一别名叫"护壁都尉"，加味十奇散便也有相应的别名叫"固垒元帅"。又有数方合为一方，如《东医宝鉴》卷四有"三一肾气丸"，即将古方肾气丸、固本丸、补阴丸合为一方，所谓"三一"，意为"将三方合而为一"，以收补泻兼施之功。如果属于一方多名，加药后也改名。如益元散，一名六一散，一名天水散，一名神白散。因寒吐泻反胃，加干姜五钱，名曰温六丸。湿热泄泻，加红曲五钱，名曰清六丸。

名称还存在改动的情况，有的医家喜欢改动他人的方剂名称。比如元·王好古《医垒元戎》卷十，取疮根中痛例："子和泄水丸改名大智丸，泄水散改名大智散。"

现代医学用语要以通用名称为主，但对于古代和方言的别名，也不能置之不理，别名在学术上有其存在的理由，纵然造成诸多麻烦，但也有能够说明问题的时候。别名与医理吻合，可以加深对医理的影响，如《难经》以小肠为赤肠、以膀胱为黑肠、以肾为元脏、以子宫为血脏等。

针灸穴位方面，古代针灸名家已经留意到别名的问题。《针灸大成》卷七引《针灸聚英》有"穴同名异类"，列出一百二十五穴的异名，其中一穴四名的有八个，如承山，一名鱼腹，一名内柱，一名肠山；一穴六名的有二个，如石门，一名利机，一名丹田，一名精露，一名命门，一名三焦募。还有同穴异类，同样容易引起误解，如临泣有头临泣与足临泣之分，三里有足三里与手三里之别。

穴位的取穴数量各不相同，有的穴位名称已经包含其数量，如《针灸大成》卷七，经外奇穴有“八邪”“八风”“十宣”。八邪在手指岐骨间，左右手各四穴，总共八穴，故名八邪；八风在足背五趾畸缝间，两足共八穴，故名八风；十宣则是在手十个指头上，去爪甲一分，每指一穴，两手指共十穴，故名十宣。

这些当然是从总体上来说的，具体到方剂方面，方剂命名只能用“百花齐放”来形容，只要切合方剂本身的特征，就算是理想的名称。列举几种如下：

其一，用数字概念来命名。如《医方集解》，理气之剂第七有“四七汤”，汤名“四七”者，以四味治七情也。四七汤，以半夏、茯苓、厚朴、紫苏四物，外加姜七片，是以数字来表示的；又有“独圣散”，因为此方只用白芨（台州狱吏悯一重囚，囚感之云：吾七犯死罪，遭刑拷，肺皆伤损，得一方：用白芨末，米饮日服，其效如神。后囚凌迟，剖其胸见肺间窍穴数十皆白芨填补，色犹不变也）。这两例是用数字概念来命名，如此方便总结内容，也是简单有效的方法。其他按照药物数量取名的方剂，如十四友元、六君子汤、五仙丸、八正散、二圣散等，不在少数。

其二，用文字联想成义来命名。如《仁斋直指方》卷二十二，痈疽证治有“炉峰散”，治痈疽肿毒等患，原其名义，方中主药为炉甘石，因炉字联想至香炉峰，故取此名，带有随机联想的成分。《严氏济生方》五脏门有心丹，又名法丹，此丹由颗粒辰砂加心药煮炼。又诸虚门有天地煎，配伍为天门冬、熟地黄。《严氏济生方》口齿门有绿云散，所用药物为黄柏、螺青，因其颜色得名。《救急疗贫易简奇方》全卷有“二百味花草膏”，使用药物为羊胆和好蜜，因为“蜜采百花，羊食百草”，故得此名。《卫生宝鉴》卷十二，咳嗽论，透罗丹：“太医王子礼传此方，得之于西夏，下痰甚快，以透罗名者，谓脱罗网之患也。”

也可以按照药名文字特点而起名，如三才丸，其药物组成为天门冬、熟地黄、人参，三药中分别有“天地人”三字，因此取名为“三才丸”；天地丸，或名二仪丸，组成为天门冬和地黄，也是此种取名方式。又如黄金散，组成为黄芩、郁金二物，也不过是取各自一字组成方名而已。

其三，用寄托义来命名。方名别有寄寓意，各有各的象征含义。如二至丸，补虚劳，气血俱损，滋阴降火。其得名之由，《东医宝鉴》卷四有云：“名二至者，取冬至阳生，夏至阴生之义。”对此也有不同的看法，或云二至丸，冬青子（女贞实，冬至日采），旱莲草（夏至日采）气宝元，见《叶氏录验方》卷上，书中也有解释："顺一切滞气，为气药之宝，因名气宝元。"又如《永乐大典·医药集》卷九百七十六，儿引《活幼新书》："琥珀抱龙丸，抱龙之义，抱者保也，龙者肝也。肝应东方青龙木，木生火，所谓生我者父母也。肝为母，心为子，母安则子安。况心脏神，肝脏魂，神魂既定，惊从何生，故曰抱龙丸。"其他如《医方集解》，理气之剂第七的越鞠丸，吴鹤皋云：越鞠者，发越鞠郁之谓也；《医方集解》，补养之剂第一，虎潜丸："名虎潜者，虎，阴类，潜藏也。"以上说明的也是寄寓意。

其四，用经典或典故来表示。中医的脏象学说，与天干地支、五运六气有诸多联系，从其名称也可以看出来。如左金丸，汪昂云："肝居欲左，肺处于右，左金者，谓使金令得行于左而平肝也。"汪昂解释戊己丸，也是戊为胃土，己为脾土，因此而得名。使用经典词语作为方剂名称，如《兰室秘藏》卷下："火郁汤，治五心烦热，是火郁于地中。四肢者，脾土也，心火下险于脾土之中，郁而不得伸，故经云：火郁则发之。"火郁汤一方，"火郁"二字便来自《内经》。用当时故事取名，如《苏沈良方》卷六："沈待制兴宗常病痰喘，不能卧，人扶而坐，数日矣。客有见之者曰：我曾如此，得药一服瘥。我以千缗酬之，谓之千缗汤，可试为之。兴宗得汤，一啜而愈。"文中"我以千缗酬之"，即说明了"千缗汤"的得名缘由。取用典故命名，如小驻车元，"驻车"二字，盖出自《华佗传》。但有些说法不同，如六和汤，吴鹤皋说是和六腑，汪昂云是和六气。前人定方剂时未曾明言，导致后人理解上的分歧。这也说明方剂名物训诂的重要性，假如明清两代的人对方剂名物训诂不给予关注，今人再来解释，就更加众说纷纭了。《洞天奥旨》卷十五有"两间汤"，治大肠痈，其命名即由于"一剂足可伸，二剂全愈"。"间"在上古医书中有痊愈之义，此处是沿用古义。

其五，用灵活处置的方式来表达。有的方剂突出主要药物，且使用主药的隐名，如太上混元丹，主要药物为紫河车，紫河车一名混元衣，方名中的"混元"二字，即由此而来。又如丑宝丸，命名是根据方剂中使用了牛黄，牛黄为牛内脏中的结石，十二生肖对十二地支，牛即丑，故得此名。也可使用别名，如水芝丹，所用只有莲实，水芝即其别名耳。也有针对病症而命名，如捉虎丹，治的是白虎历节及寒湿脚气，白虎历节就是后来的通风，因为有一"虎"字，故名捉虎丹，这与通常理解的"虎"在含义上不相关。又如辟巽锭子，治一切诸风，及破伤风、小儿急慢惊风疾，八卦中巽就是风，因而有此方名。又如解语丸、清神解语汤、资寿解语汤，治中风失语之证，故名"解语"。或者因为制作方法而命名，如五行汤，因"此方有金木水火土制过，故名为五行汤"（《东医宝鉴》卷一），此方以湿纸包裹，黄泥固济，火煨，浸于水内，饭上蒸熟，说起来五行都经过，故名五行汤。或者因制作日期的迷信而定名，如丙丁膏，因其"丙日作曲，丁日合药"（《永乐大典·医药集》卷九百八十），故有此名。也有根据方剂的使用特点而命名，如《东垣试效方》有百点膏，因其“但欲多点，使药力相继也”。又如《洞天奥旨》卷十五有赛针散、代针散、替针散、针头散，均谓以药代替针灸，为畏惧针灸者而设。也有的方剂是用夸张的方式来命名，如《博济方》卷一就有草还丹，其配伍为仙茅、川羌活、紫花白术、防风、金毛狗脊、茯苓、九节石菖蒲、干姜、白牵牛、威灵仙、何首乌、苍术，均为草药，言其收效如还丹之灵。

（二）词义钩沉

一些中医词汇，虽然历史上有人使用过，在古籍中也有反映，但容易让人产生疑惑，这些悬疑的词语，就有反复讨论的必要，这也是实证任务的一部分。所谓理不辩不明，正是在反复的驳难之后，有些疑难才会清晰起来。这种词语，在疾病、药物中都有所存在，碰到这些词汇，钩沉是不可少的任务。

有些总括性的中医词汇，由于时代久远，已经很难解释。如“七损八益”，《汉语大词典》谓女子月事以时下，女子以七为纪，男子以八为纪，故七指女，八指男，引《素问·阴阳应象大论》为例。《汉语大词典》此解有问题，没有采纳新的见解。《中医大辞典》则明确指出“历代注家对七损八益的解释全是错误的”，应该根据马王堆汉墓医书《天下至道谈》的详细内容进行解释。“七损八益”之说跟古人的房中术有关。“七损”就是“一曰闭，二曰泄，三曰渴，四曰勿，五曰烦，六曰绝，七曰费”。“八益”就是“一曰治气，二曰致沫，三曰知时，四曰畜气，五曰和沫，六曰积气，七曰待盈，八曰定倾”。又云：“故善用八益，去七损，五病者不作。”出土文献可以帮助我们澄清一些久拖未决的问题，因为《素问·阴阳应象大论》言及“七损八益”，历代对此解释的人很多，其实都是自出己意，缺乏证据，所以《汉语大词典》虽然表面上解释有依据，但由于历代解释《素问》的人都没有见过出土的医学文献，也就不可能正确。而马王堆汉墓医书《天下至道谈》，则对“七损八益”作了详细的描述，《天下至道谈》成书的时代不比《素问》晚，具有互相印证的作用，这才使今人明白其时的含义。至此《素问》“七损八益”的聚讼终于有了结果。这也是利用出土医学文献的语料澄清中医词汇含义的一个典型例子。

流肿，《汉语大词典》释为脚气病，毒气下流为足肿，引《春秋繁露》《三国志》《资治通鉴》作为例子。《中医大辞典》无此条目。但《汉语大词典》此条释义有问题。从古医书的记载来看，凡是言及“流肿”，都不与脚气混同，从描述的症状来看，也完全不同。《诸病源候论》卷三十一第十七为“流肿候”，其文为：“流肿凡有两候，有热有冷。冷肿者，其痛隐隐然沉深，着臂髆，在背上则肿起，凭凭然而急痛；若手按及针灸之即肿起是也。热肿者，四肢热如火炙之状，移无常处，或如手，或如盘，着背腹是；剧则皆热如火，遍身熠熠然，五心烦热，唇口干燥，如注之状。此皆风邪搏血气所生。以其移无常处，故谓流肿。”卷三十九，赤流肿候：“赤流肿者，由体虚腠理开，而风热之气客之，风热与血气相搏，挟热毒。其状，肿起色赤，随气流冲移易，故云流肿。”因为肿起移动无定所，故名流肿，跟脚气病是两码事。

流肿，是类似水肿的急性发肿病症，因为发无定处，故名。流肿发病时是全身或肢体发肿，从方书中也可以明白这一点。《千金翼方》卷二十四，恶核第四：“麻子汤，主遍身流肿方，……去滓，纳药及豆，合煮取四升，去滓，食豆饮汁。”《千金要方》卷二十一，淋闭第二：“治小便不通利，膀胱胀，水气流肿方：水上浮萍曝干，末，服方寸匕，日三服。”卷三十，风痹第四：“悬钟，主湿痹流肿，髀筋急瘛，胫痛。”卷二十四，恶核第四：“麻子汤，主遍身流肿方。”《刘涓子鬼遗方》卷五，赤膏治百病方：“腰背手足流肿，拘急屈伸不快，以膏傅之，日三。”《医心方》卷十，治通身水肿方第十九：“《范汪方》治身体流肿，心下胀满，短气，逆害饮食。”《范汪方》是晋时所作，可以作为佐证。

凡此种种，都可以说明流肿不是脚气病，脚气之名开始于中古，医书中最早见于《金匮要略》，《内经》称之为风毒，但医书不曾有把脚气叫作流肿的。

此外，还有一些中医词义，由于比较罕见，为今人所不熟悉，需要加以钩沉。这些词义虽然比较特别，但总体较容易理解，一旦明白其所指，便豁然开朗。这些词汇在各个方面都存在，这里仅仅以本草词汇作为例子加以说明：

屋游，《汉语大词典》《中医大辞典》均未录。《新编山居简要医方便宜》卷十一：“驱毒饮，治热毒上攻牙齿，宣露肿痛出血。屋游（即屋上青苔是也），右净洗，煎汤澄清，入盐一小撮，放温频频漱之。”《新编山居简要医方便宜》卷七：“洗方，治砂石淋。以尾松，即屋上无根草也，一名屋游，去泥洗净，烂捣浓煎汤。”在同一部书中，解释同一个词语“屋游”，一处用正文解释，一处用附注解释，可以互相印证。

牛黄花，《汉语大词典》《中医大辞典》均未录。《惠直堂经验方》卷三，跌打损伤方：“牛黄花（即闹阳花），端午日取花，不拘多少，去心蒂阴干研末，至重者黄酒送四五分，轻者二三分，年老力衰者不可多服。”闹阳花，就是闹羊花。《青囊全集秘旨》卷上：“闹羊花俗名老虫花。”牛黄花、老虫花都是其异名。闹羊花就是羊踯躅，此物有毒，羊误食之则踯躅而亡，故而得名。元·张福《种艺必用·补遗》言及踯躅花云：“今江东多此花，今人呼为牛黄花。”在一些地方至今仍然把黄色杜鹃花叫作老虫花。

黄杨脑，《汉语大词典》未录。《丹溪心法》卷五，产前九十一，达生散：“右作一服，入青葱五叶，黄杨脑七个，此即黄杨树叶稍儿也，或加枳壳、砂仁，以水煎，食后服。”“食积加山查，食后易饥倍黄杨脑，有痰加半夏，腹痛加木香、桂。”《绛囊撮要》妇科，黄杨头汤：“临月服之，宽胸瘦胎易生。黄杨头（七个），白糖（一撮），真阳春砂仁（一粒研细末），冲和朝晨服，不拘次数。”两相对照不难明白，黄杨头即黄杨脑，两个方子只是稍有改变而已，基本方法和内容都是一样的。

蜀脂，《汉语大词典》未录。《幼幼新书》卷十九，风热第四："《元和纪用经》蜀脂饮，主小儿百病，服之消风凉肌，解热止烦，不生疮疖。""蜀脂（炙黄芪也，一味末之，黄芪生陇西即阳者，燋色黄白，甘美，生白水者冷补，性陇西省最好，皮赤色，专主消疮磨肿。出原宁宜洲者亦佳，折之若绵不断者为上等也）。""此蜀脂饮七方，谓之育婴七宝，紫阳道士一方名保子七圣至宝方，专为一书者，此方是也。"蜀脂，是黄芪的异名，《大观本草》即有记载，《幼幼新书》没有用正名而使用了异名。

黄良，《中医大辞典》《汉语大词典》均未录。有些医家喜用异名，如朱丹溪所云黄良，本草有载。但异名久而不用，有人偶尔用之，便也有了隐名之实。朱丹溪的医书中，有时会出现一些异名，"黄良"就是一例，傍注云"黄良"就是大黄，这无疑是正确的，从本草书可以得到佐证。如《大观本草》卷十，大黄："一名黄良"。《本草崇原》卷下："大黄，《本经》谓之黄良。"《丹溪秘传方诀》卷二，通天散："黄良（锦文者一两，即大黄），独生皂角刺（一两半），右末每服二钱，临夜冷酒调服。……数日又进一服，直伺无虫则绝根。"

观音草，就是草龙胆。《汉语大词典》《中医大辞典》《本草纲目》均未录。《东医宝鉴》外形篇卷一，鸡冠蚬肉引《入门》："睑内生如鸡冠蚬肉，乃脾风热也。须翻出看之，用观音草（即龙草胆），每日轻轻刮去毫厘血出，用银匙挑洗风毒药水按止之，刮后不时将药水点入，则不复肿。"

千金藤，郁李仁的别名。《汉语大词典》《中医大辞典》均未录。《仁斋直指方》卷二十五，跌扑损伤："接骨丹，没药、乳香、当归、川椒、自然铜（醋淬）、赤芍药、败龟（炙）、虎骨、白芷、骨碎补（炙）、千金藤（郁李仁是也，各等分）。"

秋蝴蝶花，射干的别名。《汉语大词典》未录。《验方新编》卷一，风火喉癣："用秋蝴蝶花根二两（即射干也，此花梗叶与春蝴蝶花一样，但春间开者花是藕合色，以秋间开黄花者为真，不可误取用），洗净，捣烂，甜酒煎汁含口中，漱三五次吐出，再患再漱，可以除根。"《外治寿世方》卷二，风火喉痒："秋蝴蝶花根（二两，即射干，秋间开黄花者是）洗净捣烂。"

羊儿藤，《汉语大词典》未录。《丹溪先生治法心要》卷六，肿毒第一百七："治天蛇头，用野紫苏即黄丝草、金银花藤即羊儿藤、五叶紫葛藤、天荞麦，切细，十分好米醋浓煎，先熏后洗。"卷七，胎孕第二："桑上羊儿藤（七叶，圆者，即金银藤）。"同出一书，两处都已交代清楚，不难明白。

药丁，《外科大成》卷二："生肌药丁，漏疮去后，用此收口。""有漏者插以药丁，通肠者挂以药线。""凡插药丁退管，不可顶底。""药丁"是插药，做成条状，用于痔疮治疗。

冻风，《外科正宗》卷四，冻风第七十八："冻风者，肌肉寒极、气血不行，谓肌死患也。初起紫斑，久则变黑、腐烂作脓者，以碧玉膏主之，生肌敛口。”“独胜膏来最散寒，冻风冻耳一般安。”冻风的常用义是冷风，但这里是专门的外科病名。

再如大家熟知的感冒伤风，有人说古代没有感冒的说法，其实不对，伤风感冒的说法是从古代延续下来的，不是今天才有的。

感冒，《中医大辞典》言见《丹溪心法》，《丹溪心法》是元代医书，还可以提前，实际上今天说的感冒伤风，在宋代已经有文字记录。宋·王硕《易简方》叙：“如头疼发热，人总谓之感冒，不知其脉浮盛，其病恶风自汗，其证则曰伤风。”增损饮子药三十方纲目：“生料五积散，治感冒发热。”“参苏饮，治感冒风寒。”养胃汤：“大抵感冒，古人不敢轻发汗者，止有麻黄能开腠理。”这些可不是孤证，因此可知感冒的名称起于宋代。而“伤风”一语，《汉语大词典》引《医宗金鉴》为例；感冒之伤风，《中医大辞典》引《景岳全书》；重伤风，流行性感冒，《汉语大词典》引《家藏尺牍》。《医学源流论》伤风难治论：“凡人偶感风寒，头痛发热，咳嗽涕出，俗语谓之伤风。非《伤寒论》中所云之伤风，乃时行之杂感也。”但如若据前文《易简方》所云“其证则曰伤风”，那么“伤风”此说宋代已有。

这种例子很多，不一一列举，看起来是细节问题，但总计起来就不算小事，由于涉及的许多词义与异名别称有关，在后面的有些章节还会涉及，这里就不再赘述。

（三）纠偏辨伪

医药名词既要经得起推理，也要经得起实证。意识到中医词汇中有不科学的乃至错误的成分，这不是什么坏事，剔除这些成分，中医词汇就更加科学。有错误的概念也不可怕，可怕的是知错不改，或者因此全盘否定。医药的生命线在于实际效果，药病相合是有效的前提，如果药物、疾病名称有虚假的情况，那么治疗就会出现偏差乃至失误，因此古代医家把纠偏辨伪的重点放在疾病名词与药物名词上。

1. 与疾病相关词语的辨伪

吴瑭《温病条辨》卷四就有“伪病名论”，其文云：“病有一定之名，近有古无今有之伪名，盖因俗人不识本病之名而伪造者，因而乱治，以致误人性命。如滞下、肠澼，便下脓血，古有之矣，今则反名曰痢疾。盖利者，滑利之义，古称自利者，皆泄泻通利太过之证也。滞者，淤涩不通之象，二义正相反矣，然治法尚无大疵谬也。……在庸俗乡愚，信而用之，犹可说也。竟有读书明理之文人，而亦为之蛊惑，不亦怪哉！又如暑月中恶腹痛，若霍乱而不得吐泻，烦闷欲死，阴凝之痞证也，治以苦辛芳热则愈，成霍乱则轻，论在中焦寒湿门中，乃今世相传谓之痧证，又有绞肠痧，乌痧之名，遂至方书中亦有此等名目矣。俗治以钱刮关节，使血气一分一合，数分数合而阳气行，行则通，通则痞开痛减而愈。但愈后周十二时不可饮水，饮水得阴气之凝，则留邪在络，遇寒或怒（动厥阴）则不时举发，发则必刮痧也。是则痧固伪名，刮痧乃通阳之法，虽流俗之治，颇能救急，犹可也，但禁水甚难，最易留邪。无奈近日以刮痧之法刮温病，夫温病阳邪也，乱则通阳太急，阴液立见消亡，虽后来医治得法，百无一生。吾新见有痉而死者，有痒不可忍而死者，庸俗之习，牢不可破，岂不哀哉！此外伪名妄治颇多，兹特举其尤者耳，若时医随口捏造伪名，南北皆有，不胜指屈矣。鸣呼！名不正，必害于事，学人可不察乎！"

在这段文字中，吴瑭明确指出，许多所谓病名，其实是有些时医捏造的伪名，目的在于谋财，根本不足为凭，如果听任这些伪名泛滥成灾，就会酿成严重的后果。吴瑭把"痧"之类的民间病名统统斥之为伪名，未免有失公允，但痧证被滥用确实是明清时期的一个问题。中医词汇的丰富繁盛是一件好事，但虚假名称的泛滥不在此列，这是性质完全不同的两码事。

2. 与药物相关词语的辨伪

与捏造的病名不同，药物方面出现的问题主要是造假掺假。南宋·袁采《袁氏世范》卷二有"戒货假药"，这是比较早出现"假药"一语的书籍，文中云："张安国舍人知抚州日，以有卖假药者，出榜戒约曰：'陶隐居、孙真人因《本草》《千金方》济物利生，多积阴德，名在列仙。自此以来，行医货药，诚心救人，获福报者甚众。……又曾眼见货卖假药者，其初积得些小家业，自谓得计，不知冥冥之中，自家合得禄料都被减克。或自身多有横祸，或子孙非理破荡，致有遭天火、被雷震者。盖缘赎药之人多是疾病急切，将钱告求卖药之家，孝子顺孙只望一服见效，却被假药误赚，非惟无益，反致损伤。寻常误杀一飞禽走兽犹有果报，况万物之中人命最重！无辜被祸，其痛何穷！……'词多更不尽载。舍人此言岂止为假药者言之，有识之人自宜触类。"

这段文字中，袁采对假药的危害作了透彻的分析，但目的还是劝善行德。药物的掺假造假，是一个古已有之的问题。与无意造成的失误不同，掺假造假是有意为之的行为，危害不浅。古人很早就留意到这一问题，在本草、方剂书籍中，时有提及。柳宗元在"辩茯神文"一文中，就斥责有人用假茯神冒充真药，致使药效全无。不过成系统的药物辨伪，则是比较晚的事情。清·郑奋扬著《伪药条辨》（1901 年刊行），专门鉴定药物真伪。后来曹炳章通过实地对勘，作了补充，改名《增订伪药条辨》，为辨识药物的真假提供了可贵的经验和依据。其他医书也记载了类似的观点。

清代传世的医书最多，其中不少含有针对假药假货或者虚幻不实药物的记载，例如：

《对山医话》卷四："苏君世业药材，精于辨别，同业咸推巨眼。同治间贾于沪，有航海客携犀角一箱托售。某开视，遂邀同市共观。曰：此名天马角，伪物也。以此贩楚鄂间，可获利十倍，然杀人亦如之。余若不言，恐售伪者踵至，且虑嗣后无识者，害何底止。遂以百金易之，对众焚毁，客甚感愧。”

《对山医话》卷四：“夏子益曰：天地川树木，皆有脂。此系阴阳气化之余，结而成髓。饮天脂者，成上仙；地脂成地仙，山川树木之脂，寿俱无量。《鬼谷子语仙录》云：取天脂须于危峰绝顶，人迹罕到之处，置金盘盛明珠，每于寅卯之交往探，有清露即倾去，得浆色白，芳香不散，味极清甘者，是也。地脂于地脉流行聚合之处，从土涌出，不收仍入地。大抵天地之脂，每六十年一泄，山脂即钟乳之类，钟乳乃石之汗液，脂其髓也。水脂出大海中，高喷百丈，还落水中，介类吞之得为神。树脂数千年老树，枯而复荣者再，始有脂，能化婴儿，游行不定，颇不易得。《方镇编年》载高展为井州判官，一日见砌间沫出，以手撮之，试涂一老吏面上，皱皮顿改，颜色如少。展问承天道士，曰：此名地脂，食之不死，展乃发砖，已无有矣。国朝康熙间，顺德有民入山樵采。忽闻树顶有儿啼声，仰视，见古木上有气缕缕如烟，飞鸟过之皆堕，斫视其中有人，状类凝脂，问之不应，拂之则笑。一同伴曰：此名树脂，非恶物也。遂蒸食，食已觉热，寻浴溪中，肉尽溃裂而死。余谓仙佛之书，大都渺茫，固不足信。”

不仅如此，制作假药还渗透了黑话暗语的成分。为了与造假对抗，首先必须要揭露造假的手法，指出与真品的不同之处，让人们有所防范。这类词语有何兼、伪药、伪品、抵方。

清·赵学敏《串雅》记载，走方医把“作伪药皆曰何兼”。《串雅外编》卷三有“伪品门”，记载了伪药数种，录有假胡椒、假乳香、假胆矾、假雄黄、假冰片、假象皮膏等假药名称，对此有详尽的记载。赵学敏因怕过多辑录这些伪药容易启奸诲骗，故仅略述数例。清·鲁三桥《串雅补》一书则认为造假药是方士四大方之一：“顾方术有四，一顶、二串、三抵、四色……抵者，偏药抵金以欺人也。”此书卷三为“抵方”，专门辑录一些走方医造假药的秘法。走方医作伪的手法极为隐秘，仔细分析其作伪法，可以知道他们在造假时，除追求形似外，也兼求具备某些真品的鉴别特征和疗效，伪药甚至可以达到以假乱真的地步。

《串雅外编》记载的作伪例子中，贵重的药品不多，其中假冰片的制作过程还挺复杂：“真片脑形如冰雪。如造假者；其性亦寒，用之颇与功同，往往欺人，亦得高价。用新砖一枚，纳于厕中。一二月取出，同新汲水洗十分净，于室中阴处下，用新砖盖之，待霜出冰雪收之。如此数次，霜尽而止，用磁罐与潮脑同包，取其香气。智者辨之。”赵学敏记载的伪造冰片方法还有数种，多用樟脑作为基本原料。

天竺黄的伪品在宋初就出现了。《开宝本草》云：“人多烧诸骨及葛粉等杂之。”《增订伪药条辨》则云：“真者难得，故肆中有伪品。”《串雅补》记载了“制天竺黄”法：“南天竺叶，捣烂绞汁，入南星末和匀，将原树根开皮去膜，霜降前放前药于内，立冬日取晒干，功倍竺黄。”此法利用南天竺这一与天竺黄相近似的名字，又将南天竺叶汁拌和的天南星末，在南天竺根皮内放置一段时间，这样作伪的天竺黄实际上具有南天竺和天南星共同的功效，《串雅补》称赞其“功倍竺黄”。虽牟利图财的目的是一致的，但毕竟能有些疗效。

清代有些药物是很怪异的，如赵学敏《本草纲目拾遗》中记载的狮子油、山羊血、通血香等，这些怪药在当时医学界十分风行，因此走方医随俗相竞作假。如通血香，《本草纲目拾遗》载：“出西洋，色如干酱……治血症及肝血气药最良。”清代很多医书中都记载了该药。据《串雅补》所载，走方医对所谓通血香、山羊血，其造假法都是一样的：“通血香：方士以此伪孩儿口中血，药肆以此伪山羊血。风化石灰（筛细再研无声，一两）、生大黄（为末，二两五钱），浣衣白硷（一两），加水一大碗熬化，下前二药，煮干捏如枣核样者，谓孩儿血；揿作薄片晒干，谓山羊血。置米粒许于水上，即一红丝下放。”《药性考》所载的鉴别特征，兴许就是根据伪品而来。《吴医汇讲》卷三，辨紫茸之伪：“痘科所用紫茸，即紫草之嫩苗也。《活幼新书》云：紫草性寒，小儿脾实者可用，脾虚者反能作泻。古方惟用茸，取其初得阳气，以类触类，用发痘疮。今人于前四朝，凉血利窍，则用紫草，若痘局布齐后，改用紫茸，以血热未清，于凉血中兼寓升发之义也。今肆中所用，色紫而形如松膏者，乃系洋内树脂，与紫草茸迥异，医俱不察而用之，不可不急为之辨。”这里就明确指出了假紫茸的来源及区别。

中医词汇的实证倾向，对整个汉语词汇也有启发，那就是实证要有实物作为检验，考证、考据更要考实、考古，词汇研究要与相关的专门学科融通，以词汇为中心线索理清千头万绪，才能走出更加宽广的道路。

实证的另一层含义是中医名词要与科学知识互相验证，如果能获得科学知识的支持和验证，不管生理学、植物学还是其他方面已经公认的科学知识，都可以拿来验证。中医词汇说到底是古代科学的产物，本质是符合科学的，与现代科学的精神是一致的。即使不一致的地方，也可以求同存异，对于一时解决不了的问题，不妨像古人一样，采取多闻阙疑的态度。

对于中医词汇，古代医家形成了存真去伪的习惯，大量中医词汇都经得起实践的检验，并为民众所接受。尽管中医词汇有芜杂繁复的缺点，但可以肯定的是存真去伪的传统依然是主要的方面。

二、明理是中医词汇研究的可靠途径

词汇如果不用义理加以贯通，那么就像是一堆杂乱的沙，根本无从着手，也根本不起作用。人们识字断句，目的是明白义理；为了明白义理，必须要扫清词汇理解方面的障碍。词汇的内涵与外延，往往所指差别很大，如果对相应的内容不甚清楚，那么词汇的理解也是困难重重，成为疏通义理的“拦路虎”，越是专业性强的词汇，就越容易出现这样的问题。

（一）明词汇使用规律之理

对于中医词汇而言，明理和释词互为倚重，释词是明理的基础，不能不顾词义而随意发挥微言大义，但有时明理甚至比单个的释词更为重要，不明其理则不知其义。释词好比见树木，明理好比见森林，只见树木不见森林不可以，只见森林不见树木也不行，既要见树木，也要见森林，这样的词汇研究才是切实可靠的。词汇研究越是清晰，义理的理解就越是透彻。

仅仅从医理的角度来说，从秦汉医经到隋唐医论，再到后世的各家学说，其示范的意义是不在一个层面的，因此其采用的词汇，应该分清主次，灵活看待。一些称得上是基本范畴的词汇，更加值得注意，这是理清中医基本思路的重要依据。

经过反复的推究，古代医家发现有些医学现象是以往所没有涉及的，这个时候可以自己创新，由此发明新的词语，医学就是在这样反复推敲之中不断前进的。尽管词汇变化比较快，但医理是有根据的，不会轻易改变，因此在许多情况下，依靠医理也可以明白许多词语的意义，词语与医理存在逻辑上的关联性。

词语诠释与义理辨析，二者之间要实现平衡，对词汇而言，单纯的词语诠释与义理辨析都失之偏颇，因为这二者都是词汇不可偏废的两个方面，诠释的目的是明理，明理的目的是付诸实践，而实践是词义演变的源泉。把词语诠释与义理辨析对立起来，单纯强调其中的一个方面，这对于中医词汇史而言有害无利。在中医发展的历史上，古代的医家诠释经典时，就十分注意词汇含义与医理之间的贯通，词义不明会导致医理不明，反过来不明医理，也不可能按照字面的含义就能理解全部的医理，词义和医理相互依傍，互相促进，构成了难以分割的关系。

在中医词汇中，以“阴、阳、气、血”之类的词素组成的专有名词，不是科学不科学、可用不可用的问题，而是有没有被滥用，或者说是否使用过度的问题。如果恰当地使用，又能够不断加以检验，实现这种名词的精确化，这种名词就是合理的，而中医历史造成的事实就是，这些名词成为词素而且被过度使用，过度的随意化和扩大化，降低了这些词汇的价值，由此带来了诸多问题，造成了负面影响，这种问题不是跟西医比较之后才显露出来的，而是中医词汇本来就存在的问题。看一下中医名词术语中为数众多、令人眼花缭乱的以“阴、阳、气、血”为词根形成的词语，就可以知道问题的严重性。中医名词术语这种无限膨胀的无纾状况，使后世者浪费了太多的时光，使学习者感叹永远不得要领，对中医的发展非常不利。这是中医学术面临的瓶颈，也是中医学术滞后的一个重要原因。

从终极意义上来说，很多高度抽象的名词，既无法证实也无法证伪，但对人的思维倾向作用明显，这种时候，采用单纯的实物求证方法，只会是盲人摸象。中医的一些名词，来自传统哲学，是先秦流行的观念。气一元论、阴阳二分论、五行元素论是古代的自然哲学，代表了先秦的思维模式。根据《内经词典》的统计，“气”单用达到996次，如果加上以“气”为词根组成的复合词，可以达到2 952次，组成的复合词有“气门、气口、气分、气化、气交、气会、气味、气宜、气海、气道、气数、气街”等，可见“气”在《内经》中的分量。“阴”出现了402次，“阳”出现了380次，如果加上以“阴、阳”组成的词语，数量更加可观，如“阴气”有100次，“阳气”有141次，“阳病”“阴病”各12次。金、木、水、火、土五大元素，出现的频率也很高。凡此都可以证明气、阴阳、五行这些词语，在先秦就属于中医的基本范畴。

现代科学语言讲究特殊性、精确性与普适性，中医语言也有辩证思维，但思辨性远远不如哲学语言。中医词汇与哲学范畴有重合之处，如阴阳五行等，但表达的是完全不同层面的内容，用词虽同，但寓意有别。中医的语言现在已经过渡到现代汉语阶段，剩下的主要是如何消化古代汉语词语乃至完成用词转型的问题。如果能够恰当地消化旧词汇，在词汇、概念上顺利转变，便完全可以实现中医语言的现代化。

（二）明逻辑推断之理

传统中医属于古代科学的范围，从基本的语言层面来说，是经得起逻辑推理的。中医的基本理论有一定的规则，其推理程序也有程式可循，基本规范是完全具备的。当然，跟现代科学不同的是，中医的许多名词术语是现代科学所没有的，因此有的逻辑推理也是现代科学中所不具备的。科学有古今之分，逻辑推理也不能强求一律。但从语言的角度来看，语言自有其内在逻辑，词汇具有普遍的适用性，词语之间不得有抵触的地方。根据这一点，可以对有些词语作逻辑关联性或者一致性的推导。

例如类似的方剂之间的取名，往往彼此关联，此方之名可能建立于彼方名称的基础之上。《东医宝鉴》杂病篇卷八痈疽部分有“渊然真人夺命丹”“飞龙夺命丹”，均治五发痈疽、发背、丁疮等，这个“夺命”不是指夺去生命，而是夺回生命。卷七有“赛命丹”，寓意在于治“一切无名肿毒，赛飞龙夺命丹”。三个方子均以“夺命”“赛命”为名，用途、方法类似，相互之间的逻辑关联性比较明显。

中医在论述人体经络和穴位时，使用了渭水、汝水、济水和漳水等当时真实存在的河流名称及商丘、昆仑等地名，这些与自然相关的中医概念隐喻体现了中华民族古人“天人合一”“人与天地相参”的思想，符合古代的思维模式。

在中医学中“气”被赋予了更多的认知概念。人体存在着一个内部的气压环境。“气”在人体内流动，将营养物质带给各个器官，并起到保护器官和人体的作用。气运行舒畅，保持平衡，则各个器官功能正常；如果气的运行发生停滞或阻碍，人体内部的气压环境受到影响，人类器官就会受到影响甚至生病。

词语组合，即词义搭配，也需要根据习惯和逻辑来确定。词语聚合，即词义类聚，则是按照一定语义关系形成的词汇。其中都暗含了语言逻辑，语言总有许多约定俗成的规则和严谨细密的逻辑，词汇貌似琐细，却体现了基本的语言逻辑。

词汇的聚合是围绕概念组织的词群，而不同于组词时义素的聚合。逻辑的特点在于其可以推导，明白一个特定的含义，可以推而广之，众多中医词汇都符合这一点。

败坏、败病、败疽、败疮、败痈、败伤寒、败痰：败即败坏、腐烂的意思，以此为核心义素进行组词，古代医书常见，但现代已经无此说法。辞书均未收此类词语或者含义。

败坏，《外台秘要》卷二十四，发背方四十一首："又疗痈疽败坏，生肉膏方。……右十二味，切，以腊月猪脂四升煎，傅之佳。"《千金翼方》卷二十三，薄贴第八："蛇衔生肉膏，主痈疽金疮败坏方。"处疗痈疽第九："针唯令极热，极热便不痛，破痈后败坏不瘥者，作猪蹄汤洗之，日再。"败坏已有凝固化趋势，但词序仍未稳定，可作"坏败"。《外台秘要》卷二十四，痈疽发背杂疗方二十六首："又猬皮散，疗诸瘘及浮核坏败，并主男子发背，女子发乳等痈疽。"

败病，《外台秘要》卷三十五，小儿将息衣裳厚薄："或前已下之，后须平和疗以接之，而得瘥也；或前人未下之，或不去者，或前疗寒温失度，后人应调理之，是为疗败病。"《诸病源候论》卷九，时气败候："此谓病后余毒未尽，形证变转，久而不瘥，阴阳无复纲纪，名为败病。"败病即坏病，指病情反复、久拖不愈的疾病。

败疽，《千金翼方》卷三，草部下品之上，白芨："主痈肿，恶疮败疽，伤阴死肌，胃中邪气，贼风鬼击，痱缓不收。"

败疮，《千金翼方》卷三，人兽部："猪四足：小寒，伤挞、诸败疮，下乳汁。"《医心方》卷三十，五肉部第三，鲷引崔禹云："肠主出败疮中虫，利筋骨。"

败痈，《外台秘要》卷二十四，痈肿方二十五首："有久痈余疮，为败痈深疽，有胫间喜生疮，中外恶疮，霜寒冻不瘥经年。"

败伤寒，《外台秘要》卷一，张文仲方十首："疗伤寒八九日不瘥，名为败伤寒，诸药不能消者方。"云出支太医方。卷一，古今录验方八首："麦奴丸，疗伤寒五六日以上不解，热在胸中，口噤不能言，唯欲饮水，为败伤寒，医所不疗方。"云《肘后备要方》、胡洽等同此。

败痰，《汉语大词典》《中医大辞典》均未录。《杂症要略》卷一，痰："凡人身中有块，不痒不痛，或作麻木，名败痰。失道，用药消之；无碍，亦不必治。”

古代有许多特产或者药物，都要贡献给官府甚至朝廷使用，为了表示其不同凡响，标上“官”字，以示其品质，这就是其用语的内在逻辑之所在。例如：

官桂，《汉语大词典》引《本草纲目》言苏颂曰：官桂者，乃上等供官之桂也。《东医宝鉴》杂病篇卷七，神仙碧霞丹：“东方巴豆去皮油另研，南方官桂另末，中央雄黄另研，西方白矾另研，北方青黛另研，右各三钱，五月五日早朝修治。”《卫生易简方》卷二，脾胃：“若七邪六极，耳鸣，梦泄，盗汗，四肢沉重，腿膝酸疼及妇人宫藏久冷，月脉不调者加官桂。”《本草蒙筌》卷四，桂：“官桂品极高而堪充进贡，却出观宾（州名，属广东。一说：世人以观字笔画多，懒书之，故只作官）。”此处说因为嫌笔画麻烦，因此书作“官”字，其实不然，否则官香、官粉又作何解释？官桂的“官”字，至今已经有人不知如何解释，其实缘起就是如此简单，不过是官家使用的东西而已。

官粉，化装用的白粉。《汉语大词典》用现代例子，引赵树理等现代作家，实际上官粉不只用于化妆，也有药用价值，是古代的名称。《本草纲目·金部·汾锡》：“［释名］即铅粉，又有解锡、铅华、定粉、瓦粉、光粉、水粉、白粉、官粉、胡粉等名。”《军门秘传》卷二，郁金膏：“每用一两，加官粉二钱，溶化、搅匀、摊油单纸上贴之。”《奇方类编》卷下，治小儿外肾赤肿：“用老杉木烧灰存性，入官粉，以清油调搽。亦治大人绣球风。”

官香，《汉语大词典》未录。《东医宝鉴》杂病篇卷五，定生丹：“噙药即燃官香一炷，如香尽药未化者，难治；药先化，香未尽者，可愈。”《仁斋直指方》卷二十，眼目附方，秘传程东阳光明散有“三炷官香”。

官参，《汉语大词典》未录。《本草纲目拾遗》卷三，东洋参：“总以枝根有印日本二字名，价八换，无字价五换，盖有印字者，乃彼土之官参，最道地，无印者，皆彼土之私参也。”

《春脚集》卷四的方子中，也有官拣参、官粉、官桂的记载，文繁未录。它们为官府所用，因此以官字开头，并不具备其他意思，当然为官府选中，其质量自然不会太差。其他的如“军姜”，也是表示军中所用，跟“官参”之类的词语相似。

其他可以借助逻辑推理加以分析的词汇还有很多，虽然这种逻辑推演有限度，但只要掌握分寸，对理解中医词汇也是有一定帮助的。

（三）明基本常识之理

我们都知道，在特定情况下，符合逻辑的不一定是事实，符合事实的反而可能违反逻辑，但不管情况有多么复杂多变，基本常识有时反而是判断是非的重要依据。

古今常识的概念很不一样，中医的许多词汇和概念，是古代自然科学常识的反映，古代由于科技水平低下，十分重视防微杜渐，将疾病消灭在萌芽的状态。酿成大病后再进行艰难的治疗，被认为是下策。

1. “和”与“气”的常识

和，是中医传统的常用词。对于“和”的概念，《景岳全书·传忠录上》云：“天地阴阳之道，本贵和平，则气和调而万物生。”“和”即动态中的平衡，是事物正常发展的必要条件。在《黄帝内经》这部经典著作中，“和”指的是人体与自然环境的协调。《素问·上古天真论》：“和于阴阳，调于四时。”“处天地之和，从八风之理。”《素问·生气通天论》云：“是以圣人陈阴阳，筋脉和同，骨髓坚固，气血皆从。如是则内外调和，邪不能害。”这里的“和”，是强调人体适应天地之和的重要性，说明人体的内外调和必须与自然界的明阳之和保持和谐协调关系。人体整体系统的协调，阴阳、气血是人体生命活动的物质基础和功能动力。《素问·生气通天论》云：“凡阴阳之要，阳密乃固。两者不和，若春无秋，若冬无夏，因而和之，是谓圣度。”

“和”的基础是古代自然哲学的气一元论。“精、气、神”被称为中医三宝，是中医养生最重视的三个因素。在人体运行机制中，精、气、神是连接情绪与脏腑的纽带。人的情绪首先影响的是神，要调神必须要调精和气，因为精、气、神三者有着密不可分的关系。气生于精，精化为气，精气充盛，神自活跃；反之，神不充旺，必定精气不足。神的活动过度，也能影响精气，从而使形体衰弱。所以要治愈抑郁症，必须对精、气、神进行系统的调节，而不是侧重于某个环节。

“气”的含义较广，人体内能运行变化的精微物质，或脏腑组织的功能活动，均泛称为“气”，如水谷之气、呼吸之气、脏腑之气、经络之气等。

元气，中医指人体的正气，与邪气相对。《汉语大词典》引宋人。其实现在的人熟悉的“元气”概念，首见于《难经》。元气指人体维持组织、器官生理功能的基本物质与活动能力。元气在胚胎时已经形成，藏于肾中，与命门有密切联系。也叫作“和气”，犹元气、中气，《汉语大词典》引《文心雕龙》，所引都为文科。可以更早一些，《抱朴子·内篇》卷二，论仙：“醇醪汩其和气，艳容伐其根荄。”

2. 死症与死病、死脉

死症与死病，在古代也是行医者的常识之一。在《脉经》中，有许多脉象被认为是必死之证，今天的西医自然不会赞同，但在古代的医学中，却又不一样，死症必定表现为死脉。一旦病人被诊断为无药可治，医生就会根据经验放弃治疗。死症与死病的诊断，今天与古代自然不可同日而语，古代被认为是死症与死病，今天说不定还能治好。

死症，《汉语大词典》引《红楼梦》为例，可以提前至元代。《丹溪心法》卷五，痈疽八十五：“惟少阳、厥阴经生痈疽，理宜预防，以其多气少血，肌肉难长，疮久未合，必成死症。”

死病，《医心方》卷八，脚气疗体第五，引苏敬云：“脚气非死病，若不肯疗，自取死耳，非病能杀人也。”

死脉，清·黄蕴兮《脉确》死脉：“死脉名状，脉如屋漏雀啄者死。（屋漏者，脉一来忽绝，久又来也。雀啄者，脉来疾，时绝又一来也。）脉来如弹石，去如解索者死。（弹石者，急而劲也。解索者，散乱无结也。）脉如鱼翔虾游者死。（鱼翔、虾游者，脉浮而无根也。）脉如涌泉者死。（涌泉者，燥乱而有来无去也。）脉一息二至以下，八至以上者死。”无胃、无神、无根的脉象称之为死脉。《难经·十四难》：“一呼六至，一吸六至，为死脉也。”出现死脉，意味着预后不佳。

病、证、脉三者保持一致，即使附带的疾病，中医也有兼病、兼证、兼脉之说，这些在古代属于常识的范围，但在今天就不一定是了。即使是常识，古今也不是同样的概念，我们切莫忘了有许多中医词汇在古代是属于常识范围的。

三、传统文化是中医词汇研究的最终归宿

（一）医药词汇是传统文化的有机组成部分

中医词汇的主干部分，来源于上古汉语文化本身，是在中国固有文化内部出现的语言现象。中国传统文化是中医词汇的母体，离开了传统文化，中医词汇就没有归宿可言，势必成为无源之水、无根之木。中医无论如何发展变化，都不可能改变其传统医药的性质。中医词汇的演变，也不可能脱离汉语语言总规则的约束。

中国文化本身是个变化的体系，与之对应的传统医学词汇，也必定有相应的变化，但万变不离其宗，传统文化是中医词汇产生的起点，也是中医词汇回归的终点。

1. 医道、医术、医教、医宗与医统

医道是古代中医的精神支柱，也是从医者的信仰所在。中医“医教”或者“医统”的说法，是仿效儒教佛教或者佛统道统的结果。从这个意义来说，医道、医教与医统都是古代中医概括能力极强的概念，有着统揽医林的意义。

医道，皇甫谧《针灸甲乙经·序》：“夫医道所兴，其来久矣。”“若不精通医道，虽有忠孝之心，仁慈之性，君父危困，赤子涂地，无以济之。”

医术，《汉语大词典》引唐·房玄龄等撰《晋书》，其实有更早的例子，《抱朴子·内篇》卷十五，杂应：“是故古之初为道者，莫不兼修医术，以救近祸焉。”有道必有术，道与术互为辅助。

医教，《素问玄机原病式·自序》：“夫医教者，源自伏羲，流于神农，注于黄帝，行于万世，合于无穷，本乎大道，法乎自然之理。”

医宗，就是医学宗师、医学名家。《冷庐杂识》卷二，医宗四大家：“新安

罗养斋（浩）《医经余论》云：‘医宗四大家之说起于明代，谓张、刘、李、朱也。李士材辈指张为仲景，不知仲景乃医中之圣，非后贤所及，况时代不同，安得并列？所谓张者，盖指子和也。观丹溪《脉因症治》，遇一症，必首列河间、戴人、东垣之说，余无所及。其断症立方，亦皆不外是，知丹溪意中专以三家为重。《格致余论》著补阴之理，正发三家所未发。由是攻邪则刘、张堪宗，培养则李、朱已尽，皆能不依傍前人，各抒已见。且同系金、元间人，四大家之称由是而得耳。’此说足以正数百年相传之讹。”医书多以“医宗”冠名，如明·李中梓有《医宗必读》，其他如《医宗摘要》《医宗金鉴》《医宗粹言》等，都显示了对医学名家的推崇。

医统，佛有佛统，儒有道统，与此相应，医也有“医统”，明·徐春甫撰《古今医统大全》，就是这种努力的反映。全书共一百卷，卷一有历世圣贤名医姓氏，介绍了两百七十多名医家传略。一个个熟悉的古代名医名字，构成了一串特殊的名称词汇，从而形成了中医的师传谱系。在这个谱系里，有“先医”之说，传说伏羲、神农、黄帝发明医药，旧时祀为先医。《冷庐医话》卷二，古人：“京师先医庙，始于明嘉靖间。”又有“三医”之说，即远古名医矫氏、俞氏、卢氏，出《列子·力命》，泛指良医。又因为《内经》中大多是黄帝与岐伯的对话，而僦贷季是岐伯祖师，因此成为医家之祖。

《医说》已经有医统的概念，列举历代名医。从此以后，中医更加重视师承的关系，金元明清及以下，许多名医的师承关系都可以一目了然。《医说》卷第一有“三皇历代名医”，其中远古有太昊伏羲氏、炎帝神农氏、黄帝、岐伯、俞跗、桐君、雷公、伯高、少俞、马师皇等，先秦有长桑君、扁鹊、医缓、医和、文挚、崔文子、安期先生等，汉代有楼护、阳庆、太仓公、张机、郭玉、程高、涪翁、张伯祖、华佗、李当之、吴普、樊阿，两晋南北朝有王叔和、葛洪、皇甫谧、支法存、仰道士、范汪、胡洽、僧深、刘涓子、褚澄、陶弘景等，隋唐时期有巢元方、甄权、甄立言、孙思邈、张文仲、孟诜、玄珠先生、王冰等。

《医说》所述名医都出自隋唐之前，选择范围除了医书，还有文史书籍。其中，长桑君与扁鹊、阳庆与太仓公、张伯祖与张机、玄珠先生与王冰，都有直接的师承关系。缺点是一些人其实不是医家，只是兼通医术而已，如张华、裴頠、殷仲堪等人。

2. 悠久的医药词语都有文化作为基础

与滋补有关的词语，与中国固有的文化有关，古代就有药食同源的说法，《神农本草经》就有补的观念，唐代更是有食治、食疗的风气，此后滋补之风依然盛行。虽然说滋补也有弊端，但作为一种习惯与风尚，在传统文化中可谓根深蒂固。

例如以下词语：食疗、食补、食治、食忌、食医。

我国自古以来就很重视食疗和食补。早在西周时期，医学刚刚出现分科，“食医”就列在首位。所谓食医，既指营养医学，又指营养医生。根据《周礼·天官》的记载，食医在当时负责周天子的饮食，必须做到饮食调配得当，烹调得法，营养丰富，因而十分重视食疗和食补。在长沙马王堆汉墓出土医书特别是帛书《养生方》《杂疗方》和竹简《十问》所载方药中，就有关于食疗、食补的方药。

食疗，即食治，是以饮食治疗疾病的意思。孙思邈《千金要方·食治篇》序论第一：“夫为医者当须先洞晓病源，知其所犯，以食治之；食疗不愈，然后命药。”食疗经过宋元时期的充实、完善以及历代帝王的大力提倡，明清时期得到了普及。食补是食疗的一个类型，食补的概念最早由金元时期名医张从正提出。《儒门事亲》卷二，推原补法利害非轻说十七：“养生当论食补，治病当论药攻。”

食忌就是通常所说的忌口，是食疗的一项基本内容。孙思邈认为，凡是对食用者的健康不利，影响食疗效果的食物都应忌而不食。忌口可分为平常忌口和病时忌口，忌口应根据病人的体质、年龄、疾病状况、地域等多种因素综合考虑。恰当的忌口会增强食疗的效果，无谓的忌口反而影响食疗的疗效。

再如以下词语：药膳、法膳、饮膳、御膳。

药膳是指含药用价值的食物，是食疗的具体方剂。药膳包括各种汤羹菜点。药膳，宋代《太平圣惠方》称为“法膳”，元·忽思慧称为“饮膳”，明清时属于御膳的范畴。现代药膳的概念，与古代法膳、饮膳的概念一致。其中汤羹食疗在药膳食疗中占据一半以上，是药膳食疗的主要组成部分。

药膳，《汉语大词典》《中医大辞典》都没有例子。“药膳”这个词，较早见于《后汉书·列女传》：“及前妻长子兴遇疾困笃，母恻隐自然，亲调药膳，恩情笃密。”《宋史·张观传》：“蚤起奉药膳。”

药糜，就是药粥。《汉语大词典》未录。《寿亲养老新书》卷三有“晨朝补养药糜法”，叙述地黄粥、胡麻粥等的制作方法。又云：“故此编详述《怀山录》中诸药糜法。”药糜也属于药膳的范围，只是老人使用得比较多而已。

滋补文化深入人心，势必留下许多印记，从而形成一系列与滋补有关的词语，其中许多还是常用的词语，一直沿用至今，我们今天依然耳熟能详。例如：

滋补，《汉语大词典》引《本草纲目》为例。其他辞书甚少例证。宋代《叶氏录验方》卷中，二黄元：“又以人参为通心气之主，使五味并皈于心，药之滋补，无出于此。”

补益，《中医大辞典》没有书证。《汉语大词典》有助益、补充两个义项，与医学无关。《千金要方》卷四开始就是“补益第一”。其中柏子仁丸是“补益方”，小五石泽兰丸是“补益温中方”，还有“大补益当归丸”。《圣济总录》卷第一百八十五有补益门，其中有“补益血脉，乌髭发，润肌肤，去风冷诸疾。

地金丸方”。补益之法，针对的是虚损，虚者补之，损者益之，在《素问·至真要大论》已经有论述。

补助，《汉语大词典》有救济、增益匡助二义，与医学无关。医书中有滋补的意思。《名医类案》卷一，中风：“每服必用人参两许，驾驱其邪而补助真气，否则不惟无益，适足以取败矣。”

补养，《汉语大词典》引宋·秦观以下例子。《千金要方》卷二十四，蛊毒第四：“服至七日止，可食诸脾脏自补养。”

补药，《汉语大词典》引《儒林外史》为例。《中医大辞典》无此条。《外台秘要》卷三十一，用药分量煮汤生熟法则一十六首：“凡茯苓、芍药，补药须白者，泻药唯赤者。”《千金要方》卷一，论服饵第八：“四十以上，则不可服泻药，须服补药。五十以上，四时勿阙补药。”宋·李迅《集验背疽方》，服补药捷径：“肾脉虚甚，当用补药而有抵牾处，如用鹿茸、附子之药，是抱薪救火。”《医心方》卷一，服药节度第三，引《小品方》：“复有虚人积服补药，或中实食为害者，可止服利药除之。”《小品方》为东晋·陈延之所作，书证的时代可上推至东晋。

补剂，《汉语大词典》引《红楼梦》以下例子。《名医类案》卷十一，胎热：“医用人参等补剂，痛益加。”《儒门事亲》卷八，腹胀水气一百二十五：“乃知养生与攻痾本自不同，今人以补剂疗病，宜乎不效。”《儒门事亲》卷一，七方十剂绳墨订：“所谓补剂者，补其不足也。俚人皆知山药丸、鹿茸丸之补剂也，然此乃衰老下脱之人，方宜用之。”

补方，义同补剂。《汉语大词典》未录。《千金要方》卷十九，补肾第八：“自余补方通用老少，皆宜冬服之。”“补方通治五劳、六极、七伤虚损。”

补汤，辞书未录。《外台秘要》卷十八，脚气服汤药色目方一十九首：“若大虚短气力乏，可其间作补汤，随病冷热而用之。”《医心方》卷一，服药节度第三，引《抱朴子》：“凡服补汤者，相去远；久服泻汤，相去近。”

补酒，《汉语大词典》无此条目。《千金翼方》卷二十一，蹋曲疗冷第四有“补酒方”。

滋补虽然历史悠久，但真正系统的滋补理论以及滋补方法的形成，是在唐宋以后的事情。金宋时期已经分成温补、平补、峻补、寒补等，明清时期又有了清补。

温补，《汉语大词典》引《本草纲目》为例。《中医大辞典》没有书证。宋·钱乙《小儿药证直诀》卷上，慢惊：“凡急慢惊，阴阳异证，切宜辨而治之，急惊合凉泻，慢惊合温补。”钱乙首创运用温补方药治疗小儿痘疹。针灸也有温补之法，金元医家窦默《标幽赋》：“漏崩带下，温补使气血依归。”温补即温针待暖以补之。《新修本草》卷十八，薤，引陶弘景集注云：“薤又温补，仙方及服食家皆须之。”《儒门事亲》卷二，推原补法利害非轻说：“风温外甚，则直视、潮热、谵语、寻衣撮空，惊惕而死者，温补之罪也。”

平补，《中医大辞典》没有书证。《圣济总录》卷第一百八十五，补益门，平补：“方书论平补之法，欲阴阳适平而已。”文中录有平补诸方，如“平补诸虚地黄煎丸方”“平补五脏治百病延年丸方”“平补诸虚五补丸方”等。《寿亲养老新书》卷一，饮食调治第一：“每日晨朝，宜以醇酒先进平补下丸药一服，女人则平补血海药一服。”《本草求真》卷一，补剂中也有“平补”。

峻补，《中医大辞典》没有书证。《圣济总录》卷第一百八十五，补益门，峻补：“峻补之药，施于仓猝，缘阳气暴衰，真气暴脱。”“则峻补诸方，经所谓补下治下制以急，急则气味浓者，此之谓也。”文中有“峻补一切虚冷，金液丹方”，“治久冷，峻补元脏，青硫丸方”。宋·李迅《集验背疽方》服补药捷径：“遇肾开时，进一服平补药，其功效胜寻常服峻补之药十数服。”

寒补，辞书未见。《儒门事亲》卷二，推原补法利害非轻说：“论补者盖有六法：平补、峻补、温补、寒补、筋力之补、房室之补。”“以天门冬、五加皮之类为寒补。”

清补，《汉语大词典》引《天雨花》为例。《天雨花》的成书时代有疑问，一般认为是明末清初。《中医大辞典》也没有书证。明·吴球《活人心统》卷二，痹门，论病：“其间麻痒不时，肉影对人，临事不觉，宜行清补。”卷一，治症纪纲：“虚热清补，即滋阴降火之法也。”《本草崇原》：“贝母川产者味甘淡，土产者味苦辛。《本经》气味辛平，合根苗而言也。根形象肺，色白味辛，生于西川，清补肺金之药也。”

食疗、食治、食补，是古代盛行的风气，深入人心。这种风气间接的结果，是为后世留下了一些饮品和食品，如酸梅汤，是清代的清凉饮料，还有梅苏丸，即以乌梅为主制成的食品，是著名的食疗方剂。

（二）中医词汇是医药文化的重要缩影

语言带有鲜明的民族性，其倾向性和习惯性都是自然形成的，语言对一个民族的词汇有着强大的约束力，即便专业性语言也不例外，构词的方式、要素与习惯，都不可能脱离语言这一主体。

语言对医学词汇的选择性和限制性，决定了词汇和医药文化随着文化的改变而改变。但无论如何变化，对中医来说，坚持自身的词汇系统，与本民族的语言融为一体，把本土语言作为自己的支柱，在此基础上作出符合时代潮流和社会需要的改变，是必然的选择。

中医厘清词汇的内涵，关键在于掌握词汇与文化的关系。关键词汇清晰了，语句部分自然不成问题。如果对词汇与文化的关系缺乏应有的慎重态度，缺乏深入的认识，便不可能作出正确的选择和取舍，不利于中医术语的通用性与科学化。

古医书的正文中，有时候只记载一些药名，是无法明白其所指的，而假如有相关的正文解释提供线索，就可以基本明白，表明医药名词与文化之间存在直接的关系。例如：

阴阳汤，《汉语大词典》《中医大辞典》均未录。《东医宝鉴》汤液篇卷一，生熟汤，引《医鉴》："百沸汤半碗，新汲水半碗，合和，名曰阴阳汤，即生熟汤也。"又引《回春》："河水与井水合用，亦名阴阳汤。"《串雅内编》卷三："阴阳汤，凡治上焦欲吐，而不能吐者，滚水凉水各一碗，加炒盐一撮，打百余下，起泡饮之，立吐而愈。"《东医宝鉴》卷二，单方："半生半熟汤，即百沸汤，与新汲水各一碗，相和。饮之即吐，名曰阴阳汤。"

阴阳水，《汉语大词典》引《本草纲目》为例。《炮炙大法》水部，生熟汤："以新汲水百沸汤合一盏和匀，故曰生熟，今人谓之阴阳水。"《医方集解》和解之剂第六："切勿轻投偏热偏寒之剂，惟饮阴阳水为最稳。"《疑难急症简方》卷三，痧瘴时疫有"阴阳水（即河井两水）"。"沸汤、井水，各半钟和服，故又名生熟水。"《扁鹊心书》神方："治风痰结胸，用一钱，阴阳水和服，吐去痰即愈。"

阴阳酒，《汉语大词典》未录。《幼幼新书》卷二十一，气逆第十二，透关丸："便与童子、室女小便拌匀（谓之阴阳酒）。"

阴阳熨法，《汉语大词典》《中医大辞典》均未录。《东医宝鉴》卷二，洗熨法，引《入门》："阴阳熨法，又名冷热熨法，治脬转及二便不通，先以冷物熨小腹几次，后以热物熨如前数，又以冷物熨之，自通。"

此外还有"阴阳散"。《验方新编》卷二十四，阴阳散："治疮属半阴半阳。"因此得名。这些都是类似的思路，属于阴阳概念在近古时期的渗透和延续。

世界上所有的医药词汇都有其文化属性。文化对外来词汇有很强的驾驭能力，外来医学词汇只有内化为本土医学词汇的一部分，才能永久保留下来，如果不能的话，就可能只会盛极一时，终究还是归于沉寂。历史上欧洲医学、阿拉伯医学都对中国有一定的影响，在中医古籍中也有反映，但最后都没有实质的存在。

因此中医可以追求科学性和现代性，但不能放弃民族性和传统性。中国文化有包罗万象、兼收并蓄的特性，同样中医也完全具备消化吸收外来医药的能力，文化上的不自信会导致一些失常的观点和行为，这正是我们需要警惕的。

这些本体论层次上的意义，不仅对中医词汇来说如此，甚至对整个汉语词汇研究而言，同样有着普遍的意义，只不过这些意义特征，在中医词汇上体现得更为突出，因此对汉语词汇研究而言，中医词汇也可以起到扩大范围和弥补罅漏的作用。

第二节　中医词汇史的认识论意义

中医词汇史可以帮助我们加深对汉语词汇乃至整个汉语历史的认识。汉语文化是一个庞大的范畴，语言作为文化的载体，能够反映文化的各个层面，了解文化离不开语言，反过来说，通过文化各个层面展示出来的内容，也可以加深对语言本身的认知程度。人类对语言的认识需要经过一个曲折回环的过程，实践和认识有着互相促进、互相提高的关系。中医词汇的认识过程总是曲折的，从近代到民国时期，否定的潮流占了上风，到今天对中医词汇的重新认识，仍经历了否定之否定的过程。

认识总是遵循一定的规律，中医词汇史可以让我们换一个全新的角度来审视汉语词汇的面貌和本质。汉语词汇进入中医领域之后，所表现出来的斑驳陆离的色彩，变化无穷而又遵循规则，让我们可以获得许多关于中医词汇新的认识。

一、中医词汇史体现认识的基本规律

认识是对客观事物的反映，实践则是认识的基础和来源。中国本来就有知行合一的传统认识论，汉语词汇研究也应该遵循这一认识规律，这样的汉语词汇研究，才会建立在实践的基础之上。

一些中医名词术语不像普通词语那么简单，可能在历史上流行，最后却被否定。更多的中医词汇则经历了一个不断完善的过程。一个概念刚产生时，可能是不清晰、不完善的，经过不断检验，才逐渐清晰。

古代医家对一些中医词汇的认识，就经历了曲折的过程，如“变蒸”，指婴儿身热、脉乱、汗出等症状，其说开始于晋代王叔和，此后隋唐的医家加以延续扩展，《千金要方》更有大蒸、小蒸之分。到了明代，张景岳对此提出不同看法，认为这只是小儿成长过程中的正常现象，不能视作疾病。后世多数医家都赞成张氏的说法，对变蒸有了清楚的认识，不再把变蒸作为病名。

在微观层面上，一些常见的病名，从形成到最后有透彻的认识并具有一整套治疗方法，通常要经历一个比较长的过程，这是符合人类认识的基本规律的。如《黄帝内经》就有“消渴”的病名，而有治疗方法则在汉代。《金匮要略》有治疗消渴的肾气丸，到《太平圣惠方》首次提出“三消”的名词，从此上消、中消、下消成为习惯说法，到明清时期，治疗消渴的方法和细则就比较完备了。

还有，瘟疫的相关名称也不少，历代沿用，但到了明清时代，还是出现了新的词语，如“肉行”。《冷庐医话》卷二，古人：“钱论肉行一症，可补瘟疫

诸书之缺。云：癸亥冬，山海天行时疫，病者头痛发热，恶心口渴，神昏欲寐，四肢不举，其肉推之则一堆，平之则如故，医有作伤寒者，有作时气者，投以发散药，无不加重，死者数百，时督师阁部孙及赞画各伤一仆，至乙丑春，钱之关门谒太师，谈次问及曰：此症天行时疫，名肉行，人肉属土，土燥则崩，土湿则流，其邪感于血脉肌肉，不比伤寒所治，古今医集不载，止于官邸便方见此异症一款，因人血枯，而感天时不正之气，当大补血，用首乌、枸杞、归、地等味，少加羌活风药，足以应病矣。若经发散，立死无疑。又治足跟响至头，声如雷，诊脉五部皆和，独肾芤大，举之始见，按之似无，乃肾败也。”《冷庐医话》卷二，今书：“《疡医大全》，搜罗浩富，而不及虏疮。（见‘今人门’陈载庵医案。虏疮出《肘后方》，采入《本草纲目》。）《松峰说疫》，记载详备，而不及肉行。（见‘古人门’钱国宾治案。）可见著书之难，而习医者，当博览群书，不得拘守一家之言，谓已尽能事也。”这个例子说明中医词语常变常新，随着对传染病症认识的不断加深，名称也必然有所变化。

二、近代对中医词汇认识的分歧

近代以来，对中医名词术语的认识，人们的分歧很大，如俞樾著有《废医论》；梁启超对中医的阴阳五行提出批评，即使他被西医误诊，还是袒护西医；章太炎在其医论中，对脏象和阴阳五行的理论一概否定。余云岫对中医的造诣非同一般，竟然也反对中医，最终酿成了中西医论战。西化论者动辄以科学自居，将中医的名词术语全盘否定，而为中医辩护的人，也没有理直气壮高举中国文化的大旗，而是竭力让中医名词迎合西医的概念，以此维护中医的尊严，然而中医与西医本来就没有太多共同语言，结果在论战中完全落于下风。事实说明，失去中医名词术语为代表的言语系统，中医将无立足之地。

今天回头去看，中西医论战双方都有偏颇，缺乏客观、理性的思维。中西医论战，说到底是中学与西学论战的一部分，反映了当时中国社会普遍狂躁不安的心态。一方面，亡国的阴霾挥之不去，一部分中国人都希望尽快摘掉落后的帽子，扫除社会前进的阻力；另一方面，社会的改变异常缓慢，在世界格局中显得十分被动。在这种思想大混乱的时期，挑起这种论战的结果可想而知。当时的中国需要急剧的社会变革，任何缓不济急的思路都会遭到否定，中医也是如此，许多人没有耐心对中医进行反复的检验和思索，区分精华与糟粕，而是给中医贴上封建落后的标签，简单地废弃了事，这是偏激状态下容易出现的怪事。这种思潮一旦形成，就一发不可收拾，直到今天仍可以看到残余的影响。

晚年的章太炎倒是多了几分冷静，他对中医的态度本来有褒有贬，而最终对中医所持的态度耐人寻味。章太炎认为，中医有经验与疗效，但也有缺陷，中医与西医分属于两种文化系统，因此中医不必与西医争一日之长短，也不必丧失自己的言语，不能完全依附于西医的术语系统之下。中医不能看不起西医，西医也不能全盘否定中医。章太炎主张对中医理论体系进行分析，把迷信的部分去掉，通过自我扬弃，重新厘清中医的术语系统，使中医的词汇术语与时代同步发展。

杨则民则驳斥余云岫的《灵素商兑》，认为《内经》的思维方式即辩证思维，从哲学高度分辨中西医体系之不同，其说法已经被广泛认同。余云岫在中华人民共和国成立以后，对中医的态度有了明显的改变。对待中医词汇，与其说是一个是非对错的问题，还不如说是一个态度立场的问题；与其说是中医词汇自身存在的问题，还不如说是近代以来思想分歧造成的问题。

三、对中医特有词汇的重新认识

经过近代以来一番不寻常的折腾，我们对中医语言的认识更加清晰。对于中医的词汇，需要重新评估其价值，即使阴阳、五行、运气这些当时在中西医论战时备受诟病的名词，作为中医的行话，也不必完全否认其作用，因为其内含的语义，跟我们平常理解的很不一样。

在《内经》的时代，中医就已经跟巫术迷信分道扬镳，如果不分青红皂白，把玄学迷信的帽子强加给中医，反而是一种莫须有的做法。其实，从认识论的角度看来，任何主张都有偏颇，纯中医难免有故步自封的嫌疑，而纯粹以西医衡量中医，不免有削足适履之感；完全以西医贯通中医，难免有牵强附会的观点。真正要客观公正地对待中医，不能先入为主，而是要首先作一番深入的调查研究，在此基础上对中医词汇重新作出评判。

运气说就是一个典型的例子，古代众多医家很看重运气说，而近代以来，运气说遭到一面倒的否定。直到今天，中医的教材里都极少提到运气学说，运气学说成为中医学术的禁地。事实上，古代中医中与运气学说有关的词汇相当丰富，如果不抱成见，应该承认这些词汇也是中医词汇的有机组成部分，吸收其中合理的成分，为今天所用。

从历史上看，运气说的萌芽，上古已经可以见到。五运六气，较早见于《褚氏遗书》。唐代王冰将运气七篇补入《内经》。宋代以后，运气说广泛受重视，根据天干地支、五运六气定岁气，由岁气定某气盛，易得某病，确定治则、方法，运气说对疾病与气候、自然的关系有新的认识，但有些说法则不够科学。王冰还撰写过《天元玉册》三十卷、《元和纪用经》一卷，以运气学说阐明医理药性。因此运气学说，其实形成于唐代的王冰，与道教的学说有直接的关系。

王冰之后，明代张介宾也发展了运气学说。如天刑（司天之气刑克主岁之运）、小逆（岁运与司天之气在五行上属母子关系）、对化（与正化相配，但含义与《素问》之正化不同）等，这些运气词汇语均见于《类经图翼》。张介宾所著《类经图翼》，内容主要包括运气和针灸两大部分，并且把运气学说作为针灸实践的指导理论。

与运气有关的词汇看似眼花缭乱，其实归类总结一下，还是可以看出其与传统文化概念之间的内在联系。试看以下这些词语的情况：

与五音有关的运气术语有：少徵（《中医大辞典》作“少征”，非）、太徵（《中医大辞典》作“太征”，非）、上商（指阳明燥金司天）、上宫（指太阴湿土司天）、上徵（指君火或者相火司天，《中医大辞典》作“上征”，非）、上角（指厥阴风木司天）、上羽（指太阳寒水司天）等。

与五行有关的运气术语有：水位（寒水所主之位）、火运（戊癸之年属火运）、火位（君相之火所主之位）、委和（五运六气之中，木岁不及）、敷和（五运主岁之中，木岁平气）、审平（五运六岁之中，金岁平气）、升明（五运主岁，火岁平气的名称，火性上升明耀）、从革（五运主岁，金岁不及的名称）、发生（五运主岁，木运太过）、化气（土之化气）等。

与岁运有关的运气术语有：岁会（同岁位，出《素问·六微旨大论》）、岁谷（与主岁之气符合的谷类）、岁直（承岁为岁直）、岁物（同于岁气的药物或食物）、岁候（岁气的始终）、司气（主司岁运的五运六气）、乘年之虚（岁运不及之年，邪气乘机侵袭）、上正（即司天之正位）、寒化（指气候寒冷）、宗司（五运五行为运气之宗主）、间谷（成熟于主岁左右之间气的谷物）、来气（六气之中应及时到来之气）、收引（出《素问·五常政大论》）、伏明（炎热之气伏而不彰）、主客（运气中的主气和客气）、正岁（即平气之年）、正化（六气正当主令时位之所化）、六纪（六气之纪）、气月（气所主的月份）等。

与天干地支有关的运气术语有“火运临午”，出《素问·六微旨大论》，戊为火运，午为火的正位，中运火与岁支午同气，故所指即戊午年为岁会。

与阴阳有关的运气术语有：“热化少阴”（《素问·至真要大论》：“少阴司天，其化以热”）；“风化厥阴”（三阴三阳分司六气，其中厥阴属于风木之气。《素问·至真要大论》：“厥阴司天，其化以风”）；“反阳”（指水运不及之年，火不畏水，火反用事，出《素问·五常政大论》）。

这些运气术语还只是其中一部分，但足以窥见一斑。五运六气之说的出现与发展经历了一个漫长的过程，开始没有多少影响，后来盛极一时，到近代以后，又逐渐走向式微。相应地，与五运六气有关的词汇，也是一个由萌芽到兴盛，然后盛极而衰的过程。

《褚氏遗书》辨书：“尹彦成问曰：五运六气是邪非邪?”褚澄先对五运六气作了一番描述，然后得出结论：“气难预期，故疾难预定；气非人为，故疾难人测。推验多舛，拯救易误，俞扁弗议，淳华未稽，吾未见其是也。”可见五运六气出现的初期，并没有多大影响，褚澄作为南朝著名的医家，对此也是不以为然的，认为那些都是后人的假托之说，并非真的出自黄帝、岐伯。

五运六气在唐宋时期，获得了发展。王冰将七篇大论收入《内经》，其中有些就论述五运六气，这与道教在唐朝受到尊崇不无关系。五运六气的盛行，与宋代统治者的推崇也不无关系，在《圣济经》《圣济总录》中都可以看到这些内容，在宋代理学风气的推动之下，五运六气之说逐渐兴旺起来。

运气学说及其相关词语，诟病者很多，但其实这类词语，仍然可以体现中国固有的文化，也能反映中国固有医学的特征。许多古代医家都相信运气学说，而且疗效也不错。疗效才是检验的标准，理论具有一定的指导意义就可以了，因此可以吸收其合理的成分，而不必拘泥于具体内容。

坚持五运六气之说的医家，如明・吴绶撰《伤寒蕴要全书》，探讨五运六气，画图立说。明・董玹著《五运六气详解》一卷。明代医家王三乐有《医学至要运气指明》二卷，重视运气学说，并按照此学说看病处方，多有效果。清・陆懋修有《内经运气病释》九卷，还有《内经运气表》，列十三张表。清・雷丰《时病论》，附论中有假借运气推究病因的“五运六气论”。清・李菩《痘疹要略》认为痘科要结合五运六气以辨证，强调“不明三元甲子与五运六气者，不可以业痘科”。

总体来说，古代医家推崇运气学说的居多，认为运气学说可以揭示气候、季节与疾病之间的对应关系，对季节性流行病的诊疗有指导意义，这是运气学说的合理部分。反对的也有，如明代医家缪希雍指斥五运六气之谬，认为无益于医病治疗，不应该是医书的内容。徐大椿也极力反对运气学说。《医学源流论》司天运气论：“何谓耳食之学？或窃听他人之说，或偶阅先古之书，略记数语，自信为己得其秘，大言不惭，以此动众，所谓道听途说也。如近人所谈司天运气之类是也。”

到了今天，中医对于运气学说的应用，一是针灸的子午流注，如血纳包络，见于《针灸大全》。又如五门十变，五门，指十天干隔五相合，即甲与己合，乙与庚合，丙与辛合，丁与壬合，戊与癸合；十变，指十天干相合后的变化，即甲己化土，乙庚化金，丙辛化水，丁壬化木，戊癸化火，又称五运。二是疾病尤其是疫病的推测与发生，意识到气候与疾病之间的关联，到今天仍然有其现实意义。不管如何，现代中医还是肯定运气学说及其相关词汇有其合理的成分，一味否定或者指斥未必是明智的选择。

四、中医词汇在认识上的难点

中医词汇史的难点是澄清一些人们聚讼纷纭的疑难问题，近代以来，对中医词汇的看法褒贬不一，至今仍然各执己见，相持不下，难以取得共识。通过对中医词汇史的梳理，可以树立起应有的信心，不必为无端的喧嚣所迷惑。

这是从总的方面得出的结论，而在具体层面上，对于中医词汇的得失是非，则要具体问题具体分析，该肯定就要肯定，该否定的也不能含糊，对于无法得出结论的，不妨用古人的办法，采取存疑的办法，暂时付之阙如。中医词汇中也有一些荒唐的东西，典型的如陈藏器说人肉可以治病，结果后世时常出现割股疗亲的怪事，这些自然必须要否定，但也不必夸大。

随着对药物的认识不断加深，人们对药物词汇的看法也在变化，从前不曾有的看法，到了晚近时期也会出现，例如：

《冷庐杂识》卷四，药忌："吴江徐灵胎徵君大椿谓：'医药为人命所关，较他事尤宜敬慎。今乃炫奇立异，欲骇愚人耳目，将古人精思妙法反全然不考，其弊何所底？止略举数端以示儆戒。人中黄（肠胃热毒偶有用入丸散者，今入煎药，则是以粪汁灌人而倒其胃矣）。人中白（飞净入末药，若煎服，是以溺汁灌人矣）。鹿茸、麋茸（俱入丸药，外症、痘症偶入煎药。又古方以治血寒久痢。今人以治热毒、时痢，腐肠而死）。河车、脐带（补肾丸药偶用，今入煎剂，腥秽不堪。又脐带必用数条，肆中以羊肠龟肠代之）。蚌水（大寒伤胃，前人有用一二匙治阳明热毒，今人用一碗半碗以治小儿，死者八九）。蚯蚓（痘症用一二条酒冲，已属不典，今用三四十条，大毒大寒，服者多死）。蜈蚣、蛴螬（即桑虫）。蝎子、胡蜂（皆极毒之物，用者多死，间有不死者幸耳）。石决明（眼科磨光，盐水煮，入末药，今亦以此法入一切煎剂，何义）。白螺壳（此收湿糁药，亦入煎剂，其味何在）。鸡子黄（此少阴不寐、引经之药，今无病不用）。燕窝、海参、淡菜、鹿筋、丑筋、鱼肚、鹿尾（此皆食品，不入药剂。必须洗浸极净，加以姜、椒、葱、酒方可入口，今与熟地、麦冬、附桂同煎，则腥臭欲呕）。醋炒半夏、醋煅赭石、麻油炒半夏（皆能伤肺，令人声哑而死）。橘白、橘内筋、荷叶边、枇杷露、查核、扁豆壳（此皆方书所弃，今偏取之以示异）。'余按：徐氏所指，诚切中要害，惟海参淡食最能益人，尝有食之终身而康强登上寿者，惟不宜与熟地等药同煮耳。"

正确的认识来自反复的实践检验，而中医正是在这样的过程中锤炼而成的，如古代医家反对乱用药物，尤其是有的药物，许多人在用，貌似有理，而实际上毫无事实依据。《景岳全书》痘家药忌（六十七）："桑虫，亦名桑蚕，不知创自何人，用以发痘，今俗医以为奇品，竞相传用。余尝遍考本草、痘疹诸书，皆所不载。""每见多服桑虫者，毒发则唇肤俱裂，脾败则泄泻不止，前之既覆，后可鉴矣。"桑虫治痘证，既无本草依据，又经不起事实检验，因此张介宾加以指斥，有这样的认识，确实很不容易。

《对山医话》卷四："狗蝇牛虱，古方未尝用之，而近世医家每以此治痘，盖出齐东野语。周密言同僚括苍陈坡，老儒也，其孙三岁出痘，半浆倒压，势已不治。遇一士授药少许，服之移时即红润，乃乞其方以寿世。盖用狗蝇和醅，以酒调服耳。按药中虫蚁，不过取其飞扬走散之功，故多施于伤科外症，以通血闭。痘症全赖气血以成浆结痂，元虚之症，必当以参、培养元气，切勿以此为法也。"

狗蝇、牛虱与前述的桑虫，属于同样错误的情况，因此作者加以辩驳。这种观点只有在明清时期才逐渐出现。

对中医词汇的认识分歧，表面上看来，似乎问题很严重，其实剥开事物的表象，问题就会清晰起来。

医学多元化是社会发展必然的结果，人都生活在特定的时代、特定的地区、特定的阶层，对医学都有自我选择的权利，各个阶层需要的医学肯定是不一样的，所谓的普世医学与古代“放之四海而皆准”的想法类似，实际上是不可能存在的。不管如何，有一点是可以肯定的，对中医词汇的认识，总是处于螺旋式的上升之中，往往换了一个新的历史时期，许多看法都会跟着改变。

第三节　中医词汇史的方法论意义

中医治疗疾病，在历史上形成了一整套方法，这些方法也可以用词汇的形式表现出来。中医词汇史的研究，不仅要探讨这类关于方法的名词术语，还要总结中医词汇史所具有的普遍的方法论意义。

中医方法论包括原则、方法和手段等，把复杂的问题简单化，简单到可以逐步解决的程度，先解决容易的问题，处理亟须解决的问题，然后综合起来加以考察。与归结方法相适应的中医词汇，既能凝结方法上的创新思想，体现中医在方法上的具体进步，又能为方法上的进一步提高和升级提供有力的基础。

一、与宏观方法论意义有关的中医词汇

词汇貌似微小，其实奥妙很大，需要抓住要领，抓住了关键词汇，才可以起到正本清源、辨别是非的作用。对于廓清迷雾，这种中医词汇就是直接的证据。近代恽铁樵与余云岫论战，就认为中医是极为有用之学，同时认为中医应该勇于改进，适应时代的需要。恽铁樵对《内经》“四时”“五行”的概念重新解释，从方法论的角度揭示中医理论的实质，认为中医以古代自然哲学解释人体与医学的现象，具有朴素辩证的思维。这种看法显然意识到了中医的方法论的重要性，对词汇的认识也是从方法论的角度来审视的。

中医的方法可以分成几个层次，有总的方法，也有分类的方法，甚至具体的方法。总的方法是一种思维方法，分类的方法是将总的方法运用于某种类型的疾病，通常人们关注的是具体的治疗方法。中医对不同类型的疾病采取相应的诊疗方法，方法不能一成不变，由此出现系列表示方法的词汇。

总体方法是整个中医通用的，具有广泛的指导意义，如四诊的诊断方法、八纲的辨证方法。总体方法之下，就是一般方法，包括经验总结的方法和理论总结的方法。经验总结的方法是对医疗经验的总结，而理论总结的方法则是由推理而来的总结方法。中医方法在史书上也有记载，如体疗，就是治疗内科病症。《新唐书・百官志三》：“一是体疗，二是疮肿，三是少小，四曰耳目口齿，

五曰角法。”这反映了唐代的分科治疗。

中医方法的运用，在分科用语上可以反映出来。在医疗分科方面，唐代分四科：医科、针灸科、按摩科、咒禁科；宋代分为九科；元代分为十三科：大方脉、内科、针灸科、小方脉、眼科、产科、口齿科、咽喉科、正骨科、金疮肿科、杂医科、祝由科、禁科，比宋代多了四科。宋与元代十三科有别，宋有风科，并将风科单独列为一科，与古人认为风是致病的主要原因有关。科别相关的词语，体现了当时疾病归类的习惯，分科总的趋势逐渐趋于完善，治疗方法的分类也趋于一致。

传统医学在方法上总是精益求精，不断总结。在反复探讨的基础上，与方法有关的名词术语日趋完善，不管总体方法还是分科方法都是如此，前人取得的进步是毋容置疑的。中医的各种方法，必然会归结为概念和词汇，如先秦的医学思维，取像类比的方法就比较常见，对此，后世医家也留意到了。宋·张杲《医说》卷八，取像：“古之论疾多取像取类使人易晓”，如“以遇夜不见物为雀目，雀遇昏晚目不见物故也；以肾气奔冲为奔豚，为能奔逸而不能远也”。“以时气声嗄咽干，欲睡复不安眠为狐惑，以狐多疑惑也。”雀目、奔豚、狐惑这种词语，从思维方法上来说，就是取像类比的结果。

中医的治疗学，归结起来就是“辨证施治”四个字。诊断的方法，主要是“望、闻、问、切”，即望诊、闻诊、问诊、切诊四个一组的诊断词语，用于了解疾病的各种症候。有了诊断结果作为依据，辨证就可以展开。辨证方法之中，通用方法是八纲辨证，包括阴阳、表里、寒热、虚实四组对立统一的概念；对于外感疾病，主要是六经辨证，包括三阴三阳六种症候；对于内伤疾病，主要采用脏腑辨证；对于温病，采用的是卫气营血与三焦辨证；对于气血津液失调，采用的是气血津液辨证。此外还有一些专门的辨证词语，如六淫辨证、七情辨证、痰饮辨证、饮食劳倦辨证等。

小儿的诊疗方法与成人不同，但原本方法不多，到了近古以后，才有了实质的发展。如小儿诊断用三关诊法，《针灸大成》卷十引小儿按摩，三关诊法，其脉纹有“流珠、环珠、长珠、来蛇、去蛇、枪形、针形、鱼刺、曲虫、长虫、虬文”等名称，根据这些脉纹名称对病情作出判断，而这些名称是中古以前所没有的。随着小儿科的发展，出现了“舌诊”一语，这是根据幼儿特点设置的诊断方法，《敖氏伤寒金镜录》是我国最早的舌诊专著。明·申斗垣《伤寒观舌心法》，是《敖氏伤寒金镜录》之后又一关于舌诊的力作，绘出了137种舌图。此外还有“指诊”，即小儿十三指形，为小儿指诊法，出自明·薛铠的《保婴撮要》。十三指形即流珠形、环珠形、长珠形、来蛇形、去蛇形、弓反里形、弓反外形、枪形、鱼骨形、水字形、长针形、透关射指形、透关射甲形。这时的小儿医家非常注重“虚里”，“虚里”出自《素问》，即心尖搏动处，古人认为虚里与寸口相应，尤其是小儿脉象，只有虚里穴可靠，因此将“虚里”

放在显要的位置上。

辨证施治是中医方法的精华所在。诊断与辨证完成之后，就要制定治疗原则与治疗方法。治疗原则主要是标本兼顾、正治反治。治疗的主要方法，即治病八法，包括汗法、吐法、下法、和法、温法、清法、补法、消法。这个“八法”的形成，也有一个过程。治病八法，虽然《伤寒论》已经初具规模，但一直没有定说，到了清代，程国彭《医学心悟》才最早归结为“八法”：“论治病之方，则又以汗、和、下、消、吐、清、温、补，八法尽之。盖一法之中，八法备焉。八法之中，百法备焉。”程国彭对医学精益求精，详细阐述了“八纲辨证”“医门八法”的理论，至今仍然作为中医医家诊疗的规范。八法还只是通用的方法，并没有包括各种手法治疗等杂疗手段。八法是治疗大法，大法之下还可以分为许多小法。如补法为八法之一，补法又可分为补气、补血、补阴、补阳、补肾等法。由此可见，中医方法术语从萌芽、形成直至成熟，经历了一个漫长、渐进而曲折反复的过程，不仅需要反复的总结提高，还需要不断创新改正，形成成熟稳妥的方法术语，才能得到医林的认可。

传统医学的治疗方法，本来分法众多，词语也繁多，许多医家根据实际遇到的情况，得出自己的结论，他们的努力没有白费，在适用的范围内，他们提出的结论往往是行之有效的，因此他们总结的治疗方法，也各有各的用处。

元代王好古就是这样的医家，善于随机对方法作出总结。《此事难知》卷下有三法五治论，三法指初治、中治、末治三个阶段，五治即“和、取、从、折、属”五种治疗方法。书中作了仔细的解释：“和”即“小热之病，当以凉药和之”，“取”即“热势稍大，当以寒药取之”，“从”即“为势既甚，当以温药从之”，“折”即“为病势极甚，当以逆制之”，“属”即“为求其属以衰之”。又总结为“内者内治，外者外治，微者调治，其次平治”。王好古归结的这五种方法名称，并没有普遍的意义，却也体现了中医灵活施治的特点，反映了中医词汇共性和个性共存的事实。

中医词汇的这种特性，可以随时总结医家的特定方法，以适应灵活施治的需要，如近代医家唐宗海，是光绪年间的进士，主张汇通中西医学，不存芥蒂之偏见。唐氏善于血病的治疗，提出“止血、消淤、宁血、补血”四大法。医家的心得体会及治病要领，能形成新的中医方法词汇，而这种词汇正是医家总结自身实践经验的需要。各种疾病的治疗，都需要遵循一定的法则，如疮疡内治法中，就有“消、托、补”三大法则。治则、治法与各类治疗方法，构成中医治疗方法上的层面，这些词汇看似相同，实际上就用途而言是有差异的。

二、与微观方法论意义有关的中医词汇

微观方法虽然是具体层面上的事情，但也离不开宏观方法的统摄作用。在宏观层面保持相对稳定的前提下，微观方法可以不断创新，相应地，出现更多

的方法创新之后产生的新词语。微观方法创新到一定程度，又需要重新总结提高，提高到宏观层面，从而对宏观方法也产生积极的影响。如清代吴师机提出系统的外治法，包括薄贴、水疗、蜡疗等方法。有关中医方法的词汇，都能够充分体现宏观层面与微观层面上中医方法相互影响、相互作用、相互促进，这些词汇都是某一历史阶段中医方法的记录，可以反映中医方法演变的轨迹。

与微观方法有关的中医词汇，是对中医各种具体方法的归结，包括治疗、针灸、按摩推拿、专科等方面，几乎涵盖所有中医治疗方法的相关方面。

（一）与治疗方法有关的词语

关于中医治疗方法的词语散布很广，甚至在某些普通书籍中就可以见到，如《韩非子》说的“刺骨”，《淮南子》说的“刺灸”，《三国志》说的“刮骨疗毒”，当然说得最多的还是中医书籍，《素问》有的治疗方法，后世还在，但用词有所不同，如“焫”，原意是焚烧，作为中医疗法，指用火烧针以刺激穴位。此后治疗方法逐渐增多，思维也逐渐系统化、精密化。如祛湿，就是祛除湿邪，分为化湿、利湿、燥湿；祛痰，则分化痰、消痰、涤痰三类。再如风有内外之分，治疗方法自然不同，外风宜散，内风宜熄，祛风用于外风，包括祛风除湿、疏风泄热、祛风养血、搜风逐寒等。

与治疗方法相关的词汇原先比较贫乏，后来十分丰富。在纷繁复杂的治疗方法中，经过反复筛选提炼，终于产生了一批大家都认可的治疗方法名称，在《神农本草经》中，就可以看到诸如“止血、止汗、止利、补中、补虚、温中、调中、发表、解毒、排脓、安心、消食”之类的方法词语。诸多中医治疗方法名称，在古代可谓妇孺皆知，今天仍然为人们所熟悉，例如：

解毒，指解除病毒。“毒”有热毒、寒毒、疫毒、蛊毒、湿毒、火毒及食物中毒等，因病情不同，有内服和外治等各种不同治疗方法。临床上以热毒症较为多见，常用清热解毒药物，如银花、连翘、板蓝根、蒲公英、山豆根等。“解毒”一语，《汉语大词典》引《抱朴子》以下例子，实际上在《神农本草经》中已经可见到。

降火，指治疗热盛火升。“火”有虚火、实火的区别，故治疗亦有所不同。一指降虚火，指用滋阴降火的药物，以治疗阴虚火升的咽痛、颜面升火、虚烦易怒、眩晕失眠等症。常用药物如玄参、生地、丹皮等。二指降实火，指用清泄降火等药物，以治疗肝火上升的目赤、头痛或胃火炽盛的齿痛、便秘等症。常用药物如龙胆草、黄芩、大黄、生石膏等。《汉语大词典》无此义。滋阴降火之说，中医颇为盛行，如《寿世保元》便有此语。

疏肝，指疏调肝气。适用于肝气郁结而致胸闷胁胀、嗳气吞酸等症。常用药物如柴胡、香附、青皮、金铃子等。明代医书如《症因脉治》有疏肝散，可见明代已有此语。

健脾，指健运脾气。适用于脾气虚弱，运化无力所致的脘腹胀满、大便溏泄、食欲不振、肢倦乏力等症。常用方药如参苓白术散、香砂六君子汤等。《汉语大词典》无此义。宋代《济生方》有健脾丸，可见宋代已经如此。

补血，指补益阴血。常用药物如熟地、当归、白芍、首乌等。《汉语大词典》引《本草纲目》为例，可提前。《新修本草》卷十三，折伤木："主伤折，筋骨疼痛，散血补血。"

安神，指安定神志，可分为重镇安神和养心安神两种。重镇安神适用于惊悸不寐、头痛头晕、耳鸣、目眩等症。常用药物如磁石、朱砂、龙齿等。养心安神适用于心烦、失眠、多梦、健忘等症。常用药物如丹参、枣仁、柏子仁、远志等。

益气，指补益气。常用药物如党参、黄耆、白术、甘草等。《汉语大词典》无例。《神农本草经》卷二，天门冬："久服轻身，益气，延年。""益气"一语，在《神农本草经》中多次出现。

壮阳，指温壮肾阳。常用药物如鹿茸、狗肾、仙茅、锁阳、韭菜子等。

补肾，指补益肾阴、肾阳。常用药物如龟板、熟地、鳖甲、黄柏、女贞子等。常用药物如巴戟天、仙灵脾、肉桂、补骨脂、菟丝子等。

发散，用发汗药把邪热散出去，《汉语大词典》引宋代以下。《素问·至真要大论》："辛甘发散为阳，酸苦涌泄为阴。"中医"发散"之语来于此。

回阳，义为使衰微阳气复苏。《汉语大词典》书证引《医宗金鉴》。《中医大辞典》没有列为专条。检《圣济总录》有回阳丸，可见宋代已有此语。

内消，是治疗痈疽的方法。《汉语大词典》书证引《医宗金鉴》。《中医大辞典》此义也没有书证。《太平惠民和剂局方》有茱萸内消圆。还有更早的，《刘涓子治痈疽神仙遗论》痈疽有三等："贴痈毒令内消，金黄散。"

（二）与针灸按摩方法有关的词语

在针灸方面，同样也有诸多实践方法需要总结，例如对艾灸的补泻和灸法的姿势，医书都有交代。《针灸大成》卷九，艾灸补泻："以火补者，毋吹其火，须待自灭，即按其穴。以火泻者，速吹其火，开其穴也。"《针灸大成》卷九，灸法，引《千金方》云："凡灸法，坐点穴，则坐灸；卧点穴，则卧灸；立点穴，则立灸。"这是根据姿态的不同，分为坐灸、卧灸、立灸三种。这种内容说得比较细致，虽然详细记载于《针灸大成》，但其实在唐代的医书中就已经可以见到。《针灸大成》还记录了许多针刺的单式手法和复式手法。《针灸大成》卷四，下手八法口诀，将单式手法归结为"揣、爪、弹、搓、摇、扪、循、捻"。其他针灸书籍提到单式手法名称的还有"搜、提、按、刮、盘、推、战、摩、摇"等，表示单式手法的都是用动词归结，因为这些方法基本是动作的总结。《针灸大成》复式手法名称则有"苍龙摆尾、赤凤摇头、龙虎交战、龙虎升降"等。而"烧山火"和"透天凉"则是复式手法的代表，这在泉石老人的《金针赋》中已经开始。

对于灸法，古代也有许多总结，如《黄帝明堂灸经》卷上就记载了“定尺寸法、点灸法、下火法、用火法、候天色法、定灸多少法、定发际法、发灸疮法、淋洗灸疮法”等名称，对各种灸法作了明确而详尽的规定说明。

针灸词汇是中医词汇重要的一个分支，其形成、发展，也始终保持了连续性。针灸词汇在《内经》中已经形成，后世都是在这一基础之上，对针灸词汇进行创新改造。《内经》提出腧穴 365 个，《内经》中出现的腧穴与现在 362 个正经穴可以对应的有 155 个，各个历史时期正经腧穴的数目有所变化，但总体数量稳定地保持在 365 个左右，后来主要的变化在于未被归经的奇穴数量迅猛增长，并被广泛使用。

古代取穴的量度方法，具体归结起来主要就是同身寸的测度方法，出自《针灸资生经》。一是指寸法，常用的有中指同身寸、拇指寸和一夫法。拇指寸，取穴指寸法之一。以拇指屈侧指节横纹两端间距离为一寸量取穴位，《千金要方》有其用法，适用于四肢取穴。二是口寸，同身寸之一，以病人两口角间距离为一寸量取穴位，以作为灸法之用，在《肘后备急方》《千金要方》中都可以见到。三是目寸，同身寸之一，以病人本人内外眼角间宽度为一寸量取穴位，《医学入门》可以见到。同身寸现在主要指中指同身寸，至于目寸、口寸等方法，现在很少用到。

在按摩方面，小儿的手法治疗名称在明代逐渐丰富起来，《针灸大成》卷十引小儿按摩，手诀部分，描述诸多小儿按摩治疗的手法名称，有“黄蜂出洞、水底捞月、凤单展翅、打马过河、飞经走气、按弦搓摩、天门入虎口、猿猴摘果、赤凤摇头、二龙戏珠、丹凤摇尾、黄蜂入洞、凤凰鼓翅、孤雁游飞、运水入土、运土入水、老汉扳罾、斗肘走气、运八卦、运五经、天河水、推四横”等，有近 30 种名称，都有仔细的解释。对于这些手法词语的掌握，是小儿按摩的基础，否则读到文中“运八卦五十，运五经七十，推天河水三百，水底捞月、飞经走气各二十”这样的句子，简直不知所云。《针灸大成》是针灸专著，但在第十卷这最后一卷中，不厌其详地记录小儿按摩，说明杨继洲对小儿按摩的重视，尤其是对小儿按摩手法词语及其要领的重视，表明明代的小儿按摩已经有了长足的进步，这些名称词语是新词汇，是前代医书中所没有的。

比较特殊的治疗方法是手法治疗，例如“捏脊”，系推拿手法用语，治疗小儿积聚，因此又名捏积。与推拿方法有关的名称，包括基本手法和复杂手法。小儿推拿基本手法包括推法、拿法、按法、摩法、运法、揉法、擦法、掐法、捏法、捣法、摇法、搓法等。推法是单方向直线运动，擦法是来回运动，摩法是在皮上运动，揉法是皮下运动，摇法是让孩子的关节做被动的运动，捣法就是手指敲打运动。与复杂的推拿方法有关的名称也有很多，如“凤单展翅”（又名“凤凰单展翅”）、“凤凰鼓翅”（又名“凤凰转翅”）、“丹凤摇头”（就是“赤凤摇头”）、“猿猴摘果”（具体方法有 5 种）、“丹凤摇尾”“打马过天河”等，这些名称都出自陈氏《小儿按摩经》。其他书籍记载的推拿手法也不少，手法各不同，如出自《小儿推拿广意》的凤凰展翅；出自《幼科铁镜》的开天门（又叫推攒竹，从眉心向额上推 24 次）；出自清·杨光斗《幼科集要》的开璇玑等。《针灸大成》卷十记录了小儿按摩的穴位名称，如“精宁穴、威灵穴、天心穴、小天心、总心穴”等等。儿科说的“八段锦”，跟体育锻炼的八段锦不同，这是小儿指纹的八种名称，也叫八片锦，即鱼刺纹、垂针纹、水字纹、乙字纹、环形纹、珠形纹、乱纹形、虫纹形。小儿手法治疗越发达，相应的词汇也会越丰富，两者是成正比的，这也是符合中医词汇发展的基本规律的。

（三）与药物炮炙方法有关的词语

中医的方法自然不是局限于诊疗，其他方面仍然需要讲究方法，所以中医的方法实际上体现在各个相关的方面，例如李时珍对植物类、动物类药物作了科学的分类，使本草在分类方法上日趋完善，《本草纲目》的优点很多，不仅总结了前人用药的经验，在本草分类方法上也有了长足的进步。

炮炙这个词语，炮是中药制法，把生药放在铁锅里炒，使焦黄暴烈；炙，本为烧烤的熟肉，为中药制法之一，药材与液汁同炒，使汁料渗入药材，如炙甘草。后来用炮炙表示所有的中药制作工艺，亦书作“炮制”。明·缪希雍的《炮炙大法》，总结中药炮制大法 17 种，并对各种炮制名称作了精细的解释：“按雷公炮制灸法有十七：曰炮、曰爁、曰煿、曰炙、曰煨、曰炒、曰煅、曰炼、曰制、曰度、曰飞、曰伏、曰镑、曰摋、曰晒、曰曝、曰露是也。用者宜如法，各尽其宜。”

清·汪昂《本草备要》药性总义：“凡药，火制四：煅、煨、炙、炒也。水制三：浸、泡、洗也。水火共制二：蒸，煮也。酒制升提，姜制温散；入盐走肾而软坚，用醋注肝而收敛；童便制，除劣性而降下；米泔制，去燥性而和中；乳制润枯生血，蜜制甘缓益元；陈壁土制，借土气以补中州；面煨曲制，抑酷性勿伤上膈；乌豆、甘草汤渍，并解毒致令平和；羊酥、猪脂涂烧，咸渗骨容易脆断；去穣者免胀，去心者除烦。此制治各有所宜也。”

清代专论炮制的书籍首推《修事指南》，是由张仲岩将历代各家相关的炮制记载综合归纳而成。该书详细记载了 232 种炮制方法，系统地叙述了各种炮制方法，条目清晰，较为醒目。

今天，真正完全坚持古代炮制技术的医家已经非常稀少，中药的古法炮制技术处于濒危状态。由于现代制药方法的强大威力，传统的“一方一法”的手工制药模式难以与之抗衡，传统炮制工艺已经荡然无存，许多特殊而又具有特效的传统炮制技术被抛弃。如果说方剂的秘密在于剂量，那么中药的秘密就在于炮制方法。与炮制方法有关的词汇，如实记录了中药炮制的历史，值得我们重视。

中药的秘诀在于炮制，而复杂的炮制工艺能促使药物具备特殊的效果，这不是现代制药能够取代的，应该让传统炮制在恰当的地方发挥其应有的作用，从而真正发挥自然药物本来具有的独特效果。

（四）其他方面的方法名称

此外还有各种具体的方法，说起来都是外治法名称，是专门为一病一药一事所设的，如拔罐法还可以分为药罐法和水罐法。也有表示专门治疗方法的中医词汇，《痧胀玉衡》载有刮痧方法，分为刮痧、淬痧、放痧和搓痧。中医一些操作简易、行之有效的非药物治疗方法，受到大众的喜爱，普及程度广泛，即使不是专业人士也会使用。例如大家熟悉的拔罐和热敷，简单易学，病人家属也可以操作。

角，今天说的拔罐，古代叫作角。拔罐法又名“火罐气”“吸筒疗法”，古称“角法”。古今名称虽然不一样，但是不影响词语使用的连续性。角法的历史久远，《五十二病方》：“牡痔居窍旁，大者如枣，小者如枣覈者方，以小角角之”。《肘后备急方》有记载，用兽角吸拔脓疮，《外台秘要》使用竹筒火罐，仍然叫作“角”，到明清，赵学敏、吴尚先对角法就说得更加清楚。角，就是后世的拔罐，之所以叫作角，是由于古代用兽角作为拔罐的器具。俗称“拔罐子”“吸筒”，在《本草纲目拾遗》中叫作“火罐气”，《外科正宗》中又叫“拔筒法”。

角嗽，就是以拔罐嗍去病毒物。《外台秘要》卷四十，蝎螫方二十七首：“又甄立言以此蝎毒阴蛇，即非蜂、蜈蚣之辈，自有小小可忍者，有经一日一夜不可忍者，京师偏饶此虫，遍用诸药涂敷不能应时有效，遂依角法。以意用竹依作小角，留一节长三四寸，孔径四五分。若指上，可取细竹作之。才令搭得螫处，指用大角，角之气漏不嗍，故角不厌大，大即嗍即瘥。速作五四枚，铛内熟煮，取以角螫处，冷即换。初被螫，先以针刺螫处出血，然后角之，热畏伤肉，以冷水暂浸角口二三分，以角之，此神验。不可口嗍，毒入腹杀人。……以热角嗍之，无火灸也。”《医心方》卷八，治足尰方第十六：“若数日不止，便以甘刀破足第四第五指间脉处，并踝下骨解，泄其恶血，血皆作赤色，去一斗五升。亦无苦。若在余处亦破之，而角嗽去恶血都毕，敷此大黄膏，勿令得风水，乃令服白头公酒。”

《外台秘要》卷二十四，痈疽方十四首：“一尺至三尺，名曰竟体疽，肿成脓，九孔皆出，诸气愤郁，不遂志欲者，多发此疾。痈及疽、血瘤、鼠乳、石痈、结筋、瘰疬，皆不可就针角，针角少不及祸者。”石痈方五首：“《备急》疗若发肿至坚而有根者，名曰石痈也方。灸肿上百壮，当石子破碎出，如不出益壮乃出。其痈疽、石痈、结筋、瘰疬皆不可针角，针角杀人。”针角，指针刺和角法。角法与针刺并举，可见角法在当时的分量。

即使走方医的治疗方法，也有人加以总结，《串雅外编》卷二叙及走方医之治法，有针法、灸法、熏法、贴法、蒸法、洗法、熨法、吸法和杂法。

截法，《汉语大词典》《中医大辞典》均未录。宋人医书可见。《仁斋直指方》卷二十二，痈疽证法："神仙截法，治痈疽发背毒疮，发作便服，使毒气不内攻，可保。"截法，指直接减轻病情的办法，使用的药物就是截药。后为走方医发挥，成为顶串截三种主要方法之一。

中医具体手法治疗名称，其中有渊源关系的，如"俯按山源"，系自我推拿的方法，山源即鼻中隔。《圣济总录》已经提到"鼻下山源"。有的则是对固有方法的深化，如"射覆"，金针开内障方法之一。金针开内障是外来眼科治疗方法，但射覆指将金针推进于虹膜与晶状体之间的手术操作步骤。《目经大成》卷二记述了具体方法："针锋深入无碍，即近黄精（晶状体），慢慢针目，针柄会须进不招愆，退而得所。"而在骨伤方面，有所谓正骨八法，见《医宗金鉴》卷八十七，即摸法、接法、端法、提法、按法、摩法、推法、拿法。但事实上，《医宗金鉴》还记载了特别的正骨手法，如气鼓法（借鼓气的力量把内陷的骨端鼓出，借以整复），还有攀索叠砖，也是正骨法名称之一。这说明中医具体方法名称，是随着中医的发展而不断改进的。

三、中医方法有关名称的综合运用

中医词汇对方法论的归结，既有灵活性的一面，也有综合性的一面。方法的运用，有时需要突出一个方面，有时需要平衡协调，这些在中医词汇中都有所反映。自古中医讲究心法，必须巧妙运用中医的各种方法，才可以把中医方法上的优势充分发挥出来。各种具体方法之间既相对独立，又相互联系，牵一发而动全身，某个局部方法上的进步，可以连带引发效应。

方法论要与语言历史事实相切合。中医有着优良的传统，对本草的博物与实证的趋向、对医理条分缕析的推理、对概念的层层推敲、对疑似术语的反复鉴别分辨、对整个汉语词汇史都有重要的方法论意义。相反，过分标新立异的方法，虽然也会引起轰动，但很难普及。例如《伤寒六书》杀车槌法卷之三："杀车槌法，世之罕有，永为养生之宝矣。今将秘验三十七方、就注三十七槌法、二十条煎法、二十条劫病并制解法，名杀车槌也。"其下所云之劫病法、制药法、解药法、煎药法各有道理，但所言秘用三十七方以及就注三十七槌法，却有言过其实、夸大其词的缺点，虽然创新很难，不能苛求，但这种缺点有致命的性质，后人应引以为戒。《伤寒六书·序》："因博求古今伤寒书，得陶氏节六集，如所云明理论、家秘、琐言与杀车槌、一提金、截江网者。凿乎通天地，和阴阳，调血脉，分营卫，即虚邪贼风，防之有法，临证施之，毫发不爽。"这种序言，明显是溢美之词，陶华虽然开立诸多方法名称，但后世诟议颇多，可见并非公认。

中医方法名称，从古到今，由简单趋于繁复，由单薄趋于复杂，在近古以后，中医方法逐渐走向合流，出现综合的趋势。比如内治与外治，虽然就方法而言，这两者自古以来就存在，但总结成这样的词语却是后来才有的。开始对内治关注比较多，总结出来的方法名词也是以“内”起首，例如：

内灸、内酿、内补、内塞，方剂治疗用语，均为内治之法。

内灸，《外台秘要》卷三十三，求子法及方十二首：“《广济》疗无子，令子宫暖，内灸丸方。麝香（二分，研），皂荚（十分，涂酥炙，削去黑皮子），蜀椒（六分，汗），右三味，捣筛，蜜丸酸枣人大，以绵裹纳产宫中，留少绵线出，觉憎寒不净下多，即抽线，线出却丸药，一日一度换之，无问昼夜皆纳，无所忌。”《汉语大词典》引陈藏器《本草拾遗》，葫大蒜“合皮截却两头吞之名为内灸”。《本草拾遗》此文也见于《医心方》卷三十，五菜部第四。这两个内灸之间当然有联系，但内灸丸为方剂，内容也不相同，应是各有所指。《中国医学大词典》有“内灸散”，但药物配伍、主治均不同，应是两种方剂，但方剂的名称及用意应是一致的。

内酿，《千金翼方》卷二十一，蹋曲疗冷第四：“内酿法主妇人绝产及冷结气，宿食不消，男子五劳方。”所谓内酿，就是“以糯米作粥一升，以散二方寸匕和服之，日三，任意服之，不限时节，便以为常，食取饱足而已，更不得余食也”。即以药散和粥服用，使之滞留体内，如酝酿之法，因此得名。

内补，《千金翼方》卷二十二，解石及寒食散并下石第四有内补芎药汤、内补黄芪汤，寓意于此。《千金翼方》卷二十，金疮第五：“治金疮出血，多虚竭，内补散方。”内补之义，即《千金翼方》卷二十一，总疗万病第一大排风散条所云“须补者，药少服令内消，即是补也”。就是以补法促进内部消解，是补法和消法的结合。

内塞，对于内出血之证，采用此种方法。《千金翼方》卷二，草部中品之上，当归：“温中止痛，除客血内塞，中风痓，汗不出，湿痹，中恶，客气虚冷。”草部恩中品之下，泽兰：“主乳妇内衄，……骨节中水，金疮痈肿疮脓，产后金疮内塞。”卷二十，金疮第五：“泽兰散，主金疮内塞方。”《千金要方》卷二十二，痈疽第二：“五日后，痈欲著痂者，即服排脓内塞散。”

外治法的集大成者是清·吴尚先的《理瀹骈文》，其倡导内病外治。《理瀹骈文·略言》：“矧上用嚏（嚏即吐也，在上宜嚏，咸邪从口鼻入，宜嚏），中用填（如填脐散之类，又罨脐敷脐亦是），下用坐（坐药也，即下法，如水肿捣葱坐取气，水自下是也）。”这里仅仅用“嚏、填、坐”三个动词，就归结了上、中、下三个方面的治疗方法。《理瀹骈文》中的某些归结是十分细微的，如治痰之法，分为达痰、劫痰、镇痰、滚痰。

中医方法之间也存在相互影响、相互作用的关系，某些外治法的名称，就是由别的方法名称转换而来。例如：

神灯，治疗头上各种疮的方法，蘸药于棉条，以火点着，熏照头疮，是艾灸的一种变化方法。《中医大辞典》未录。《蠢子医》卷四，神灯照治头上诸疮："头上点艾怕火升，神灯照法（朱砂、血竭、明雄、没药各三钱，麝香五分，共为细末，用棉纸条裹药三分，香油浸点，自外而内周围照之）。毒气随药解散，自不内侵脏腑。""二法治疮原通神（神灯治漫肿，艾灸治顽麽）。外科门中作二铭。"

水灸，是一种推拿方法。《理瀹骈文》："痨瘵，用大蒜㯤脊梁，名水灸。"用刺激性的药物擦脊梁，这是外治法的一种，与灸法无关。

这些中医方法术语，体现了中医的真实面目，中医方法名词自成体系，有一套完整的结构。与中医方法有关的词汇，对汉语词汇史的研究也有启发，普通词语的构词、组织和创造新词，也都有方法在内，而中医词汇在方法方面的讲究特别多，可以作为普通词汇的借鉴和依据。

总之，中医词汇史的研究，对中医语言的发展意义重大，对中医术语用语的现代化也有指导意义，同时对汉语史和汉语词汇史而言，既有本体论上的意义，也有方法论和认识论上的意义。

第三章　中医词汇史研究的相关作用

中医词汇史研究的相关作用，主要体现在与汉语史等相关的领域，包括古代汉语、古典文献、医史文献、医古文等，对这些学科以及辞书编纂，都有直接的重要作用。中医古书把医学用语作为核心，但普通词语也大量存在，这些词语对汉语词汇的研究能起到弥补不足的作用。这里我们采取点面结合的方法，举例与说理兼而用之来说明中医词汇对相邻学科的作用。

中医词汇史的研究，可以参考的现成成果不多，由于中医词汇本身固有的特性，完全照搬文科的办法是行不通的，而且中医词汇史本身，与相关的领域有着千丝万缕的联系，同时也有着广泛而全面的影响。中医词汇史是汉语词汇史的重要组成部分，加强中医词汇史的研究，可以弥补汉语史研究的不足，同时也可以促进中医文献、医古文等相关学科的发展。传统中医学术离不开中医词汇史的探究，这对中医药学本身而言也是一件很有意义的事情。

第一节　对相邻学科的作用

中医词汇史的研究，对中医文献、古代汉语、医古文、古典文献等学科都能起到良好的促进作用。医古文作为中医专业的基础课程，中医词汇史可以丰富其中有关词汇方面的认识。古代汉语的研究需要扩展新的领域，中医词汇史可以弥补这些方面的不足。中医文献和古典文献，汗牛充栋，中医词汇史可以提供一个可靠的指南，不至于迷失航向。

因此将中医文献、古代汉语、医古文、古典文献等方面的知识融会贯通、综合起来可以解决中医词汇史的许多问题。另一方面，中医词汇史属于汉语词汇史的范围，对邻近学科有直接的影响。当然，中医词汇史对相关领域所起的作用不是同等的，对于中医文献、医古文，其作用是比较直接的；而对于古代汉语和古典文献，起作用的主要是涉及医学内容的部分。不管如何，中医词汇史都能起到应有的作用。

一、对中医文献的作用

中医文献的功用主要体现在医药和治疗方面，但对文献内容的正确理解，是发挥这一功用的前提。

中医词语的争议时常可见，似乎见仁见智，其实站在词汇史的角度，将这种词语产生的时代背景梳理清晰，给予实事求是的评价，许多问题就会迎刃而解。

用中医词汇来统贯中医文献，可以起到纲举目张的作用，中医文献就不会是一盘散沙，而是由中医词汇编织起来的大网，疏而不漏。词汇也是确定文献时代的一个重要依据，中医文献有一些不太确定时代的文献，包括《内经》《难经》等在内，都可以借助词汇的状况进行判断。

（一）对中医文献词汇的处理

词汇对文献异文情况可以作出判断，异文有误的可以纠正过来，使用俗字、通假字的也可以辨明。《中医大辞典》有“豨露丸”，云见《类证治裁》，豨旁注音信，此词目有误，豨当为晞，晞露，即“朝露待日晞”之意，言其速效也。如果作“豨”，反而无法解释。

再如《中医大辞典》既有“崩沙”，又有“崩砂”，既有“悬痈肿”，又有“悬雍肿”，其实“沙”与“砂”是异体字，“雍”与“痈”则是通假字，条目可以合并，至少得说明两者是一回事，但辞书中没有说明。另外“崩砂甘口风”与“崩砂疳口风”也开列为两条，应该加以合并，因为甘与疳在医书中经常混用。

对于中医文献的词汇而言，其中专业性很强的名词术语是关注的焦点，这些名词术语的处理至今存在不少问题，需要有一个逐渐完善的过程，在这一点上，中医词汇史可以助一臂之力，中医词汇史与中医文献学可以互相促进。新词语的收集和释义以及来龙去脉的梳理，都有许多工作可以做。

这种基础工作表面上繁杂，而实际上又不可缺少，以下是一些随机得来的例子：

缓急，指缓急风，中风的一种，导致肢体或缓或急。辞书未录。《外台秘要》卷十四，风不得语二首：“疗中风身体缓急，口目不正，舌强不能语。”风身体手足不随方：“小续命汤，疗中风入脏，身缓急不随，不能语。”《外台秘要》卷十九，风四肢拘挛不得屈伸方五首：“西州续命汤，疗中风入脏，及四肢拘急不随，缓急风方。”

慢证、慢候，都指慢惊风。辞书未录。《永乐大典·医药集》卷之九百八十，引杨士瀛《仁斋直指方》：“治法大要，须当审问源流，不可概曰慢证。”“方传慢候，而尚有阳证者，不必回阳。”

黄昏，就是合欢皮。辞书未见。《千金要方》卷十七，肺痈第七：“治咳有微热，烦满，胸心甲错，是为肺痈，黄昏汤方：黄昏手掌大一片，是合昏皮也，……煮取一升，分二服。”

心脏病，今天都作西医病名解释，但古代已有此一语。《外台秘要》卷二十二，口唇舌鼻杂疗方一十四首：“疗舌上有疮，四五孔，大如簪者，出血如涌泉，此心脏病，治方。”

白蓝，就是白蔹。辞书未录。《外台秘要》卷三十二，面皯疱方一十五首：“又疗面黑，似土皯疱，白蓝脂方。白蓝（一分），白矾（一分，烧），石脂（一分），杏仁（半分，去皮尖），右四味捣筛，鸡子和，夜涂面，明旦以井花水洗之。白蓝即白蔹也。甚妙，老与少同。”

大虫魄，辞书未录。《外台秘要》卷二十七，许仁则淋方二首有“大虫魄六两”，大虫魄就是琥珀。

石龙衣，就是蛇蜕。辞书未录。《外台秘要》卷二十三，腋臭方三十七首：“又石龙衣一大两，蛇蜕皮是也，以子日夜半烧为灰服之。”

邪病，风邪或邪术引起的病。《汉语大词典》引《逸周书》为例。《中医大辞典》无此条目。邪病可指疯癫精神病。《千金要方》卷十四，风癫第五：“邪病大唤骂詈走，灸十指端，去爪一分，一名鬼城。邪病鬼癫，四肢重，囟上主之，一名鬼门。”

苟芥草，辞书未录。《外台秘要》卷十，上气咳身面肿满方四首：“又有一种苟芥草，叶近根下，作歧生，角细长。”李时珍曰：“盖葶苈有甜、苦二种，狗芥味微甘，即甜葶苈也。”

气瘕，《中医大辞典》无此条。葛洪《肘后备急方》卷四，治卒心腹癥坚方第二十六：“治妇人脐下结物，大如杯升，月经不通，发作往来，下痢羸瘦，此为气瘕。”《景岳全书》卷之三十九也有专门论述“气瘕”。

风穴，辞书无此义。《千金翼方》卷二十六，诸风第七：“又法：凡一切中风，服药益剧者，但是风穴，皆灸之三壮，神良。欲除根本必须火艾，专恃汤药则不可瘥。”风穴指治风之穴位。此文也见于《千金要方》卷八，风懿第六，略有差异，也作“风穴”。

五花，《中医大辞典》未录。《外台秘要》卷二十四，发背方：“就中冬月得此病，即延得三五日，其发背初觉，即须当头灸二十一壮，如杯许大，即五花灸之，各二十一壮。”四花，《中医大辞典》云系经外奇穴，《针灸聚英》认为“合太阳行背二行膈俞、胆俞四穴”。今多从之。《外台秘要》卷十三，灸骨蒸法图四首：“候疮欲瘥，又取度两吻。小绳子当前双垂绳头所点处，逐脊骨上下中分点两头，如横点法，谓之四花，此后点两头，亦各灸百壮。”四花，是艾灸的一种方法，因其形似四花而得名。四花如此，五花也应是类似的艾灸方法。

（二）中医文献专题内容的提炼与统贯

中医词汇史对中医文献的作用，还表现在可以从纷繁复杂的文献资料中，将需要探究的词语提炼出来，使人们可以了解该词语演变的脉络。如今天称为糖尿病的消渴病，中医相关的词语很多，可以统贯起来看待。比较早的记载是《淮南子·说山训》：“嫁女于病消者，夫死后难复处也。”“病消”指消渴病，这是记载消渴较早的例子。《史记·司马相如列传》谓相如“常有消渴病”，

《素问·奇病论》:“其气上溢，转为消渴”,《灵枢·五变》叫作“消瘅”,《金匮要略》专门论述消渴，从此病名归于一致。

消渴的分类名称,《素问·厥论》有“鬲消”“肺消”,《素问·脉要精微论》有“消中”,《诸病源候论》始有“内消”,《太平圣惠方》叫“消肾”,《东垣试效方》叫“肾消”。三消之说见于《圣济总录·消渴门》，指消渴、消中、消肾，金元时期则是指上消、中消、下消。此后说法基本定型。但也有所变化，如明·戴元礼提出“消脾”，张景岳把消渴分为“阴消”与“阳消”。消渴还可以叫作宣疾，但这已经是枝节，不影响消渴病的分类。

传统医学通常局限于理、法、方、药四个方面，但实际上，医药的作用远远不止这些，在现代社会，医药非治疗的作用愈益显示出来，如卫生保健、美容等内容，既是医学的延伸地带，又是社会生活的一部分。其中许多词语，从大范围来说有医学的背景，从医学角度分析更加在理。

《五十二病方》最早记录了美容方剂，其中提到“瘢”“面皰赤”等名称。《外台秘要》卷三十二专门论述美容，收录美容方剂很多，如玉屑膏方、白蓝脂方、木兰膏方、蔡尼甲煎方等。《千金要方》提到唐朝名流贵妇对“面脂手膏，衣香澡豆”需求很大。《千金翼方》有“妇人面药”一篇，记载美容方剂的内容。《御药院方》也有许多美容修饰的方剂，如皇后洗面药、七白膏等，明·龚廷贤《鲁府禁方》也记录了不少洗面方、沐浴方、香衣方等。《普济方》则是美容方剂的集大成者，收录美容方上千首之多。

古人比较注意美容，在中医文献中多有反映，值得我们借鉴、吸收，这些内容也形成一些特定的词语。例如:

易容，服药改变容貌。辞书未见此义。《千金要方》卷十二，风虚杂补酒煎第五，夏姬杏仁方:“百日肥白，易容，人不识。”

染发,《汉语大词典》等辞书未录。《外台秘要》卷三十二有“变白发染发方五首”，其中有范汪“染发方”。范汪为东晋医家，著有《范汪方》，可见东晋已有此语。

香脂，芳香的脂膏。《汉语大词典》引元代例子，可以提前。《外台秘要》卷三十二，拔白发良日并方三首，引《千金翼方》:“消尽，纳香脂三两，和令相得。”

面脂,《汉语大词典》引《齐民要术》为例。隋唐医书记载有多种面脂的配方。

香飞露，香肥皂的俗名。《汉语大词典》无此义。《东医宝鉴》杂病篇卷九，香肥皂，引《唐方》:“沉香、白檀、丁香、零陵香、三乃子（各一两)，小脑（三钱)，麝香（一钱)，右为末，入皂角末（五两)，黑糖（二两或三两)，于火上熔化，拌和香末作丸，弹子大。凡盥洗手面，去垢腻。俗名香飞露。”香飞露、香肥皂之类的名称，容易被当作现代的梳洗物品，但其实是古代的肥皂。

沤子，《汉语大词典》无此义。《太医院秘藏膏丹丸散方剂》卷二有“沤子”，是专治面部瑕疵的洗用药。《太医院秘藏膏丹丸散方剂》卷二：“沤子，檀香二两，沉香一两，……右用黄酒二大碗，煎熬数沸，滤去渣，入蜜再熬二三沸。”《鲁府禁方》卷四，杂方有“洗面沤子”。沤本有浸泡的意思，这种洗用的面药需要经过浸泡，因此有这样的名称。

蜡脂、面药、手膏、手脂，指护肤用的药物。医药用语与民俗的关系在医书中也有体现。如涂面化妆品，通常认为是唐代妇女的发明，这些化妆品所配药料有几十种之多。受此风气的影响，医书也出现了许多医学美容的方剂，与前代医书相比，这是不可思议的。这反映了药物的用途更趋广泛，除了药物治疗以外，食疗、美容等方面也得到了加强。

蜡脂，指加了蜡的面脂，用以涂面。《外台秘要》卷三十二，面膏面脂兼疗面病方十三首：“崔氏蜡脂方。……纳诸药，候白芷色黄膏成，任用。每以澡豆洗面，然以涂之。”“常用蜡脂方。……乃炼蜡令白，看临熟下蜡调，瓷得所贮用之。”此二方均用十几味药物配制而成。《外台秘要》一书搜罗颇多，这也是一个例子。

面药，即脸部使用的去斑护肤品。《外台秘要》卷三十二，洗面药方二首：“千金翼面药方。朱砂（研），雄黄、水银霜（各半两），胡粉（二两），黄鹰屎（一升）。右五味合和，洗净面，夜涂，以一两霜和面脂，令稠如泥。”

辞书言“面药”为“预防面部皮肤因寒冻而皴裂的药膏”，此不妥。面药的作用在于美容增颜色，去掉瑕疵，御冻倒在其次。《千金翼方》卷五，妇人面药第五“洗面药方”文中言“其色光净，与未涂时百倍佳”，由此可明。

手膏、手脂，指涂于手上防冻疮的护肤药膏。《外台秘要》卷三十二，手膏方三首：“千金翼手膏方。……以瓷器贮之，五日以后，先洗手讫，取涂手，甚光润，而忌火炙手。”此方亦见于《千金翼方》卷五，妇人面药第五。“古今录验手膏方。……取二升，酒三升，猪胰取汁，桃仁研入，以洗手面。”“备急作手脂法。……煮白芷沸，去滓，膏成，以涂手面，光润，妙。”面膏面脂兼疗面病方十三首：“面脂手膏、衣香澡豆，士人贵胜，皆是所要。”《新修本草》卷十五，兽下，豚：“其脂能悦泽皮肤，作手膏不皲裂，肪膏煎药，无不用之。”卷八，栝楼：“其实今以杂作手膏，用根，入土六七尺，大二三围者，服食亦用之。”

以上这些是属于美容护肤的药物，与此相联系的是相关的损美性疾病。这些似乎无伤大雅的疾病，却令许多人深感烦恼，中医书籍同样也记载了这些词汇，例如：

粉滓、粉刺、皻刺、化面、䵳面，面部粉刺之类的小病。

粉滓，《千金要方》卷六，面药第九：“治面粉滓方：熬矾石以清酒和傅之，不过三上。”“治粉滓方，白敛（十二铢），白石脂（六铢），右二味捣筛，以鸡子白和，夜卧涂面，旦用井花水洗。”《外台秘要》卷三十二，面粉滓方四首：“备急疗妇人面上粉滓，赤膏方。……一如傅面脂法，以香浆水洗，傅药，避风，经宿粉滓落如蔓菁子状。”“主去粉滓皯䵳方。白敛、白石脂、杏仁（各一分），右三味，捣散，以鸡子白和，以井花水洗，傅之，三五遍即瘥。”《医心方》卷四第十五有“《拯要方》治面上皯黑粉泽等方”，高文铸等校注：“泽，疑当作滓。”其说是。

《外台秘要》卷三十二，澡豆方八首：“千金疗澡豆方。……常以洗手面，然作妆，百日面如玉，光润悦泽，去臭气粉滓，咽喉臂膊皆用洗之，悉得如意。”

粉刺，《汉语大词典》《中医大辞典》使用的均为明代以后的例子，其实唐代已经出现。《外台秘要》卷三十二，澡豆方八首：“崔氏澡豆悦面色如桃花，光润如玉，急面皮，去皯黯粉刺方。”杂疗面方六首：“苏澄去面皯及粉䵩方，……夜欲卧时研涂面疱粉刺上，旦以浆水洗面，日别如此，百日瘥，勿见风，效。”《大观本草》卷六，菟丝子引《肘后备急方》：“又方，治面上粉刺，捣菟丝子绞取汁，涂之差。”如《大观本草》所引属实，则东晋已有此语。

《素问·生气通天论》：“劳汗当风，寒薄为皶，郁乃痤。”王冰注：“时月寒凉，形劳汗发，凄风外薄，肤腠居寒，脂液遂凝，稸于玄府，依空渗涸，皶刺长于皮中，形如米，或如针，久者上黑，长一分，余色白黄而瘦于玄府中，俗曰粉刺，解表已。”此注已明言为“皶刺”，粉刺则是俗称。

化面、皻面，也是指粉刺之类的疾病。化面，辞书未录。《外台秘要》卷三十二，化面方二首：“张文仲疗化面方。真珠（研）、光明砂（研）、冬瓜仁（各二分），水银（四分），右四味，以四五重绢袋盛于铜铛中，以酢浆水微火煮一宿一日始堪用。取水银和面脂，熟研使消，合珠、冬瓜子末更和调，以傅面，取瘥为度。”

皻面，《中医大辞典》引《诸病源候论》为例，引征过晚。《医心方》卷四，治皻面方第十七：“《葛氏方》治卒病皻面，如米料敷者方：十月霜初下，取以洗拭面，乃敷诸药为佳。”“《范汪方》治皻面方：熬矾石，以酒和，涂之。”皻面即皻面，葛洪、范汪皆为东晋时人，可见东晋已有此语。

风刺，就是粉刺之类的脸部疾病。《汉语大词典》无此义。《中医大辞典》未录。《东医宝鉴》卷二，面上杂病引《入门》：“风刺、粉刺䵟黵、痤痱、酒瘡、肺风疮，皆面上之病。”“硫黄膏，治面上生疮，或鼻脸赤紫，及风刺、粉刺，诸药不效。”汤液篇卷三，紫葳：“能养血安胎，治酒渣、热毒风刺，利大小便。”《大观本草》卷六，茺蔚子引《丹房镜源》：“烧益母灰，用面汤溲，浇之遍，治面上风刺，亦制硫黄。”《丹房镜源》为唐代书籍，则此语可以推至唐代。

谷嘴疮，粉刺的一种。《汉语大词典》《中医大辞典》均未录。《东医宝鉴》卷二，连翘散引《回春》："治面生谷嘴疮，俗名粉刺。连翘、川芎、白芷、片芩、黄连、沙参、荆芥、桑白皮、栀子、贝母、甘草（各七分），右锉，作一贴，水煎，食后服。一名清肺散。"《回春》即《万病回春》。谷嘴疮就是粉刺，医学名为痤疮。

由此可见，有些词汇是各种书籍通用的，在中医文献中多见，普通书籍中少见，少见则解释不容易，多见则很容易知道书中的含义，因此根据中医文献的记载，有些词汇的含义就很容易搞清楚。

中医词汇当然以医疗作为重点，治病救人是医药最大的功用，然而在中医词汇的历史上，也有大量与服药治疗不太相关的内容。药物除了其药用价值，在生活中也有重要作用，古人在这些方面，同样给我们留下了宝贵的财富。在隋唐时代的方剂书中，有些方剂用于美化生活，有些用于清洁卫生，卫生也是中医词汇的重要内容，这些可以让我们对中医词汇有一个全面的认识，避免以偏概全。

如口腔科与牙科的词语，在《诸病源候论》中就有牙病的记录，这是有关牙科最早的记载。唐代方书有许多牙病治疗的方剂，说明唐朝人注意口腔病的治疗。口腔卫生的词汇是介于生活和医学之间的词汇，但牙病的治疗则是医学的范围，两者之间有一定的关联度。

宋代《太平圣惠方》也载有药膏药齿法："柳枝、槐枝、桑枝煎水熬膏，入姜汁、细辛等，每用擦牙。"这就是中国古代最早的牙膏。确切地说，这种牙膏其实是"药膏"。与之相配套的是植毛牙刷。

北宋时苏轼就曾自己配制过"牙粉"，把松脂和茯苓晒干捣末，筛出细粉来装袋，这便是苏氏牙粉。刷牙时，先把一小勺牙粉放嘴里，喝口水，漱一下，吐出，然后刷牙。沈括也曾配制过牙粉，沈氏牙粉的主要原料是苦参，其制作方法与苏氏牙粉基本相同，但是刷牙的方法不同：苏轼是先用牙粉漱口，吐出后再刷牙；沈括则是牙刷上蘸上清水，洒上牙粉，再刷牙。沈括的刷牙方式已经接近于今人的刷牙方式。

宋代出现了牙粉行，专门出售中药配制的牙粉，牙粉已经成为社会商品。牙膏与牙粉的区别，主要是形态上的区别，一个是膏状，一个是粉状，其主要的起效成分基本相同。

文献事实说明，与牙科有关的诸多词汇，大多是隋唐两宋时期才出现的，例如以下的词语：

牙疼，《汉语大词典》无此条目，只有"牙疼咒"，书证引《封神演义》《说岳全传》，可以提前到唐代。《千金翼方》卷二十六，舌病第五："颊车在耳下二韭叶宛宛中，主牙车不开、口噤不言及牙疼不得食、牙颊肿。"《外台秘要》卷二十二有"牙疼方八首"。

齿垢，《汉语大词典》引《本草纲目》为例，可以提前到唐代。《千金要方》卷二十五，蛇毒第二："又方：齿垢涂之。"

牙龈，《汉语大词典》引苏轼以下例证，可以提前。《外台秘要》卷二十二，牙疼痛及虫方三首："又疗牙疼及头，牙龈风肿，口急不开，面目虚肿。"

牙关，《汉语大词典》引《红楼梦》以下例子。《中医大辞典》言是推拿部位，这是另一含义，与今天的牙关含义相同。也见于《外台秘要》卷二十二，风聋方三首："崔氏疗耳风聋，牙关急不得开方。"

牙痛，《汉语大词典》无此条目。《诸病源候论》卷二十九有"牙痛候"。

补牙，《汉语大词典》引俞樾《茶香室丛钞·种牙》为例，言宋已有之。

牙药，《寿亲养老新书》卷二，牢牙乌髭方："早晚用如揩牙药，以温汤灌漱。"旁注："使牙药时，少候片时，方始灌漱。"卷二，交感丹："普愿群生，同登道果，后有牙药可同用之。"

（三）以往征用中医文献材料中出现的词汇

了解了中医词汇历史的大致情况，我们就应该树立一个观念，那就是对于中医文献资料的利用，必须掌握其第一手材料，尽量避免反复传抄之后的资料。只有从原始资料入手，才能知道资料的出处在哪里，也可以知道沿袭变化的状况。在这种情况下，词汇往往就成为理顺资料的抓手，起到关键的作用。例如：

火逆，《中医大辞典》言出《伤寒论》，实则来自《伤寒论》的柯琴注："以火迫劫汗，并亡离中之阴，此为火逆矣。"没有仔细分别原文和注文，以至于两者被人为混淆了。

散药，就是服石行走散发药性。《汉语大词典》引白居易为例。医书另有其义，指散剂。《千金要方》卷一，合和第七："凡散药有云刀圭者，十分方寸匕之一，准如梧桐子大也。""纳散药，勿按抑之，正尔微动令平调耳。"

白树鸡，就是白木耳。《食医心鉴》："治肠滑赤白下痢，白树鸡粥方：白树鸡三两，洗泽细切，一名白木耳，米二合，薤白五合，切，右相和于豉汁中，煮作粥。空心食之。"这一条来自《艺文类聚》第7册，可以当作中医文献的补充。

甚至还有这样的情况，有的文字由于错讹和上下文的关系，让人错以为是药物名词。我们可以根据中医文献的情况，消除这种虚假的词汇，并且把文字错讹校勘回来。如《军门秘传》卷二："治打扑伤损骨折，此药专能接骨续筋，如神。夜合树（俗谓之萌葛，即合欢花，越人谓之乌赖树，去粗皮，取白皮锉碎，炒）黑邑（四两），芥菜子（炒，一两），上为末，酒调二钱，澄清，临卧服，久以粗滓罨疮上，扎缚之。"（见《海外回归中医善本古籍丛书（第12册）》，人民卫生出版社2003年版，第247页）黑邑，注释云："药书未见，其义不明。""黑邑"，看起来像是药名，其实不然。这个方剂有其来源，《是斋百一选方》卷十三，第二十一门："治打扑伤损骨折，此药专接骨，护国长老传。

夜合树（俗谓之萌葛，即合欢也，去粗皮，取白皮锉碎，炒令黄微黑色，四两），芥菜子（炒，一两），右为细末，酒调，临夜服，粗滓罨疮上，扎缚之，神验。越州人谓之乌颗树。”这里的乌颗树，应作乌赖树。越州就是现在的绍兴，绍兴是宋高宗改定的地名，此前一直叫越州。《本草乘雅半偈》第五帙：“越人谓之乌赖树，金光明经谓之尸利洒树，俗谓之萌葛树也。”可见乌赖树是当时绍兴一带的方言词。这两个方剂对照一下，就可以看出确实相似。原文的“黑邑”，应为“黑色”，当连前文读，邑为色之讹。这个方剂中只有夜合树、芥菜子两味药，没有第三味药物，而且根据中医文献记录的词汇状况，是不可能有“黑邑”这种药物名词的。

与“黑邑”的情况相反，有的词语在古代存在，却被今人误以为不是词语。如“尸咽”，在《外台秘要》中有记载，或以为尸是蚀的借字，其实不是，“尸咽”在隋唐时代就是一个专有名词。《诸病源候论》：“尸咽者，谓腹内尸虫，上食人喉咽生疮。”《医心方》卷五，治尸咽方第七十三：“《救急单验方》疗尸咽方：捣干姜和盐末，注，立瘥。”“《龙门方》疗尸咽方：灸两乳中间，随年壮，验。”词语总有其通用性，凡此均可以证明。

这种情况在古代医话中已经有记载，例如《冷庐杂识》卷二，饧：“临海洪佥事若皋《南沙文集》，谓方书金、银、玉、石、铜、铁，俱可入汤药，惟锡不入。间用铅粉，亦与锡异。锡白而铅黑，且须锻作丹粉用之。明名医戴元礼尝至京，闻一医家术甚高，治病辄效。亲往观之，见其迎求溢户，酬应不暇。偶一求药者既去，追而告之曰：‘临煎时加锡一块。’元礼心异之，叩其故，曰‘此古方尔。’殊不知古方乃‘饧’字，‘饧’即今糯米所煎糖也。嗟乎！今之庸医，妄谓熟谙古方，大抵皆不辨锡、饧类耳。余谓：今之庸医，不特未识古方也，即寻常药品，亦不能辨其名。有书新会皮作‘会皮’，盖不知新会是地名也。有书抚芎作‘抚川芎’，盖不知川与抚为二地也。此皆余所目见者。”

二、对古代汉语的作用

古代汉语的研究已经取得了丰硕的成果，古汉语学界向来有锐意创新的传统，不断开拓新的领域，将古汉语研究不断向纵深推进。作为在传统文化中拥有重要地位的古代中医药词汇，自然也是古代汉语研究的组成部分。

因此，中医词汇史的研究，也可以为古代汉语架起通往医药领域的桥梁，让古代汉语发挥最大的效用，同时也可以丰富古代汉语研究的层次和内容，让人们改变对古代汉语单一的看法。中医文献是用古代汉语记录而成的，中医语言是古代汉语的一部分，两者可以互相影响、互相促进、互相渗透，中医词汇具有很强的专业性，古代汉语则很少问津专业的部分，这也是古代汉语研究的一个不足，通过中医词汇的研究，可以弥补古汉语这一方面的欠缺。

古代汉语研究的深入发展，基本上以断代研究最为引人注目，这自然无可厚非，不过截取一面的研究如中医词汇史，可以对汉语中科技色彩比较浓厚的中医语言作一个横断面的剖析，这对古代汉语研究而言也是非常必要的。

（一）与医书有关的口头语言词汇

古医书中的词汇，也有许多普通词汇，其中有的与医学有联系，有的则是纯粹的普通词语。中医专业人士很容易忽略这些词语，但对古代汉语词汇研究而言，是难得的语料，无论这些语料是民俗口头语言词语，还是罕见的其他词语，都能对古代汉语词汇起到补充的作用。医书的口语成分不是很多，但有时无意之中也会记录各种口语俗语的词汇。以下就是几个相关的例子：

冷泪，《汉语大词典》未录。《汉语方言大词典》云："老年人的泪水。古方言。"引唐·王梵志《知识相伴侣》诗："眼中冷泪下，病多好时少。"《敦煌变文集·降魔变文》："面上红颜千道皱，眼中冷泪状如泉。"（《汉语方言大词典》（第二卷），中华书局 1999 年版，第 2881 页）这个解释不够地道，"冷泪"是古代病症名称，医书多有记载，不限于老人，也很难说是方言。"冷泪"是指泪液无故外溢的眼病，医书有目风、风泪、目泪出不止等别名。《中医大辞典》"冷泪"条引《银海精微》，《银海精微》为宋以后人托名之书，可以提前。《千金要方》卷六，目病第一有"治眼暗赤冷泪方"，"治目白肤，风泪下，荡风散方"。

天花，《汉语大词典》《中医大辞典》均不及于此。《饮膳正要》卷一，天花包子："天花（滚水烫熟，洗净，切细）。"后文云："天花（与蘑菇稍相似，未详其性，生五台山）。"此天花，元·吴瑞《日用本草》有记载，或者叫作天花蕈，一名天花菜，言其形似松花而大如斗，出五台山。清·王士祯《池北偶记》言及康熙向馆臣赐天花蕈，即此物。

道人头，《汉语大词典》引《本草纲目》为例。《小儿卫生总微论方》卷十七，诸虫咬蜇论："又方，治如前，道人头（未详）、楝叶、车前子（各等分），右为末，唾调置耳门中，则自出，传方人直寻蛐蜒自送入耳，用此药试之乃出。"道人头，此处附注云未详，其实就是苍耳，古名葈耳。《大观本草》卷八，葈耳条言："俗呼道人头。"可见道人头是俗语。按照本草的记载，《诗经》叫卷耳，《尔雅》叫苓耳，《广雅》叫葈耳，还有方言的名称，如幽州叫爵耳，道人头是宋时的俗称，名称的变化还是很明显的。

千槌花，即木工的凿柄木。《汉语大词典》未录。《卫生易简方》卷十一，难产："用千槌花，即凿柄蓬头烧灰存性，为末，急流水调下。"千槌花，《中医大辞典》未录。《卫生易简方》卷二，治反胃："又方，用千槌花一个，烧灰存性，为末，酒调服。"或者叫作"千捶花"。《奇效简便良方》卷二："反胃噎疾，千捶花（即凿柄木），烧灰酒服。"意思相同，可以为证。《本草纲目》卷三十八有"凿柄木"，一名千椎草，其附方所引，也是前面的《卫生易简方》，用的也是"千槌花"，据此也可以推知。

人膏，即人的汗垢的婉转说法。《中医大辞典》《汉语大词典》均无此义。《本草拾遗》卷二，仰天皮："无毒，主卒心痛，中恶，取人膏和作丸服之七丸，人膏者，人垢汗也。揩取仰天皮，是中庭内停污水后干地皮也，取卷起者，一名掬天皮。"

阴胶，就是指饭甑蒸气的凝结物。《汉语大词典》有此义，引宋代例子。《中医大辞典》无此义。《东医宝鉴》卷七，内外分痈疽："点阴胶法，欲知内疽所在，点阴胶少许于口中，即知藏府所起，直达至位处，知痛足可医也。阴胶即是久用甑中气垢也。雷公云：知疮所在，口点阴胶。"

葱涕，就是葱汁。《汉语大词典》未录。《中医大辞典》引《千金要方》为例。《外台秘要》卷二十二，久聋方五首引《肘后》："以葱涕和，以绵裹塞耳。"《肘后》即《肘后备急方》，是葛洪所作，因此可以上推至东晋，比《千金要方》为早。《汉语大词典》"涕"字之下，只有眼泪、鼻涕、哭泣三义，没有液汁之义，应该补充。

陈败，就是变质腐败。辞书未录。《外台秘要》卷十四，中风及诸风方一十四首："忌食米醋、油脂、陈败难消等物。"

指彄，即指环。辞书未见此语。《千金要方》卷十六，噎塞第六："误吞镮及指驱方：烧雁毛二七枚，末，服之，鹅羽亦得。"

上述这些词语，应该属于民俗口头语言，所以经典著作里是看不到的，但方剂书和本草补遗之类的书比较接近民间和现实，甚至把一些非药之药也包括进去。即使我们今天看来，这些词语的含义也是一目了然的。

（二）中医文献的普通词汇语料

古代中医经常借用文史词语，然后赋予医学含义，从而达到创新词义的目的。中医词汇同样存在联想义（隐含义）、派生义、社会义（社会因素引起的词义变异），如司空图《二十四诗品》有"著手成春"的说法，原意指诗歌要清新自然，后来变成"妙手回春"，用于称赞医术的高明，但联想义已经转移，主要是"手"的意义不寻常，指中医的脉诊、切诊的特点，只凭三个指头加一个小枕头就可以作出准确的诊断，这是中医词语的奥妙所在，证明古汉语就是中医语言的母体。

中医文献中有许多普通词语，医学上专业价值不大，但对古汉语的词汇研究有价值，更难得的是普通古籍记载很少，因此不妨加以利用，以拓宽词汇选料的渠道。这些语料为数不少，这里随机选取一些语料加以说明：

油腻，《汉语大词典》引苏轼以下例子，可提前至唐代。《千金要方》卷二十三，九漏第一："特忌油腻。一切器物皆须灰洗，乃作食。"《外台秘要》卷二十九，灭瘢痕方十七首："瘥后忌五辛、小豆、油腻，及酢、饮酒等。"

滑腻，就是黏滑油腻。《汉语大词典》意为光滑滋润，多为褒义词，与此有别。《外台秘要》卷五，一切疟方四首："忌生冷、酢、滑腻、面及饱食。"

《简明中医语词辞典》引《千金要方》，但还是解释为“光滑滋润”，不妥当，医书中的含义与普通含义不同，这是由医书的语境决定的。

馄饨，《汉语大词典》引唐代《酉阳杂俎》以下例子。《外台秘要》卷二十九，金疮中风方八首：“肘后疗金疮中风方。蜀椒，量疮大小，用面作馄饨，煻灰中炮令熟。”据此，时代可以提前很多。

青风，即春风，《汉语大词典》用唐宋以后的例子。《灵枢·论勇》：“少俞曰：春青风，夏阳风，秋凉风，冬寒风。”阳风，《汉语大词典》一云东风，书证引曹丕，一云南风，书证引顾炎武，都不如《灵枢》早。

毛茸茸，《汉语大词典》引现代书证，但古代已有。《千金翼方》卷二十四，疥癣第八：“又方：正日中午时炙病处，影上三姓灸之，咒曰：癣中虫，毛茸茸，若欲疗，待日中。”

白糖，《汉语大词典》只有解释，没有书证。其实白糖也来自古代，《千金翼方》卷二十四，矾石沥中有“白糖八两”。

白蜡，《汉语大词典》引宋·周密的例子，还可以提前。《千金翼方》卷二十四，治久疥癣方就有“白蜡”。

大盐，《汉语大词典》云是山西解池的盐，引《本草纲目》苏颂云。《千金要方》卷二十四，矾石沥中有“大盐”。

灯盏，《汉语大词典订补》引宋代例子，可以提前至唐代。《千金要方》卷二十五，蛇毒第二：“又取灯盏残油灌疮口。”

鞋袜，《汉语大词典》引宋代以后例证。《千金要方》卷二十五，蛇毒第二：“凡行山路草木中，常以腊月猪膏，如盐涂脚胫及足趾间趺上，及著鞋袜，蛭不得著人也。”

周边，《汉语大词典》引郭沫若例子，其实唐代已有。《千金要方》卷二十五，蛇毒第二：“射工中疮有三种：其一种正黑如黡子，皮周边悉赤，或衣犯之，如有芒刺痛。”

转动，辞书所引都是宋代以后例子。《千金要方》卷十六，胀满第七：“服一升，腹中转动者，勿服；不动者，更服。”

饴糖，《汉语大词典》引清代例子。《中医大辞典》云见《本草经集注》。《千金要方》卷十六，噎塞第六：“取饴糖，丸如鸡子黄，吞之。”

预防，《中医大辞典》无用例。《汉语大词典》书证用《世说新语》以下例子，还可以提前。《肘后备急方》卷三，治风毒脚弱痹满上气方第二十一：“欲预防不必待时，便于酒煮豉服之，脚弱其得小愈，及更营诸方服之。”

厌食，《汉语大词典》未录。《神农本草经》卷三，龙眼：“治五脏邪气，安志，厌食。”《五十二病方》卷末佚文有治“厌食”方。可见“厌食”一语，也是历史悠久。

药金，用药物炼制的假金。《汉语大词典》引《旧唐书》为例，但也可以指药费，此义辞书未录。《外科正宗》卷四，医家五戒："药金毋论轻重有无，当尽力一例施与，自然生意日增，毋伤方寸。"

治病，《汉语大词典》有"治病救人"一条，却没有"治病"这一条目。《墨子·号令》："伤甚者令归家治病，善养，予医给药。"《素问·移精变气论》："今世治病，毒药治其内，针石治其外。"

木硬，《汉语大词典》言是麻木僵硬，引《医宗金鉴》为例，可以提前。《东垣试效方》卷三，疮疡治验："不辨肉色，漫肿，皮泽木硬，疮势甚大。"

肃杀，严厉摧残。《汉语大词典》引《抱朴子》以下例子，还可以提前。《素问·气交变大论》："肃杀而甚，则体重烦冤，胸痛引背。"

蜜蜡，《汉语大词典》引晋·张华《博物志》以下例子。《中医大辞典》言出《神农本草经》。

蜡纸，《汉语大词典》引苏轼和陆游的例子。《千金要方》卷十八，咳嗽第五："熏黄研令细一两，以蜡纸并上熏黄，令与蜡相入。"

枯瘦，《汉语大词典》引宋代以后例子。《千金要方》卷十二，风虚杂补酒煎第五就有"治枯瘦方"。

灌溉，《汉语大词典》引《汉书》以下。《难经》第二十三难："别络十五，皆因其原，如环无端，转相灌溉。"第二十八难："阳维、阴维者，维格于身，溢畜不能环流灌溉诸经者也。"《难经》，托名战国秦越人，现多认为西汉以前已经成书，可以提前。

耐寒，《汉语大词典》引《西京杂记》以下，可提前至先秦。《难经》第四十七难："人面独能耐寒者，何也？……独诸阳脉皆上至头耳，故令面耐寒也。"

鸭子，即鸭蛋。《汉语大词典》引《齐民要术》以下例子，可以提前至晋代。《肘后备急方》卷一："又方，熟艾如鸭子大三枚，水五升，煮取二升，顿服之。"

澄清，意为沉淀杂质，使液体变清。《汉语大词典》引现代例子，可以提前至唐代。《千金要方》卷十五，脾虚实第二："先以水一斗二升煮竹叶，取七升，去滓澄清。"

凹凸，《汉语大词典》引宋代以后，可提前。《诸病源候论》卷七，伤寒豌豆疮后灭瘢候："其瘢犹黡，或凹凸肉气，所以宜用消毒灭瘢之药以傅之。"《新修本草》卷八，狗脊引陶弘景集注云："根凹凸宠宂如羊角细强者是。"

毛桃，《汉语大词典》引《本草纲目》为例。《外台秘要》卷五，一切疟四首："桃人须是毛桃人，余者即无效。"

药滓。就是药渣，辞书未录。《外台秘要》卷十五，风头眩方九首："煮取四升，顿服之，以药滓熨，覆取汗。"

行使，意思就是使用。《汉语大词典》引《元典章》以下例子。《外台秘要》

卷十四，张文仲疗诸风方九首："庸医不识药之行使，或冬药夏用，或秋药冬用，多杀人。""轻者服小方，重者服大方，药味虽同，行使殊别。"

刚炭，《汉语大词典》未录。《汉语方言大词典》有录，云是吴方言，就是硬炭、白炭，其实古代就有。《千金要方》卷十一，坚癥积聚第五："上著刚炭火一斤。"刘禹锡《传信方》甲香："凡烧此香，须用大火炉，多著热灰及刚炭，至合翻时，又须换火。"《汉语大词典》收"白炭"，书证为《醒世姻缘传》。

大醋，指陈醋。《汉语大词典》无此条目。《千金翼方》卷二十四，治癣秘方："更以三年大醋和涂之，以傅癣上，燥便瘥。"《千金要方》卷十五，冷痢第八："烧砖令热，大醋沃之，三重布覆，坐上即瘥。"可以上推至《三国志·华佗传》："向来道边有卖饼家蒜齑大酢，从取三升饮之，病当自去。"大酢就是大醋。

神良，指效果良好。《汉语大词典》无此条目。《千金翼方》卷二十四，瘰疽第三："瘰疽秘方，世所不传，神良无比。"卷二十一，耆婆治恶病第三："苦参处处有之，至神良。"

脱肛，《汉语大词典》引《医宗金鉴》以下例子。《中医大辞典》言见《诸病源候论》。

尿床，《汉语大词典》未录。《中医大辞典》言见《诸病源候论》。

液雨，也叫药雨。《汉语大词典》引《本草纲目》为例。南宋·陈元靓《岁时广记》卷四引《琐事录》："闽俗立冬后过壬日，谓之入液，至小雪出液，得雨谓之液雨，无雨则主来年旱。谚云：液雨不流簰，高田不要作。又谓之药雨。"宋·吴自牧《梦粱录·十月》："月中雨，谓之液雨。百虫饮此水而藏蛰。"

刺心，指胃脘烦痛。古代说成刺心，此义虽然简单，但《中医大辞典》亦未录。《活人心统》卷三，刺心门："论病刺心，谓火嘈杂，论痰汪洋，皆作寒食痰饮。膈中痰火痞塞，刺心嘈杂，脉弦细数。"刺心活套："刺心，炒焦栀子仁。汪洋，加藿香、细辛、肉桂。""开郁香连丸，治刺心、嘈杂、干噎。"《千金翼方》卷二十，备急第一："仓公散，主万病方，……右四味，等分为散，主卒鬼打鬼排鬼刺心腹痛。"

对于这些词语，中医文献的语料之所以可以帮得上忙，一是因为中医文献的语料为时更早；二是因为有些语料在中医文献出现的概率多一些，在普通书籍就十分罕见；三是因为有的意义，只有在医书中才有其用例。有了这样的优势，中医文献的语料能发挥作用也就不足为奇了。

（三）丰富古代汉语词汇研究的层次与内容

古代社会生活的状况如何，在文史古籍中反映得并不充分，与医药有关的内容，反映最充分的当数中医文献，中医词汇可以弥补这些方面的不足，这也是古代汉语词汇所需要的部分。

通过对中医词汇的探究，可以知道古代汉语词汇与中医词汇并非隔绝不通，而是互相交融、互相渗透。离开古代汉语，就无所谓中医词汇；离开中医词汇，古代汉语词汇也就不完整。古代汉语的词汇研究，也应该有各个层次，互为倚重，彼此联通，避免顾此失彼造成的认识不全面。

在语言中时常碰到这样的情况，有的词语不受关注，处于被遗忘的角落，中医书籍中的词语更是如此。其实被遗落的词语，对词汇研究的作用并不亚于那些常用的词语。这些词语可以补充汉语语料库的不足，也可以使古汉语研究的触角延伸得更远，脉络更加顺畅。

投剂，就是用药。辞书未录。《东垣试效方》卷三，疮疡治验："盖始于投剂，至疮痂敛，都十四日而已。""明之投剂，应手而愈。"这段文字出自元好问。

乳药，饮药服毒。《汉语大词典》引《后汉书》为例。乳药，医书可指钟乳石，中古有服食钟乳的习俗。《医心方》卷十九，服石钟乳方第十六："《耆婆方》云：凡服乳药，通忌生冷、醋滑、尘臭、大饱、大饥及嗔忧悲泣愁不乐，不得冒诸风雪及淹秽之事。"

自死，指因瘟疫而死。《汉语大词典》没有词目。《新修本草》卷十五，牛角条，肉："安中益气，养脾胃，自死者不良。"唐人注："自死谓疫死，肉多病。"《食疗本草》卷三，牛："自死者，血脉已绝，骨髓已竭，不堪食。"

药囊，《汉语大词典》没有词目。《史记·刺客列传》："是时侍医夏无且以其所奉药囊提荆轲也。"《名医类案》卷十一，产后："适记所云，而药囊有独活，乃急为之。"

药资，就是药钱。《汉语大词典》没有词目。《医医》，存博济章第三："妾有子病，濒于死，贫无药资，公能恤之乎?"《医说》卷十，承务："竟从其请，别奉银五十两为药资。"

进药，就是服药。《汉语大词典》没有词目。《医说》卷二，以医知名："（张）锐应曰：吾今日体困，不能起，然亦不必起，明日方可进药也。"《医心方》卷八，脚气疗体，引徐思恭曰："脚气之病，不同余病，一患以后，难瘥易发，诊候不同，诊病进药，随其冷热。"

宗兆，指基本的方面。辞书未录。《素问·五常政大论》："火纵其暴，地乃暑，大热消烁，赤沃下，蛰虫数见，流水不冰。"王冰注："少阳在泉，火监于地，而为是也。病之宗兆，地气生焉。"《素问·五脏生成》："五脏之象，可以类推。"王冰注："夫如是皆大举宗兆，其中随事变化，象法旁通者，可以同类而推之耳。"《素问·至真要大论》："反治何谓？……可使溃坚，可使气和，可使必已。"王冰注："诸如此等，其徒实繁，略举宗兆，犹是反治之道，斯其类也。"王冰的用语应是有来源的，可以推至东汉。《神农本草经》卷一："夫大病之主，有中风、伤寒，……虫蛇蛊毒所伤，此皆大略宗兆，其间变动枝叶，各宜依端绪以取之。”

三辰，《汉语大词典》指日月星，医书所见有异。《外台秘要》卷十五，风头眩方：“若无病人，常欲得旦起、午时、日没三辰，别二七。”可知，三辰是指三个时间段。三辰的提法，在《诸病源候论》的养生方中也时常可以见到。可知此语原本就是一个养生方面的用语。

破除日，就是破日和除日。《千金要方》卷七，膏第五：“凡作膏，常以破除日，无令丧孝、污秽、产妇、下贱人、鸡犬禽兽见之。”“诸蜈蚣蛇蜂等毒者，以膏置疮上，病在外，悉敷之摩之，以破除日合。”

除日，《汉语大词典》引《镜花缘》等书为例；破日，《汉语大词典》引《三国志平话》等书为例，书证均可提前。《外台秘要》卷二十，男女新久肿方三首：“慎风冷，十日平复也。除日合服之。若急不可待，逐急合服。”《外台秘要》卷三十九，年神旁通并杂忌旁通法：“又男忌除日，女忌破日。”“除日不治眼，禁日入。”“破日不治口，禁平旦。”

古医书中的一些词语，如《灵枢·五色》：“黄帝曰：明堂者，鼻也。阙者，眉间也。庭者，颜也。蕃者，颊侧也。蔽者，耳门也。”明堂、阙庭，在《伤寒论》中也可以见到，似乎是相书中的词语，但古代医卜星相连称，这种词语也是可以通用的，并没有什么不妥。如果因此真的认为中医词汇与相书词语有很大的关系，那是错误的理解，因为在古代，中医与风鉴相术的词语就是截然分开的，有人想借医术之名，来行巫术、相术之实，都会受到医家的驳斥。

如“乩方”，指用迷信扶乩的方法得到的方剂。《汉语大词典》未录。《冷庐医话》卷一，慎药：“乩方之风，于今尤甚。”“都门章子雅患寒热，乩方用人参、黄，痰塞而陨。”《冷庐杂识》卷四，乩：“韩昌黎为《李于墓志铭》，言其服柳泌水银药以死，类及以药败者六人，为世诫。德清许周生驾部宗彦效之，为《吴台卿哀辞》言：台卿笃信乩言，长斋礼拜，忘其体之羸。又受道士戒，百日不语。方夏暑火郁肺，遂病血而死，因谓乩之术始犹一二好事者信之，继则朴实之士信焉，继则聪明之士亦信焉。祸福以乩为筮，学问以乩为师，疾病以乩为医。背阳而入阴，舍昭昭而即冥冥，其幽阴沈墨，足以销散人之精爽，而君乃由之，以至于死云云。余观近日乩方盛行，往往服药而速之死，盖其为害尤烈。无如习是术者，终溺惑而不知返也。”

又如“太素脉”，古代有人盗用诊脉的名义，实则为风鉴相术之类，人们容易受其蒙骗。《对山医话》补编，姚蒙：“姚蒙字以正，居邑之百曲港，明时以医名于世，尤精太素脉。言人生死祸福，每奇中，而性特异。”《医宗己任编》卷四，四明医案：“次缪邀予至天竺，曰，闻子善太素，乞为我诊，辛丑可得第否？予曰：太素两字，出在三坟，后人窃之，以欺天下之耳目，且造为歌诀，妄言祸福，轩岐无是也。”《脉诀汇辨》卷一，太素脉论：“然考其底蕴，总不出乎风鉴，使风鉴精则太素无漏义矣。”这里说的太素就是太素脉，有人竟以“辛丑得第否”之类的问题来询问，这与医学毫无关系，是相士冒用“太素”作为幌子罢了，偏巧有一部名为《黄帝内经太素》的医书，因此声明加以澄清。奇怪的是这种太素脉，竟然也出自前代。宋·周烜《清波杂志》卷十一就有“太素脉”，云：“烜尝见父友许志康论太素脉，谓可卜人之休咎。”主要用来预测人能否登第中榜，与后世一致。《脉诀汇辨》和《医宗己任编》是明清时代的医书，所谈论的太素脉，其实宋代已经具备，可见医书与史料笔记之书也可以互为印证。“太素脉”这种词语，其实与中医无关，其他人也不太关心，可是总的来说，还是属于古代汉语词汇的范围，也算是古代汉语的一个枝节。

三、对医古文的作用

医古文作为介于中医和古代汉语之间的交叉学科，对中医语言的传承与发展有着特殊的作用。仅就医古文自身而言，单纯的中医古文是远远不够的，必须既要加入古代汉语的阵营，又要渗透中医语言领域，为两方面都作出应有的贡献，并在二者的融会贯通之中找准自己的位置，为中医语言的古今转换作出不懈的努力。

医古文以研究中医语言为己任，因此中医词汇史对医古文而言，无疑是题中应有之义，中医词汇史既是医古文当然的内容，也可以促进医古文的发展。医古文在学科安排中与古代汉语有同等重要的地位，但中医古籍语言研究的进展远远不如古代汉语。中医词汇史的研究，至少可以为医古文的研究提供一个新的视角，促进医古文多样化研究的形成。词汇应为医古文的重中之重，因此应该对中医语言的名词术语进行深入的研究和探讨。

（一）与中医相关成语典故的梳理

今天使用的一些汉语词汇，原本就来自中医，到现在仍具有通用性，如“煎熬”，原本指煎熬汤药。又如“良药苦口”，语出《论语》“良药苦口利于病”，比喻忠言逆耳，批评的话听起来刺耳，其实助人进步。中药有一半以上属于苦味，药汁苦口，就是这些药物的缘故。从语源上看，这句话来自先秦。良药苦口，《汉语大词典》引《韩非子》；良药苦于口而利于病（言孔子云），《汉语大词典》引《说苑·正谏》，而《史记》作“毒药苦于口利于病”。这些都来自先秦的俗话，有着共同的来源。

1. 与中医相关的成语

今天保留下来的成语典故中，有许多直接来自中医故事，也有的由文史含义转变成医学含义，如“讳疾忌医”，来自扁鹊与蔡桓公的故事。“起死为生”，来自扁鹊治疗虢太子的故事，真正的死者不可能复活，能够复活的人必定是假死，猝死者有自我恢复的功能。起死为生，语本《史记·扁鹊仓公列传》：“越人非能生死人也，此自当生者，越人能使之起耳。”扁鹊善于分辨死证活证，完全得益于其诊断实践，而俗间以之为奇，认为扁鹊能够起死为生。

回光返照，或者叫作残灯复明，本来系中医望诊术语，病人重病不起，百治不愈，忽然间神志清醒或者兴奋，这是人体应激反应的一种表现，是神态反应的假象，是必死的预兆。现代医学已经揭示其机制，即由脑垂体释放促甲激素，使甲状腺分泌激素，帮助心脏跳动，恢复心脏功能，振作人的精神。回光返照，出自宋·释道原《景德传灯录》卷二十六，洪州云居义能禅师：“方便呼为佛，回光反照，肩身心是何物。”“反”与“返”古字可通用。

牛溲马勃，语出韩愈《进学解》。牛溲是车前草，马勃指脱皮马勃，本是普通草药，后来比喻无用之物或者微不足道的东西。

药店飞龙，古代用来形容消瘦。飞龙就是中药龙骨，龙骨是古生物化石。语出南朝乐府《读曲歌》：“自从别郎后，卧宿头不举，飞龙落药店，骨出只为汝。”药店，《汉语大词典》没有例子，其实《读曲歌》已经有“药店”。李商隐《垂柳》：“旧作琴台凤，今为药店龙。”

姜桂之性，指愈老愈辣，比喻年老而刚直。姜指生姜，姜越老水分越少，油脂越多，因此愈老愈辣。桂是肉桂，桂皮干燥加工成肉桂，树越老味越辛烈。将药性比拟人性，移植到大众语言中来。有时缩略为“姜桂”，姜桂之性，出自《宋史》。

河鱼腹疾，出自《左传·宣公十年》，孔颖达疏：“如河中之鱼，久在水中，则得腹疾。”认为河鱼会得腹疾，显然不当，但这一成语只在腹疾这一义位上使用，因此今人也不感到意外。

含沙射影，古代传说山溪中有射工毒虫，看到影子就喷射沙子，人影被射中就会得病。其实并无这种毒虫怪物，但古人信以为真，医书中也不断加以转录，如《诸病源候论》就有这种记载。后世医书也有另外解释的，如《外科大成》卷四有“射工伤”，旁有小注：“即树间杂色毛虫也。”但此说与隋唐医书不符合，杂色毛虫自有所指，与“射工”是两码事。

古人科学水平有限，一些说法不够科学，反映在成语里，必然与事实有偏差，但是这并不影响成语的使用。

如“病入膏肓”，原来指病已危重到无法医治的地步，语出《左传·成公十年》医生缓治疗晋景公事。膏肓是指人体深部的心尖及膏脂，汤药针灸无法奏效，必死无疑。也以此比喻事情严重到了不可挽回的程度。尽管膏肓是古代的概念，在现代医学中几乎不用，但是这个成语历史悠久，并不影响其在汉语中的使用。

也有的成语，如“囫囵吞枣”，原本也有医学方面的寓意，但今天使用时，已经很少有人能明白这种含义。囫囵吞枣，出自元代《湛渊静语》，有个老医生说，梨于齿有益，而对脾有害，枣能补脾，却对牙齿有害。有人就自作聪明地说：这好办，吃梨只嚼不咽，吃枣只咽不嚼，既不伤脾，也不伤齿。其实连核吞下，营养不能吸收，还会引起肠胃疾病。后来比喻笼统地接受，不加分析、思考，不求甚解。

还有“豆重榆瞑”，指物各有性，如饮食不当，会有害身体。语本嵇康《养生论》：“豆令人重，榆令人瞑。”大豆食后消化率不到50%，多食使人重滞。榆树的嫩叶，吃多了使人无精打采，昏昏欲睡。

此外，古人用“霜露之病”指因感受风寒而引起之病，语出《史记·平津侯主父列》，认为只是逢霜遇露所致的轻病，没什么大不了的。又用“癣疥之疾”指轻微之病，其实不然，癣疥之疾也会酿成重病，甚至致人于死。

与病理知识相关的成语，如“膝痒搔背”，后比喻不得要领；“麻木不仁”，原来指肢体麻痹，丧失知觉，后比喻情绪或心智上的冷漠。与藏象学说相关的成语，如肝、胆两个脏腑密不可分，因此用“肝胆相照”比喻真诚的心意。心、胆也有密切联系，胆怯、善惊、睡眠不安等行为，往往与心胆有关，因此“胆战心惊”这一成语，是完全合乎医理的。可以这么说，大多医药成语是跟中医的医理相通的，只有小部分的成语，随着时代的变迁和观念的变化，已经变得不再契合。

2. 与中医相关的典故

前述一些成语，实际上也来自古代的典故。这里说的典故，是指那些还没有变成成语的典故掌故，有许多典故掌故与医学有关。这种与医药有关的典故范围广泛，最后形成的语词，有双音词也有四字短语。

与疾病有关的典故有：“冉耕之疾”，这个典故来自《论语》，为贤者患恶疾之典；“长卿病”，指消渴病，因为司马相如患有消渴病而得名，又叫作文园病，或云文园病渴，因为司马相如担任过孝文园令；“丘明之疾”，指眼疾，因为左丘明而来；“淮阳多病”，来自西汉汲黯的事迹；“二竖”，代指病魔，则出自《左传》的故事。与药物有关的典故有：“红药”，即芍药，来自谢朓的诗歌；“文章草”，就是五加皮，李时珍言谯周《巴蜀异物志》名文章草；“兰荪”，即菖蒲，来自沈约的诗文。

除了与疾病、药物有关的典故，其他方面同样有许多典故。中医历史上出现过许多人物事迹，也形成了一些习惯名称。例如以下两个例子：

青囊，放医书的布袋。《汉语大词典》引刘禹锡文章，也可以借指医术。《慎柔五书·顾序》：“先是吾师熊鱼山先生夫人，得奇恙，随宦游，遍叩青囊，终无所济。”青囊，指药囊，在此借代指医药。《种福堂公选良方·序》：“第展阅一过，了然心目，洵为青囊家不可缺一之书。”青囊家就是医家。中医有四个代称，一是岐黄，二是青囊，三是杏林，四是悬壶。以青囊指代中医，与华佗有关。相传华佗死前，为报狱吏之恩，曾经以青囊装医书，赠予狱吏，狱吏也行医，使华佗部分医术流传，后人称中医为青囊。这些从修辞上来看，属于借代手法，原本是临时义，后来成了固定的含义。

黄素，本指张仲景方书，后泛指医方书。《外台秘要》卷十八，脚气论二十三首："深师述支法存，所用永平山敷施连、范祖耀黄素等诸家疗脚弱方，凡八千余条，皆是精要。"《千金要方》卷九，宜下第八载续命丸，方后宋臣小字注云："崔氏云此黄素方"。黄素可指不同医家的医书。宋臣《新校备急千金要方序》："而乃祖述农黄之旨，发明岐挚之学，经掇扁鹊之难，方采仓公之禁，仲景黄素，元化绿袟，……或经或方，无不采摭。""黄素"与"绿袟"对文，其义相同，即指张仲景与华佗的医书。张仲景著有《伤寒杂病论》，而《中藏经》相传为华佗所著。这里的"黄素"，有的本子说成是《黄帝内经·素问》，这是不对的。《中国医学大辞典》收有"黄素药方"一条，云即仲景之方。可见仲景之方可以称为黄素。《简明中医语词词典》也有"黄素"，引黄庭坚序为例，时代偏迟。

"黄素"此义一直有沿用，葛洪书中便是如此。《抱朴子·内篇·杂应》："余见戴霸华他所集金匮绿囊、崔中书黄素方及百家杂方五百许卷。"《外台秘要》卷十四，柔风方："深师疗柔风体疼白汗出，石膏散方。石膏（二两，研）、甘草（一两，炙），右二味，捣筛为散，以酒服方寸匕，可以七服。武家黄素方。"黄素，原本指道教珍贵书籍，此处指的是医方书。从以上用例可见，黄素是当时医家编集的方书的统称。

中医有些典故有出处，从雏形到最后成语的形成，可能经历一个曲折的过程，如"对症下药"是我们常见的成语，其雏形在《三国志·魏书·华佗传》。故事是这样的：州里有两个小吏倪寻、李延同时患病，都是头痛发热，便一起去找华佗看病。华佗说：倪寻要服泻药，李延要服发散药。有人问道：为什么病情相同而用药却不同呢？华佗解释说：倪寻的病是从内部伤食引起的，所以宜服泻药；李延的病是从外部受凉引起的，所以要服发散药。结果，两人各自服了不同的药，都痊愈了。根据这个故事，后人把华佗这种治病方法叫作对症下药，并引申变为成语。而真正形成"对症下药"这个成语，是在宋代，《朱子语类》卷四十二："克己复礼，便是捉得病根，对症下药。"

医古文教材中的词汇，也可以作历史的考察，明了其使用的全过程，就可以避免一些错误的理解。医古文的词语，有医学的也有文史的，无论哪一种，只要是含义复杂、背景不清的词语，就需要查考来源，而不能简单解释了之。

与通常的语文类似，医古文也需要与教材配套的课外读物，以便将医古文的作用随时延伸到课外的中医古文献，如《中医骨伤科古医籍选》，这种文献选集专业性比较强，适合专业学生学习。但专业性的词语，往往更加细微深入，即使专业人士也未必清楚，这就需要中医专业词汇方面的探究。

医古文要参考古代汉语的编法，将医药文化常识写进教材之中。从中医一些常用词汇入手，解释其中深厚的文化内涵，帮助人们掌握中医药的本质。同时针对专业医生不太关心、文科学者容易忽略的中医相关词汇，进行有针对性的研究。这些词汇在文科书籍与中医文献中兼而有之。例如，有的典故与医古文的课文也有关系，只是容易被人忽略，如《三国志・华佗传》，言及华佗出书一卷以示狱卒，言此书可以活人，后世医家“活人”之说，就出于此处，宋・朱肱有《类证活人书》，即以“活人”为书名。

除了以上这些内容，一些典故如“橘井泉香”也与中医古文有关。西汉的苏耽对母亲堪称至孝，后得道成仙。在成仙之前，嘱咐母亲，以后如果有疾疫流行，可以用井中泉水泡橘叶来救治。次年果然发生瘟疫，其母遵照苏耽的叮嘱，用井中泉水泡橘叶施救众人，活人无数。这则“橘井泉香”典出汉・刘向《列仙传》之苏耽传，清・陈梦雷《古今图书集成》收入《医术名流列传》之中，流传甚广。还有许多脍炙人口的典故如“杏林春暖”“悬壶济世”等，都与中医有关。

（二）与传统医药文化常见相关词汇的梳理

医古文与传统医药文化密切相关，是传统医药文化的载体之一。传统医药文化浓缩为中医词汇，中医词汇是传统医药文化的缩影。以词汇的方式进行梳理，往往可以以小见大，将各种医药文化内蕴反映出来。

1. 与疾病礼俗制度相关的词汇

古代有一套与疾病相关的礼俗，那是在社会生活中形成的，并产生一些固定的说法，在文史书籍中经常可以见到这些词汇。

古人自称用谦辞，自称患病的词语，如《史记》有“狗马病”，《新唐书》有“狗马疾”，张衡《东京赋》有“犬马之疾”，鲍照诗文中有“犬马病”。对他人的疾病要用敬语，如《聊斋志异》有“清恙”，带病做事叫作“扶病”或者“扶疾”，这在《礼记》《论衡》有其用例，抱病登车叫作“舆病”或者“舆疾”，在魏晋六朝书籍中有记载。

生病之后，需要加以慰问、照顾、帮助。“问疾”，就是慰问病人，《国语》有勾践“含蓼问疾”的记载，此后古书记载“问疾”的，不绝如缕，问疾是古代基本的礼节和习惯。也可以叫作“视疾”，就是探望病人，《左传》有记载。或者叫作“请病”，也是看望病人，《史记》有此词语。陪护患者，服侍病人，叫作“侍疾”，《汉书》有此说。

官场上常用生病作为离职或者退休的借口，这样也出现一些词语，如“托疾”“称疾”“辞疾”“称病”“托病”“谢病”等。上书称病的官场用语，叫作“移病”或者“移疾”。因病乞休叫作“告病”或者“告疾”，颜师古注和《水经注》有记录。“病假”的用例，在白居易的书中就可以见到。叶适《水心集》卷十三，翰林医痊王君墓志铭，把请病假叫作“谒疾”。

对于传统医药文化，要让中医文献与经史子集合参，可以避免偏颇，还原其本来面貌。在文献中搜寻与医药文化相关的词汇，让中医药文化随着词汇的触角延伸到各个方面，从而扩展中医药的领地，丰富中医药的蕴藏，这也是医古文的任务之一。

2. 与养病慈善事业有关的词语

古代的疾病制度与慈善事业时有记载，因为疾病导致劳动能力的丧失，古代也有相应的慈善机构，专门照顾这些残疾人。“废疾”“废病”“残病”，分别见于《礼记》《后汉书》《三国志》。“残疾”这个词语，在《水浒传》中就可以看到。《论语》中有“谨疾”的说法，意思就是慎重对待疾病，《周礼》中有“宽疾”的说法，意思就是宽待残疾人。

在先秦《管子》一书中，就有“养疾”之说，《管子·入国》：“凡国都皆有掌养疾，聋盲喑哑跛辟偏枯握递不耐自生者，上收而养之疾官而衣食之，殊身而后止，此之谓养疾。”意思就是给残疾人特殊的生活照顾，并设立相应的部门。《礼记》《后汉书》也有“养疴”“养病”这样的词语，说明古代这类制度一直延续下来。唐宋以后，出现了专门的机构，叫作“养病坊”，或者叫“养病院”，简称病坊，这在《旧唐书》《太平广记》等书籍中都可以看到类似的记载。

《太平广记》卷九五引唐·牛肃《纪闻·洪昉禅师》：“昉于陕城中，选空旷地造龙光寺。又建病坊，常养病者数百人。”宋·马鉴《续事始·病坊》：“开元二十三年，断京城乞儿官，为置病坊，给廪食焉。近代改悲田院，或曰养病院。”北宋大中祥符二年（1009）七月，初置养病院，为穷苦人民治病。

官方举办的收容乞丐的机构称为“悲田院”。唐开元时置病坊，收容乞丐，武宗时改为悲田养病坊。这种名称与佛教有关。佛家有三福田之说：谓供养父母为恩田，供佛为敬田，施贫为悲田，做善事即种福田，可得无量福。后泛指官方举办的收容乞丐的机构为悲田院。

《旧唐书·武宗纪》：“悲田养病坊，缘僧尼还俗，无人主持，恐残疾无以取给，两京量给寺田赈济。”养病坊是唐代官办孤儿院，虽然设在寺院，经费却来自官府。宋代泛参居养院、安济坊收养贫病老人，居养院也叫利济院、养济院，许多地方设立慈幼庄、慈幼局，同样都是由寺院进行管理。

3. 关于医生称谓的词语

历代有许多关于医事制度的词汇，比如医事管理机构以及医药职官名称，也有一个沿袭变革的过程，机构名称可以叫作和剂局、惠民局、尚药局、太医局、太医署，医师可以叫作医博士、针博士、咒禁博士。刘宋时，秦承祖任太医令，奏准设立“医学”，这个“医学”就是专门培养医药人才的学校。隋唐设“尚药局”，属于门下省，有典御两人，侍御医四人等；“太医署”则为医疗教育机构。宋代翰林医官院专管宫廷医药，有医官使、尚药奉御等职务，御药院专管御药之炮制。明代设太医院，设院使、院判、御医等职，有御药局，置于内府。清袭明制，御药局改名御药房。

古代的医生因朝野之别而有不同的称谓。在宫廷供职者有三等："侍医"，指侍奉宫廷人员的医生；"御医"，则指给皇室看病的医生；"太医"，指有一定官品的御医。有官方背景的医官一直存在：周朝有医师，秦汉有太医令丞，隋署太医署令，金改太医院，明清相沿。太医又称御医，宋代时御医也可以叫作天医，皇帝宣旨派遣的医生则叫作宣医。《战国策》中，宫廷医师叫作侍医，《南齐书》中御医也叫作御师。

关于医药职官的名称，《周礼·冢宰》分为医师、食医、疾医、疡医四类，实际上是官医的分类。秦朝建立以后，九卿之下有太医令丞，这是太医制的开始，主管医药卫生，为皇帝服务的叫作侍医。地方郡县也有"医长"掌管医疗事宜。两汉承袭秦制，设有太医监、侍医、尚药监、药长。还有女侍医、女医、乳医，以及负责尝药的尝药监。

不太正式的医生称谓，通常来自民间通俗的叫法。如"走方医""走方郎中"，或者叫作"串医""铃医"，民间概称"江湖郎中"，指游走江湖的民间医生，为人们轻视，也叫作"草泽医"。古代也有以官职尊称医生的情况，如宋代的医官设"和安大夫"一职，属太医的范畴，后世相沿成习，尊称医生为"大夫"。宋代的医署还特设"郎中"一职，故后世也尊称医生为"郎中"。

在古代，因医者是有技艺的劳动者，故人们把医者称为"治病工"，《说文》也将"医"释为"治病工也"。《汉书·艺文志》将医事、医书列入"方技门"，根据医疗技术的高低又将医者分为"上工""中工""下工"，这应该是受了《周礼·天官》的影响，《周礼》医师章中，十治十愈为"上工"，十治六愈为"下工"，介于两者之间为"中工"，上工、中工、下工的俸禄是不同的。医疗技术差者为"庸工"，诊治患者不精心者为"粗工"，职业道德高尚、医疗技术精湛者被称为"良工""国工"。

古代的医生也有褒贬的不同称谓：《内经》中诊病的四诊有神、圣、工、巧之说，后世褒称有"神医""圣手""良工""巧医"；声名远播者称为"名医"；心存仁爱，能济世活人者称为"大医"。对医术不精者则贬称为"庸医""下医"。古代也泛称医生为"医者""医工""医匠"等。对学术造诣较深或理论功底深厚者称为"医家""方家"。对医文兼擅的医家多称为"儒医"。道士为医者称"道医"，和尚为医者称"僧医"。"儒医"始称于宋代。《宋会要辑稿·崇儒》："伏观朝廷兴建医学，教养士类，使习儒术、通黄素、明诊疗而施于疾病，谓之儒医。"宋·洪迈《夷坚甲志·谢与权医》："有蕲人谢与权，世为儒医。"

按照词汇的感情色彩，对医生的称谓可以分成三类：褒扬、贬抑和中性。

有褒义色彩的医生称谓，论色彩也有深浅度的差别，高度褒扬的有"高医""良医""上医""名医""君子医""国工""国医""御医，"使用修辞代指手法的有"扁卢""轩岐家"，都是泛指名医。

有贬义色彩的医生称谓，有“庸医”“俗医”“众医”“恒医”，指的是技术平常的医生，或者技术低劣的医生。

庸医，《汉语大词典》引苏轼为例。《宋史·食货志上》：“令太医择善察脉者，即县官授药，审处其疾状予之，无使贫民为庸医所误，夭阏其生。”庸医杀人，出自明·吴承恩《西游记》第六十八回：“我有几个草头方儿，能治大病，管情医得他好便了。就是医杀了，也只问得个庸医杀人罪名，也不该死。”但在《千金要方》中，已经有“庸医”的说法。《千金要方》卷七，论风毒状第一：“诸小庸医，皆不识此疾，漫作余病疗之，莫不尽毙。”可见唐代已经有“庸医”这个名称。

中性的医生称谓没有褒贬色彩，都是客观描述的名称，一般的名称如“医生”，唐人已经开始使用；其他如“医匠、医士、医人、医工”，也是普遍的叫法。医师，《周礼》本指医官，医生义《汉语大词典》引东汉·应劭的例子，可见医师作医生说，东汉已经有了。医家作医生说，《汉书》中就可以看到了。医门作医家说，就更早了，《庄子》中就已经有了。至于专门的医生也有相应的称谓，如妇科医生称“乳医”“蓐医”“带下医”；儿科医生称“小儿医”“婴医”；外科医生称“疡医”；五官科医生称“耳目痹医”。隋唐太医署还有“咒禁师”。

胡医，《抱朴子·内篇》卷五，至理：“越人救虢太子于既殒，胡医活绝气之苏武。”傅山《医药论略》：“胡人害胡病，自有胡医与胡药，正经者不能治。”前者的胡医并非汉医，并无褒贬的色彩；但后者不同，胡医明显有贬义。

个别称谓的色彩，古今有所变化，如上古的“巫医”，后来才转变成有贬义色彩。而有的称谓，是从现代开始的，但古代其实有对应的词语，因此不能说没有这个现代词语，就否认古代没有类似的概念。例如法医，《汉语大词典》没有例子，法律解释而已。但实际上，古代并非没有与法医对应的词语。在古代，仵作属三十六行之一。仵作验伤，主要还是检验非常规死亡的尸体，验致死原因，近似于后来的法医。宋代这种类似现代法医专业的吏役，正式被称为“仵作”或“行人”，又称为“团头”。历史上最著名的仵作是南宋的宋慈，可见宋代已有仵作，清代时改称检验吏。

医生的称谓，随着时代的不同，也会有所变化，如近古时期，就出现过一些从前所没有的医生称谓，这与当时社会对医生这个职业的评价有关。例如：

福医、时医，指不明医理专恃经验，依靠运气治病的医生，属于贬义词。《汉语大词典》未录。

福医，《卫生宝鉴》卷三，福医治病：“或曰：明医不如福医，某处某医，虽不精方书，不明脉候，看证极多，治无不效，人目之曰福医。谚云：饶你读得王叔和，不如我见过病证多。颇有可信。”“世人不明此理而委命于福医，至于伤生丧命，终不能悟，此惑之甚者也。”“况医者人之司命，列于四科，非五音方员之比，不精于医，不通于脉，不观诸经本草，赖以命通运达而号为福医，病家遂委命于庸人之手，岂不痛哉!”这里说的福医，明显是贬义，罗天益反对福医的说法，在书中就举了福医治病，动致颠陨的事例。

时医，指靠时运看病的医生，与“福医”的说法类似。《古今医统大全》卷三，翼医通考，时医：“俗云：明医不如时医，盖谓时医不读书明理，以其有时运造化，亦能侥效。常自云：趁我十年时，有病早来医。又云：饶你读熟王叔和，不如我见病证多。里谚有云：左心小肠肝胆贤，时来每日有千钱。所谓明医不如时医，良以此也。”“今之患者不达此理，委命于时医，亦犹自暴自弃甘于沟壑者，何异哉?”名医：“予观今之求医者，率以有时名者为重，初不计其书之读不读，脉之明不明，谓之时医、福医、名医。一承权贵所举，辄凭治疗，虽杀其身委命无怨。”这里将时医、福医和名医视作一类，这个“名医”也就是徒有虚名的医生，其声名是通过其他各种途径得来的，而非真正有实力的医生。

《鼠疫约编》医案篇，罗芝园治案十七则：“二司事愈后，恨时医之误，信此方之神，故刻《陈情辨惑说》传之。”李雨山治案一则：“改吾乡初染是证是，病家多误听时医之言，以此方过重而不敢用，以至病者十不救二。”《本草纲目拾遗》卷九，鹿胫骨：“今时医有斑龙散，纯取其胫为用，因载其方以补之。”

或云“时师”，义亦同。《医暇卮言》卷上：“每见时师治中风，初用八味顺气散，多不得救，已而用二陈四物，加胆星天麻之类。”

市医、矢医，就是庸医，指技术拙劣的医生。

市医，犹言“庸医”。《汉语大词典》未及此义。这里所说的“名医”，相当于经方派；“时医”，则相当于时方派；而所说的“市医”，相当于今天说的庸医，只知道抄袭人家，机械模仿，文过饰非，迎合病人，以牟利为目的，如同市场中做生意之人，因此被称为“市医”。

矢医，《医宗己任编》卷四，四明医案：“今而后凡只求一便矢以毕其技能者，请以熟地苁蓉代硝黄枳朴可也，幸勿膺东庄所称矢医之荣号也。”《医宗己任编》卷三，四明心法，伤寒：“有不便而食者，粗工必主便则邪去而膈清，才能思食。(矢医所见，本只如是，矢古通屎，粗公不知气虚液涸，不能传送，犹肆攻下，以见屎为快，故名矢医耳。)”此处对“矢医”的含义作了明确的解释。《医宗己任编》卷六，厥阴症：“但知消克泻下之法，禁绝饮食，惟求一便矢，以毕其能事，夭人生命如是者，曰矢医。”矢医，《中医大辞典》未录。“矢医”之名，显然是一种蔑称，但《医宗己任编》有三处可见，足见当时有这种说法。

种师，负责种痘的医师。《汉语大词典》未录。《寿世编》卷上，保婴篇，痘苗：“又有服痘儿贴身染浆衣者，名痘衣种；又有以痘痂屑干吹入鼻者，名旱苗种。俱不验，三者断不可从。种师秘法以尽于此，种痘之家宜备知之。”调理：“他若清平温软之荤物，原不妨略吃，以滋助小儿精神。种师云：见点后二三朝，可服葱头山楂汤，此法亦通。”审儿：“下苗时须审儿之可种不可种，种师固当细审，本家尤宜详察。盖有大胆种师，只求肥利，不顾重轻，而冒险种之者，贻害非浅，全在自己详察，自己做主也。凡种师遇小儿之父母行事疏忽，不知调理，不听禁忌，不信医药，过于溺爱骄纵者，断不可与他种。”治法：“痘苗既下，种师之事已毕。倘所发之症不无疑虑，宜兼请别位明医疗治，切勿专仗种师一人之力。”“而或穷乡僻壤，罕遇种师，或儿有癣疥，未便即种，谨附异传经验，稀痘奇方于后。”种师的职责是负责种痘，对其他疾病的治疗还不如别的医师，所以这里作者再三叮嘱病家，如果有别的疾病还要求助于其他好的医生，以免误事。

在中医与古代文献之间架起可靠的桥梁，直接连通医药文化与医药知识，医古文才能增强自身的目的性和针对性。中医古籍语言的研究，一直是医古文的前沿地带，词汇则是中医语言研究的重中之重，对中医词汇史进行梳理，无疑对医古文有着促进作用。

四、对古典文献的作用

（一）古典文献中与医药相关部分的整理和补充

古典文献之中，经常含有一些医药内容，偶尔被人误解，甚至出现文字脱漏的现象，研究古典文献的人，如果多参考中医词汇方面的成果，可以减少这些失误。拿道教文献来说，包含的医药知识很多，理解道教文献时要探讨其医学含义，道教文献与中医文献不可分割，道教文献中许多内容，直接来自中医文献，两相对比，就可以知道一些问题的所在。

《云笈七签》有许多医药内容，其中有些可以与中医文献对勘。如《云笈七签》卷七十八，三十主五尸九注骨蒸传尸复连灭门方，中有“薛合香十分”。“薛合香”不辞，当为苏合香；卷七十六有“腽朒脐”，当为腽肭脐。这些都属于此类问题，以词语为线索，都可以据理纠正过来。

再拿农书来说，也可能遇到与医药或者医书相关的内容，彼此对照就可以解决一些问题：

《分门琐碎录》种艺，竹：“欲移竹，先掘坑令宽，下水调细土作泥如稀煎饼泥，即掘竹。须四面凿断大作土科，连根以绳绕下料，舁之勿令动着竹，动则损根，多不活。掘斡舁入泥坑中，令泥周匝填满。如泥少，更添土着水，以物匀撬令实，其竹根入坑，不得埋遏本根。”校记：“‘须四面凿断大作土科，连根以绳绕下料’，这句话的意思非常晦涩，疑有脱误，‘料’的常用义为屋梁上的方形木块，显然不合此处文义，当为‘科’的形近之误。”“掘斡，义不可解，如果不是衍文，则其前后必有脱误。”“撬，抄本原字可能是某字的俗体，从字形、字义、语境三方面考虑，暂定为‘撹’。《说文解字·手部》：‘撹，中击也。’段玉裁注：‘撹，击之而中也。’”

此文确实多有不通之处，这段文字见于《千金翼方》卷十四退居，种造药第六：“欲移竹，先掘坑令宽，下水调细土作泥稀煎饼泥，即掘竹。须四面凿断，大作土科，连根以绳周下抨舁之，勿令动著竹，动则损根，多不活。掘讫，舁入泥坑中，令泥周匝摠满。如泥少，更添土著水，以物匀搅令实，其竹根入坑，不得埋过本根。”从时序而言，《千金翼方》在先，而且文字显然为优，可以作为校勘的依据。据此，则原文“科”字，当作“抨”，抨舁谓使抬也。原文“掘斡”，当为“掘讫”，斡字误。原文“撹”，当为“搅”，形近之误。

（二）古典文献中涉及医药词义的解释

古典文献中涉及医药的字、词、句不在少数，但牵涉医理或者专业名词，因此解释偶尔不得法，影响到文字的理解，甚至影响到文献整理的质量。

古典文献囊括万象，内容庞杂，需要不断开辟新的方法，从不同的视角加以研究，文献语言学便是重要的一支，中医词汇史的研究，本身取材于古典文献的范围，也可以对文献语言学有所推动和促进。古典文献的研究应该形成主干和分支并行不悖的局面，尤其是专业性比较强的文献，更加需要形成分支，成为主干的辅翼，这样的学术分工才是良性互动的。以下仍然以农书为例加以说明：

（1）《分门琐碎录》牧养：“犬黑者，养之能辟伏尸；舌青班者，识盗则吠，进而咬之。”注释：“伏尸：倒在地上的死尸。古人认为死者魂魄附在其中，是不吉利的兆头。《树艺篇·果部·詹糖香》：詹糖香，微瘟，疗风水毒肿，去恶气、伏尸。”

这个注释有问题，“伏尸”是古代传染病名，是尸注病的一种，也叫痨瘵，相当于今天的肺结核。此病有传染性，因此古人很为恐惧，严加防范。所谓黑犬避伏尸，也只是迷信的做法，其实并无依据。《诸病源候论·伏尸候》：“伏尸者，谓其病隐伏在人五脏内，积年不除。未发之时，身体平调，都如无患；若发动，则心腹刺痛，胀满喘急。”《圣济总录》卷一百，诸尸：“论曰：诸尸为病固不一，其最重者，唯五尸，若得之疾速如飞走状者，名飞尸，停遁不消者，为遁尸，沉痼在人脏腑者，为沉尸，冲风则发者，为风尸，隐伏积年不除者，为伏尸。”《神农本草经》下经，蚯蚓：“主蛇瘕，去三虫，伏尸，鬼注，蛊毒，杀长虫，仍自化作水。生平土。”

（2）《分门琐碎录》牧养，犬猫：“猫儿病风，以艾炷炙尾则活。又一法：以乌药、青铜钱磨水灌之，立差。”注释：“乌药：又名乌头、草乌等，多年生草本植物，叶黄白色，块根略呈圆锥形，毒性较大。侧根即附子，均可入药。《本草纲目·木之一·乌药》：‘木似茶槚，高五七尺，叶微圆而尖，面青背白纹，四五月开细花黄白色，六月结实。’”

这样解释是不对的，乌药并不是乌头。乌药早先记载于《开宝本草》，以天台乌药质量最好。古人治猫病常用乌药，认为乌药磨水，可以治疗猫犬百病。《分门琐碎录》牧养，医兽：“猢狲百病主以贯众，猫儿主以乌药，猿以蜘蛛，犬以巴豆。”乌药治猫犬百病，比较早的可见于《日华子本草》。乌药味辛，性温无毒；散寒顺气，开郁止痛；主治宿食不消，反胃吐食，肠痃挛等。《本草纲目》兽部卷五十一：“猫有病，以乌药水灌之，甚良。”

（3）《分门琐碎录》饮食：“酒酸，用韶粉一小块投之罇中，经宿即转味也。”注释：“韶粉：韶子磨成的粉面。韶，即韶子，果树名称，果实酸甜可食。《太平御览》卷九百六十引裴渊《广州记》：‘韶，叶似栗，赤色，子大如栗，有棘刺。破其皮，内白诸肪着核不离。味甜酢。核似荔枝。’”

这个说法是不对的，韶粉就是铅粉，也就是胡粉。明·宋应星《天工开物·胡粉》：“此物因古辰韶诸郡专造，故曰韶粉（俗名朝粉）。今则各省饶为之矣。其质入丹青，则白不减。擦妇人颊，能使本色转青。”韶粉出产于韶州（今广东韶关），因为质量比较好，所以人们喜欢使用韶粉，而舍弃一般的胡粉，这从北宋已经开始。韶粉的名称较早出现在北宋苏轼的《物类相感志》：“韶粉去酒中酸味。”《分门琐碎录》使用韶粉，也是为了去除酒中酸味。《本草纲目·粉锡》李时珍言胡粉：“又入酒中去酸味，收蟹不沙。”以上都可以印证。

以上这些问题，主要是医药词汇的特殊内涵造成的，因此文献校勘同样需要词汇知识，有些文字上的差讹，根据成词不成词的基本规则，就可以断定其有误。词汇有广泛适用性，可以触类旁通，上述《分门琐碎录》的例子就是明显的证明。在其他书籍中，遇到类似的医药词语校勘也可以如此处理。

第二节　对辞书编纂的作用

这一节主要从语言研究的角度，侧重说明中医词汇对辞书编纂的各种作用，并结合中医类辞书，以及汉语大型辞书中的相关部分来说明问题。对辞书存在的诸多不足，如词语失收、释义不当、书证太迟等，也予以说明。

对中医词汇的研究，传统训诂学做了大量的工作，其后进入词语考释和辞书编纂时期，不少学者对中医词义、词汇的探究，取得了丰硕的成果，如对《千金要方》《诸病源候论》等专书的研究，为业界所关注。但中医词汇史的研究，更加需要对词语训诂与词义考释的具体工作进行总结提高，使以往的成果得以彰显，使中医词汇的研究跃上一个新的台阶。

一、对中医类辞书的作用

（一）提供大量新词新义

辞书的编纂，本身就是一件貌似机械、简单，其实十分繁杂甚至极难臻于至善的工作，需要付出艰辛的劳动，因此那些著名的辞书，无不凝结着编纂者的心血和智慧。

中医类辞书的编纂，起步比较晚，存在一些客观问题。许多词语根本就查不到，影响了医药辞书的使用价值。通常说来，凡是社会上的常用书籍，容易接触到的，漏略的词汇比较少，反之那些人们不太接触的书籍，漏略失收的词汇就比较多，这与人们的阅读习惯几乎是成正比的。

新词新义，本来是就原有词汇系统而言的，不见于旧时代而且新见的词语，即属于新词新义的范围之内。但这里我们说的新词新义，是以现有辞书所收的词汇作为参照的，凡不见于现有辞书的词汇词义，都归属为新词新义。

1. 补充新的词目

补充新的词目，充实原有中医辞书的条目，这是新词语的主要作用。随着词汇研究范围的拓宽，总有许多新的词目被发掘出来，并且有必要编入辞书。

对于中医辞书条目的收罗，历来有不同的意见，有的人认为中医词汇泥沙俱下，只需要关注其有实用价值、经常被用到的部分词汇就行了，因此编纂的词汇条目上从来不考虑全面详尽。这种看法自然有理，因为常用的手册类辞书，确实不需要全面。但中医词汇的有用与无用，看法因人而异，许多时候有用与无用难以分辨，完全取决于使用者的心智，因此客观地说，还是需要编纂全面详尽的辞书，尤其是大型中医辞书，更要讲究词汇收集的周全。不断把新的词语补充到辞书之中，这也是中医词汇研究的目的之一。

药末，就是药散，把药物制成粗末。《汉语大词典》等辞书都未录。《千金要方》卷十四，风眩第四，薯蓣煎方有云："纳前诸药末煎之，令可丸如鸡子黄。"

暴气，指暴烈的病邪之气。《汉语大词典》未及此义。《千金要方》卷二十二，疔肿第一："此之二气更相击怒，当是时也，必有暴气。夫暴气者，每月之中必有。"暴气可引起痈疽、疔毒、恶疮等病。

黄肿，《汉语大词典》无此条目。《汉语方言大词典》收此词语，云是"闽语。广东汕头"。引清·翟灏《通俗编·状貌》："《法苑珠林》：竺法进与众大会，一僧来处上座，衣服尘垢，面目黄肿。"《千金要方》卷十七，肺虚实第二："泻肺散，治酒客劳倦，或出当风，喜怒气舍于肺，面目黄肿。"可见"黄肿"在古代未必就是特定地区的方言词。

脑病，通常理解为现代医学的概念，因此辞书多未录。其实古代就有此词，只是此脑病非彼脑病而已。《永乐大典·医药集》卷之二千二百五十九，引《山居备用》："若珊瑚细合在眼药用者，助眼筋添光；带在头上者，去其脑病；童子带者，梦中不惊。"

病毒，致病之毒，与现代医学意义有别。《医心方》卷十四，治伤寒后目病方第五十一："有患赤痛不得见光，病毒烦恼应心者，洗之即止。"

内服，从口服下。《汉语大词典》无例。《中医大辞典》无此条。《刘涓子鬼遗方》卷四，相痈疽知是非可灸法：“亦应即贴即敷，令得所即消，内服补暖汤散，不已，服冷药，外即冷薄。”《千金要方》卷二十三，九漏第一：“治者皆炼石散敷其外，内服五香连翘汤下之。”

贼痘，指发无定处的痘疔。《汉语大词典》《中医大辞典》均未录。《外科大成》卷四，痘里疮疡：“痘疔，俗谓之贼痘，生于五六日之间，或三五枚、六七枚，杂于诸痘之间。其色紫黯，甚则黑硬于石。有此，以致诸症蜂起，不能灌脓，甚至不救。”《青囊全集秘旨》下卷：“痘疔（小儿多生）俗呼贼痘（发无定处），正明雄（一钱），紫草（三钱）为末，入胭脂汁调涂。”《东医宝鉴》卷十一，出痘时吉时凶证：“痘出红赤，以手摸过，皮软不碍指者，名曰贼痘，过三日变成水疮，甚至紫黑疱，此危证也。”

蛆痘，《汉语大词典》《中医大辞典》均未录。《外科大成》卷四，痘里疮疡：“蛆痘，形化气化兼之也。先哲云：蛆痘不死，以其枭毒尽化于外也。用经霜艾叶、野薄荷煎汤洗之，或紫苏、甘草煎汤洗之，或用艾熏之，其蛆自去。”蛆豆，即前文所言“痘烂生蛆”。

忘汲疔，《汉语大词典》《中医大辞典》均未录。《外科大成》卷四，痘里疮疡：“忘汲疔，生于眼沿，封蛤肿胀，烦热面紫，治宜挑破，用瓦葱捣烂罨之。”

老鼠偷粪，就是骑马痈。《汉语大词典》《中医大辞典》均未录。《外科证治全书》卷三，前阴证治（计二十二证）：“悬痈（一名骑马痈，一名老鼠偷粪）。生肛门、前阴根近后阴两相交界之处。初起细粒，渐如莲子，数日大如桃李，其色红焮痛者，急用生甘草、熟军各三钱，酒煎空心服一剂即愈。”《外科证治全生集》下部治法，悬痈治法：“数日如桃李大，俗呼为偷粪老鼠。”

棠梨泡，《汉语大词典》《中医大辞典》均未录。《外科证治全书》卷四，奇疾证治（计九证），棠梨泡：“周身起泡，如甘棠梨状，破则出水，内有石一片如指甲，其泡复生，抽尽肌肉则死。急用三棱、莪术各二两为末，分三服，酒调，连进即愈。”卷一，痈疽部位名记：“其奇疾也，为血痈，为棠梨疱，为肉人，为肢鼓，为肉蝶，为肉线。产妇腹中痒为气旋，为气奔。”

闪气，《汉语大词典》《中医大辞典》均未录。《伤科补要》卷四，闪气散：“治闪气伤胁肋疼痛。麝香（二钱）、雄黄（五分）共为细末，入药瓶内。每遇闪气者，将药点在眼潭内，睡一瘖即愈。”吴语称睡一觉为一瘖。《家用膏丹丸散方》：“和伤末药，治跌打损伤，闪气腰疼，伤筋伤骨。”

土婆风，外科病名，就是鸬鹚瘟，生于耳下。《汉语大词典》《中医大辞典》均未录。《疡科心得集》卷上，辨鸬鹚瘟（俗名土婆风）耳根痈异证同治论：“夫鸬鹚瘟者，因一时风温偶袭，少阳络脉失和，生于耳下，或发于左，或发于右，或左右齐发。”《外科证治秘要》，第一章辨证总论：“土婆风，一名鸬鹚瘟。”

蜡梨疮，就是瘌痢。《汉语大词典》《中医大辞典》均未录。《外科证治全生集》上部治法："蜡梨疮治法，取独核肥皂，分开去核，以洋糖填实，糖内入巴豆仁，每片两粒半。"诸疮治法："其名有偶脓窠、癞疥、绣球风、猴狲疳、湿风、顽癣、蛀发癣、小儿疳、肥疮、蜡梨、火珠、冻疮、臁疮、烂腿、漆疮诸证。"《经验奇方》卷上，海猪肉："专治小儿胎毒、疳疮，痘痳回毒，散漫蜡梨头等症。用海猪肉数斤，不经水洗，切薄片，以白盐腌之，储瓷瓶泥封口，凡遇可治之症，取肉一片，擦患处。"

疮鼓，《汉语大词典》《中医大辞典》均未录。《外科证治全生集》诸疮治法："或以熏罨为法，熏疮虽愈，致毒归腹，定成疮鼓。""疮鼓治法，其证当以红枣丸治之，傥遇疮鼓危甚，不及待药与服，当觅大蟹四五只，约重斤余，令其白汤煮食，饮酒盖暖。"

眼狐狸，《汉语大词典》《中医大辞典》均未录。《洞天奥旨》卷十三，眼丹胞："眼胞为肉轮，属脾胃，乃土之象也。人肉轮上生胞，红肿而化脓，名曰眼丹，又名眼狐狸。此胃火沸腾，而上炽于目也。"眼狐狸就是眼丹，对于眼丹，医书中言之甚明。《永乐大典·医药集》卷一千零三十七，儿引《洪氏集验方》："治小儿眼卒然赤肿生翳，至有十数翳者，名眼丹，方迟救之，必能损目。……仍一人祝云：不灸病人，只灸眼丹。如此三遍，候烟断，将此剪刀弃之宅后，或无人行处路上，隔宿收之，神效。"《幼幼新书》卷三十五，眼丹第四："《集验方》治小儿眼卒然赤肿，生翳，至有十数翳者，名眼丹方。迟救之，必能损目。""仍人祝云：不灸病人，只灸眼丹。如此三遍，候烟断，将此剪刀弃之宅后。"

袖手疳，《汉语大词典》《中医大辞典》均未录。《洞天奥旨》卷十二，袖手疳："袖手疳者，生龟头之颈上，皮包于内，而外不显也。凡龟头生疳疮，多是淫毒所感，因嫖妓而得也。""暗治饮，治袖手疳。"

内丹，《汉语大词典》《中医大辞典》均未录。《洞天奥旨》卷十一，内丹："内丹者，生赤色于皮毛之内，而外不十分显出也。点灯照之，若用纱裹朱砂而透明，故以内丹呼之。此等之丹，得于胎热。""方用荆芥祛风汤，实可救治。然救之亦必须早，盖内丹不早治，亦必死耳。"

伤守疮，《汉语大词典》《中医大辞典》均未录。《洞天奥旨》卷十一，伤守疮："伤守疮者，言不守禁忌也。凡生疮毒，必须坚守房帏，无论大小，皆宜如此。大疮毒而不守禁忌，必致丧亡，小疮毒而不守禁忌，必至痛苦。今名伤守者，犹言小疮疖也。医生错云伤手，岂搔抓能害之乎？""加味十全大补汤，祖传，治伤守疮。""救败丹，岐天师传，外治伤守。"

痨疽，《汉语大词典》《中医大辞典》均未录。《洞天奥旨》卷七，筋疽："痨疽，五六日得溃，有脓黄白，不多者安。如黑色痒甚者难治，以其变阴也。""二紫蒲公汤，巫彭真君传，治筋疽、痨疽、足疽之阳症者，神效。"

2. 可以为原有词语补充新的义项

多义词通常有几个甚至更多的义项，义项在不同的语境中有完全不同的含义，义项的全面搜集是多义词释义的基础，但辞书编纂者囿于文献阅读的范围，许多罕见书籍出现的义项，包括许多中医古书中出现的义项，往往被遗漏。

鬼持，指神魂被鬼所挟持。《汉语大词典》未录。《中医大辞典》无此义。《永乐大典·医药集》卷一千零三十六，小儿鬼持引《本草图经》："治鬼持，用虎睛爪并指骨毛，以系小儿臂上辟恶鬼。"

九气，《汉语大词典》未录。《东医宝鉴》内景篇卷一，九气引《世医得效方》："又有九气，一曰膈气，二曰风气，三曰寒气，四曰热气，五曰忧气，六曰喜气，七曰惊气，八曰怒气，九曰山岚瘴气。积聚如杯，心腹刺痛，发则欲死，宜神仙九气汤、正气天香汤。""神仙九气汤，治九气作痛，香附子，片子姜黄，甘草（炙，各等分），右为末，每服二钱，盐汤点服。"这个"九气"，与通常《内经》所说的"九气"不同，属于近古出现的另一含义，《中医大辞典》未录此义。

鬼枕，《汉语大词典》未录。《中医大辞典》云系十三鬼穴之一，医书中别有其义，指怀孕期间所患腹中块状之病。《宁坤秘笈》上卷，大黄膏方："因胎气以成子食母血，临月足余血成块，俗呼为鬼枕，临产时鬼枕先破，血裹其子故难产耳。此药随去衣中败血，须臾生下。"十三鬼穴是《千金要方》中的说法，因对治疗精神疾病有效，故有此名，但《宁坤秘笈》所指不是此义，而是妇科疾病。

狼苔，就是艾纳香。《汉语大词典》《中医大辞典》无此义。《东医宝鉴》杂病篇卷九，聚仙香引"中朝传习方"："沉束香（二两），白檀香（一两），丁香、三乃子、狼苔（即艾纳香也）、黄烟香、黑香、榄油、苏合油、安息香、蜂蜜、焰硝（各五钱），龙脑、麝香（各一钱），白芨（三两），右七料，为末，分两包，取铫安于火上，入榄油、苏合、安息、蜂蜜，熔化，放令微温，乃入一包香末及麝、焰硝，搅令十分和匀，用一包干末粉糁手，涂擦竹心上，阴干烧之，一名清远香。"汤液篇卷三，松树皮上绿衣引《本草》："名艾纳香，一名狼苔，合诸香烧之，其烟不散团聚，青白可爱。"

脾气，指脾气虚损，生化无源。《妇科大全良方》卷二十四，拾遗方："治妇人脾气、血气、血蛊、气蛊、水蛊、石蛊。"《医方集解》利湿之剂第十二，越婢汤，汪昂云："是方名越婢者，以发越脾气，通行津液，《外台秘要》一名越脾汤，即此义也。"《中医大辞典》所云"脾气"不是病名，此处当是另有其义。

茄子疾，一种耳中的疾病。《汉语大词典》未录。《医学疑问》："问：《直指方》耳病门'耳中三昧'之说，病名有茄子疾，炼药有黑盏，俱愿详知。"答云："茄子疾者，乃耳中聤聍津液结聚而成。虽人人有之，而不能为害。但加以风热乘之，则结成丸核塞耳，故名茄子疾，是即停耳之症也。"《中医大辞典》言茄子疾为阴挺范畴，出《证治准绳》，当与此处不同。

（二）对重要的中医词语进行溯源和梳理

中医词语的研究，仅仅只有字面意思的解释，还是不够的，许多时候，要将那些重要的词语进行一个历时的梳理，对其来龙去脉有清楚的认识，这样对词语的理解才是全面的，做到了这一点，断不至于纠缠于无端的争辩之中。

蛇漠，指因为接触蛇吐的涎沫导致的疮病。《汉语大词典》已有"蛇漠疮"，引陈藏器《本草拾遗》为例，但《千金要方》也有"蛇漠"的用例，显然要更早一些，因为孙思邈跟陈藏器，虽说都是唐代人，但孙思邈比陈藏器要早两三百年，且不说孙思邈的一生，从南北朝一直活到唐朝，经历了几个朝代。宋代以后也有记载，《大观本草》卷二十二，蚺蛇胆："蝮蛇至七八月毒盛，时常自啮木，以泄其毒，其木即死。又吐口中沫于草木上，著人身成疮，名曰蛇漠，卒难疗治，所主与众蛇同方。"蝮蛇胆："又吐口中涎沫于草木上，著人身肿成疮，卒难主疗，名曰蛇漠疮。"所言基本相同。可见较早记载蛇漠疮的是孙思邈，《本草拾遗》《大观本草》均沿袭其说，或者说得更加细致而已。

脑衄，指鼻血出不止。《中医大辞典》引《医宗金鉴》《血证论》为例，都是清代医书，可提前至唐代。《千金要方》卷十二，吐血第六："凡口鼻出血不止名脑衄，灸上星五十壮，入发际一寸是。"

大衄，指鼻、口、耳等均出血不止。《中医大辞典》引《诸病源候论》为例，可提前。《医心方》卷五，治鼻衄方第三十六："《葛氏方》……又云：大衄口耳皆血出不止方：蒲黄五合以水一升和，一顿服。"卷十四，伤寒不治候第二十四："《葛氏方》……大衄不止，腹中痛，短气者，死。"可见晋代已有此语。

痰疟，指胸膈有痰的疟疾。如《外台秘要》卷五，疗疟方二十一首："深师疗疟，膈痰不得吐，宜吐之，常山乌梅汤方。"所言便是此证。《汉语大词典》无此条。《中医大辞典》引《证治汇补》《杂病源流犀烛》《医学入门》为例，可提前至唐代。《外台秘要》卷五，疗疟方二十一首："古今录验疗疟……乌梅丸，疗疟，无问温瘴、痰疟，悉皆主之方。"痎疟方五首："集验夫疟必从四肢始，……疗温疟、痰疟久不瘥，黄连散方。宣州黄连（二两），右一味，捣筛末，以浓酒一盏，调三钱，空心顿服。"

痃气，《汉语大词典》无此词语。《中医大辞典》有，但引宋代书，可提前。《外台秘要》卷十二，痃气方三首："救急疗腹中痃气，连心以来，相引痛紧急方。"癖及痃癖不能食方十四首："广济疗癥癖痃气不能食，兼虚羸瘦，四时常服方。"

妒精疮，《中医大辞典》云见《医宗金鉴》，可以提前至唐代。《千金要方》卷二十四，阴㿗第八："亦有患妒精疮者，以妒精方治之。""治妒精疮方：用银钗绵裹，以腊月猪脂熏黄，火上暖，以钗烙疮上。”

风劳，指虚劳又感风邪者。《中医大辞典》引《金匮翼》《太平圣惠方》为例，可提前至唐代。《千金翼方》卷二十七，肝病第一：“头重风劳，灸脑户五壮，针入三分补之。”“身重肿，坐不欲起，风劳脚疼，灸三里五十壮，针入五分补之。”《千金翼方》卷十五，大补养第二：“大理中露宿丸，主风劳四十年癖绝冷，并主咳逆上气。”

鹤节，是指小儿骨瘦如鹤脚的病症。《汉语大词典》无此条目。《中医大辞典》云见《世医得效方》卷二十，可提前。《诸病源候论》卷四十八，鹤节候：“小儿禀生血气不足，即肌肉不充，肢体柴瘦，骨节皆露，如鹤之脚节也。”

肥疮，就是口吻疮。《汉语大词典》无此条。《中医大辞典》云见《圣济总录》，可提前。《诸病源候论》卷三十，口吻疮候：“其腑脏虚，为风邪湿热所乘，气发于脉，与津液相搏，则生疮，恒湿烂有汁，世谓之肥疮，亦名燕口疮。”

痼冷，指积年冷病。《简明中医语词词典》有收，引《古今医鉴》为例。《古今医鉴》为明·龚信撰，可以提前。《千金要方》卷十六，痼冷积热第八：“治痼冷，风眩，寒中手足冷，胃口寒，脐下冷，百病，五劳七伤，第一令人能食，二强盛，三益气，四有子，神验方。”“治心腹痼冷，百治不瘥方。……上六味，治下筛。以米饮服方寸匕，日二。”卷十九，补肾第八：“石英煎，主男子女人五劳七伤，消枯羸瘦，风虚痼冷，少气力，无颜色。”卷二十六，鸟兽第五，（狐）肉并五脏及肠肚：“主蛊毒寒热，五脏痼冷，小儿惊痫，大人狂病见鬼。”

刺风，指风痹之疾如针所刺。《中医大辞典》引明·沈之问《解围元薮》为例，可提前。《外台秘要》卷三十，诸癞方九首：“若食人筋脉，肢节堕落，若食人皮肉，顽痹不觉痒痛，或如针锥所刺，名曰刺风。”卷十九，风四肢拘挛不得屈伸方五首：“有人患大风、贼风、刺风，加独活三两，比小续命汤准当六七剂。”《千金要方》卷二十七，道林养性第二：“触寒来者，寒未解食热食，成刺风。”卷二十六，谷米第四，乔麦：“其叶生食动刺风，令人身痒。”

劳利，痢疾的一种。《中医大辞典》有“劳痢”，引《证治要诀》为例，可提前。《证治要决》为明·戴元礼所书。《千金翼方》卷十九，杂疗第八：“羊肾合脂为羹，疗劳利甚效，蒜虀食脂一升，疗癥瘕。”

漏胞，指怀孕还来经水。《中医大辞典》引《诸病源候论》为例，可提前至东晋。《外台秘要》卷三十三，妊娠漏胞方五首：“小品方疗妊娠数月日，犹经水时时来者，名曰漏胞；若因房室劳有所去，名曰伤胎。”

漏气，《中医大辞典》引《三因极一病证方论》为例，可以提前。《外台秘要》卷六，上焦热及寒吐痢肠鸣短气方九首：“疗上焦实热，饮食下胃，其气未定，汗出面背身中皆热，名曰漏气，通脉泻热，泽泻汤方。”《千金要方》卷二十，三焦脉论第四：“此气慓悍滑疾，见开而出，故不得从其道，名曰漏气。”漏气，谓胃气不循其道，漏泄于外。

椒目，《中医大辞典》云出《本草经集注》。《汉语大词典》引《齐民要术》以下书证，其实有更早的例子。《肘后备急方》卷四，治心腹寒冷食饮积聚结癖方第二十七：“又方，椒目二两，巴豆一两去皮心，熬捣，以枣膏丸如麻子，服二丸，下痛止。”“椒目十四枚，豉十六粒，合捣为丸。”《金匮要略》卷中，疮痈肠痈浸淫病脉证并治第十八，王不留行散方有“川椒三分（除目及闭口者，去汗）”。痰饮咳嗽病脉证并治第十二，己椒苈黄丸方有“椒目”。

恶疮，《汉语大词典》未录。《中医大辞典》引《刘涓子鬼遗方》和《诸病源候论》为例，还可以提前至汉代。《神农本草经》卷二，松脂：“治痈疽，恶疮，头疡白秃，疥瘙，风气。”矾石条：“治寒热，泄利，白沃，阴蚀，恶疮，目痛，坚骨齿。”《金匮要略》，禽兽鱼虫禁忌并治第二十四：“鹿肉不可和蒲白作羹，食之发恶疮。”

肠鸣，症状名称，指肠中作响。《汉语大词典》未录。《中医大辞典》云出《素问·藏气法时论》。《神农本草经》卷二，丹参：“治心腹邪气，肠鸣幽幽如走水。”

白秃，《中医大辞典》云出《诸病源候论》，可上推至汉代。《神农本草经》卷二，松脂：“治痈疽，恶疮，头疡白秃，疥瘙，风气。”

安胎，此词语现今沿用，但《汉语大词典》未见。《中医大辞典》言出《经效产宝》，可以提前至汉代。《神农本草经》卷二，白胶：“治伤中，劳绝，腰痛，羸瘦，补中益气，妇人血闭，无子，止痛，安胎。”“阿胶”的功用也有“女子下血，安胎”。

林檎，即来禽、花红。《中医大辞典》云出《千金要方·食治方》，太迟，可以上推至汉代。《金匮要略》卷下，果实菜谷禁忌并治第二十五：“林檎不可多食，令人百脉弱。”

夜眼，指马膝皮肤角质。《汉语大词典》引《本草纲目》为例证，太迟。《金匮要略》卷下，禽兽鱼虫禁忌并治第二十四：“马脚无夜眼者，不可食之。”

入药，此词语平常，《汉语大词典》引《本草纲目》为例。《中医大辞典》无此条目，可以上推至南北朝。《雷公炮炙论》，槟郎条：“半白半黑并心虚者，不入药。”《新修本草》木部上品卷十二，苏合条引陶隐居云：“俗传是狮子屎，外国说不尔，今皆从西域来，真者难别，亦不复入药，惟供合好香耳。”

杀药，即抗药性，使药力降低。《汉语大词典》引苏颂为例，唐代已经有此说法。《千金要方》卷十二，万病丸散第七：“亦有服少许而瘥者，亦有杀药强人，服三四丸始觉药行者。”“惟不得食诸豆，皆杀药，故不得食。”《大观本草》卷十一，威灵仙条引唐·崔元亮《海上方》：“如人本性杀药，可加及六钱匕。”

夜啼，指小儿夜里啼哭不止。《汉语大词典》未录。《中医大辞典》云出《诸病源候论》。《外台秘要》卷三十五，小儿夜啼方十首：“小品方疗小儿夜啼，一物前胡丸方。”《小品方》为东晋·陈延之所作，比《诸病源候论》要早。

赤眼，《汉语大词典》引宋代《齐东野语》为例。《中医大辞典》等云见《千金要方》卷六。《外台秘要》卷三十六，小儿眼赤痛方八首：“小品方疗小儿蓐内赤眼方。生地黄薄切，冷水浸，以贴之妙。”

疳虫，《中医大辞典》引《太平圣惠方》为例，指儿科之疳虫，但中医书中另有其义，也可以指口腔之疳虫。如《外台秘要》卷二十二，疳虫食齿方一十首，其有“疳虫食齿根方”和“张文仲疳虫方”。

偏废，就是偏枯、偏瘫。《汉语大词典》引宋·李纲以下例子，时代可以提前至唐代。《外台秘要》卷十九，杂疗脚气方一十五首：“必效曰杨皮酒，主脚气偏废，及主一切风、缓风、手足拘挛并效方。”《仙授理伤续断秘方》，麻丸子：“损后伤风湿，肢节挛缩，遂成偏废。”

瘫痪，这个词语今天也很常用，《汉语大词典》引《元典章·新集》和《医宗金鉴》为例。《中医大辞典》言见《外台秘要》卷十四。《外台秘要》卷十四，瘫痪风方四首：“广济疗瘫痪方及诸风……疗热风瘫痪常发方。”《广济方》成书于唐开元年间，可见唐代已经有此词语。

杖疮，《汉语大词典》引宋代以后例子，可以提前至唐代。《千金要方》卷二十五，被打第三：“治杖疮方，石灰六斤，新猪血一升，右二味和为丸，熟烧之破，更丸，烧三遍止，末敷之。”《外台秘要》卷三十一，古今诸家膏方四首引崔氏乌膏：“杖疮者，油若一升、地黄汁半合，和煎黄丹二大两、蜡一小两，余准上法，此膏不须硬也。”唐·牛僧孺《玄怪录》卷三，王国良：“冥官以无礼见挞，杖疮见在。”

瘙痒，就是搔痒。《汉语大词典》引元代和清代以后例子，唐代已有此语。《千金要方》卷二十三，疥癣第四：“治瘙痒方：以水银和胡粉敷之。”“治身体搔痒白如癣方。”

痔疮，《汉语大词典》引元代《丹溪心法》以后例子，唐代已有此语。《千金要方》卷二十三，五痔第三：“治谷道痒痛，痔疮，槐皮膏方。”

疮疖，小疮热疖等皮肤疾病。《汉语大词典》引鲁迅等为例，唐代已有此语。《千金要方》卷二十二，痈疽第二：“干地黄丸，主虚热，消疮疖。”

失禁，指大小便失去控制。《汉语大词典》引《新华文摘》为例。《中医大辞典》言“小便失禁”见《千金要方》。《千金要方》卷二十一，淋闭第二：“遗尿失禁，出不自知，灸阴陵泉随年壮。”“小便失禁，灸大敦七壮。”

敷药，《汉语大词典》无此条目。《中医大辞典》云见《外科启玄》，可提前至唐代。《千金要方》卷二十二，疔肿第一：“在外者，亦日夜三度敷药，根出后常敷勿住，即生肉易瘥。”“凡疗疔肿，皆刺中心至痛，又刺四边十余下令血出，去血敷药，药气得入针孔中佳。”也作“傅药”。《五十二病方》：“傅药先食后食次。”

堕胎，《中医大辞典》无此条。《汉语大词典》引三国时文为例，可以提前至汉代。《神农本草经》卷二，牛膝：“逐血气，伤热，火烂，堕胎，久服轻身，耐老。”

瘾疹，《中医大辞典》无此条。《汉语大词典》引《医宗金鉴》为例，可提前至汉代。《神农本草经》卷二，茺蔚子：“茎，治瘾疹痒，可作浴汤，生海滨、池泽。”

角蒿，《汉语大词典》引《本草纲目》为例。《千金要方》卷十五，疳湿痢第九：“其治用五月五日虾蟆、角蒿、救月木、寒食泔淀，但得一事单用之。”

秃顶，《汉语大词典》引《说文》段注以后例子，太迟。《简明中医病证辞典》云出《千金要方》，当是。《千金要方》卷十三，头面风第八：“治秃顶方：芜菁子末，醋和敷之，日三。”

醋心，指胃里发酸。《汉语大词典》引《儿女英雄传》为例。《中医大辞典》云见《素问玄机原病式》，都偏迟，晋代已有。《肘后备急方》卷四，治卒胃反呕方第三十：“治人食毕噫醋及醋心方，人参一两，茱萸半斤，生姜六两，大枣十二枚，水六升，煮取二升，分为再服也。”

（三）补充书证与书证对比

辞书的释义通常有书证，这是《说文》以来的传统，但中医有专门的辞书，时间并不长久，一些草创的辞书，会出现只有释义缺乏书证的情况，这显然不够规范，影响了辞书本身的质量以及使用价值。对于重要的中医词汇，辞书所举的书证，最好早、中、晚三个时段都具备，让读者可以明了一个词语的使用时限。如果做不到，至少要有一个例证，不能因要强调中医辞书的特殊性就加以忽略。

《中医大辞典》有“禁方”一词，就是保存不传的秘方，但是没有书证，其实在《史记·扁鹊仓公列传》中，长桑君跟扁鹊说的话里就有“禁方”一语。

《中医大辞典》有“染苔，送服，送下，复方，乳菌（即鹅口疮），变证，炙焫，脢（脊部脊柱两旁的肌肉群），斜刺（针刺方法之一），斜飞脉，斜扳脉，妒头疮，忌口（虽然提到《灵枢》《金匮要略》，其实引文不含忌口二字，不够妥当），灵药（是金石类药品经过升华提炼制成的升丹、降丹的总称）”诸条，都没有书证，也没有指明出处。由此可见，没有书证并不是个别现象。这种现象与中医辞书编纂历史比较短、体例不够严谨有关。

词语的编纂看似简单，其实奥妙无穷，每个词语都仿佛大网上的网眼，很难做到不出纰漏，这种例子可以说俯拾皆是，例如：

《中医大辞典》收“杏苑”，指医学学府或医学园地，但没有书证。明·芮经汇集，纪梦德删订的《杏苑生春》一书，言“杏苑”与医学有关，可见杏苑代指医林之说早就存在。杏苑只不过是杏林的另一说法，修辞上叫作变文。

《中医大辞典》收“阴液”，是精血津液等体液的通称；“异气”，即疫疠之气；“安中”，为调理安定脾胃气即的治法。以上都没有书证。其实有些词语可以找到书证，如“异气”的出处，吴有性《温疫论·原序》：“温疫之为病，非风，非寒，非湿，乃天地间别有一种异气所感。”

有的词语很简单，却没有书证。如“泻药”，《汉语大词典》没有书证，而《中医大辞典》连条目都没有。其实“泻药”见于《一切经音义》。《一切经音义》卷六十三，泻药：“泻药为除五藏肠胃积热及宿食不消，故以药荡除去其滓滞，令体气通畅，即如今之大黄朴消巴豆犀角等是也。”《外台秘要》卷三十一，用药分量煮汤生熟法则一十六首：“凡茯苓、芍药，补药须白者，泻药唯赤者。”也可以佐证。

妒头疮，《中医大辞典》录此名，意思同，但无书证。《千金要方》卷五，痈疽瘰疬第八：“论曰：小儿头生小疮，浸淫疽痒，黄膏出，不生痂，连年不瘥者，亦名妒头疮。”

这种情况有些出人意料，但也确实能够说明医药相关词汇在研究、编纂上的不足。这种情况当然不是个别的，书证上不够严密的事情，是辞书编纂中普遍存在的问题，各种辞书都不同程度地存在这类问题。《汉语大词典》与《中医大辞典》对比，在许多词语的解释上，前者的书证比后者要严密得多，当然也有两者都存在不足的。例如：

头风，《汉语大词典》引《三国志》裴注为例。《中医大辞典》书证为《医林绳墨》和《杂病源流犀烛》，《中医大辞典》书证太迟。

方寸匕，量具名，作匕正方一寸。《汉语大词典》引《伤寒论》为例。《中医大辞典》没有书证。

郁金，《汉语大词典》引左芬《郁金颂》、李时珍《本草纲目》为例。《中医大辞典》云出《药性论》。

肝厥，《汉语大词典》引《汉书》为例，但《中医大辞典》的书证竟然是《证治汇补·眩晕》。《证治汇补》为清·李用粹编撰，太迟。

肝阴、肝阳，《汉语大词典》引《红楼梦》和现代例子。《中医大辞典》只有说明没有用例。

艾炷，《汉语大词典》引《北史》为例。《中医大辞典》没有书证。

芒针，《汉语大词典》引《列子》为例。《中医大辞典》无例。

鸡眼，《汉语大词典》引明人为例。《中医大辞典》云见《医宗金鉴》。

鸡爪风，风湿性关节炎形成的拘挛不展。《汉语大词典》引元·乔吉《两世姻缘》以及《医宗金鉴》为例。《中医大辞典》云见《解围元薮》。

青黛，即靛花。《汉语大词典》引王羲之为例。《中医大辞典》言出《药性论》。

赤车使者，药用植物。《汉语大词典》引《抱朴子》为例。《中医大辞典》言出《雷公炮炙论》。

乌药，《汉语大词典》引唐·施肩吾为例。《中医大辞典》云出陈藏器《本草拾遗》。

无花果，《汉语大词典》引《本草纲目》以后的例子。《中医大辞典》云出《救荒本草》。

桂心，可入药。《汉语大词典》引南朝《劝医论》为例。《中医大辞典》云见《千金翼方》。

竹黄，即竹膏，与竹沥用法同，出岭南深山。《汉语大词典》引《梦溪笔谈·药议》为例。《中医大辞典》言见《本草纲目》。

补血，《汉语大词典》引《本草纲目》为例。《中医大辞典》没有书证。

补气，《汉语大词典》用《本草纲目》引张杲为例。《中医大辞典》没有书证。

旱莲，《汉语大词典》引北周庾信《和回文诗》为例。《中医大辞典》云出《本草图经》。

头晕，《汉语大词典》引《宣和遗事》为例。《中医大辞典》使用书证为《医碥》和《慎斋遗书》。

橘红，红皮，陈皮，去白者曰橘红。《汉语大词典》引王好古为例。《中医大辞典》言出《本草纲目》。

赤肉，即皮肉。《汉语大词典》引唐人为例证。《中医大辞典》无例。

阴精石，即石膏。《汉语大词典》引沈括为例。《中医大辞典》言见《本草纲目》。

健忘，《汉语大词典》引唐人为例。《中医大辞典》云见《济生方》卷四。

浮小麦，《中医大辞典》云见明·倪朱谟《本草汇言》。但“浮小麦”一名，最早见于古医籍《太平圣惠方》一书。

藿香，《汉语大词典》引汉·杨孚《异物志》为例。《中医大辞典》云见《名医别录》。

亢阳，阴虚阳偏盛。《汉语大词典》引清·梁章钜为例。《中医大辞典》没有书证。

罗勒，就是兰香，避石勒讳改为兰香。《汉语大词典》引《齐民要术》为例。《中医大辞典》云见《证类本草》。

八证，《汉语大词典》无例。《中医大辞典》无此条目。《岭南卫生方》卷下有“八证标类”，明·娄安道谓：“故敢搜缉八证，标其类之尤者，以便于分析，使可便召名医之专门者调治。”所谓八证，指的是痰证、食积、虚烦、脚气、疮毒、淤血、劳发、痘疹八种病证。

底耳，《汉语大词典》无此条目。《中医大辞典》有录，但无书证。《千金翼方》卷十一，耳病第十一：“治底耳方：矾石（烧之），石盐（末之），右二味，先以纸绳纴之，展却汁令干，以盐末粉耳中令通，次下矾石末，粉上须臾卧勿起，日再。”《千金要方》卷六，耳疾第八：“治底耳方：黄矾烧，绵裹纳耳中，不过二三日愈。或以苇管吹耳中。”底耳，就是“耳中有干底”，即耵聍。《外台秘要》卷三十九，胃两旁九十二穴：“耳门，在耳前起肉当耳中缺者，灸三壮，主耳中有脓，及底耳、聤耳，皆不灸。”《大观本草》卷二十，桑螵蛸条引《经验方》：“治底耳方，用桑螵蛸一个，慢火炙，及八分熟存性细研，入麝香一字为末，掺在耳内，每用半字，如神效。如有脓，先用绵包子拈去，次后掺药末入在耳内。”《类编朱氏集验医方》卷九：“麝香散，治聤耳、底耳、耳内脓出。”它们所指皆同。

（四）其他方面的作用

不仅中医书籍，就是中医以外的书籍，也可以为中医词汇提供材料和证据，为考察中医词汇提供了一条渠道。典型的如道书、儒书，就记录了不少医药词语。有的中医词语，并非中医方面的发明，反而来自道书、儒书。

一些与道教书籍有关的词语，就出现在医书之中。例如以下两个例子：

神庐，鼻的别名。《中医大辞典》引《东医宝鉴》卷二为书证。《黄庭经》：“神庐之中当修治，玄膺气管受精府。”《云笈七签》载《黄庭经》，注释中明其为鼻，可见以鼻为神庐，本是道教导引术的名称，而朝鲜许浚所编的《东医宝鉴》中绝大多数内容征引自中国元明以前的古医书，其时代太迟，又来自中国书籍，作为辞书的书证，并不合适。

龙烟，《中医大辞典》言是气功术语，系肝的代名词，引《简易方》云“肝名龙烟”。其实“龙烟”这种名词，也来自《黄庭经》。《黄庭内景玉经》心神章第八：“肝神龙烟字台明，翳郁导烟主浊清。”

儒家书籍一样，也可以用来纠正中医辞书书证不善的问题。

弄瓦、弄璋，《中医大辞典》说都出自《延寿第一绅言》。此书旧题宋·愚谷老人传，或者以为是南宋之书，或者以为是明代李舜臣所编，但不管如何，弄瓦、弄璋之说出自《诗经·小雅·斯干》是没有疑问的，弄瓦、弄璋本来就来自文史之书，《中医大辞典》却从宋代一本养生书中寻找出处，是不合适的。

二、对普通辞书的作用

王力先生早就指出过，辞书的词目及其释义最大的问题是将词语依照顺序编排在一起，既不分主次，也不分时代。其实词语的作用有大小，意义有深浅，外延有宽窄，色彩有褒贬，分布不平衡，许多词语还能组队成群，密不可分，构成有机的整体，笼统含糊地罗列词语，虽然整齐划一，但不能显示词汇的本来面貌。中医的辞书也有这种通病，因此不能因为编好了辞书就认为万事大吉，词汇的问题远远不会到此为止。中医的语言如果要改用现代的叙事方式，词汇是关键，术语名词等问题解决了，其他句子表达方面也就不成为障碍了。中医词汇最怕的是云山雾罩，纠缠不清，歧路丛生，言者力不从心，听者不知所云，严重影响了中医词汇的普遍适用性。

《汉语大词典》作为大型汉语词典，涉及中医词汇也不在少数，为从文史角度探讨中医名词提供了详尽的资料。另外，古代文史资料反映的情况，许多是纯粹中医书籍所没有的。中医在古代的状况，与今天大不相同，今天的人们受到西式学科分类的影响，学医者理所当然地认为文史类学者是不懂医学的，而学文史的也认为考察中医词汇就是为医者的本职，与文史类学者几乎没有关系。但古代的状况并非如此，为医者可能由为文者转换过来，为文者也可能通晓医药。不管怎么说，有一点是可以肯定的，古代中医中药的普及程度和深入的程度，都远远超过今天。

《汉语大词典》的编者，大都是文史语言类的专家，但这部大型辞书，从文史方面对中医词语作了许多有益的探索，有很多内容可以与中医书籍互相补充、互相参照，有的内容则可以弥补中医书籍、中医辞书的不足，因为这些内容有许多在中医书籍中是没有记录的。医药与古代社会生活有密切的联系，除了医药人士，社会各个阶层的其他人也参与其中，从他们的角度，对古代中医也有诸多描写，形成了一些有意义的词汇，这也是中医在历史文献中可贵的记载，是中医历史词汇有机的组成部分。

普通辞书对医书，通常只关注《本草纲目》《千金要方》《伤寒论》《内经》等少数著名的书籍，而对其他医书涉及很少。这从普通辞书的书证中就可以反映出来，应该说这样不够公允，因为其他医书也蕴藏着大量普通的词语，这些词语在古代都是通用的。

（一）可以识别许多同形异义与异形同义的词语

1. 同形异义的词语

中医词汇有着特定的语境，有些中医词语在通常场合并不使用，尤其是古代某一时期使用过的词语，被淹没在文献的海洋之中，今天挖掘出来，就可能是某个词语的同形异义词，虽说有些巧合，却也体现了词语运用的规律。同形异义的词语没有引申与被引申的关系，属于一词多指的情况。

如管仲，中药指的是贯众，取同音记字而成，但《滇南本草》又可指白地榆（就是地槟榔），这是地方性药名。望江南，通常的意思是词牌名称，在中医里则是指一种植物，又叫野扁豆、羊角豆，出自《救荒本草》。商丘，一般指地名，中医指经穴名称，出《灵枢·本输》，属于足太阴脾经。养老，出《针灸甲乙经》，经穴名称，属于手太阳小肠经。野合，一般的意思众所周知，中医指绝经之后再孕者，见宋·薛轩《坤元是保》：“七七而阴道绝，绝而后育，是名野合，野合之子率多不寿。”胼胝，指手掌、脚掌皮肤增厚，但《诸病源候论》卷三十归于病症名称，指皮肤增厚后，接触处有疼痛感，或者有其他症状，那就是病名，跟通常说的老茧不同。客气，一般意思无须解释，中医指三阴三阳之气，分别主司天之气、在泉之气及左右四间气，是运气术语。将军，平常义不必说，中医指大黄，李当之《药录》已经如此，也可以指蟋蟀。把蟋蟀叫将军，这是民间的叫法，《本草纲目拾遗》有载。面积，中医指面食过多而成积滞者。法制，中医中是如法炮制的意思，按照特殊规定对药物进行加工处理，如《校注妇人良方》有“法制清气化痰丸”。天空，与平常意思不同，指梅毒结久在硬腭处形成的穿孔，是俗病名称，见《喉科金钥》卷上。重言，语言学指叠字，中医可指口吃，出《灵枢·忧恚无言》。

有些同形异义的词语还需要进行一番考察，例如：

血衣，指胞衣。《汉语大词典》无此义。《中医大辞典》未录。《血证论》卷四，产血：“妇人胎中，有血衣以裹儿，血衣之下，又有水衣以衬垫之，将产则胎水先破，水衣先下，然后血衣破而儿生，儿生之后，血衣乃下，世谓水衣垫胎，水衣既行，则其胎颠坠，是以儿出，此乃着迹之论，未得其所以然也。”卷五，胎气：“孕妇胎中，止有水血二者而已，水即是气，故生产时，水衣先至，后下血衣。”

千里马，医书指旧草鞋。《是斋百一选方》卷十二，第二十门：“左脚上旧草鞋名千里马，不得犯手，以棒挑取，于水内鞭洗令净，曝干，烧黑灰，碾细为末，入轻粉少许，先以盆浆水洗疮，裛干，然后敷。干者生油调，湿者干掺，便成痂，甚妙。郭医名羽云，端午日以左手提左脚旧草鞋烧用，兼治软疖，其子亲曾得效。”《东医宝鉴》汤液篇卷一，故麻鞋底引《本草》：“一名千里马，取故破者用。”引《良方》：“路旁弃草鞋鼻绳，亦名千里马，治难产用之。”

还有一种千里马，《军门秘传》卷一，得效良方，棱莪散：“三棱、莪术、赤芍、黄柏、千里马（各一两，只用两头）。”注：“千里马，《本草纲目》作草鞋的别名，然其用量云‘一两’，且用于损伤，似非草鞋之功。考千斤拔亦有千里马之别名（《岭南采药录》，且用治跌打损伤，录之备参）。”

马蹄内小蹄也叫千里马。《验方新编》卷二十三，接骨灵丹：“又方：云南钱（即有锯齿海螺，烧灰），千里马（即马蹄内小蹄，自腿下者佳，如无，破鞋底烧灰亦可），老龙皮（即老桑皮，烧灰），飞罗面（焙黄），陈醋熬成膏，摊青布上贴之。”

药王，系一种植物药名称。《大观本草》卷六，四十六种陈藏器余：“药王，味甘，平，无毒。解一切毒，止鼻衄，吐血，祛烦躁。苗茎青色花黄色，叶摘之有乳汁，捣汁饮验。”

悉尼，就是雪梨。《炮炙大全》卷二，果之属，悉尼：“甘、寒。悉尼、绵梨、香水梨俱为上品，可以治病，余梨不去病。”

小方，专指小儿方剂。《汉语大词典》指药物一二味的单方或者分量少的方剂，与此有别。《医说》卷十，小方：“孙思邈《千金方》曰：小儿六岁以下，黄帝无说，中古有巫妨，始撰《颅囟经》，以占寿夭，自兹始有小方，则小儿方药始于巫妨也。”

2. 异形同义的词语

许多异名别称，都属于异形同义的词语之列。虽然文字或者语音有差别，但含义不变，不过是同一词语的不同写法而已。

翻胃，《汉语大词典》引《医宗金鉴》为例。《中医大辞典》言见《肘后备急方》，又叫作反胃、胃反。反胃病，《汉语大词典》引的是三国魏的书证。两者是一回事，辞书却没有清楚说明。

在《汉语大词典》中，痀偻，用例引自《庄子》；痀瞜，用例引自《列子》；痀瘘，用例引自清人。三条词目，其实可以合并，只是词形有别而已，音义并无不同。

《汉语大词典》有灯心草，没有例证。灯心，引的是《本草纲目》。灯草，引的是《儒林外史》《金瓶梅词话》。本来所指为同一物，处理却如此随意。

帝钟，犹言“帝中”，义为悬壅垂，《汉语大词典》未录。《世医得效方》卷十七，喉病：“帝钟风，即喉间帝钟长肿，有长数寸者，虚实用前药，外以食盐煅过，鸦毛醮下即消，不须挂破，破则伤人。”《喉科大成》卷一引《得效》作“蒂钟”。《东医宝鉴》卷二，悬壅垂引《得效》：“悬雍谓之帝钟，悬雍肿而垂下，有长数寸者，谓之帝钟风，宜用盐矾散，不可针破，针则杀人。”又引《医学入门》：“肾伤寒咽痛，及帝钟肿者，忌针，以蛇床子于瓶中烧烟，令病人吸入喉中，立愈。”《重楼玉钥》卷上，诸风秘论：“善候则易治，双松子、单松子、双燕口、单燕口、鱼鳞、斗底、帝中、落架、鱼口、穿颔诸症，此是善候。”帝中风：“拦腰烂去半截，或帝中全行烂去者，虽一时难治，仍为无害，只依法治之，亦见奇效。”

也叫“蒂丁”，《验方新编》卷十七，单蛾双鹅：“咽喉最忌刀针，倘若误伤蒂丁（俗名小舌），多不可救，慎之慎之为要。”《疡科纲要》卷下，血余散：“蒂丁虽亦垂长，望之只见其燥，绝无痰涎盘旋之状。”《喉科心法》，单蛾双蛾：“凡针乳蛾，宜针头尾，不可针中间，鲜血者易愈，血黑而少者难愈，切不可伤蒂丁，损则不救，慎之。蒂丁俗名小舌。”

或者写作“蒂中”。如《包氏喉证家宝》，条目：“其肾虚伤寒及蒂中喉内之喉花肿，尤忌针。”《中医大辞典》已收“蒂丁、蒂中”，当属异形词之列。

或“云膪中”。《喉舌备要秘旨》喉部，治咽喉辨论：“膪中以内者谓之咽，膪中以外者谓之喉，咽喉形色各有阴阳。”喉科辨症，认死症歌诀：“膪中子白膜遮尽者死。”喉科辨症，喉箭症：“此症发在膪中左右，有白路黄路，头大尾细，直落喉下，是乃险症，最要谨慎。”

或云“蒂钟”。《喉科心法》，喉舌破烂：“有蒂钟烂至全无者，蒂钟俗名小舌。”

以上是词语用字或者词素组合上造成的差异。宽泛来说，这种异形同义的词汇，也可以包括一些别名异称在内。别称可能与原名完全不同，但所指并无区别。例如：

混元衣、混沌皮，《汉语大词典》未录。《脉因证治》卷上有调鼎方，中有“混沌皮（一具，酢浸一宿）”。《东医宝鉴》汤液篇卷一，妇人胞衣引《正传》：“即产后胞衣也，一名紫河车，一名混沌皮，亦名混元衣。男胎首生者佳，如无则壮盛妇人次胎亦好。”《医垒元戎》卷九：“年老欲补，加混沌衣（即胎衣）全一入药。”“混元丹，此药可增入三才丸。胞衣一个，头尾儿者，斟用。”混元丹，就是因为使用了胞衣（即混元衣）而得名。

钻地风，就是覆盆子，钻地风是别名。《汉语大词典》未录。《外治寿世方》卷一，重药法有“钻地风（五分）”。《滇南本草》卷一，覆盆子：“俗呼琐梅，又名钻地风，又名疏风草。”“能锁玉关，故呼琐梅，得水气而生，入肾经，益肾补肝，明目兴阳。”

覆盆子在各地的名称不一样。如《验方新编》卷二十，山精寿子丸：“草覆盆子三两五钱（俗名抬盘果，又名麦泡果，蔓生，藤叶有刺，叶面青背白，有齿，尖开紫花，结子聚成覆盆样，子端有芒，先绿后黄，老熟时红紫）。”《扶寿精方》诸虚门，菊花丸：“覆盆子（四五月栽秧时熟，红色味甘者，俗名栽秧苞，乌黄者非是）。”栽秧苞，就是覆盆子，覆盆子长出来时，刚好是插秧，所以叫栽秧苞。覆盆子果子酸甜可口，可以食用。

海巴，一种海螺的名称。《汉语大词典》未录。《名医类案》卷八，血症：“邵村张教官患衄血多，诸治不效，首垂任流，三昼夜不止，危甚。一道人教用生藕一枝，捣贴颅囟，更以海巴烧存性为末，鹅管吹入鼻内，二三次即止。（海巴俗名压惊螺，即云南所用肥也。）”《回生集》卷上，内症门，治雀姑眼神方：“石决明即海巴，有窟的，有眼的，火煅为末三钱。”

朱陵土，《汉语大词典》未录。《宋本备急灸法》，竹阁经验备急药方：“治脱囊……朱陵土（此是烧人地上赤土，约是人尸腰间所临之处，不拘多少，取研为细末）。”《太平圣惠方》卷四十，灭瘢痕诸方：“治面上印文方，赤土（细研），右先以物刺破字上，以酥调涂之。”《鸡峰普济方》卷二有赤龙散，中有“赤土（二两半）”。赤土，此即朱陵土，指焚尸之后的土壤。

独立枪，指鲜天南星。《汉语大词典》未录。《疑难急症简方》卷一，毒蛇恶虫：“毒蛇咬（姚北胡瀛峤），鲜天南星（一名独立一枝枪），治失荣、瘰疬、蛇咬等症，捣敷，极妙。”“越尝闻治蛇伤者云及独立枪，深以为秘，今特点破。”

南天竺草，《汉语大词典》未录。《本草述钩元》卷九：“方书中南天竺草，即生瞿麦也。”又引濒湖：“治九孔出血，有南天竺饮，皆取其破血利窍也。”

牛李子，《汉语大词典》未录。《专治麻痧初编》卷二，董氏《小儿斑疹备急方论》，药方，牛李膏：“牛李子（一名乌罡子，一名楮李子，一名牛消子，一名鼠李子，一名禾镰子，好生道旁田畔，过秋结实成穗，垂叶间，味甘可食，色黑多汁。九月后采取，研细，绢滤汁不以多少，于银石器中熬成膏，可丸）。”

地鸡，就是鼠妇虫。《中医大辞典》《汉语大词典》均未录。《东医宝鉴》杂病篇卷十一，噤口撮口脐风证引《正传》：“又，地鸡，擂水涂之，妙。（即鼠妇虫也）。”汤液篇卷二，鼠妇引《入门》：“即地鸡也，端午日采，晒干。”《新编山居简要医方便宜》卷十六：“治小儿鹅口不能乳者，用地鸡擂水，涂疮即愈。地鸡即扁虫也，人家砖下多有。”《本草分经》同名附考：“地鸡，一名鼠妇，亦名湿生虫，常着鼠背故又名鼠负。”

游胡，《汉语大词典》未录。《大观本草》卷六，白蒿：“今白蒿，春始生，及秋香美，可生食又可蒸。一名游胡，北海人谓之旁勃，故《大戴礼·夏小正》曰：蘩，游胡。游胡，旁勃也。”

马剥儿，一指王瓜，也就是土瓜。《汉语大词典》《中医大辞典》均未录。《丹溪心法》卷三，翻胃三十二：“又方，用马剥儿烧灰存性一钱，好枣肉、平胃散二钱。右和匀，温酒调服，食即可下，然后随病源调理。”《东医宝鉴》汤液篇卷二：“野甜瓜，又名马剥儿，味酸似甜瓜而小，治噎膈有功。”《丹溪纂要》称之为马雹儿、野甜瓜，意思同。

（二）纠正不恰当的解释

普通辞书也收罗了许多与医药有关的词语，而有些古代的医药词语，即使是专门从事医药行业的人，也未必能清楚其中的含义，尤其是古人的解释许多是含糊其词的，今人肯定更加不清晰。医药词语的训释，有着前后继承的关系，一旦前人说不清楚，而后人也继续闪烁其词，结果以讹传讹，导致这种问题在辞书中时有所见，成为辞书中的缺憾。

鬼疰，言迷信者称流注，即流窜无定随处可生的多发性深部脓肿。《汉语大词典》引《本草纲目》，言是“鬼疰恶毒”。《中医大辞典》书证用《太平圣惠方》，言鬼疰也是注病的一种，有传染，所以《汉语大词典》的说法可疑，言迷信者称流注，不知有何依据。《诸病源候论》有流注候，但不闻流注就是鬼疰。《神农本草经》卷二，蘼芜：“辟邪恶，除蛊毒鬼疰，去三虫。”石龙刍：“治心腹邪气，小便不利，淋闭，风湿，鬼疰恶毒。”《千金要方》卷十七，飞尸鬼疰第八也是把“鬼疰”当作诸疰之一，也就是尸注病之列，即我们今天说的肺结核病。

太溪，《汉语大词典》言中医谓肾脉气为太溪，引《素问·至真要大论》：“太溪绝，死不治。”王冰注：“太溪在足内踝后跟骨上，动脉应手，肾之气也。”《中医大辞典》“太溪”条，只有两个义项，一是经穴名称，二是古代三部九候部位之一。这是对的，太溪就是经穴名称，也可以作为三部九候部位之一。太溪位于肾脉（足少阴肾经）之上，可以检验肾气之盛衰有无，但不能说太溪就是肾脉气。所以《汉语大词典》的这一解释是有问题的，属于误解。古代医家对太溪的解释很多，如明·李中梓《诊家正眼》所云：“太溪者，肾脉也。（在足内踝后跟骨上陷中动脉是也。）凡病势危笃，当候太溪以验其肾气之有无。”如果“太溪”可以解释成“肾脉气”，那么“太冲”岂不成了“肝脉气”，所以这种理解是不对的。明末医家萧京《轩岐救正论》有六绝脉，也说得很清楚：“冲阳绝，死不治，足阳明胃经脉在足大指，彼陷中有动脉应指是也。尺泽绝，死不治，手太阴肺经脉在手臂曲纹，陷中有动应指是也。天府绝，死不治，手太阴肺经脉在手臂内肩下，有动脉应指是也。太冲脉绝，死不治，足厥阴肝经脉，足内大指后二寸动脉应指是也。神门绝，死不治，手少阴心经脉在掌内侧，有动脉应指是也。太溪绝，死不治，足少阴肾经脉在足内踝骨下，有动脉应指是也。”这里出现的冲阳、尺泽、天府、太冲、神门、太溪，都是穴位名称，据此也可以知道。

理中，《汉语大词典》言其义即调理中气，引清初医家程应旄为例。《中医大辞典》则引《医门法律》，言明“理中”就是调理中焦脾胃的治法，这是对的。《汉语大词典》的说法有问题，程应旄文中固然提到中气，那不是关键所在，“理中”的“中”，中医指的就是中焦脾胃，如果是专门调理中气的，中医自有理气之说。在《伤寒论》中，就有理中丸和理中汤，“理中”成为术语，就来自此。如果拘泥于上下文中总结含义，难免会不得要领。理中丸和理中汤，原本“理”均作“治”，因避唐高宗名讳而改。

痿弱，《汉语大词典》云：痿弱，肢体萎缩软弱。书证用明·李时珍《本草纲目·主治一·痿》：“白胶、鹿茸、鹿角、麋角、腽肭脐，并强阴气，益精血，补肝肾，润燥养筋，治痿弱。”这个解释有问题，释义与书证并不一致。《本草纲目》此处文字，用的都是壮阳药，“痿弱”即阳痿，此义在医书中也很平常。如《外台秘要》卷十七，虚劳阴痿方七首：“远志丸，疗男子痿弱方。”“文仲疗阴下湿痒，又痿弱，粉散方。”“苁蓉丸，疗痿弱，益精气。”凡此均可以为证。如果说到肢体萎缩软弱，应该寻找其他用例。如《儒门事亲》卷一：“凡见脚膝痿弱，难于行步，或一足不伸，便作寒湿脚气治之。”有的辞书也用过此例。

冷气，《汉语大词典》云：因哀痛过甚而致的气逆之证。此说似有不确，因为冷气一病，未必均为哀痛过甚所致。《诸病源候论》卷十三，冷气候：“夫脏气虚，则内生寒也。气常行腑脏，腑脏受寒冷，即气为寒冷所并，故为冷气。其状或腹胀，或腹痛，甚则气逆上而面青、手足冷。”冷气因为气为寒冷所并而得名。《食疗本草》卷二，软枣：“多食动风，令人病冷气，发咳嗽。”“冷气”

在隋唐医书中是常见之词，均可说明这一点，此不赘述。

鬼击，《汉语大词典》云：迷信者称不知病因的肿胀瘀血症，引《本草纲目·草七·忍冬》：“鬼击身青，作痛，用金银花一两，水煎饮之。”书证偏迟姑且不提，这种释义是有问题的。《中医大辞典》收“鬼击”一词，云：指突然胸腹绞痛或出血的疾患，引《肘后备急方》卷一：“鬼击之病，得之无渐卒着，如人力刺状，胸胁腹内，绞急切痛，不可抑按。或即吐血，或鼻中出血，或下血。一名鬼排。”显然，《中医大辞典》的解释更加符合古医书的实际。“鬼击”多见，举其一例。《医心方》卷十四，治鬼击病第三：“《僧深方》治鬼击方：盐一升，水二升和之，搅令释作汁饮之，令得吐则愈，良。”

鬼毒，《汉语大词典》云：迷信者称无名肿毒。引《本草纲目·木三·卫矛》：“（主治）女子崩中下血，腹满汗出，除邪，杀鬼毒蛊疰。”其实这一解释也不恰当，隋唐古医书引及“鬼毒”，均为鬼气毒气之义，指有传染的致病邪气。《千金翼方》卷四，米谷部，生大豆：“煮汁饮，杀鬼毒，止痛，逐水胀，除胃中热痹。”卷三，草部下品之上，恒山：“主伤寒寒热，热发温疟，鬼毒，胸中痰结吐逆。”卷三，木部下品，黄环：“主鬼毒鬼疰鬼魅，邪气在脏中，除咳逆寒热。”卷三，木部下品，巴豆：“去恶肉，除鬼毒蛊疰邪物。”《千金要方》卷二十六，鸟兽第五：“大猪头肉：平，无毒。补虚乏气力，去惊痫、鬼毒、寒热、五癃。”

鬼病，指鬼邪所致的神志迷乱的疾病。《汉语大词典》引《聊斋志异》为例，语例可以提前。而且释义为“鬼生疾病”，似有不妥，引文中言“端娘已鬼，又何鬼之能病”，可见是因其他鬼魅导致的疾病。《诸病源候论》卷二，鬼邪候：“一来调，一来速，鬼邪也。脉有表无里，邪之祟上得鬼病也。”

（三）充实许多条目和释义

许多词汇其实在医书和其他书籍中是通用的，但不同的文献侧重点不同，导致有的词汇多见于医书，普通辞书对此反而有所忽略，这部分内容可以从医书中得到弥补。有些词语需要互相比对、彼此联系才可以看得更加清楚，这种词语在普通古籍中往往只有片言只语，常常被忽略，但如果与医书进行对比，就可以知道这种词语在古代也是寻常的，也应该加以收罗。

靥，原意为牲畜喉咙，实指动物甲状腺。《汉语大词典》无此义。《东医宝鉴》杂病篇卷八，瘿瘤：“人参化瘿丹，治瘿瘤，海带、海藻、蛤粉、昆布，右四味皆焙，泽泻炒、连翘各一两，猪靥、羊靥各十枚切片焙干。”“神效开结散，治瘿瘤皆效，沉香二钱，木香三钱，陈皮四钱，真珠四十九粒火煅，猪靥肉子（生猪项下喉咙采一枚如枣大微扁色红者）四十九个，瓦上焙干。”“羊靥、鹿靥酒渍炙含咽汁，七日差。（本草）”《东医宝鉴》汤液篇卷一，兽部：“猪靥子，生豚猪项下喉咙丝一枚，形如枣大，微匾色红。（医林）”

汗，指烘烤药物使之出汗。此义辞书只提竹子杀青，对中药反而未及。《外台秘要》卷三十一，用药分两煮汤生熟法则十六首："凡椒、云实，微熬令汗出，即有势力。"《千金翼方》卷八，崩中第一，大慎火草散："若寒多加附子及椒，用椒当汗，去目闭口者。"此系药物炮制的要求。《外台秘要》卷三十一小金牙散、卷三十二松叶膏、卷三十三白术散各方均有"蜀椒"，旁边注一"汗"字，就是此意。《金匮要略·趺蹶等第十九》有乌梅丸，中有"川椒四两(去汗)"，可见汉代已如此。《新修本草》卷十四，蜀椒："凡用椒皆火微熬之，令汗出，谓为汗椒，令有力势。"

痂，指煮药时凝结于表面的痂状物，与通常所说不同，辞书未录。《千金要方》卷七，风毒脚气，术膏酒："以馀药汁浸馈，调强弱更蒸之，待馈上痂生，然后下于席上，调强弱冷热如常酿酒法。""第三投以米四斗净淘如前法，还以馀汁浇灌重蒸，待上痂生，下置席上，调冷热如常酿法。"

衣，指苔藓或生锈。此义辞书未录。《外台秘要》卷三十二，生发膏方："又生发墙衣散方。墙衣（五合，曝干，捣末），铁精（一合），合欢木灰（二合），水萍末（三合），右四味，捣研末，以生油和少许如膏，以涂发不生处，日夜再，即生发，效，此妙。"前文"《广济》生发膏"有"瓦衣（切，三合）"。所谓"墙衣""瓦衣"，就是墙上和瓦片上的苔藓。《新修本草》卷九，垣衣："味酸，无毒。"此垣衣即墙衣。唐人新注云："此即古墙北阴青苔衣也。"《新修本草》卷十一，乌韭："此物，即石衣也，亦曰石苔，又名石发，生岩石阴不见日处。"石衣就是石上苔藓。又有叫作"土衣"者，《中医大辞典》未录，意思相仿。《永乐大典·医药集》卷一千零三十三引《仙人冰鉴》："附子烧灰使半枚，水精一分力难排，父母手煎添水蛭，功加须得土衣台。（土衣，是瓦屋上所生瓦松，取向阳者，烧为灰用。）""土衣"就是前面说的瓦衣。

"衣"也可指铁锈，《外台秘要》卷三十二，生眉毛方有"铁生衣"，这个"衣"则是铁生的锈。《本草纲目》卷八有铁锈，一名"铁衣"，引陈藏器云："此铁上赤衣也，刮下用。"

芦，或者芦头，指根类药材顶端带有盘节状根茎部分。《汉语大词典》无此义。《常用中药词语词典》《中药炮制学辞典》有收，但没有例证。《卫生家宝产科备要》卷七，人参白术散："白术（一两，去芦，切，焙）。"刘寄奴饮："当归（一两，去芦头，切，焙）。"《雷公炮炙论》木香："其有芦头丁盖子色青者，是木香神也。"《雷公炮炙论》是南北朝雷敩所作，可见南北朝已有此语。

恶酒，《中医大辞典》未录。《汉语大词典》谓是劣酒，但此语别有其义，医书指由于饮酒而狂悖失性。《千金要方》卷二十五，卒死第一："治恶酒健嗔方：空井中倒生草烧灰服之，勿令知。"《诸病源候论》卷二十六，恶酒候："酒者，水谷之精也，其气慓悍而有大毒。入于胃则胃胀气逆，上逆于胸，内藴于肝胆，故令肝浮胆横，而狂悖变怒，失于常性，故云恶酒也。"这里解释了恶酒的含义。《千金翼方》卷十九，杂疗第八："鹰屎灰，酒服方寸匕，主恶酒，勿使饮人知。"《医心方》卷二十九，治酒病方第二十三："（苏敬本草注）恶酒病方：鹰矢白灰，酒服方寸匕，勿使饮人知之。"后二方的内容基本相同。

新药，《汉语大词典》有二义，一是新创制的药物，二是西药，却忽略了最常见的意思，那就是新鲜的药物。《千金要方》卷十一，坚癥积聚第五："取商陆根捣碎，蒸之，以新布籍腹上，以新药铺著布上。"《医心方》卷一，合药料理法第六："凡建中肾沥诸补汤，滓合两剂加水煮，竭饮之，亦敌一剂新药，贫人当依此用。"

发气，《汉语大词典》有三义，一是呼出气息，二是发脾气，三是气功师发放外气。与中医含义无关。发气，中医可指气逆冲上。《诸病源候论》卷十三，食热饼触热饮水发气候："夫食热皆触动肺气，则热聚肺间，热气未歇，而饮冷水，水入于肺，冷热相搏，气聚不宣，为冷所乘，故令发气。"

丸子，《中医大辞典》未录。《汉语大词典》言"丸子"是圆粒形的丹药，以《西游记》为书证。其实释义不够全面，"丸子"也可以是丸药。丸药，《汉语大词典》引《史记·扁鹊仓公列传》为例，两者兼通。丸子，唐代医书已可见。《仙授理伤续断秘方》："凡收药丸子、末子，并用罐子收入厨子内，以火焙之。""丸子可用土当归、土药材，末子须用外道者。"

慎口，《汉语大词典》指慎于言辞，没有别义。《简明中医语词辞典》言为忌口，慎于饮食，引《儒门事亲》为例，还可以提前。《外台秘要》卷十九，杂疗脚气方一十五首："昼二夜一，随性多少，有酒气为度，得慎口为佳。"

吞药，《汉语大词典》没有此条。《史记·蒙恬列传》："乃吞药自杀。"这是服用毒药，但更多的只是服药的意思。《论衡·道虚篇》："天养物，能使物畅至秋，不得延之至春；吞药养性，能令人无病，不能寿之为仙。"《医心方》卷十，治积聚方第一引《华佗方》云："久作长病，吞药如上，百日有子。"

失主，即神志不清，辞书未录此义。《军门秘传》卷一，回生再遗散："夜卧惊恐加雄胆，恍惚失主加人参、辰砂、金箔、银箔、远志。"

大行，大便的婉转说法。辞书未录。《医心方》卷廿五，小儿调养方第十八引《产经》："凡小儿衣，其寒薄者，则腹中乳食不消，乳食不消则其大行酢臭。""凡小儿大行黄而臭者，此是腹中有热，故宜将服龙骨汤，良。"卷廿，治服石大便难方第卅有"《录验方》解散不得大行方"。卷廿九，合食禁第十一引《养生要集》："又云：李实合雀肉食，令大行漏血。"卷廿二，妊妇修身法第二引《养生要集》："妇人妊身，大小行勿至非常之地，逆产杀人。"《养生要集》是东晋·张湛所撰，今佚。可见东晋以来有此语。

落胎，就是堕胎。《汉语大词典》未录。中医辞书引《郑氏女科家传秘方》，此为清代之书。《医心方》卷廿二，治妊妇数落胎方第八："《产经》云治数落胎方：作大麦豉羹食之，即安胎。”“《录验方》云治妊身数落胎方。”《产经》和《录验方》都是唐代之书，可以提前很多。

产庐，就是产房。《汉语大词典》未录。《医心方》卷廿三，产妇安产庐法第五：“《产经》云：按月之方安产庐吉，正月、六月、七月、十一月，作庐一户，皆东南向，吉。”“凡作产庐，无以枣棘子、铤戟杖，又禁居生麦稼大树下，大凶。”

酥膏，指古代的一种膏剂。《汉语大词典》未录。《医心方》卷廿三，治产难方第九引《子母秘录》：“古方酥膏，有难产者，或经三日五日不得平安，或横或竖，或一手出，或一脚出，百方千计，终不平安。服此酥膏，其膏总在孩儿身上，立出，其方无比。”

（四）书证问题

书证作为辞书释义的有力证据，不只是可以任意举例那么简单。书证与诠释是互相依存的关系，因此还能体现辞书编纂的力度，甚至可以反映词汇史的进展状况。因此书证貌似细节问题，却可以窥见具体词汇研究的进度，不可等闲视之。

1. 书证出处的问题

一是书证出处的问题。如“咳家”，《汉语大词典》引《医宗金鉴》为例证：“咳家其脉弦，为有水，十枣汤主之。”《医宗金鉴》是清代医书，但这句话其实不是清人文字，此句原文出自张仲景的《金匮要略》。编纂者对书证的时代没有验证过，没有引用原始资料，却用后世中医类书《医宗金鉴》的句子，使不知情者误以为这个例子出自清代。

二是有的可以合并的词目，在辞书变为两条，甚至使用的书证时代也不同。这种情况是由于有的词汇在文字形体上有差异，而辞书又是分卷编写、各自为政的，难免照应不周，顾此失彼，造成重复累赘。

例如治疗小儿虫病的有“使君子”，《汉语大词典》分为“使君子”与“史君子”两条。人参与仁参也分立为两条。

使君子，言潘州郭使君疗小儿。《汉语大词典》引《本草纲目》为例。《中医大辞典》言出《开宝本草》。

史君子，即使君子，因唐潘州郭史君得名。《汉语大词典》引宋·高承《事物纪原》为例。

人参，《汉语大词典》引《潜夫论》为例。《中医大辞典》言出《神农本草经》。

仁参，即人参。《汉语大词典》引《新五代史》为例。

两条的书证出处不一，时代不一，这是分卷分条编辑造成的结果。如果相互照应，统筹兼顾，就可以避免这种现象的出现。又如：

採薪之忧，《汉语大词典》引《孟子》为例，言病不能采薪（砍柴），或者说成采薪之患。

采薪之忧，有病的婉辞。《汉语大词典》也引《孟子》为例，也说成“采薪之疾”。

“採薪之忧”与“采薪之忧”，只是互为异体字的“採”与“采”偏旁的差别，注意到了同一册的彼此照应，却在不同册中出现问题，这两处的解释和书证都差不多，一个在第六册，一个在第十册，实际上完全可以合并，或者略作说明也可。

三是书证偏迟的问题，这也是出现得比较多的问题。由于书中其他地方还会涉及这个问题，这里只举几个例子稍加说明。

凤眼草，椿荚的别名。《汉语大词典》引《本草纲目》为例，可提前。《鸡峰普济方》卷十三，妇人，槐角煎有“凤眼草（用仁子，此乃樗坂壳）”。卷二十一，无忧解毒丸有“凤髓”，旁注：“校定：凤髓不知为何物，疑是草名，重校定：凤髓乃凤眼草。”《瑞竹堂经验方》，头面口眼耳鼻门，洗头明眼方：“凤眼草，即椿树上固固翅也，烧灰淋水洗头，依日期洗，经一年，眼如童子眼明。”《得配本草》卷七，椿白皮：“荚，名凤眼草，清血内髓中之湿热。”《卫生易简方》卷四：“用凤眼草、赤皮葱、花椒捣碎。”《卫生易简方》卷七：“洗头明目方：用凤眼草即椿树上丛生荚也，烧灰淋水洗头。”《串雅外编》卷二，洗头明目：“凤眼草，即椿树上丛生荚也。”《寿世编》卷上，痔漏门，痔漏二方：“槐花、皮硝、凤眼草仁，捶碎，各一两，入猪大脏内蒸烂，每日空心服，好黄酒压之。”

紫金沙、紫金粉，都是蜂房蒂。

紫金沙，《中医大辞典》未录。《本草述钩元》卷二十七，露蜂房：“此房悬树顶上得风露者，其蜂黄黑色，长寸许，螫马牛及人欲死。非人家屋下小小蜂房也，其顶上实处，名紫金沙。”“舌上出血，窍如针孔，紫金沙一两，贝母四钱，芦荟三钱，为末，蜜如丸弹子大，用一丸，水一盏，煎至五分，温服。”《东医宝鉴》汤液篇卷二，露蜂房：“紫金砂，即蜂房蒂也，治大小便不通，熬研用之。(《总录》)”《总录》，指宋徽宗主编的医书《圣济总录》，是北宋的大型医学类书。《本草纲目》卷二十一也将“紫金沙”列为“露蜂房”的别名之一。

紫金粉与紫金沙义同。《幼幼新书》卷四十，本草既无而人未识者第十二：“皮巾子、托胎（或云是今羊托胎）、乳釜鱼、灶横麻、花消、海附子、龙骨草根、黄皮、鹿活草、山矍麦、大莓草、狗虫、穷贼子、石地松、独脚瓜、山槐、土消花、砱石、紫金粉、灵石、紫龙水、赤消、羊消花、鱼茗子。”这里出现了一系列费解的药名，其中之一就是“紫金粉”。紫金粉在宋代医书中有记载，《太平圣惠方》卷八十五，治小儿患痫病瘥后复发诸方有紫金散，用“紫金粉（一两半，名赤乌脚）”。《鸡峰普济方》卷六有治衄血等方，紫金丸为“紫金粉

（十分，露蜂窠顶上实者）”。据《鸡峰普济方》，可知紫金粉也是蜂房蒂。

辞书书证优劣互见，同样的词语，专业辞书比普通辞书有优势，《中医大辞典》书证优于《汉语大词典》的情况也不少，当然两者都不周全的情况也有。例如：

丁奚，小儿羸疾。《汉语大词典》引明·胡侍《真珠船》为例证。《中医大辞典》则用《诸病源候论》为书证。

哺露，小儿胃弱呕吐。《汉语大词典》也引明·胡侍《真珠船》，实际上仍然来自《诸病源候论》。

针艾，《汉语大词典》引《抱朴子》以下例子，偏迟。《灵枢·通天》：“古之善用针艾者，视人五态乃治之，盛者写之，虚者补之。”《灵枢·官能》：“手巧而心审谛者，可使行针艾。”经水第十二：“其治以针艾，各调其经气，固其常有合乎。”《中医大辞典》引《素问》为例，与《灵枢》时代一致。

合药，《汉语大词典》引唐·皮日休为例，可以提早到晋代。《抱朴子·内篇》卷四，金丹：“若不得登此诸山者，海中大岛屿，亦可合药。”

角弓反张，《汉语大词典》引清·郑观应为例。《中医大辞典》书证为《诸病源候论》，还可以提前。《肘后备急方》卷三：“若身体角弓反张，四肢不随，烦乱欲死者。”

无名肿毒，《汉语大词典》引鲁迅文为例。《中医大辞典》云见《医学入门》卷六。

井花水，《中医大辞典》无此条。《汉语大词典》引《齐民要术》以下例子，还可以提前至晋代。《肘后备急方》卷一：“又方，龙骨三分，藜芦二分，巴豆一分，捣，和井花水服，如麻子大。”

干呕，《汉语大词典》引《法苑珠林》以下例子。《中医大辞典》言出《金匮要略》。

冷饮，饮冷酒或者清凉饮料。《汉语大词典》饮冷酒用清人例子，饮清凉饮料则没有例子。《外台秘要》卷十，因食饮水上气方四首：“《肘后》疗大走马奔走喘乏，便饮冷水冷饮，因得上气发热方。”

发背，《汉语大词典》引唐代以后书籍为例，可以上推至刘宋时期。《中医大辞典》言见《刘涓子鬼遗方》。

却病，消除疾病。《汉语大词典》引曾国藩为例，时代偏迟。《遵生八笺》上卷有“延年却病笺”。

鼻疔，《汉语大词典》引《医宗金鉴》为例。《中医大辞典》云见明·申斗垣《外科启玄》。

硼砂，《汉语大词典》引《本草纲目》为例。《中医大辞典》言出《日华子本草》。

鹅掌风，《汉语大词典》引《医宗金鉴》为例。《中医大辞典》书证用

《外科正宗》卷四。

骨槽风，《汉语大词典》引《医宗金鉴》为例。《中医大辞典》引及《外科正宗》。

黄汗，《汉语大词典》引《医宗金鉴》为例，太迟。《中医大辞典》书证用《金匮要略》。

高良姜，《汉语大词典》引清·屈大均为例。《中医大辞典》言出《名医别录》。

香薷饮，补药名。《汉语大词典》引《初刻拍案惊奇》《红楼梦》为例。《中医大辞典》言就是《太平惠民和剂局方》卷二方，又名三物香薷饮。

薄荷，《汉语大词典》引《本草纲目》为例。《中医大辞典》言出《雷公炮炙论》。

胎衣，就是胎盘。《汉语大词典》引《本草纲目》为例。《中医大辞典》言见《妇人大全良方》卷十七。

行尸，指脉象而言。《汉语大词典》引《太平御览》为例，可以上溯至先秦两汉。《中医大辞典》所用书证为《难经》和《伤寒论》。

膈噎，《汉语大词典》用清·方苞文为例。《中医大辞典》引明·龚信《古今医鉴》卷五。

肠痈，中医指阑尾炎。《汉语大词典》引《金匮要略》为例。《中医大辞典》言出《素问·厥论》。

胪胀，腹胀。《汉语大词典》引《琉璃经》、柳宗元为例，实际上开始于先秦两汉。《中医大辞典》书证引《素问·六元正纪大论》。

结胸，《汉语大词典》引《医宗金鉴》为例，可以上溯至汉代。《中医大辞典》书证为《伤寒论·辨太阳病脉证并治》。

脱肛，《汉语大词典》引《医宗金鉴》为例，时代太迟，隋代已有。《中医大辞典》言见《诸病源候论》卷五十。

脱荣，堕胎出血、唇血。《汉语大词典》引《医宗金鉴》为例。《中医大辞典》言见清·徐润之《最新三字达生续编》。

脾泄，《汉语大词典》引《本草纲目》为例。《中医大辞典》书证用《难经·五十七难》，以及《丹溪心法》《寿世保元》，可以上推至先秦。

顺气丸，系中成药丸，治疗气闷不舒。《汉语大词典》引《警世通言》为例。《中医大辞典》言是元代《世医得效方》卷六方。

痄腮，《汉语大词典》引《医宗金鉴》为例。《中医大辞典》云见明·秦景明《幼科金针》。

白僵，病风而死的蚕。《汉语大词典》引《本草纲目》为例。白僵就是白僵蚕。白僵蚕，《中医大辞典》言出《神农本草经》。

浮肿，《汉语大词典》引《后汉书》为例，偏迟。《中医大辞典》言出

《素问》。《神农本草经》卷三，蓼实：“下水气，面目浮肿。”

油风，即斑秃。《汉语大词典》引《医宗金鉴》为例。《中医大辞典》言出明·陈实功《外科正宗》卷四。

鹅口，就是小儿鹅口疮。《汉语大词典》引宋代以后例子。《中医大辞典》云见《千金要方》卷五。

白饮，指米汁。《汉语大词典》引《齐民要术》为例。《中医大辞典》引《伤寒论》例子。

癜风，《汉语大词典》引明人例子，可以早一些。《中医大辞典》言见元代《寿世保元》，为紫癜风与白癜风的合称。

皂荚，《汉语大词典》引《南史》为例。《中医大辞典》言出《神农本草经》。

竹沥，《汉语大词典》引宋以后文为例。《中医大辞典》言出《本草经集注》。

肉豆蔻（果皮内有仁），种仁入药。《汉语大词典》引《本草纲目》为例。《中医大辞典》云出唐·甄权《药性论》。

月石，中药硼砂称月石。《汉语大词典》无例子。《中医大辞典》云见《三因极一病症方论》。

大病，作重病说。《汉语大词典》引《后汉书》以下例子，时代可以提前。《灵枢·百病始生》：“其中于虚邪也，因于天时，与其身形，参以虚实，大病乃成。”

针眼，就是麦粒肿。《汉语大词典》引《医宗金鉴》为例。《中医大辞典》云出《诸病源候论》卷廿八。

金樱子，樱也作罂。《汉语大词典》引《梦溪笔谈》为例，《中医大辞典》言出《雷公炮炙论》。

遁尸，病名。《汉语大词典》引《本草纲目》为例。《中医大辞典》引《太平圣惠方》卷五十六。

近血，先血后便。《汉语大词典》引《本草纲目》以下例了，太迟，可提前至汉代。《中医大辞典》引《金匮要略》。

辰砂，出自湖南沅陵，因此得名。《汉语大词典》引《桃花扇》为例。《中医大辞典》言出宋·苏颂《本草图经》。

走黄，一种危证。《汉语大词典》引《医宗金鉴》为例。《中医大辞典》未录。

赤石脂，《汉语大词典》引《抱朴子》为例。《中医大辞典》言出《神农本草经》。

青葙子，《汉语大词典》引《三国志》裴注为例。《中医大辞典》云出《神农本草经》。

虚烦，《汉语大词典》无例，其实汉代就有。《中医大辞典》引《伤寒论》书证。

虚热，《汉语大词典》引《本草纲目》以下例子。《中医大辞典》言见《诸病源候论》卷十二，冷热病诸侯，病热候。

蛇黄，可以安神镇惊。《汉语大词典》引《尔雅翼》为例，《中医大辞典》言出《新修本草》。

滑石，《汉语大词典》引《旧唐书》为例。《中医大辞典》云出《神农本草经》。

火眼，中医指急性结膜炎。《汉语大词典》引《红楼梦》为例，太迟。《中医大辞典》言见《肘后备急方》卷六。

阴水，《汉语大词典》引《医宗金鉴》为例。《中医大辞典》引《医学入门》以下。

牛蒡，《汉语大词典》参《本草纲目》以下例证，其实可以提前。如“牛蒡根”，《中医大辞典》言出《药性论》。又如“牛蒡子”，《中医大辞典》言出《本草图经》。

咯血，《汉语大词典》引清·平步青的例子。《中医大辞典》云见《儒门事亲》。

咳血，《汉语大词典》引《丹溪心法》为例。《中医大辞典》云见《济生方》。

漆疮，《汉语大词典》引《医宗金鉴》为例。《中医大辞典》言出《诸病源候论》卷三十五。

滞下，就是痢疾。《汉语大词典》引《医宗金鉴》为例。《中医大辞典》云见《千金要方》卷十五，又引《景岳全书》为例，均比《医宗金鉴》早。

2. 缺乏书证的问题

《汉语大词典》部分词汇只有解释没有书证，虽然没有书证的情况在辞书中经常可以见到，但作为权威的辞书，没有书证总是一种缺憾。其中有些涉及古代医书的部分，完全可以借助古代医书解决书证缺乏的问题。以下略举数例加以说明：

凤凰衣，指孵过小鸡的鸡蛋壳内白色薄膜。《汉语大词典》有解释，但无例。《仁斋直指方》卷二十三，附痈疮方，秘传凤凰衣散，治痈疮肿痛神效：“凤凰衣（即包鸡子壳内衣是也，不以多少）、轻粉、冰片（各少许），右为极细末，傅患处，效。”《中医大辞典》云出《医学入门·本草》。《仁斋直指方》是宋代之书，时代要早得多。《喉科心法》外治诸方，凤凰衣散：“抱出鸡子蛋壳名凤凰窝。”《奇效简便良方》凡例：“抱过鸡子壳（又名凤凰衣）。”

脐带，《中医大辞典》言中药之脐带，见《本草拾遗》；新生婴儿之脐带，见《妇人良方大全》。《汉语大词典》无例，《汉语大词典订补》书证为《醒世姻缘传》，太迟，可以提前至唐代前期。《千金要方》卷五，初生出腹第二：“然后缠结，所留脐带，令至儿足趺上。”“其脐断讫，连脐带中多有虫，宜急剔拨去之。”《千金要方》与《本草拾遗》都是唐代之书，但孙思邈生活的时代比陈藏器要早得多。

淋病，《汉语大词典》无例。其实汉代已经有此名，《金匮要略》卷中，消渴小便不利淋病脉证并治第十三：“淋之为病，小便如粟状，小腹弦急，痛引脐中。”《名医类案》卷十二，胎毒：“一子年十六，生七个月得淋病，五七日必一作。”

白癜风，《汉语大词典》无例，只有解释。《中医大辞典》言见《千金要方》卷二十三。检视其原文为：“九江散，主白癜风及二百六十种大风。”

四逆，《汉语大词典》无例。其实先秦已有，《中医大辞典》言出《素问·阴阳别论》。

黄水疮，中医外科病名。《汉语大词典》无例。《中医大辞典》言见《外科正宗》卷四。

肝风，中医病名。《汉语大词典》无例。《中医大辞典》用的是《素问》的书证。

赤痢，《汉语大词典》无例。但《中医大辞典》有赤利，引《诸病源候论》为证。痢，古医书书作“利”，可以通用。

胎动，《汉语大词典》无例。《中医大辞典》有胎动不安，云见《诸病源候论》。

内痔，《汉语大词典》无例。《中医大辞典》书证引《外台秘要》卷二十六。

外痔，《汉语大词典》没有书证。《千金要方》卷二十三，五痔第三有“治外痔方”。

口疮，《汉语大词典》无例。《素问·气交变大论》：“民病口疮，甚则心痛。”《中医大辞典》还引《医贯》的书证。《千金要方》卷五，伤寒第五，升麻汤：“或口疮者，或因壮热。”《名医类案》卷十二有“口疮”。

拔毒，吸出毒气。《汉语大词典》无例。金元以来已经有此名，《儒门事亲》有拔毒散。《格致余论》痈疽当分经络论：“若用寻常驱热拔毒纾气之药，虚虚之祸，如指诸掌。”

疰夏，中医指夏季体倦发热食少的病症。《汉语大词典》没有书证。但在方言中仍旧有所差别，清·梁章钜《浪迹续谈》言，温州谓小儿退热为疰夏，杭州则谓自从立夏以来多病者为疰夏。疰夏，或者叫注夏，较早见《丹溪心法》，其后《活人心统》等明清医书有记载，大体是江南一带的名称，春夏之交，多见于江南卑湿之地，是地方性疾病。

胎毒，《汉语大词典》无例。《中医大辞典》用明·万全《片玉心书》例子。《名医类案》卷十二："胎毒，一子年十六，生七个月得淋病，五七日必一作。"

脏象，《汉语大词典》无例。《中医大辞典》书证引《素问·六节藏象论》。

赤芍，《汉语大词典》无例。《中医大辞典》言见《药品化义》为赤芍药之简称。赤芍药则言出《本草经集注》。

白翳，《汉语大词典》无例。《千金要方》卷六，目病第一："淫肤白翳，精明主之。"

相思子，《汉语大词典》只有解释，无例。其实唐代已经有此名。《千金要方》卷二十五，蛇毒第二有"治猫鬼、眼见猫狸及耳杂有所闻方"，方中就有"相思子"。

气虚，中医名词。《汉语大词典》无例。《中医大辞典》引《素问·通评虚实论》。

便血，《汉语大词典》无例。《中医大辞典》言出《素问·阴阳别论》。《三因极一病证方论》卷九："病者大便下血，或清，或浊，或鲜，或黑，或在便前，或在便后，或与泄物并下，……故曰便血。"《金匮要略》卷中，五藏风寒积聚病脉证并治第十一："小肠有寒者，其人下重便血。"

便秘，《汉语大词典》无例。《中医大辞典》云见《杂病源流犀烛》。

侧柏，《汉语大词典》无例。《中医大辞典》"侧柏叶"云见《药性论》。《药性论》为唐·甄权所著。

代代花，《汉语大词典》无例。《中医大辞典》云见《饮片新参》，此书为王一仁撰于1935年。

天门冬，《汉语大词典》无例。《中医大辞典》言出《神农本草经》。《神农本草经》卷二："天门冬，一名颠勒，味苦平，无毒，治诸暴风湿偏痹。"

地肤子，《汉语大词典》无例。《中医大辞典》言出《神农本草经》。

连翘，《汉语大词典》无例，无征引文献。《中医大辞典》言出《神农本草经》。

葶苈，《汉语大词典》无例。《中医大辞典》言出《神农本草经》。《金匮要略》有葶苈大枣泻肺汤。

五加皮，《汉语大词典》无例。《中医大辞典》言出《神农本草经》。

脐风，或云四六风，或称七日风。《汉语大词典》无例。实际上唐代已有此名，《千金要方》卷五，初生出腹第二："不以时断，若挼汁不尽，则令暖气渐微，自生寒，令儿脐风。"此后沿用不改，《名医类案》卷十二，脐风："近来江南脐风之症最多，盖由赤子落脐之时不慎照顾，风邪流入心脾，五七日而发。"

实火，中医名词。《汉语大词典》无例。《中医大辞典》也没有书证，但有"实火眩晕"，引《症因脉治》为书证。

实症，中医名词。“证”与“症”古代经常混用，实证就是实症。《汉语大词典》无例。《中医大辞典》有“实证”，引《素问》为例子。

外关，穴位名。《汉语大词典》无例。《中医大辞典》言出《灵枢·经脉》。

外痈，外科病名。《汉语大词典》无例。《中医大辞典》言见《外科精义》卷上。

外伤，本是外来伤害。《汉语大词典》引《春秋繁露》为例，引申为损伤，但损伤此义《汉语大词典》无例。《中医大辞典》则言出自《素问·移精变气论》。

苏子，本草名称。《汉语大词典》无例。《中医大辞典》云出《本草经集注》。

（五）中医词汇史对辞书编纂的启示

由于中医词汇史研究的不足，尤其是中医语言材料发掘得比较有限，势必影响到辞书对词汇的收录、释义、书证等各个方面，这一点必然在现有的辞书中反映出来。

辞书由于分工、专业的不同，收录词汇的时候受到各种牵制，因此必定会出现某种不平衡。如《汉语大词典》侧重于普通词汇，也收一些比较专门的词语；《中医大辞典》属于专业词典，但有些词汇也很普通，收录的词汇参差不齐，各有千秋。至于书证更是差别很大，良莠不齐。就实际的辞书编纂而言，这种情况应该说是不可避免的，十全十美的辞书并不存在。所以对中医词汇而言，如果将《中医大辞典》和《汉语大词典》这两种辞书取长补短，互相参看，可以发挥更大的优势。如果仅仅就《汉语大词典》来察看中医词汇的收集情况，那肯定是缺漏甚多，同时就普通词汇而言，要求《汉语大词典》滴水不漏，包罗无遗，也不太实际，有影响力的辞书总是在不断的更新中实现进步的。

举例来说，《先秦两汉医学用语研究》一书就秦汉医学词语对汉语词汇史的作用，作了精心的研究，多有创新，绝大部分说法经得起推敲，但其中一些说法，如果采用上面说的两种辞书对勘的办法，就会收到意想不到的结果。例如：

喉咙，《汉语大词典》用唐代例子。其实《灵枢》已有，书证晚 1 000 年。《中医大辞典》亦收录“喉咙”一词，所用例子正是《灵枢》。

秦艽，《汉语大词典》《汉语大字典》都用《本草纲目》为书证。其实《神农本草经》已有，书证晚 2 000 年。而《中医大辞典》明言秦艽出自《神农本草经》。

大便、小便二词，《汉语大词典》书证都偏迟，《素问》《灵枢》均有其例。《中医大辞典》的书证就是《素问》和《灵枢》。

不用，《汉语大词典》书证为《医宗金鉴》，太晚，可以提前至《素问》和《灵枢》。《中医大辞典》所用例子就是《素问》。

小腹，《汉语大词典》书证为《金匮要略》，可以提前至《素问》和《灵枢》，书证晚400年。《中医大辞典》使用的书证就是《灵枢》。

萆薢，《汉语大词典》书证为《本草纲目》，可提前至《神农本草经》，书证晚2 000年。《中医大辞典》明言萆薢出自《神农本草经》。

由此可见，仅仅就《汉语大词典》谈词语溯源的问题，对中医词汇而言还不够。《汉语大词典》固然有其权威性，但因此忽视其他辞书的存在，怎么说都是一种遗憾。除了《中医大辞典》以外，还有许多类似的辞书，在词语收录和溯源方面都作过艰苦的努力，值得汉语史的工作者加以关注和吸收。

在中医辞书中，还有十分专业的专科词典，甚至是专书的词典，所以哪怕是《汉语大词典》《中医大辞典》都没有收录的词语，这些专科词典、专书词典仍旧有可能收录，随着学术系统化、专门化的不断深入，这种趋势日益显现。如果仍旧只是以《汉语大词典》为依据，在词汇研究上会跟不上辞书编纂多样化发展的步伐。

在此，我们不妨作一尝试，找出《内经》中《汉语大词典》《中医大辞典》都没有收录的词语及其用例，或者其中一种辞书已经收录但溯源不足的情况，然后与专书词典《内经词典》作一比较。例如：

痈疡，即痈疽肿疡。《汉语大词典》《中医大辞典》均未录。《灵枢·九针十二原》："精泄则病益甚而恇，致气则生为痈疡。"《素问·异法方宜论》："其病皆为痈疡，其治宜砭石。"检视《内经词典》收录"痈疡"，并且说明出现三次。《内经词典》采用的是电脑统计的办法，既能穷尽词语，又能计算出现的次数，这是其最大优点。

病变，不过是个普通的医学词语，现在西医说得比较多。《汉语大词典》《中医大辞典》均未收录。其实来源也是古代书籍，《灵枢·邪气藏府病形》："岐伯曰：调其脉之缓急小大滑涩，而病变定矣。""岐伯曰：臣请言五藏之病变也。"检视《内经词典》收录"病变"，并且说明出现两次。

甘药，指性味平和的药物。《汉语大词典》《中医大辞典》均未录。《灵枢·邪气藏府病形》："诸小者，阴阳形气俱不足，勿取以针，而调以甘药也。"《灵枢·终始》："如是者，可将以甘药，不可饮以至剂。"检视《内经词典》收录"甘药"，并且说明出现三次。

牙齿，《中医大辞典》未录。《汉语大词典》引曹丕以下例子，可以提前。《灵枢·邪客》："天有列星，人有牙齿，地有小山，人有小节。"检视《内经词典》收录"牙齿"，并且说明出现一次。

额角，《中医大辞典》未列为词目。《汉语大词典》引北周·庾信以下的例子。《灵枢》已经有此语。《灵枢·经筋》："出太阳之前，循耳后，上额角，交巅上，下走颔。"检视《内经词典》收录"额角"，并且说明出现一次。

筋络，指气血通路。《中医大辞典》未录。《汉语大词典》引《医宗金鉴》《红楼梦》的例子，太迟，可以提前。《灵枢·邪客》："住留则伤筋络骨节，机关不得屈伸，故痾挛也。”检视《内经词典》收录“筋络”，并且说明出现两次。

屏蔽，作名词来说，就是屏障、遮蔽之物。《中医大辞典》不会收录这种普通词语。《汉语大词典》引宋代《清波杂志》以下例子，其实可以提前至先秦。《灵枢·贼风》：“今有其不离屏蔽，不出室穴之中，卒然病者，非不离贼风邪气，其故何也?”《灵枢·本藏》：“有其不离屏蔽室内，无怵惕之恐，然犹不免于病，何也?”检视《内经词典》收录“屏蔽”，并且说明出现三次。

可见专书词典的优势还是不能忽视的，专书的穷尽性词汇研究虽然有其局限性，如没有做到与其他书籍的连通，甚至没有顾及其他辞书词汇收录、溯源的进程，局限于一书的范围，因此常常被人遗忘，但正因为如此，专书词典才能做到精确，避免粗疏的缺点。当然，即使是《内经词典》这样的专书词典，还是会有遗漏的缺点，不可能包罗无遗。例如：

生病，《中医大辞典》未录。《汉语大词典》引《水浒传》以后例子，例证时代太迟。《素问·水热穴论篇》：“帝曰：肾何以能聚水而生病?”《素问·骨空论篇》：“此生病，从少腹上冲心而痛。”“督脉生病治督脉，治在骨上，甚者在脐下营。”但检视《内经词典》没有收录“生病”。

审视，就是仔细察看之义。《中医大辞典》未列为词目。《汉语大词典》引《元典章》以下例子，太迟。《灵枢·九针十二原》：“神在秋毫，属意病者。审视血脉者，刺之无殆。”《内经词典》没有收录“审视”。

喉嗌，指咽喉。《汉语大词典》未录。《灵枢·经脉》：“上络头项，合诸经之气，下络喉嗌。”《说文》：“嗌，咽也。”《内经词典》没有“喉嗌”，但《中医大辞典》有收录。

上述反映出来的辞书收词、溯源方面的不平衡，绝对不是个别的问题，而是具有普遍性，这种不平衡在短时期内，几乎难以消除，因此我们不得不正视这样的现实。如《汉语大词典》没有“胸围”一词，“腰围”倒是有，引欧阳修以后的例子，但《中医大辞典》两者都已经收录，用的都是《灵枢》的例子。《灵枢·骨度》：“黄帝曰：愿闻众人之度，人长七尺五寸者，其骨节之大小、长短各几何?伯高曰：头之大骨围二尺六寸，胸围四尺五寸，腰围四尺二寸。”“故骨围大则太过，小则不及。”可见“胸围、腰围”之说，本来就出自《灵枢》。但《中医大辞典》也没有将“骨围”作为词目，“骨围”则相当于今天说的头围，只是今天多用于婴幼儿身上。

又如“咽喉”，为咽与喉的合称。《汉语大词典》引《后汉书》以下例子，时代可以提前。《灵枢·五色》：“庭者，首面也；阙上者，咽喉也；阙中者，肺也。”是说以五色言病，阙上对应的是咽喉之病。但《中医大辞典》已经收录，用的也是《灵枢》的书证。

因此对于中医词汇的研究，要考虑到三个层面辞书的基本情况，一是《汉语大词典》为代表的普通辞书，二是《中医大辞典》为代表的专门辞书，三是以《内经词典》为代表的专科、专书词典。三者缺一不可，否则，仅仅以《汉语大词典》作为考察标准，以为发现了新的语料，实际上可能不是，最终导致误判的出现。例如：

溪谷，指肌肉交会之处。《汉语大词典》无此义项。《素问·气穴论》："帝曰：善。愿闻溪谷之会也。岐伯曰：肉之大会为谷，肉之小会为溪，肉分之间，溪谷之会，以行荣卫，以会大气。""内为骨痹，外为不仁，命曰不足，大寒留于溪谷也。溪谷三百六十五穴会，亦应一岁。"而《中医大辞典》《内经词典》已经收录"溪谷"，怎能说是新发现？

胃病，也是今天常说的词语，但《汉语大词典》未录。《灵枢·邪气藏府病形》："胃病者，腹䐜胀，胃脘当心而痛，上支两胁，膈咽不通，食饮不下，取之三里也。"当然《中医大辞典》已经收录"胃病"。

胎病，《汉语大词典》未录。《素问·奇病论》："人生而有病巅疾者，病名为何？安所得之？岐伯曰：病名为胎病。此得之在母腹中时。"《中医大辞典》已经收录。

第四章　中医词汇的固有特性

词汇的特性有共性和个性之分，中医词汇既有与普通汉语词汇相同的特性，也有其自身固有的特性。这些固有特性，正是中医词汇与其他词汇区别的所在，也是传统文化赋予中医的专门特质。中医词汇的规范化不能完全以西医的术语为准，这是由中医词汇的固有文化属性所决定的。因此对中医词汇进行规范或者整理，必须考虑到中医词汇的固有特性，任何词汇的发展都有其自身的轨迹，中医词汇的发展在以往的历史中从来没有中断过，同样，在现代的语言环境之下中医词汇也必定会获得发展。

第一节　中医词汇的特殊性

中医文献的叙述体例自成一格，构成了一种特殊的文体，在看似散淡的文字中，却有一种严谨的结构在内，连叙事的前后顺序都有讲究，颇有章法，而这种特殊文体的基石便是中医词汇，而中医的术语名词更是核心所在。

许多中医词汇经过了提炼和凝华的过程，与汉语其他词汇相比，中医词汇更讲究用语的提炼，往往看似平常的用语，却别有医学方面的深意在内。中医的许多词语，都是医学思想的结晶和凝华，体现着古代医家严谨的思维和良苦的用心。在上下文之中，经过提炼的词语，是行文中的特殊字眼，可以起到不同寻常的作用。

中医词汇具有行业的特殊性，产生的背景以及使用的范围，从一开始就有特别的限定，中医的服务对象主要是病人和病人家属，思路主要是诊断和处方，对病人加以治疗，这一语言环境从一定意义上来说具有封闭性，成为一种社会方言或者说是语言的支系统，使用这些词汇的，主要是以医为业的人们，其他人对中医的语言环境，通常就没有他们那么熟悉。

众多中医词汇都具有特殊含义。对中医词汇陌生的人，就算是知道字面的意思，也无法猜测其中包含的特别意义。有些词汇好像理解了，可其实还别有深意，中医词汇的这种奥妙，只有内行人才可以知道。如“广明”，出《素问·阴阳离合论》，指属阳的部位，以前后论，则身前为广明，以上下论，则上半身为广明。又如“上附上”，是对前臂内侧皮肤诊法部位的划分，出《素问·脉要精微论》，类似的有“上竟上”“下竟下”等术语。再如“八溪”，指上肢肘关节、腕关节，下肢膝关节、踝关节，左右总计八处，是为八溪。《素问·五脏生成》："此四支八溪之朝夕也。"面王，见《灵枢·五色》："面王以上者，小肠也。"面王指的是鼻尖。可见中医经典的词汇，用词简单而含义丰富，虽然对今天的人而言有相当难度，但借助古代的注释，我们可以了解其内涵。

即使是中医词语的词素与词素之间，词素搭配也有充分的依据。如"解肌"，出自《伤寒论》，意为解除肌表之邪。因此解肌发表经常连用，简单的"发表"两个字，就是与平常的意义完全不同。这类根据医药含义概括出来的词语，只能按照中医的医理去解说，否则不得要领。再如"健脾"，意为健脾磨块，磨除积块。而"醒脾"，则针对慢脾风，慢脾风致使患者脾胃受困，精神困顿，因此有醒脾之说。

这种词语的特殊性十分普遍，渗透到中医的各个领域。如《医学心悟》卷三有"独行丸"，《云岐子保命集论类要》卷下有"独行散"，治疗的都是昏迷危重之证，之所以取"独行"为名，是因为《素问·标本病传论》有"甚者独行"的说法，意思是疾病严重时，要集中药力，以解除危险的病情为主，其他的可以先暂时搁置。不明白这层内在的意思，看到此类方剂名称就不能理解其命名的含义。

一、脉学词汇的特殊性

脉，脉的本义是血管，《素问·脉要精微论》："夫脉者，血之府也。"引申为脉搏，即心脏收缩时，由于输出血液的冲击引起动脉的跳动。关于"脉"字的本义，东汉·许慎的《说文解字》解释为"血理分衺（音邪）行体者"。南唐·徐锴的《说文解字系传》则补充作"五藏六腑之气血分流四肢也"。两者的解释看似类同，其实前者说血，后者说血气，反映了对脉字认识的细微变化。

脉学是利用切脉诊治疾病，是中国诊断学中的一项独特方法。我们的祖先很早便发现了人体的血液循环，而且发现通过切脉可以推知内脏器官的病变，这些内容在《内经》中有详细的记载。在长期实践的基础上，著名医学家扁鹊总结前人经验，创立了脉学。据《史记》记载，扁鹊最初诊脉时无固定部位，凡有浅表动脉部位，都可诊循，以后才改为以寸口切脉为主。他发明的寸口切脉法一直沿用到今天。寸口是人体经脉会合处，切诊寸口可以了解人体气血运行情况。在扁鹊之后，对脉学作出杰出贡献的医家当推王叔和。王叔和对脉象作了专门的钻研，凡是治病先从切脉入手，每次看病都要仔细分辨不同病情的脉象，记录下来加以整理研究，总结出许多行之有效的脉诊经验。王叔和还对医学史上有关脉学的记载进行比较、鉴别和整理，撰写成我国现在最早的一部脉学专著《脉经》。《脉经》记载了众多脉学词汇，是对我国脉学词汇的第一次全面总结。

由于脉学内容的独特性，与此关联的词汇，自然也非同寻常，一看到就可以知道是描述脉学知识的，从细化角度来审视，可以看到这些词语参差不齐，如《灵枢》有“脉口”，《素问》有“脉气”“脉书”“经脉”。《脉学入门四言举要》，言宋·崔紫虚撰，书名中已经有“脉学”二字。李时珍有《濒湖脉学》，而《汉语大词典》的“脉学”一词使用清人例子，显然是太迟了。

早期的脉学名词，比《伤寒杂病论》还早，用词也有差别。如《盐铁论》有“脉理”，《春秋繁露》有“理脉”，指的都是脉络，《吕览》有“理塞”，理也是脉络。理当脉络解释，后世不常见。此后脉学有关词汇渐趋丰富，如《伤寒论》的“平脉”，指健康的脉搏；《论衡》有“绝脉”，指脉息停止。又有“评脉”，指诊脉，《汉语大词典》引《太平广记》。《宋元语言词典》有“凭脉”，引《老生儿》一折，又云唐人称“评脉”，见《剧谈录》。《剧谈录》为康骈所撰的晚唐传奇小说。又如结脉，《汉语大词典》书证引《后汉书》，《中医大辞典》书证引《脉经》，《脉经》的时代比《后汉书》略早。还有像“脉象、脉络、脉搏、脉案”之类的词语，都是直接与脉学有关的。

切脉，是用手按病人的动脉，根据脉象以了解疾病内在变化的方法。切脉历史悠久，是中医诊断学中独具特色的诊断方法之一。切脉的依据是脏腑发生病变，往往反映于脉，有时在症状还未充分显露之前，脉象已经发生了改变。

脉诊独取寸口的根据，一是肺朝百脉，脉会太渊。人体各经脉均会集于肺，而寸口为手太阴肺经的循行部位。其上之太渊穴，是脉会之处，所以有脉会太渊之说。二是脾胃为脏腑气血之源，脏腑气血之盛衰与脾胃功能之强弱有着密切关系，而手太阴肺经亦体现中焦脾功能之状况。全身脏腑经络气血之盛衰，都可以从寸口脉上反映出来。在公元前5世纪，我国就出现了脉诊，并一直沿用至今，充分证明了脉诊强大的生命力和科学性。

指别，指凭借手指区别脉象。《素问·五脏生成》：“夫脉之大小滑涩浮沉，可以指别。”在语言学上，指别是一种依赖语境的指称，或者叫“相对指称”，与中医意思完全不同。《外科精义》卷上，论三部所主脏腑病证：“切其脉，治其病，谓之巧，以明其指别之功也。盖三指相差毫厘之近，主病若千里之远。观夫指别之功，世人固以为难，命曰神，岂容易可至哉?”

寸，就是寸口。《说文解字》：“寸，十分也。人手却一寸，动脉，谓之寸口。”寸口。就是两手腕部腕横纹下方，桡骨茎突内侧，桡动脉搏动明显之处，是进行脉诊的部位，包括寸、关、尺三部。也叫作气口或者脉口。明·张景岳《类经·藏象类十一》云：“气口之义，其名有三：手太阴肺经脉也，肺主诸气，气之盛衰见于此，故曰气口；肺朝百脉，脉之大会聚于此，故曰脉口；脉出太渊，其长一寸九分，故曰寸口。是名虽三，其实则一耳。”根据脏腑经络学说，寸口属于手太阴肺经的动脉，肺主气而朝百脉，肺的经脉起于中焦脾胃，脾胃为脏腑气血营养的来源，全身脏腑经脉气血的情况，可从寸口脉上反映出来。由扁鹊所创的寸口脉分寸关尺三部法，对后世的脉学发展走向有着决定性的影响。六朝开始，医家诊脉不再观尺肤，寸口切脉法也普遍采用二指按切。但历代医家对“关”在何处，有不同的看法。明·李时珍《濒湖脉学》：“掌后高骨是谓关上，关前为阳（寸），关后为阴（尺）。”此说得到广泛的认同，从此对“关”的看法才得以统一。中医的“寸”，又指用于针灸取穴中的相对长度单位，如两乳头之间是八寸，脐下三寸是关元。在寻找穴位时，中医有“同身寸”之说。每个人穴位的位置虽然相同，但每个人手指的大小、宽度，因为体格、性别而有极大的不同。因此确定穴位时必须用自己的手指。例如一指宽，就是拇指第一关节的宽度，即一寸。简单一个“寸”字，包含了中医数层的特殊意义，这也是中医词语的特殊性之一。

二、疾病词汇的特殊性

疾病词汇的特殊性，体现在中医的各个层面上，即使在一个看似微不足道的地方，也可能潜藏着疾病词汇的特殊之处。例如“白痂”就是一个典型的词语，《千金要方》卷十三，头面风第八：“治白秃发落生白痂，终年不瘥方，……次纳诸药煎之，膏成，先以桑灰洗头，燥敷之。”卷二十二，痈疽第二：“缘新肉易伤，伤则里溃，溃则重发，发即难救也。慎之慎之，白痂最忌。”“治诸疮著白痂复发方：大蒜、鼠矢、书墨，右三味等分为末。傅之，日三。”依照此处的提法，在诸种疮痂中，白痂最具危险性，必须谨慎对待，这就点出了白痂的语义特点。《刘涓子鬼遗方》卷五：“治头白颓疮，发落生白痂，经年不瘥，五味子膏方。”《刘涓子鬼遗方》为晋·刘涓子所撰，南齐·龚庆宣重编，则此语南朝时已有。白痂在医书中的这层意思比较特别，只在医书可见。在唐代以后的医书中，仍然可以看到这种用法，有创法者，就有守法者，反映了医书顽强的继承性，即便是比较特别的语义，后世医家也不会轻易丢弃。

疾病词汇的特殊性，表现也是多样的，难以逐一言说，这里选择眼科、喉科、皮肤病、奇疾四个方面相关的病名加以说明。

（一）眼科词汇

《永乐大典·医药集》卷之一千四百十二至十三，集中了中医眼科方面的资料，由此也可以看出眼科词语的一些特点，比如“翳”字，在汉语词汇中不算是常用词，但在眼科中，白内障是常见疾病，因此以“翳”为词根的词语不在少数，卷中能见到的有“肤翳、障翳、浮翳、粟翳、风翳、热翳、黑翳、白翳、赤翳、云翳、目翳、疮翳、顽翳、晕翳”等，以“翳”起首的有“翳膜、翳晕、翳障”等。可见“翳”在眼科这个专科范围内，是一个核心的词素。

赤翳、疮翳、青翳、晕翳、翳郭、风翳、浮翳、星障、狗翳、赤脉、白肤、肤障、肤肉、淫肤、瘀肉等等，均是眼科的内障疾病词语，但有细微的差别。

赤翳，《外台秘要》卷二，伤寒攻目生疮：“秦皮汤，疗毒病冲眼，忽生赤翳，或白或肿肤起，或赤痛不得视光，痛入心肝，或眼外浮肿如吹，汁出，生膜覆珠子。”“敦煌医方”：“眼中诸疾，赤翳暗，时时觉热气上冲漠漠，兼风泪出，悉主之。”

疮翳，《外台秘要》卷二，伤寒攻目生疮：“又肝开窍于目，肝气虚，热乘虚上冲目，故目赤痛，重者生疮翳、白膜、息肉。”此文亦见于《诸病源候论》卷八，伤寒毒攻眼候。《诸病源候论》卷十，温病毒攻眼候：“肝开窍于目，肝气虚，热毒乘虚上冲于目，故赤痛，重者生疮翳也。”《外台秘要》卷二十一，眼杂疗方二十首：“凡是黑睛及瞳人莹薄有疮翳，皆不可用辛辣及温药洗之。”

青翳，《外台秘要》卷二十一，眼杂疗方：“《肘后》疗目卒痛，珠子脱出，及有青翳方。越燕屎、真丹、干姜（各等分），上三味，末如粉，以少许著目中翳上，良妙。”《千金翼方》卷三，木部中品：“秦皮，味苦，微寒，大寒，无毒。主风寒湿痹，洗洗寒气，除热中，目中青翳白膜。”

晕翳，《外台秘要》卷二十一，晕翳方：“《延年》主眼热，晕翳覆瞳子方。……以水一斗，煮取二升七合，去滓，分再服。”《延年》即《延年秘录》，见《旧唐书·经籍志》，撰者不详，应该是唐代医书。

翳鄣，《诸病源候论》卷二十八，目眇候：“其经络有偏虚者，翳鄣则偏覆一瞳子，故偏不见物，谓之眇目。”一般说成障翳，也可作翳障，可见其次序尚不稳定。《外台秘要》卷二十一，目肤翳方十五首：“又疗目翳障白膜落方，雄雀屎、人乳和研以傅上，当渐渐消烂，良妙。”

风翳，也是翳鄣的一种。《千金翼方》卷二十七，肝病第一：“治风翳，灸手中指本节头骨上五壮，炷如小麦大，逐病左右灸之。”此方也见于《千金要方》卷六，目病第一，唯文字稍有不同，云：“风瞖，患右目，灸右手中指本节头骨上五壮，如小麦大，左手亦如之。”又后文：“治风瞖方，取死猪鼻烧灰，治下筛，日一，向日水服方寸匕。”

浮翳，《中医大辞典》云见《世医得效方》。《世医得效方》为元·危亦林所作。例证可以提前，《千金要方》卷六，目病第一：“治目风泪出，浮翳多脓烂眥方。”

星障，《汉语大词典》未录。《惠直堂经验方》卷二，落星障方：“鹅不食草，塞鼻中，星障自落，七日无不效。”星障，指眼科的内障。

狗翳，指眼生翳膜。《汉语大词典》未录。《审视瑶函》卷四，浊害清和症，疏风汤：“治痘后患眼，其珠不红，眼皮弦生一小颗，数日有脓，俗谓狗翳，发后又发，甚至眼毛上发一白泡，服此。”

赤脉、白肤，《外台秘要》卷二，伤寒攻目生疮：“张文仲秦皮汤，主伤寒病热，毒气入眼，生赤脉、白肤、白翳者，及赤痛不得见光，痛毒烦恼者神效。”《千金要方》卷六，目病第一：“治目白肤，风泪下，荡风散方。”

肤障，指病后眼生赤肉。《外台秘要》卷二十一，眼疾品类不同候引谢道人：“若因病后生肉者，此为肤障也。此是风热所作，宜服汤丸，钩割除之。”

谢道人，即陇上道人，著有《天竺经论眼序》，系唐时著作。《医心方》卷五，治目肤翳方引《眼论》："若赤肉肤障，始起眦头，当钩割去之。"这一《眼论》与前谢道人之文，是类似的，唯文字稍有不同。

肤肉，指眼生肤膜赤肉。《外台秘要》卷二十一，生肤息肉方八首："《小品》疗眼肤肉生覆瞳子者方：取针烧令赤烁著肤上，不过三烁缩也。""崔氏疗人眼热冷肤肉闇方。"闇即暗，肤翳息肉覆盖，因此眼暗。

淫肤，指眼生肤膜。《外台秘要》卷二十一，眯目方："疗眯目不出，淫肤，瞿麦散方。瞿麦、干姜（各二分），右二味为散，以井华水服方寸匕，日三，不过三眯出。"《医心方》卷五，治目肤翳方引《治眼方》："又云：治眼生淫肤，覆瞳子上方：随眼痛左右，灸眉当中瞳子七壮，便愈。"卷五，治目赤白膜方引《葛氏方》："治目热生淫肤赤白膜方：取生瓜牛一枚，去其厌，纳朱于中，著火上，令沸，绵注取，以敷眦中。"《千金要方》卷六，目病第一："淫肤白翳，精明主之。""目中淫肤，白幕覆瞳子，巨窌主之。"

瘀肉，《汉语大词典》言是病变的肌肉，引清代书证。《永乐大典·医药集》卷之一万一千四百十二引《圣济总录》："拨云散，治一切风毒，眼见黑花，攀睛翳晕，瘀肉侵睛。""龙胆丸，发歇不定，睑赤泪出，瘀肉肿胀。"可知宋代已有此语。准确地说，瘀肉是眼部的胬肉、息肉。

以上所举只是一个大类的词语，眼科词语的特殊性不限于此。例如"金疡"，《汉语大词典》引《周礼》为例，但此语意为金疮。眼科借用此语，另出新意，《目经大成》有金疡："此症生于气轮，状如金粟，粒数无定，眵泪涩痛。"此处金疡就是金疳。借用旧词创造新词，在词汇史上也属于常见，说明词语演化不管如何特殊，总离不开语言规律的约束。

（二）喉科词汇

咽喉病有关的词语出现很早，但喉科出现比较迟，直到明清时期，喉科才独立出来，成为专门的科别，喉科词语逐渐出现，专业词语有了进一步精细化的发展。由于咽喉是人体的关键部位，一旦出现危险，就容易致命，因此人们非常重视喉科词语。这种词汇民俗语言的气息比较浓厚，但一旦了解其含义，马上就知道与咽喉有关，其特殊性十分明显。例如：

肥猪症，一种喉科病症。《汉语大词典》《中医大辞典》均未录。《喉舌备要秘旨》喉科辨症："肥猪症，此症发于两牙关，外面肿大，内面肿，色淡红，不结核。治法内用玉龙散檫，外用石灰调醋敷之即效。"喉科辨证中还有双燕子症、单燕子症、双鹅症、单鹅症，皆以形状命名，肥猪症的命名也有似于此。

白喉咙，即寒疫喉痹。《汉语大词典》未录。《喉科大成》卷四，瘟毒喉痹："治寒疫喉痹，一白如云，俗名白喉咙。附子、上桂、人中黄，共末吹之，并无他药可用。"

还有蹲子喉、甸气、天白蚁疮，都是指咽喉生赘肉或疮。

蹲子喉，《汉语大词典》未录。《喉科大成》卷四，喉生红豆：“凡生喉后喉关，不拘内外，忽生一点如红豆，渐长不收，名蹲子喉。用明雄黄八宝丹枣药吹之。”

甸气，《汉语大词典》未录。《医门补要》卷上，外症用刀针法：“喉内舌下两边，生起累累疙瘩，吞吐不快，名曰甸气。或舌根当中，生肉球如樱桃，此为梅核，皆肝气所致。”

天白蚁疮，《汉语大词典》未录。《喉科大成》卷四，治天白蚁疮：“盛锡用曰：咽喉内生疮，鼻孔俱烂者，名曰天白蚁疮。此症方书不多载，有不识误作喉风医，最误事。”

狼掐脖，一种凶险的喉科疾病。《汉语大词典》未录。《白喉捷要合编》诸方，回生万应丹：“早年京中传染喉证，俗呼狼掐脖，伤人最多，各方罔效，后得此方，救人甚众，此乃喉证第一神方也。”

铁门拴，一种儿科喉部的疾病。《汉语大词典》未录。《外科证治全书》卷三，瘰疬鉴别法：“凡瘰疬结核，多以形状及部位而定其名，随举数者，可以例推。如结核在舌下，即名为垫舌瘰，核在咽喉左右各一枚者，名铁门拴。”瘰疬医案：“妇人曰：小儿昨夜不知患何症，先发寒热，啼号达旦，双手向喉间扬拂不止，喉间颇见红肿，两旁各有核一枚，现已声嘶力竭，无可挽回。余曰：是名铁门拴，为瘰子之一，不速治，则喉关紧闭，气息不通。”

朱砂症，《汉语大词典》未录。《奇效简便良方》卷一，喉痹：“喉肿心痛，闭目不语，起首脉散牙紧发慌，手足麻木，此名朱砂症（又名心经疔，非喉风也）。”“朱砂症”此名，《中医大辞典》也未录。此处也是正文解释与附注结合，二者兼而用之。

（三）皮肤科词汇

古代皮肤科也受到重视，隋代巢元方记载了40多种皮肤病，唐代孙思邈对皮肤科也有贡献，积累了许多治疗皮肤病的方剂，但总体而言，整个中近古时期，皮肤科都没有单独成为科别，仍被视为外科的一支，到了现代才成为单独的一科。尽管如此，中医对皮肤疾病的探索始终没有停止，尤其近古时期，更是如此，皮肤科词汇所指范围狭小、含义明确，一看就比较特殊，这在相关词语上得到了充分的反映。例如：

紫云风，指癞风的一种，状如紫云得名，根据形状而得名。《汉语大词典》未录。《外科大成》卷四，癞风：“松漆丸，治癞风、麻风、紫云风。漆树头（瓦焙，四两），松节（醋炒九次，一两五钱），皂角刺（烧酒炒九次，一两），各为末，和匀，酒糊丸胡椒大。每服钱许，早晚二服，茶清送下，七日见效，药尽自愈。”疬疡风：“威灵仙散，治癞风囊风、紫云风、头风、历节风、破伤风、皮肤风痒，及疥癣瘰疬肿毒。威灵仙（酒拌，九蒸九晒）为末，每服二钱，酒下，或米糊为丸服，惟忌茶面。”《东医宝鉴》杂病篇卷八，大风疮：

“紫云风丸，治癞初起，如紫云癜风，或发紫血疱疮。”《归砚录》卷二：“行程蹇、涌泉疽，不决成废而死；紫云风，不砭必死。”

蛇风，属于白癜风的一种。《汉语大词典》未录。《外科大成》卷四，白疕：“白疕，肤如疹疥，色白而痒，搔起白疕，俗呼蛇风。由风邪客于皮肤，血燥不能荣养所致。宜搜风顺气丸、神应养真丹加白蛇之类。”

风饼，即风疹块，皮肤病的一种。《汉语大词典》《中医大辞典》均未录。《杂症要略》卷一，疹：“冷饭疙瘩，俗名风饼，属血热生风，遍身作痒，抓之即成，不可骤与寒凉，必先清解。”《外科大成》卷四，诸痒：“加味通圣散，治风饼风丹作痒。”《奇效简便良方》卷二：“风饼，令患者伏卧门槛上，使狗从身上往来跳过七次愈。”“风饼，又名鬼风疙瘩，……㯦之即愈，重者略蘸香油㯦。”风饼，在婴儿为荨麻疹，或云风饼块。《景岳全书》卷八：“多见赤斑风饼随汗而出，随出随没，顷刻而愈，活者多人矣。”

鹅掌癣，癣病的一种类型。《汉语大词典》未录。《东医宝鉴》杂病篇卷八，鹅掌癣：“凡天疱、杨梅疮，服轻粉，愈后手掌上发癣，退皮一层，生生不绝，名曰鹅掌癣，亦曰鹅掌风。”“苍耳散，治鹅掌癣。”《中医大辞典》只收“鹅掌风”，没有“鹅掌癣”。

（四）与奇疾有关的词语

在疾病历史上，有常见的疾病，就会有罕见的疾病。古代医家把罕见的疾病称为奇疾，这些奇疾的名称，自然也是稀奇古怪，有的名称貌似与普通词语相同，实际上有另外的含义，这些都彰显了中医词汇的特殊性所在。

《太医院纂急救仙方》有“奇病”“怪疾”两节，其中与奇病有关的词语有“截肠病、应声虫、肝胀、失说物望病、血余、寒疮、气奔、血溃、血拥、脉溢、乳悬”等，这些奇病的名称都是十分罕见的病名，这种词语哪怕在中医词汇中都是十分罕见的，更不用说在整个汉语词汇中出现的概率了。

这种奇病的记载，在宋代的医书中已经可以见到，后世加以沿袭和补充，结果奇病怪疾的名称也就越来越多，这也是中医词汇的一个特点。任何一个新的种类概念一旦形成，就会出现一批与之相应的词汇。例如：

肉人、肉蝶、肉线、血摊症，都是古代奇疾的名称。《汉语大词典》均未录。

肉人，《中医大辞典》未录。《外科证治全书》卷四，肉人：“顶上生疮如樱桃，有五色，破则自顶分裂，连皮剥脱至足，名曰肉人，逐日饮牛乳自消。”《传信适用方》卷下，夏子益治奇疾方三十八道：“第一，顶上生疮如樱桃大，有五色，疮破即项皮断，上连发卷去，下去足脱之，乃为肉人疾。初见此疮，治但逐日饮牛乳，自消。”《验方新编》卷十六，奇病：“连皮剥脱至足，此症名肉人，常服牛乳自愈。或照头部葡萄疮治之，亦效。”《疑难急症简方》卷四，诸疮毒类分：“凡顶上生疮，五色如樱桃状，破则自顶分裂，连皮剥落，脱至足，名曰肉人怪病，常饮牛乳自消。”《外科证治全书》卷一：“其奇疾也，为血拥，为棠梨疱，为肉人，为肢鼓，为肉蝶，为肉线。”《惠直堂经验方》附录，肉人：“一人自项至前阴后尻尾，皮肉裂开，如刀割一条，痛不可忍。一道人云：是肉人症，教饮牛乳而愈。”《奇效简便良方》卷四，肉人怪病：“凡顶上生疮，五色如樱桃状，破则自顶上分裂，连皮剥落脱至足，名曰肉人。”

肉蝶，《中医大辞典》未录。《外科证治全书》卷四，肉蝶：“因艾灸疮，疮痂退落后，疮内鲜肉作片，飞如蝶状，腾空而去，痛不可言，是血肉俱热。用朴硝、大黄煅各五钱为末，水调下，微利即愈。”《外科证治全书》卷一：“其奇疾也，为血拥，为棠梨疱，为肉人，为肢鼓，为肉蝶，为肉线。”

肉线，当指内脏等物。《中医大辞典》未录。《外科证治全书》卷四，肉线：“妇人产后垂出肉线，长三四寸，触之痛引心腹。用老姜三片，连皮捣烂，入麻油二斤拌匀炒干，先以熟绢五尺，折作方结。令人轻轻盛起肉线，使之屈曲作三团，纳入产户。”《东医宝鉴》杂病篇卷十，产后阴脱，又法引《世医得效方》：“临产惊动，用力太过，以致肓膜有伤，阴户中垂出肉线一条，长三四尺，牵引心腹，痛不可忍，以手微动，则痛苦欲绝。先服失笑散，仍用生姜三斤，净洗，不去皮，捣烂，清油二斤，拌匀，炒熟，以油干为度，却用熟绢五尺，折作数层，令妇人轻轻盛起肉线，使之屈曲作一团，纳在水道口。却用绢袋兜油姜，令稍温，付在肉线上熏之，觉姜冷，又用熨斗熨之。如姜气已尽，又用新者，如此熏熨，一日一夜，其肉线已缩一半。再用前法，越两日，肉线尽入腹中，其病全安。却再服失笑散、芎归汤调理。不可切断肉线，即不可治矣。”

血摊症，《汉语大词典》《中医大辞典》均未录。《验方新编》卷十六，奇病：“遍身忽然肉出如锥痒而且痛，不能饮食，此名血摊症，不速治，则溃烂脓出，急用赤皮葱烧灰淋洗，内服淡豆豉汤数盏自安。”

与奇病有关的词汇比较生僻，出现的概率非常低，日常临诊很少碰到，但古代医家没有因此而忽视，相反视之为良医必备的知识，良医才能辨识奇病，而俗医难以做到这一点。这种看法无疑是有道理的。

三、针灸推拿词汇的特殊性

针灸名词具有特殊性，穴位名称自不必说，就连通常与其他医书相通的疾病名词，有的也是针灸方面独有的。如元·王国瑞《扁鹊神应针灸玉龙经》灸法杂抄切要：“食多而身瘦者，名食晦，宜灸脾俞，食罢而贪睡卧者，名脾困，宜灸中脘。饮食不消，心腹胀，面色萎黄，世谓之脾肾病，宜灸中脘。”此中“食晦”“脾困”“脾肾病”都是针灸学中的病名，与其他各科的病名有别。用针也有特殊情况，如以陶瓷碎片代替针称陶针，《本草纲目》叫作瓷针。《本草纲目》石部卷十金石之四：“盖古者以石为针，季世以针代石，以瓷针治病，亦砭之遗意也。”

（一）与灸法有关的词语

与灸法有关的词语有：灸经、灸法、灸草、灸花、灸疮、灸疱、灸药、灸盏、顿灸、热灸、冷灸、太乙神针、伏灸、天灸、自灸、逆灸、伏贴、艾丸、灼艾等。

灸法，马王堆帛书有《足臂十一脉灸经》与《阴阳十一脉灸经》，这是灸经、灸法的最早记载，《内经》则把灸法作为专门内容。葛洪、陈延之等人提倡灸法，晋唐间灸法流行，针刺需要专门医生才能施行，而灸法人皆可用，因此广泛被应用。

灸草，就是艾叶，见于《埤雅》。

灸花，指灸疮化脓，见于《针灸集成》。

灸疮，见于《金匮要略》。

灸疱，出自《针灸甲乙经》。灸疱发则病愈，灸疱是正常现象，但《刘涓子鬼遗方》把艾灸不当而引发的脓疮也叫灸疱，意思上不尽相同。

灸药，《灸法秘传》有灸药神方，是用于艾灸的方剂。由各种药物配制而成，即以艾叶为主，与其他药物配制而成，做成艾炷，故名灸药。

灸盏，《灸法秘传》有灸盏图，即以银盏隔姜灸，此法今天还有沿用。

顿灸，与报灸对举，指一次性完成规定的灸数。见于《千金要方》卷七，灸脚八穴。

热灸，与冷灸对举，如艾灸、灯火灸，属于热灸的范围。《诸病源候论》卷六，寒食散发候：“常当将冷，不可热灸之也。”

太乙神针方，《本草纲目拾遗》卷九有此方，实际上不是针刺，而是用纸将药末卷起来，呈艾卷状，在痛处或穴位灸治，是一种特别的灸法。《太乙神针备急灸法合编》载有药艾条，与此类似。《景岳全书》有“雷火针”，是新方八阵的第五十一方，用时将药末卷成艾条使用，是同一类型的方剂。

伏针、伏灸、伏贴，这三个词语，今天许多人耳熟能详，是中医冬病夏治，防病治未病的方法，其实是古时候的传承，只不过古代不用此种词语，同实异称而已。《中医针法集锦》认为伏针起源于李培卿，时间在清末民初，但清人对伏针已经有完整的认识，因此只能说“伏针”之名称正式出现比较迟，而在三伏天扎针预防疾病，古人已经流行。谚语有“冬养三九补品旺，夏治三伏行针忙”，具体反映了民间的习俗。

伏灸，古人叫作天灸，不用火，不用艾，只用草药粉末贴于穴位之上，达到灸治效果，常见的是三伏天天灸，今天简化为伏灸，天灸之说，最早见于南北朝。天灸也叫自灸，北宋时民间已经广泛应用。后来的伏灸，常常取《张氏医通》的白芥子散做成饼状，加入麝香，做成膏药备用。伏贴，就是伏灸，也就是三伏贴，或者叫作三伏天灸贴，在穴位上敷贴。伏灸，其实只是逆灸的一种。逆灸在《范汪方》中已经可见，指无病先灸，预防疾病。范汪是东晋人，曾经担任东阳太守。《诸病源候论》卷四十五："河洛间土地多寒，儿喜病痉，其俗，生儿三月，喜逆灸以防之。"可见晋宋以后就有逆灸。

由于艾灸词汇反映了艾灸中的方法和过程，因此梳理了艾灸词汇的同时也等于梳理了灸法的来源和历史。根据这些词语提供的线索，可以弄清许多与艾灸有关的事实和细节。例如：

艾丸，将艾绒团聚为丸。《医心方》卷十一，治霍乱第一引《葛氏方》云："灸霍乱，艾丸苦不大，壮数苦不多。"《中国针灸辞典》也引《肘后备急方》为证。《汉语大词典》未录。

灼艾，《中医大辞典》无此条。《汉语大词典》引《宋史》以下例子。《宋史》是元代所撰。宋·陈自明《外科精要》卷上："或就患处灼艾，重者四面中央，总灸一二百壮。""痈疽初起，便宜灼艾。"

（二）与经外奇穴有关的词语

孙思邈第一个扩大奇穴，收载经外奇穴180多个名称。《千金要方》的奇穴有以下几类：一类是具有穴名、有部位及取穴方法的，如寅门、当阳；另一类则只有部位和取穴方法而无特定名称，如"尿床，垂两手两髀上，尽指头上有陷处灸七壮。又灸脐下横纹七壮"；还有一类是原本无名后来有穴位名称的，如"直骨"，《千金要方》原本没有名称，《针灸集成》列成奇穴，名直骨。

唐代医书收奇穴名称的比较多。如浊浴，经外奇穴名，出自《千金要方》，位于第十胸椎棘突下，旁开后正中线2.5寸处。泉门、承命、手心、舌下，也出自《千金要方》。《千金翼方》和《外台秘要》也有奇穴。如泉阴，出自《千金翼方》；始素，则出自《外台秘要》。

到了明清时期，奇穴名称陆续出现。如"前神聪"，出自《类经图翼》，位于头部中线，入前发际四寸；"便毒穴"，见于《外科大成》，《针灸经外奇穴图谱》列为奇穴；"夺命"，出自《针灸聚英》，《医学入门》又名"惺惺"；"鬼当"，原本出自《针灸集成》，但一直到近代才列为奇穴。

（三）推拿的相关词语

1. 按蹻、按跷、按摩、推拿

这是一组与按摩推拿直接相关的词语。按摩，最早见于《内经》，《素问·血气形志》："治之以按摩醪药"；按蹻，出《素问·异法方宜论》；折枝，出《孟子·梁惠王上》，赵歧解释为解罴枝，就是按摩；抑搔，出《礼记·内则》，郑玄释为按摩；摩挲，出韩愈《石鼓歌》；乔摩，或作矫摩，语出《灵枢·病传》。分而言之，按摩与导引为二物，合而言之，则都是按蹻。慧琳《一切经音义》云："凡人自摩自捏，伸缩手足，除烦去劳，名曰导引；若使别人握身体，或摩或捏，即名按摩也。"《圣济总录》云："世之论按摩，不知析而治之，乃合导引而解之。"

“蹻”就是按蹻，古代一种治疗方法，即举动手足以导引也。《素问·金匮真言论》：“冬不按蹻，春不鼽衄。”王冰注：“蹻，谓如蹻捷者之举动手足，是所谓导引也。”《说文》：“蹻，举足行高也。从足，乔声。”《说文》的“蹻”是个形声字，意思像今天说的高跷。中医说的按蹻，则是其引申义。

“按蹻”是古代养生与医疗术语，是按摩的别称，“按”与“蹻”是按摩的两种方法，也称按跷。《素问·异法方宜论》：“中央者，其地平以湿……其治宜导引按蹻。”明·吴昆注：“按，手按也；蹻，足踹也。”按摩和导引，都以肢体手法为主，因此古人混而不分，如果说到区别，那么按摩是给别人施行的，而导引则是自主的，是自我锻炼的方法。按蹻可以消除疲乏，锻炼身体，也用于疾病的手法治疗。

导引，是修炼者以自身的力量引动肢体所做的俯仰屈伸运动，用来锻炼形体的一种养生术，原意是导气令和、引体令柔的意思，指呼吸俯仰，屈伸手足，使血气流通，促进健康。常与服气、存思、咽津、自我按摩等配合进行。有人称为医疗保健体操，又有人称肢体导引为外导引，内气运行为内导引。

“推拿”一词出现于明代万历时期，明朝官方取消按摩科，按摩作为中医的手法治疗，又确实具有医疗作用，因此变换一种形式出现，相关名称应运而生，如拿捏、推法、拿法等，最后保留的是“推拿”。推拿与幼科结合最多，因此又叫作幼科推拿。推拿属于外治法范围，用于儿科安全性高，因此得到迅速发展，形成了以“按、摩、掐、揉、推、运、搓、摇”小儿推拿八法为主的一整套小儿推拿手法。明代禁止手法治疗的按摩科以后，许多从业者失去了行医的资格，而手法治疗其实还是有其独特作用的，尤其是对婴幼儿，针药治疗都有畏忌，家长往往不敢随便使用，而手法治疗安全得多，所以借用了推拿的名义，主要为婴幼儿患者服务，手法治疗得以延续，推拿其实还是从古代的按摩、导引的手法发展而来，存在继承与发展的关系。

清朝以后，“按摩”与“推拿”在医籍中开始混用，并且出现了地域不同称谓不同的现象，如南方称推拿，北方叫按摩。因此，小儿按摩与小儿推拿是同属于中医手法治疗范畴内的不同称谓。在明代，小儿推拿已经形成了独立的体系，成为推拿疗法中重要的分支。在中医学理论中，推拿最完整的理论就是就是小儿推拿。

2. 与推拿穴位有关的名称

推拿的穴位与针灸的穴位，不是同一概念，因此推拿穴位名称上看起来很奇特，有的书如陈氏《小儿按摩经》记载的推拿穴位名称就比较多。比如外八卦、斗肘（位于肘尖部）、心经（又叫心火、心主）、六筋（位于腕部掌侧）、五经纹、横门、一扇门（位于手背第三掌骨小头桡侧）、一窝风（位于腕背横纹正中处）、天心（位于掌心）、天河（又名天河水，位于前臂屈侧正中线）、山根（这个名称转自相术的名称，名称虽同但含义有别）、黑筋（位于腕部掌侧横纹），这些推拿穴位都出自陈氏《小儿按摩经》。

当然除了陈氏《小儿按摩经》，其他的书籍也有记录。例如前承山、靠山、甘载（在第一掌骨背面），这三个推拿穴位，出自《小儿推拿方脉活婴秘旨全书》。再如水底（在小指旁）、额角（即两侧太阳穴）、三阴、三阳（位于左右眼胞），则见于《幼科推拿秘书》。另外如井灶（指两鼻孔），出自明·周于蕃《推拏仙术》。

四、药剂词汇的特殊性

随着专业化程度的提高，行医逐渐成为一个特殊行业，医药也从合流走向分家，医生的专业化程度越来越高，直至只守一个科别，这也是符合社会分工大趋势的，只守一科有利于专业水平的提高。药物方面也是如此，一方面是综合，需要汇总全国各地的道地药材；另一方面，药材加工炮制的要求逐渐增多，制药的水准也逐渐提高，出现了专门的药材集散地和制药作坊，由此也产生了一批有特殊含义的词语。

（一）处方名的特殊性

中药的处方名称，虽然总体与本草是一致的，但具体用药时要求各不相同，因此会出现不同的处方名称，主要表现在几个方面：一是道地正名，质量上优于其他各地的出产，处方时使用道地药材疗效更好，如北细辛（产于东北三省者为正品）、杭白芷（产于杭州者为道地药材）、苏荷（江苏薄荷为道地药材）。二是分治主对，主病不同炮制的方法也就不同，拿柴胡来说，如炙柴胡（长于升举阳气）、生柴胡（长于和解退热）、醋柴胡（长于疏肝解郁）、鳖柴胡（以鳖血炮制，善治骨蒸劳热）、酒柴胡（长于行血调经），各有各的功用。三是特殊的别名，如“元寸”为麝香之处方名；或者是省略，如“胆草”是龙胆草的处方名；或者是改动，如“全瓜蒌”是栝楼的处方名，“全福花”是旋覆花的处方名。

古代重视地道药材和优质药材，在早期的医书中就有反映，尤其是中古以后的医书，药材名称之前喜欢冠以修饰性的定语。例如“金钗石斛”，《卫生家宝产科备要》卷三，神妙千金丸有“金钗石斛”；“鸡骨恒山”，《新修本草》卷十，恒山条引陶弘景集注云：“细实黄者，呼为鸡骨恒山，用最胜”；“铁脚威灵仙”，《儒门事亲》卷十五，小儿病证第十二，治疮疹黑陷有“铁脚威灵仙”，就是威灵仙之黑色根须者。

这种带修饰性的药材词语随处可见，如《外台秘要》中出现表示地道药物或者优质药物的词语有“宣州黄连、波斯鹤虱、八角附子、七孔决明、波斯盐绿、马蹄决明”。《千金要方》也有类似的情况，如“波斯青黛”。《医心方》卷十，治癥瘕方第六引《僧深方》硝石大丸有“河西大黄”“上党人参”。可见道地药材在南北朝至唐宋期间仍沿用不衰。

由于药物来源日渐复杂，容易出现鱼目混珠的情况，因此道地药材或者加工炮制的药材，就显得格外重要。这种传统一直流传下来，有的一见可知是表示加工的药物词语，如“成择吴茱萸”；有的相对隐晦，以处方名来表示，如“当门子”，为麝香之处方名，出自《雷公炮炙论》。《永乐大典·医药集》卷之九百七十八引《张氏家传》，其中夺命丹中有药名“夜行将军”，其实就是蝎子。

加工炮制的方式不一样，意味着药物的功用就不同，同样的药物，因为炮炙的方式不同，也就被给予有差别的对待，在赐予的前加修饰上可以反映出来。例如：

拣草，《汉语大词典》未录。《是斋百一选方》卷六，真人养脏汤，中有“拣草”一味药，注云：“拣草，源按：拣草即甘草拣坚实皮薄者，犹拣参、拣桂之拣。”

炙草，《医垒元戎》卷八有几处作“炙草”，就是炙甘草。

再如桂类药物，其名称驳杂，容易使人误会。《丹溪心法》卷四的桂星散和地黄丸中，都有“辣桂”，而痛风六十三有“薄桂”，辣桂、薄桂不好理解，其实辣桂就是肉桂，薄桂就是桂枝，在“桂”这小类中，肉桂最厚，其次是桂心，然后才是桂枝，因此才有辣桂、薄桂的区分。肉桂，树皮为桂皮，嫩枝为桂枝，《汉语大词典》引《本草纲目》，《中医大辞典》云出《新修本草》，当以《新修本草》为早。还有“中桂”，《汉语大词典》《中医大辞典》均未录。《丹溪心法》卷三，内伤五十三：“如厄寒觉冷痛，加中桂（即桂心）半钱，夏月腹中痛，不恶寒不恶热者，加黄芩五分、芍药一钱、甘草五分，以治时热。”“中桂”就是桂心，但如果不加以说明，就会产生理解上的问题，这也是随意使用处方名引起的麻烦。

古代处方使用的药名，与今天也有不同，古代医生使用的处方名比较严谨，处方中除了药名之外，还要写上产地、规格、炮炙方法等。表示炮炙要求的用语，如炒、炙、漂、煅、焦等。表示产地要求的用语，如“潞”（产于潞州的，为道地药材）；“滁”（产于滁州者）；“川”贝（产于四川）；“怀”山药（产于河南怀庆地区）；“宣”木瓜（产于宣州）；“新会”皮（产于广东新会的橘皮）；等等。表示规格要求的字，有“大”熟地、“京”元参（大、京均指选用大的药材）；“小”生地、“细”生地、“子”芩（小、细、子均指选用小的药材）等等。表示质量要求的字，有“鲜”竹沥（要求新鲜之品）、“陈”香橼（要求愈陈愈好）、“光”杏仁（必须去净皮）“净”麻黄（不留杂质）、“淡”竹叶（只取淡竹的叶）、“淡”苁蓉（味淡者为上品）、“拍”马勃（拍尽灰尘者）、“明”天麻（饮片透明）、“灵”磁石（有吸铁作用者）、“花”槟榔（饮片出现美观的花纹者）、“霜”桑叶（经霜者）、“六”神曲（六月六日制作者）、“九节”菖蒲（一寸中有九节者为佳）、“九孔”石决明（以九个吸水孔者为佳)、“二青”（竹子最外一层称头青，头青与竹肉之间者称二青）等等。

处方名古今的区别远远不止于此，对此古人也有过讨论，并得出一些结论。如《医学疑问》言有“土芎䓖、土当归、土乌药”，古代芎䓖、当归以川蜀所产者为良，其他本地所出者即土芎䓖、土当归；乌药以浙江天台者为良，称天台乌药，或云台乌，其他本地所出者为土乌药。另外《医学疑问》还提到“江茶”，即山茶花，因产于浙江，故名江茶；“杨芍药”，就是白芍药，杨树叫作白杨树，连带叫作杨芍药；“螺青”，就是青鱼胆，因为此鱼能食螺蛳而得名；药中有“两头尖”，其性辛，即南白附子也。其中所说的土乌药，《汉语大词典》未录。《卫生易简方》卷六，咽喉：“用土乌药即矮樟根，以醋二盏，煎一盏，先噙后咽，候吐出痰涎为愈。”《新编山居简要医方便宜》卷六，治脚气：“又方，土乌药即是矮樟根，俗名旁其根。”《汉语大词典》有“镑铍树”，说就是乌药，其实准确来说是土乌药。

（二）药物小类名称的特殊性

药物可以归结为大类，先秦已经如此，除了汤药以外，还有药酒、酒剂，当时叫作酒醪。药酒，也叫酒剂。《史记·扁鹊仓公列传》：“酒醪之所及也。”酒醪就是酒剂，《千金要方》卷一，论服饵第八：“凡服药酒，饮得使酒气相接，无得断绝，绝则不达药力。”在长期历史进程中，形成了各种配方的药酒，有的沿用至今。药酒原本主要用于治疗疾病，也被广泛当作补药。可见原来方药只有大致的划分，并无太细的分类名称。

宋元以后，药物、方剂日趋繁多，单个论方药不胜其烦，范围太广又恐言之不明，要想分别清楚，必须另辟蹊径，于是将某些药性相似的方药归结在一起，再取个小类名称，从而形成特定的名称，这也是中医词汇中比较特殊的一种做法。

药物可以按照不同的标准进行归类，可以按照功用、性质、使用方法、制作原料等方面来归类。按照药物作用归类的有很多，其中有比较特别的。例如：

提药，指一种外用膏状药，用于贴敷。《汉语大词典》《中医大辞典》均未录。《种福堂公选良方》卷四，提药：“提药方：治诸不起，敷之立起。”“大提药方：围敷初起对口发背恶疽，四五日即消。”“黄提药方：郁金、雄黄、藤黄（各三钱），牛黄、蟾酥、硇砂、麝香、冰片（各五分），巴豆肉（八钱），……右各研细捣，遇症放膏药上少许贴之。治一切恶毒，未成可消，已成用之化腐，疗毒更妙。”

枯药、唤药，均是治疗痔疮的药物。《汉语大词典》《中医大辞典》均未录。《急救仙方》卷九，秘传五痔品：“才觉药干，又以温水润之，后用枯药。”“缘为已用枯药后，痔头将欲焦枯。”“虚人以用枯药，上忽有些疼痛。”“枯药又方，磁石（煅醋淬几次，研水飞），白矾（枯），大草乌，川山甲，朋砂，右末如前出用。”枯药即枯痔药，都是治疗痔疮的药物。《外科正宗》卷三，痔疮论第三十："诸痔欲断其根，必须枯药，当完其窍，必杜房劳乃愈。""其痔自然枯黑干硬，停止枯药。"或者叫作"唤药"，意思相同。《急救仙方》卷九，秘传五痔品："唤药，真磁石（另研），白姜（各一钱，另别研），白矾（半钱，枯过），草乌尖（三个，生用），右为末，却以葱涎调傅肠头上。""用唤药，用此红肉膏治痔。"唤药，也说成唤痔药，专对内痔而言，唤之而出，故有此名。《验方新编》卷二十四："唤痔散，治内痔不出。"

托药，指升托之药，有升气托举的功用。《汉语大词典》《中医大辞典》均未录。《传信适用方》卷下，周子明提点传一宗八道："次用六一汤托药：真绵黄芪（箭竿者是也，木芪不堪，误人，秤六两以刀擗开搨薄，用白沙蜜不酸者一两，微入水少许调解，则易涂蘸，候搓匀，炙之紫色，候冷锉碎，不碾罗），横纹甘草（炙，一两，细锉），右拌匀，每服炒五钱，水一盏，煎至七分服之，日三服，夜二服。"

截药，就是截止之药，可以暂时遏制病势。《汉语大词典》《中医大辞典》均未录。《名医类案》卷三，疟："遂畏人参，更医，作疟治，而疟或进或退，服截药，病稍增。"《试效神圣保命方》卷二，疟疾："邪疟及新发者，可散可截，虚疟及久者，宜补气血，若过服截药，致伤脾胃，则必延绵不休矣。""若病胃气弱，饮食少，或服截药，致伤脾胃而少食者，加人参一钱五分，酒炒芍药，大麦芽各一钱。"

药剂还可以按照性质来归类，用来说明各种药剂凶猛平和的性质，这类药剂数量众多，其中也有一些难得的，至今为人们所忽略。例如：

霸药，就是平常说的霸道药，这种名称含贬义性质。《汉语大词典》《中医大辞典》均未录。《神仙济世良方》上卷，又治痨瘵之症："痨瘵之症，用不得霸药，宜用清火之味。"《蠢子医》卷二，霸药亦不可少："如今之人多鬼窟，不用此药不能下。"霸药，指超过常规用药量三倍以上者，也就是超大剂量的用药。对于霸药，至今在医界还有人使用，但争议比较多。有人推许，认为针对特定的病症，可以取得意想不到的效果，但更多人认为应该持谨慎的态度，反对的人也不少。《外科证治全书》卷一，胃气论："故证之初起，每每用霸药取效。今之穿凿太过，七情六欲烦扰之甚，而阴阳血气无有不亏伤者，亦偏用霸药成方以试之，是投之于井而更加之以石也。"《外科正宗》卷二，脱疽论第十八："房劳过度，气竭精伤，或兼房术涩精霸道药，噙舌下化水直至丹田。"

果子药，《汉语大词典》《中医大辞典》均未录。犹今言太平方，用几十种药性平和的药物作为基础，加以增减搬用，虽然没有显著效果，但不会有大碍。现在的某些中医仍使用这种用药方法，但古代人对此持反对意见的比较多。使用"果子药"确实是稳妥了，医生不会冒太多的风险，但随之而来的必然是治疗效果的大打折扣，对病人并没有什么益处。太平方过于平稳且实效很低，这就是其性质。《医权初编》卷上，论用药戒滥："吾观今之医人见解不透，恐瞑眩之剂，用之不当，立刻取咎，姑取中平药数十种，俗号为果子药，加以世法滥竽于众医之中。”《知医必辨》，论《景岳全书》：“凡遇疑难症，每投是方，不意渐多不效，甚且遗人祸殃，乃改用果子药，有责以不用重剂者，则仍以参阴理阴能够，而终无金河之效矣。”

肉丹、肉药，指血肉有情之物构成的药物，或者是动物药，或者是滋补药。血肉有情之物，就是这类药物的性质所在。《汉语大词典》未录。《类编朱氏集验医方》卷八，虚损门：“秘传肉丹，养心肾，生精血，补虚损，壮筋骨，固下元。此乃肉药润补，不僭不燥，功效异常。小山厉端明常服，加仙茅、腽肭脐犹妙。”肉药指中药只能感的血肉有情之药，能滋补理血，如鹿茸、鹿角胶等。《叶氏录验方》卷上，天真元：“此方是长安路上有人患风瘫痪，手足不遂，遇壹黄衣道士，云：何不服青州白圆子加肆肉药。患者云：已服白圆子不效。何名肆肉药？因告曰：贰蛇、壹蚕、壹蝎，因与方得效，故名。”

如果换一种方法，按照使用方法或者制作原料来归结小类，其中比较值得注意的有：

照药，指燃烧药条来治疗的方法。《汉语大词典》《中医大辞典》均未录。《东医宝鉴》杂病篇卷八，痈疽下，照药方引《医鉴》治杨梅天疱疮：“服茯苓汤后，次用照药。水银、黄丹（炒）、白锡（各一钱），血竭（末五钱），京香（二分，无麝香者），右为末，用熟艾铺纸，入药在中，卷作条，放盏内，入香油一碗，将药条作灯心，点火，安木桶内，四围用单被围住，勿泄气。眼看灯，口噙凉水，热则换水，尽药条为度。”天疱疮：“外治，宜洗方、搽方、熏鼻方、吹药方、照药方、灭瘢法、禁忌法、鹅掌癣治法。”

烧药，用于焚烧驱除疫气的药剂。这是指出其使用方法。《千金要方》卷九，辟温第二：“辟温气，杀鬼，烧药方。雄黄，……蜜蜡（八斤），右十六味，末之，以蜜蜡和为丸，如弹许大。朝暮及夜中，户前微火烧之。”宋·张君房《云笈七签》卷七十六，灵宝还魂丹方：“夫炙药制烧药，烧药制煮药，煮药制生药，生药使煮药，煮药使烧药，烧药使炙药，递互相制，递互相使，君臣俱具，父子固全，遂得阴阳，各有其绪。”

裩药，裩指裤，裤布燃烧为末入药，古人迷信，以为这样可以提高药力，其实起作用的还是药物本身。这是以制作原料作为归类。《汉语大词典》《中医大辞典》均未录。《瑞竹堂经验方》卷三，小肠疝气门，玉蟾裩：“附著裩药，三岁婴孩性不调，休教二子放疏娇，一张衲被幪头了，自有神仙路一条。煮裩药：山茱萸、吴茱萸、蛇床子、牡蛎、川椒、葱白（带须），……每用三钱，熬水熏洗。”

（三）方药内涵的特殊性

方药内涵的特殊性，可以有不同的理解，这里主要是指药物和方剂名称的特指现象，有些名称上看似泛指，实际上专门指某种药物或者方剂。在词义修辞中，特指与泛指可以互相转换，特指可以变成泛指，泛指也可以变成特指，具体到医书的语境中，尤其以泛指变成特指的情况居多。这里将一些典型的例子集中起来，从中可以清楚地看到中医方药词语内涵特殊的一面：

石药，不是泛指矿物类药物，而是特指出产于广西贺州的药物，用于解毒，《本草纲目》以为即“特蓬杀”，属于蓬砂一类。《汉语大词典》无此义。《本草拾遗》卷二，石药：“出贺州石上山内，似碎石、硇砂之类，土人以竹筒盛之。”又云：“俚人重之，带于腰，以防毒箭。”

饼药，就是灶灰汁。《汉语大词典》未录。《类编朱氏集验医方》卷十二，痈疽门，神效膏：“治痈疽，一切毒疮。灶灰汁（即是饼药），蛎壳灰（筛细），糯米（舂白），右先将瓦盆载饼药在日里曝，要得稍温，仍将一把灰、一把米，层层撒在瓦盆内，其灰、米上约留半寸饼药，就把在日里晒。灰、米发变如角黍然时，或添饼药在日里曝。如用药时，取出上件药以淡饼药调之，入钵中研成膏，用手傅在疮上，以早为上。如疮方发肿时，便可傅药，才干便傅，以消散为效。……如妇人、小儿只宜用清水或十分淡饼药调之。”

神火，指一种治疗痈疽毒疮的外科药物。《汉语大词典》无此义。《惠直堂经验方》卷四，取神火法：“劈砂一斤带水研细，以滚水冲之。面上有浮起一层，用荆川纸拖之晒干，扫下即神火也。”《本草纲目拾遗》卷二，神火：“《救生苦海》有取神火法：用劈砂一斤，带水研细，以滚水冲之，面上有浮起细沫一层，用荆川纸拖水面，其沫即粘着纸上，将纸晒干扫干，即神火也。”“性能拔毒收口，凡痈疽毒疮难收口者，以神火少许，鹅翎蘸扫膏药上贴，毒水易干，疮口易敛，为外科圣药。”

锅烈，一种丹药的名称，其制作方法复杂。《汉语大词典》未录。《外科十三方考》中编，处方篇，锅烈制法：“三转已毕，所得之药即为三打灵药，亦名锅烈。药经三打，则水银之本性死绝，服食遂无流弊。丹底可搽诸疮，功能止痒定痛，长肉生肌，不可弃去。”灵药释性：“锅烈，辛平无毒，功能去湿、杀虫、活血、解毒、化痰、解郁。”

银丸，《中医大辞典》未录。《汉语大词典》云指银制的弹丸。《医心方》卷十九，服银丸方第二十二：“银丸，主一切虚热，明目，押虚风惊痫心热，一切热病皆悉除之。其功效不可言尽之，但病瘥止之，不限丸数多少。”这个银丸是方剂名称，与弹丸义有别。从《医心方》的上文来看，此文应出自《服石论》。

神丹，指一种丸剂。辞书无此义项。《外台秘要》卷一，诸论伤寒八家：“夫表和里病，下之而愈，汗之则死；里和表病，汗之而愈，下之则死。夫如是则神丹不可以误发，甘遂何可以妄攻？”旁有小注：“神丹丸，在此卷崔氏部中，六味者是也。”“凡两感病俱作，治有先后，发表攻里，本自不同，而执迷生意者，乃云神丹甘遂合而服之，且解其外，又除其内。”卷一崔氏方有神丹丸，其配伍为人参、乌头、半夏、茯苓、朱砂、附子，此方即前文所说的神丹。

灵药，《汉语大词典》未及此义。《太医院秘藏膏丹丸散方剂》卷二，灵药方："此药专治一切疮疡溃后，拔毒去腐生肌长肉。"此药为白矾、黑矾、食盐、火硝、水银等配制而成。化腐生肌散："灵药（二钱）。"灵药，在此是专门的一种方剂，其配伍组成明确而具体，因此不是一般意义所说的有效药物，也不是指仙药，而属于另外一层引申义。

水葫芦，方剂名称，与常义不同。《汉语大词典》无此义。《医垒元戎》卷二，又千里浆："麦门冬、紫苏叶、木瓜、甘草（炙）、白茯苓、乌梅肉、杏仁（去皮尖，各半两）、川百药煎（一两），右为细末，酒糊为丸，如樱桃大，噙化。一法去牵牛蜜丸，蜡固剂，一丸噙之，亦名水葫芦。"《济世神验良方》伤暑门："水葫芦，治暑毒，解烦渴，川百药煎三两，麦冬、乌梅肉、白梅肉、干葛、甘草各五钱，人参二钱面糊丸，如芡实大。夏月出行，一丸可度一日。"这是两种不同的方子，组成配伍不同，但都叫作"水葫芦"。之所以叫作"水葫芦"，是因为这两个方子均有解渴消暑的作用。

在方剂数量稀少，或者某个剂型的方子稀少时，方剂名称往往比较简单，也不会造成理解上的困难，但此后数量扩大或者同类方剂涌现之后，问题就出现了，往往同一个名称，却各有所指，这也是貌似泛指实际上转换成特指的现象。

赤膏、乌膏，均是各种膏剂的名称。

赤膏，《外台秘要》卷三十二，面粉滓方："《备急》疗妇人面上粉滓，赤膏方。光明砂（四分，研），麝香（二分），牛黄（半分），水银（四分，以面脂和研），雄黄（三分），右五味并精好药，捣筛，研如粉，以面脂一升纳药中，和搅令极调。"此处的《备急》，《外台秘要》多有引及，但未言何人所作，从征引的内容看，应该是唐朝的医书。

赤膏，《外台秘要》卷三十五，小儿将息："儿立夏后有病，疗之慎勿妄针，不欲吐下，但以除热汤浴之，除热散粉之，除热赤膏摩之，又脐中以膏涂之。"

赤膏，《外台秘要》卷二十二，耳杂疗方引《千金翼方》："赤膏，主耳聋齿痛方。"其药物配伍为丹参、蜀椒、大黄、白术、细辛、芎䓖、大附子、干姜、巴豆、桂心，共十味。又云："药成去滓，可服可摩。"耳聋可绵裹纳耳，齿冷诸痛皆摩，腹痛咽喉痛则可内服。

赤膏，《千金翼方》卷十六，诸膏第三："赤膏，主一切火疮、灸疮、金疮、木石伤损，不可瘥者，医所不能疗，令人忧惧，计无所出，以涂上一宿，生肌肉即瘥。"药物配伍为生地黄汁、生乌麻脂、薰陆香、末丁香、黄丹、蜡。

乌膏，《外台秘要》卷三十一，古今诸家膏方："乌膏，疗一切疮，引脓生肌，兼杀疮中虫。"其配伍为乌麻油、黄丹、薰陆香、蜡、松脂，共五味。此膏与做化妆品说的乌膏自然有别。《外台秘要》卷三十，恶肿一切毒疮肿方，其中亦有此乌膏，所云文字基本一致，可见此乌膏的主治，正在于毒疮恶肿之类的外科重证。敦煌医方（参见《敦煌古医籍考释》）有乌膏，与此基本相同。

乌膏，《外台秘要》卷二十九，疣赘疵黑子杂疗方六首：“欲冲风冷、远行，贴乌膏亦神效，痂亦易落。”

乌膏，《千金翼方》卷二十四，湿热疮第十：“乌膏，主种种诸疮治不愈方：水银（一两）黄连（一两）经墨（半两），右三味，末之，以不中水猪脂和傅之，不过三四度，愈，神效。”这个乌膏只有三味药，与前方相比，无一物相同，因此是名称相同的另一种方剂。《医心方》卷十七，治恶疮方第四引《录验》：“甘氏乌膏治天下众疮，医术不能瘥，有虫者，悉治之方。”与《千金翼方》略同，唯用药分量有别。

赤丸、紫丸、青丸，三种丸剂的名称。

赤丸，《中医大辞典》有赤丸，为《金匮要略》方，药味为茯苓、半夏、乌头、细辛，与《外台秘要》不同。《外台秘要》卷三十五，小儿将息：“早下则瘥，四味紫丸逐澼饮最良，去病速而不虚人。赤丸差驶，病重者当用之。”

赤丸，《外台秘要》卷十三，疰病相染易方：“又赤丸，疗人久疰，室家相传，乃至灭族。”此方药物组成为雄黄、马目毒公、丹砂、莽草、藜芦、巴豆、皂荚、真珠，共八味。

紫丸，《外台秘要》卷三十五，小儿将息：“惊痫当按图灸之，风痫当与豚心汤下之，食痫当下乃愈，紫丸佳。”“凡小儿冬月下无所畏，夏月下难差，然有病者不可不下，下后腹中当小胀满，故当节哺乳，将紫丸数日。”“若白而酢者，此寒不消也，当服紫丸。”紫丸，《中医大辞典》所录即《千金要方》卷五，序例第一之方，其配伍为代赭、赤石脂、巴豆、杏仁，共四味。前文《外台秘要》所说的紫丸，当指此而言。

但另有一紫丸，则与此不同。《外台秘要》卷八，疗诸痰饮方：“顺流紫丸，疗心腹积聚，两胁胀满，留饮痰澼，大小便不利，小腹切痛，膈上寒方。”其配伍为代赭、乌贼鱼骨、半夏、巴豆、桂心、石膏，共六味，为丸服。

青丸，《外台秘要》卷十九，杂疗脚气方：“青丸，主脚气，皮肉身体诸风方。”其配伍为乌头、附子、麻黄、枳实，共四味，以酒调服。

青散、赤散，两种散剂的名称。

青散、赤散，《外台秘要》卷一，诸论伤寒八家：“若末春、夏月、初秋，凡此热月，不宜火灸，又不宜厚覆，宜服六物青散。若崔文行度障散、赤散、雪煎亦善。”卷一，杂疗伤寒汤散丸方，其中有六物青散、七物赤散。青散的配伍为乌头、桔梗、白术、附子、防风、细辛，赤散的配伍为朱砂、乌头、细辛、踯躅、干姜、白术、栝楼，并为治疗伤寒的方剂。

青散，《千金要方》卷九，伤寒膏第三：“青散，治春伤寒，头痛发热方。”

其配伍为苦参、厚朴、石膏、大黄、细辛、麻黄、乌头，共七味。

赤散，《中医大辞典》已录二种，但也有未录者。如《千金要方》卷九，辟温第二："赤散，辟温疫气，伤寒热病方。"其配伍为藜芦、踯躅花、附子、桂心、真朱、细辛、干姜、牡丹皮、皂荚，共九味。

以上方剂名称，采用比较多的是"颜色＋剂型"的取名方式，这是由于不同地域的人在互不知情的情况下，往往采用最直接的命名，不会考虑避免重复的问题。这些方剂名称被吸收到医书之中，异方同名的矛盾才显示出来。

此外还有膏方，膏方虽有普遍使用的倾向，但有些膏剂只用于特定的场合，所指十分清楚，或是产科，或是五官科，或是外科，也没有歧义，与上述容易混淆的名称还是大不一样的。语义的特征越是明显，就越不容易与别的用词混淆起来，膏方词汇也可以证实这一点。当然，如黄膏、白膏、青膏、酥膏、香膏、神明膏等，没有混淆则是偶然的。

黄膏、白膏，《外台秘要》卷一，诸论伤寒八家："发汗法，冬及始春天寒，宜服神丹丸，亦可摩膏火炙。"小注："膏在杂疗中，黄膏七味，白膏四味，并《范汪方》是也。"卷一，杂疗伤寒汤散丸方："范汪疗伤寒敕色，头痛颈强，贼风走风，黄膏方。""疗伤寒，白膏摩体中，手当千遍，药力乃行，并疗恶疮，牛领马鞍，皆疗之。"黄膏的配伍为大黄、附子、细辛、干姜、蜀椒、桂心、巴豆。白膏的配伍为天雄、乌头、莽草、羊踯躅。黄膏、白膏也见于《千金要方》卷九，伤寒膏第三。

青膏，《千金要方》卷九，伤寒膏第三："治伤寒，头痛项强，四肢烦疼，青膏方。"其配伍为八味，即当归、芎䓖、蜀椒、白芷、吴茱萸、附子、乌头、莽草。

酥膏，《医心方》卷二十三，治产难方第九引《子母秘录》："古方酥膏，有难产者，或经三日五日不得平安，或横或竖或一手出或一脚出，百方千计，终不平安。服此酥膏，其膏总在孩儿身上立出。其方无比。"其配伍为好酥、秋葵子、滑石、瞿麦、好蜜、大豆黄卷皮，共六味药。《子母秘录》为唐·许仁则所撰，内容为治妊娠、产后、小儿诸病，纳诸药于酥中制成，故名酥膏。

香膏，为治疗鼻塞不通的膏剂。《千金要方》卷六，鼻病第二有两首"香膏方"。《外台秘要》卷二十二鼻窒塞不通利方，其中有两首香膏方，一首来自《小品方》，一首来自《古今录验》。《小品方》的配伍为白芷、当归、芎䓖、细辛、辛夷、通草、桂心、薰草，《古今录验》的配伍为当归、芎䓖、青木香、细辛、通草、蕤核仁、白芷。二方大同小异，使用方法也雷同，即药成后以少许纳于鼻中，以瘥为度。

神明膏，外科使用的膏药。《外台秘要》卷十九，杂疗脚气方有神明膏（出苏恭），云其"摩肿及不仁，大试有验"。其配伍为附子、吴茱萸、蜀椒、白芷、前胡、芎䓖、白术、桂心、当归、细辛、汉防己，共十一味，组成比较复杂。梁·陶弘景《养性延命录》卷下："晨夕以梳梳头满一千梳，大去头风，令人发不白，梳讫，以盐花及生麻油搓头顶上弥佳，如有神明膏，搓之甚佳。"《医心方》卷五，治目赤烂眦方第二十五也有神明膏（出自《录验》），云："皮肤肿痛向火摩数百过，日三。稍即止，亦治风冻疮，治目烂赤泡神良验也。"其配伍为附子、吴茱萸、蜀椒、白芷、芎䓖、术（即白术）、桂心、当归、苦酒、脂肪，共十味，其中八味与上方相同，可以视作一种变化了的方剂。

五、专科词汇的特殊性

中医词语有普遍性的一面，能够与全民词汇贯通渗透，但也有特殊性，许多词汇脱离全民用语而独立发展，走向了专业化的道路。专业化的结果，是许多词语实现了固化、科别化的结果，是许多词语实现了分门别类，如此一来，这些中医词语的使用范围被有意缩小，最后固定在特定的环节上，拥有特定的含义，这也是中医词汇分化的最终着落点。这种专业词汇，有的与大众语言连接，被大家所接受，有的则过于专业化，随着时代的变化，很少被人们记得。

由于语言环境的特殊性，一些寻常词汇，到了中医的语境中，语义就随之一变，被赋予完全不一样的含义，这类词语的例子很多。语言环境的特殊性，可以形成一种无形的约束力，使许多词汇成为中医特有词汇，让这些词语成为中医标志性的词汇。特殊语言环境的存在，也为中医词汇设置了一个看不见的藩篱，大量与这个环境无关的词汇，就被隔离在外面。中医内部又可以区分为一些专科，在专科的小范围内，可以营造出一个相对封闭的语言环境，其词语的特殊性在于，让人一听即知必定是哪个科别的词语，具有鲜明的唯一性，不会与其他词语相混淆。中医词汇这种独特性的表现也是丰富多彩的。

在中医医学史上，医学分科的趋势是越分越细，远远不是十三科可以概括的，古代有些科别比较特别，因为病势险恶，对人的生命形成严重威胁，影响深远，形成专门的科别，如风科、疮科、痘科、喉科等，莫不如此。有些词语如喉科词语，前面已有叙述，以下再挑选几个科别的词汇加以分析：

（一）与骨伤有关的词语

正骨这个科别，虽然正式成立比较迟，是宋元以后的事情，但是骨伤的历史非常悠久，这个科别的词汇也别具一格，主要集中在骨骼肌肉的跌打损伤之类的疾病上，所指范围比较狭窄，因此凡是与此有关的词语，一望可知是正骨的词汇，很容易辨别。例如：

整理，也就是整骨。《仙授理伤续断秘方》有"医治整理补接次第口诀"。《军门秘传》卷一，麦斗散："初跌之时，整理如旧，对住，绵衣盖之，勿令见风。"

接骨，《中医大辞典》《汉语大词典》均未录。《仙授理伤续断秘方》乳香散："大能续筋接骨，卓有奇验。"接骨散："此乃接骨续筋，止痛活血。"《军门秘传》卷二有“接骨膏”“接骨方”“接骨丹”等。

整骨，《汉语大词典》未录。《中医大辞典》的解释完全是现代的说法。其实唐代已有此语，《仙授理伤续断秘方》仙正散：“用此煎水洗后整骨，却用乌龙角贴之。”洗药：“治男子、妇人骨断，用此煎水洗后，整骨了，却用乌龙角贴。”

挪接，就是接骨。《汉语大词典》未录。《青囊全集秘旨》上卷，接骨治伤方药：“治一切取割铅码、枪子、硫黄、硝毒、火疮肉烂，挪接痛甚等症，神验神效。”“圣灵接骨丹，一取老伤铅码，先敷此药，半日去药行刀挪接，敷过半日再挪接，接后用毒油膏加味敷。”《青囊全集秘旨·凡例》：“接骨难道说，古称挪接。”

正骨，指手法治疗骨折等病。《汉语大词典》引《医宗金鉴》为例。《中医大辞典》言《世医得效方》卷十八有“正骨兼金镞科”。元代官方医学就有“正骨兼金镞科”。

脱臼，《汉语大词典》引巴金为例，这是现代用例，其实古代已有。《中医大辞典》言见《圣济总录》，还可以提前至唐代。《千金翼方》卷二十六，舌病第五：“听会，主牙车及脱臼相离二寸，在上关下一寸，一名耳门。”

金伤，就是金疮。《汉语大词典》引《水浒传》为例，可以大幅度提前。金伤是病名，金属兵刃所伤者，古军阵所常见。较早可见《五十二病方》。《五十二病方》有“令金伤毋痛方”。“金伤”之名在《五十二病方》中总共出现了三次。“金伤”之名后世仍有可见，如《外科精义》卷下有“金伤散”。明·薛己《正体类要》上卷有“坠跌金伤治验”。

金伤也叫作金疡、金创。《周礼·天官》名金疡，《周礼·天官·医师》分疡医为肿疡、溃疡、金疡、折疡者。《神农本草经》名为金创。金疮，较早见于《六韬》：“方士二人主百药，以治金疮。”《中医大辞典》言见《金匮要略》。

风损，指无故风痛。《仙授理伤续断秘方》医治整理补接次第口诀：“凡浑身无故损痛，是风损，当服风损药，如排风汤之类。”“搜风丸，治风损腰痛头疼，治效与黑丸子同。”“首乌散，治风损宽筋。”治伤损方论：“乌丸子，治打扑伤损，骨碎筋断，瘀血不散，及一切风疾，筋痿力乏，左瘫右痪，手足缓弱，诸般风损。”

损药，指治疗伤损的药物。《仙授理伤续断秘方》医治整理补接次第口诀：“凡损，大小便不通，未可便服损药，盖损药用酒必热，且服四物汤，更看如何，又服大成汤加木通。”“凡服损药，不可吃冷物。”“凡损药必热，便生血气，以接骨耳。”“损药不可用酒煎，愈不通矣。”

（二）儿科词语的特殊性

古人早就认识小儿与成人在生理、病理上诸多的不同，由此形成儿科词语的特殊性，比如小儿的疾病，有许多是成人所没有的，与小儿疾病有关的许多词语，也是很容易识别的，这些词语很多，这里只举例加以说明：

胎剥，指小儿腿根处生疮脱皮。《汉语大词典》《中医大辞典》均未录。《验方新编》卷十，小儿科杂治："两腿生疮脱皮，两大腿近小腹处生疮，皮脱开，渐延小腹则不救。此名胎剥。"《鸡鸣录》儿科第二，胎剥："两大腿近小腹处生疮，若皮脱开近小腹则不救，此名胎剥。先用猪胆汁抹之，再用黄柏炙研敷，或加伏龙肝末等分，唾湿患处掺之。"

慕口，指小儿唇舌均发白。《汉语大词典》未录。《普济方》卷三百五十九，五位分部定位："鹅口慕口。木舌重舌。"《永类钤方》卷二十，脐风撮口噤风诸方："慕口者，唇舌白。重舌者舌肿大满口。木舌者，舌肿硬，皆心脾有热也，与上证用药相似。"

粘疮，指小儿头面的肥疮。《汉语大词典》《中医大辞典》均未录。《验方新编》卷二十四，治头面黄小肥疮方："小儿头面患疮脓汁作痒痂厚者，名曰粘疮。当用此方，或只用矾、丹二味亦可。"《瑞竹堂经验方》十三，疮肿门："螵蛸散，治头上疮，俗曰粘疮。"《外科心法》卷六，小儿（丹瘤等）："一小儿，头面生疮数枚，作痒，疮痂积累，名曰粘疮也，以枯白矾、黄丹末等分，麻油调搽，更饮败毒散而愈。"《卫生宝鉴》卷十九，杂证诸方："沥青膏，治小儿粘疮，黄蜡、沥青（各一两），园葵子、黄丹（各三钱），右为末，小油三两，熬擦不须洗。"

酢疮，就是醋疮。《汉语大词典》《中医大辞典》均未录。《大观本草》卷六，仙人草："主小儿酢疮，煮汤浴，亦捣傅之。酢疮，头小，大硬。小者，此疮或有不因药而自差者。当丹毒入腹必危，可预饮冷药以防之，兼用此草洗疮。"卷十，产死妇人冢上草："主小儿醋疮，取之勿回顾，作浴汤洗之，不过三度，佳。"

鬼疮子，《汉语大词典》未录。《幼幼新书》卷十八，疮疹倒靥第七："《庄氏家传》小儿斑疮倒擫并黑色者，谓之鬼疮子，右用人齿不拘多少，炭火烧灰研细，猿猪尾血调下二钱，移时再服。"疮子就是斑疮、痘疮。因其已经倒陷呈黑色，故名鬼疮子。

猢狲噤，指小儿生下口噤不开。《汉语大词典》未录。《幼幼新书》卷十，猢狲噤第十一："茅先生小儿生下有中猢狲噤候：身微热，双手捉拳，按在胸前，口撮不开，缩肩，身体一似活猢狲。""《经验方》治小儿中猢狲噤，猫儿粪烧烟，薰之即解。"

猢狲痨，指小儿痨病。《汉语大词典》《中医大辞典》均未录。《串雅外编》卷二，针法门："猢狲痨，小儿有此疾，求食不止，终夜不睡，用针刺两手面中三指中节能曲处。"

龙缠疮，或者叫缠腰丹，是丹毒的一种。《汉语大词典》《中医大辞典》均未录。《验方新编》卷十九，小儿丹毒："小儿生疮如粟成城成路极痛者，名龙缠疮，用生鲜珍珠，凤尾草捣烂搽敷，其渣又用清油调敷，即愈。”

（三）妇科产科词语的特殊性

妇科产科的词语，其特殊性同样是由其特定内容所决定的，古人将此归结为“经、孕、胎、产”四个方面，基本上将妇女病的内容归纳在内，这些词语也基本上与这四个方面有关。因此提到“经、孕、胎、产”四个方面有关的词汇，大家就明白这些都属于妇科产科的范围。

弄水，指产后头疼腹痛。《中医大辞典》未录。《妇科秘方》万病回生丹治产后十八症：“产后头疼腹痛，名为弄水：干姜、肉桂、乌药、红花、山楂、益母草、当归、生地、香附、苏木加童便酒。”

脆脚，指妊娠期浮肿。《汉语大词典》未录。《东医宝鉴》杂病篇卷十，子肿引《入门》：“或头面不肿，两叫微浮，甚则自脚面肿至膝腿，足指间有黄水出者，谓之子气，亦曰脆脚。”

蹈莲花生，指胎儿逆产。《汉语大词典》《中医大辞典》均未录。《东医宝鉴》杂病篇卷十，逆产引《正传》：“又，儿脚先生者，谓之蹈莲花生，急以盐涂儿脚心，因急搔之，并以盐摩母腹上，则自然正生矣。”

血噤，指产后血虚失音。《汉语大词典》《中医大辞典》均未录。《东医宝鉴》汤液篇卷三：“钥匙铁，治妇人血噤失音，冲恶，又治弱房人，煎汤饮。”《卫生家宝产科备要》卷七，圣功川芎汤：“治产后血虚迷闷，旋晕耳鸣，不省人事，胸膈不快，恶心呕逆，化恶血，生好血，尤治血崩血噤，亦治头疼发热，如伤寒证者，治病尤多。”

血荫胎，指胎前腰痛。《汉语大词典》《中医大辞典》均未录。《宁坤秘笈》上卷，妇女之病九十一症：“第六十四胎前腰痛，此乃血荫胎，不能养肾，肾水不足，以致腰痛，宜用猪肾丸。”

滑胎，《汉语大词典》释为习惯性流产，引《医宗金鉴》为例。但医书中别有其义，指服药令胎儿易产。《千金要方》卷二，养胎第三：“妊娠一月始胚，二月始膏，三月始胞，四月形体成，五月能动，六月筋骨立，七月毛发生，八月脏腑具，九月谷气入胃，十月诸神备，日满即产矣。宜服滑胎药，入月即服。”“滑胎，令易产方：车前子（一升），阿胶（八两），滑石（二两），右三味，治下筛，饮服方寸匕，日再。至生月乃服。药利九窍，不可先服。”此义《中医大辞典》有述，云出《经效产宝》，然《经效产宝》为昝殷撰于852年，虽同属于唐朝，但比孙思邈的《千金要方》晚了近二百年。

缩胎，《汉语大词典》未录。《中医大辞典》言出自《医学纲目》。《医学纲目》为明代楼英著，可以提前。宋·朱瑞章《卫生家宝产科备要》卷三：“琥珀散，临月缩胎催生，兼治产后诸疾。”

瘦胎，跟缩胎意思差不多，辞书未录，但古代医家对瘦胎多有微词。《卫生家宝产科备要》卷七，枳壳散：“妊娠至五月以后，能顺气，瘦胎，易产。”

养胎，《汉语大词典》说是蕃育人民，与医学无关。《中医大辞典》云见《诸病源候论》，可以继续提前。《金匮要略》卷下，妇人妊娠病脉证并治第二十："妊娠养胎，白术散主之。"

乳瘕，《千金翼方》卷三，木部上品，槐实："主五内邪气热，止涎唾，补绝伤，五痔火疮，妇人乳瘕，子脏急痛。"此文亦见于《神农本草经》卷二，槐实条。可知"乳瘕"一语来源久远。乳作产育解，乳瘕即产后癥瘕。

发房，即发乳。《医心方》卷十五，治痈发背方第四："《刘涓子》治痈发背发房初起赤方：其上赤处灸百壮。"《刘涓子鬼遗方》卷四："治发背及妇人发房并肠痈，木占斯散方。"

产瘕，《千金要方》卷十一，坚癥积聚第五，土瓜丸，治"妇人产瘕，带下百病，阴阳不通利，大小便不节，绝伤堕落，寒热交结，唇口焦黑，身体消瘦，嗜卧少食，多魇，产乳胞中余疾"。产瘕也是产后癥瘕。

月病，指经病。《外台秘要》卷三十四，妇人虚羸及月病不能食方："《救急》疗妇人月病不调，或一月不来，或隔月不来，或多或少，脐下绞痛，面色萎黄，四体虚吸羸瘦。"

蓐病，指产蓐病。《外台秘要》卷三十四，产后恶露："《广济》疗妇人产后血露不绝，崩血不可禁止，腹中绞痛，气息急，疗蓐病三十六疾。"

阻妇，指患恶阻的孕妇。《千金要方》卷十一，肝脏脉论第一："肝中风者，头目瞤，两胁痛，行常伛，令人嗜甘，如阻妇状。"

阻病，《千金要方》卷二，妊娠恶阻第二："半夏茯苓汤，治妊娠阻病，心中愦闷，空烦吐逆，恶闻食气。"阻病，《中医大辞典》已录，云出《妇人大全良方》卷十二。此书为宋·陈自明所著，书证的时代可以提前至唐代。

当然，从月病、蓐病的实际情况来看，使用这两个词不仅是为了避免重复，也是为了表达上的委婉。月病、蓐病含有浓厚的附加义色彩，表达上必须尽力避免直白的方式，采取委婉的方式更加符合汉语的习惯。

六、医疗器械相关词汇的特殊性

古代医药器具名称繁多，最简单的如捣药时用的药臼、药杵，还有熏蒸用的药炉，临床各科运用的器械以及整个医药行业使用的器械，那就更加不胜枚举了。随着时代的变迁、技术的进步，许多古代的医用器械已经不太使用了，这些相关的词汇，大多已经消亡或者被别的词语代替，但是在历史上，这些器械名称起过的作用是不可抹杀的。

近古医书记录了各种喉科器械名称，如药鼓，是给药的器具，由鼓和操作杆组成，使用灵活，可将散剂吹入咽喉患部，是喉科的辅助器械，清代的药鼓还可以见到。另外如内针（喉科器械名称），见《喉风论》，长六寸，锋刃处以竹竿套住，只露出两分针刃，口内红肿以此破之。再如喉针，《外科正宗》卷四言喉针长六寸，细柄扁头，用于刺喉部脓血。

以下侧重从正骨器械、眼科器械、灸法器械三个方面继续加以说明：

（一）正骨器械名称

正骨器具原本都是随地取材，如常用的夹板，葛洪《肘后备急方》用竹片当作夹板，蔺道人之后用杉木当夹板，杉木比竹片当然要好得多，因此后世多沿用。复杂一点的正骨器械，多属于后出，《世医得效方》和《医宗金鉴》记载比较详细。《千金要方》卷二十五，诸般伤损第三文下有注引《小品方》云“以竹编夹裹”，因此夹板又可以称为“夹裹”。《证治准绳》把夹板分为正夹与副夹，夹板形态不一，如通木、腰柱、杉篱等，都属于夹板的范围。

杉篱，杉树并生环列，状如篱落，李商隐诗中的杉篱，即指此而言。中医指正骨器械的杉篱（木板钻孔连接起来，用于四肢骨折的固定），完全是另外的含义。见《医宗金鉴》卷八十九：“杉篱者，复逼之器也。”

桑白皮线，以桑白皮纤维制作的线，用于缝合伤口。出自元·陶宗仪的《辍耕录》。

小梯，如梯形的正骨器械，用于肩关节脱臼的复位。出自元·危亦林《世医得效方》卷十八。

舂杵，正骨器械，用于肩胛上出臼。出自《世医得效方》卷十八。

通木，正骨器械，由木板与条带组成，类似腰背所用的支架。出自《医宗金鉴》卷八十七。

抱膝，正骨器械，即有四足之竹圈，又名竹箍，用竹和铁私编成，用于髌骨骨折和错位的固定。见于《医宗金鉴》卷八十七。

披肩（用熟牛皮制作，再用棉绳缚定），见于《医宗金鉴》卷八十七。

《医宗金鉴》卷八十七还记载了攀索、叠砖、腰柱（用杉木制成扁担形，用于固定腰骨）、竹帘（即夏月凉帘，截取大小根据需要而定）、裹帘（用白布裹缠）、振挺（即木棒，长尺半）等器械。《医宗金鉴》记载的正骨器械名称最多，影响也最为广泛。

类似的还有外科器械名称，在唐代出土的文物中已有镊子、剪刀等外科手术器械，宋代已有玛瑙刀，而1974年江苏江阴的明代墓葬出土了医疗器械，其中包括铁质柳叶刀（外科手术用刀）。2009年黑龙江流域博物馆征集文物期间，征集到四件医疗器械，四件铁器分别为刮刀、镊子、手术刀和启子，均为生铁锻造，后经抛磨加工而成，时代为辽金时期。《外科图说》为清·高文晋所编，书中载有器械图谱，如首页绘有外科应用刀剪钳针各式物件全图。

（二）眼科器械名称

唐代书籍就有眼科手术的记载，眼科手术离不开精巧的器械，可以说眼科器械的精巧程度以及手术医生的熟悉程度，直接关系到眼科手术的后果。

烙，手术器械，用大小不同的金属烧红烙破脓疮，以代针刀，眼科也用烙，割除胬肉，加以烙，以防复发。见于《疮疡经验全书》。

钩镰，眼科手术器械，长二寸余，用以钩割胬肉、翳膜。见于《目科正宗》。

骨针，眼科治疗器械，长四寸。见《眼科菁华录》。

金针，眼科手术器械，制作方法不一，以树木或犀角为柄，针尖不能太锋利，今天的拔障针，就是由古代的金针改进而来。金针主要的作用是拨治圆翳内障，金针的制作形式也不相同。《外台秘要》则称金篦。《张氏医通》有金针开内障。明初针灸学家徐凤的医书中有《金针赋》。当然金针通常的含义，指的是中医针科用针，古代用金银铁制成，与眼科金针的含义不一样。

钩针，《千金要方》卷六，目病第一："治人马白膜漫睛方：以鸡翎戴之，近黑睛及当白睛嗍之，膜自聚，钩针钩挽之，割去即见物，以绵当眼上，著血断，三日瘥。"钩针，辞书指牙科或编织用具，但此处则是眼科手术的针具。

月斧，眼科手术器械，钢铁制，用于清除外障翳膜。见于《目科正宗》。

锄刀，眼科手术器械，因为形似锄头得名，用于割除胬肉、赘肉。见于《审视瑶函》。

三棱针，眼科器械，也叫锋针，长四寸，用于刺刮清洗等。见于《眼科菁华录》。

（三）灸法器械名称

艾灸原本不使用器械，但随着灸法实践的深入，为了提高艾灸的效率，保障艾灸的安全和稳定，后世逐渐出现了与艾灸有关的器械。例如：

灸板，灸用器具，是一种模型木板，木板上刻有大小不等的艾炷形状，用于制作艾炷。出自《外科图说》。

灸盏、灸罩，都是灸具名称。灸盏，形似杯盏，见清·雷丰《灸法秘传》，融多种灸法于一体。清·高文晋在《外科图说》中也绘制了灸板和灸罩。《灸法秘传》所说的灸盏，属于古代专用的灸器。现在采用的灸器就更多，如温杯灸、温盒灸等。类似的还有灸罩，是圆锥形的罩子，顶上有孔，罩在艾炷的上面。

到了今天，与普通词语相比，中医词汇仍然具有太多的特别之处，这种词汇上的特殊性，是由其内容所决定的，如非药物疗法的导引、按摩、针灸、食疗等中医特有的东西，其相应的词汇也必定是别具一格，使人一听就知道这是中医的词语。又如针灸的穴位名称，命名时就有一套自身的规则在内，而针灸理论更是玄妙无比，无一不体现着针灸的特殊性。

中医治疗有一整套的特别方法，如拔罐，古代叫角法；按摩，古代叫揃搣；膏药，古代叫薄贴。还有如刮痧、药酒、头针、火针、按摩、推拿、药栓、子午流注针法等等，凡此种种词语，必定与中医有关，语言习惯一旦形成，就可以长期流传开来。古今名称虽然有所变化，不变的是名称所指代的事物。大体一种基本的治疗方法，都可以衍生出更多更细的治法，成为更加细致的名称词语。比如刮痧，今天仍比较流行，明·郭志邃《痧胀玉衡》记录痧症名称百余种，较早记录刮痧的是《世医得效方》。这些情况在书中其他地方也有叙述，可以互相参考。

第二节　中医词汇的连续性

古代中医十分普及，有着广泛的群众基础，这为中医词汇的发展打下了坚实的社会基础，因此历代中医词汇可以说是一脉相承，而且比较完整，这在现有的文献资料中也可以得到印证。医药由于关系到每个人的健康安危，具有普遍适用性，所以历来受到重视。无论达官贵人还是普通百姓，都不可能无视医药的存在。即使秦始皇焚书，医药之书也不在焚烧之列。虽然儒学兴起之后，医学因为不是仕进的阶梯，遭到读书人的冷落，但是也无法抑制医学的发展，每个时代都有许多有志于医学的人，继承着传统医学，同时也在不断创新，始终没有中断，所以中医词汇的连续性得到了充分的保证，也可以说，正是连贯性保证了中医词汇整体的完整无缺。

此外，中医词汇连续性保持得比较好，还因为古代医家使用中医词汇，以理性冷静的抽象思维为主，注重与客观事实相符合，词汇的感情色彩比较淡薄，减少了词汇使用的波动和随意。在医学长期发展过程中，古代医家都乐于遵循固有的规范，遵循已有的用词习惯，保持了中医词汇的稳定性和连续性。元·王好古《阴证略例》发明仲景活人：“医书辞藻，比之儒书，甚不美于观览，非若嘲风弄月之篇之畅怀也，非若礼义廉耻之典之壮志也，又非若忠节孝行之耸动人之奇称也，故士宦恶其技之末而不之学焉。”王好古的意思很清楚，论辞藻的华丽程度，中医词汇确实比不上文学诗歌，其缺点是不够生动传神，显得枯燥乏味，唯其如此，才可以保证中医词汇的稳定，使之成为一个相对封闭的系统，可以流传永久，这是中医词汇连续性保持得比较好的内在原因。现代科学语言对情感主观的因素具有排斥性，比较理性客观，更多的是理性思维的特质，这一点与中医语言是一致的。

古代学术的博物传统，在医学中也有充分的体现。不管是本草名词还是疾病名词，一旦有新的词语出现，后世总有人会加以沿袭，或者加以发挥，这一博物的传统是中医词汇得以保持连续性的内在动力所在，也是原因之一。

一、中医基本词汇的连续性

中医基本词汇从上古至现代都被延续下来，基本词汇一直都在沿用，是中医词汇中最为稳固的部分，后世的中医词汇，都是在这些基本词汇的基础上逐渐发展壮大起来的。这种基本词汇是中医理论的支撑点，也构成了本草、方剂、针灸、疾病、诊疗等方面的框架，这些词汇就像无数的支点，共同支撑起了整个中医词汇的大厦。这些基本词汇的分量非同一般，起着重中之重的作用。

基本词汇有几个特性，如全民性、稳固性、多产性，其中稳固性必然体现为连续性。中医基本词汇是全民用词的一部分，是中医词汇中出现频率很高的部分，同时也是生产效率最高，与别的词素结合产生新词最多的部分，因此中医基本词汇在中医词汇中所起的重要作用，不是许多生僻词汇所能相提并论的。正是基本词汇的连续性，保障了医学理论用语的连续性。中医理论用语看似复杂，其实许多是在基本词汇的基础上构造完成的，这在上古的基本名词向中古名词转变过程中表现得十分充分。我们不妨看一下那些熟悉的中医基本词：与医理有关的基本词，如气、血、阴、阳、风、湿、火、躁等；与诊断有关的基本词，如脉、望、闻、问、切等；与疾病有关的基本词，如疾、病、证、候等；与症状有关的基本词，如痛、肿、热、冷等；与治疗方法有关的基本词，如针、灸、涩、通等；与本草方剂有关的基本词，如药、方、性、味等。这些基本词，在历代的中医书籍中始终都在使用，反映了基本词强大的生命力，在所有中医词汇中起着“定海神针”的作用。

基本词汇与常用词汇有联系也有区别，基本词汇虽然也有变化，个别基本词后来可能不再是基本词，但总体上是“一以贯之”的，而常用词的稳定性比不上基本词，它们会随时代变化而变化。如表示医学理论的常用词：卫气营血、脏腑等；常用治疗方法名词：解表、清热、消导（消散）、理气、理血、固涩、开窍、镇痉等。不难发现，这些常用词是随着时代更迭而有部分变化的。

基本词的表现，不仅在于其出现的高频率，而且在于其多产的特点，在中医词汇中同样有鲜明的体现。以基本词作为词根，可以产生许多新词，如穴位名称中的门、海、俞、募，以门为词根的有神门、云门、期门、命门、魂门、章门、冲门、金门等，以海为词根的有少海、照海、小海、气海等，以俞为词根的有肝俞、心俞、肺俞、肾俞、脾俞、胆俞、胃俞、厥阴俞等，以募为词根的有心包募、三焦募、胆募、心募、肝募、膀胱募等。对此，古人已经加以关注，如《针灸大成》卷二收录了“通玄指要赋”：“或沟池溪谷以歧异，或山海丘陵而隙共。”赋里就注意到了穴位名称，多以沟池溪谷、山海丘陵作为穴名组词的基础，从今天的角度来看，这些都是汉语中的基本词汇，当然有很强的构词能力，穴名之中的水沟、风池、后溪、阳谷、承山、照海、商丘、阴陵，都可以为证，当然类似的穴位名称还很多，远远不止这些。“通玄指要赋”为金元时期的窦默所作，出自《卫生宝鉴》。

中医的基本词，大多来自普通词语。把普通语言中的典型概念加以改造，就成为中医的基本词。例如气、风、痛这三个单音词，最为平常不过，但在中医词汇中有着重要的作用，非但出现的频率很高，而且作为词根和别的语素结合，形成一大批词汇。

气是先秦自然哲学的基本概念，也是中医的基本词汇之一，不管在《内经》还是在其他医书中，气都有显赫的地位。到了中古以后，以气为词根构成的词语，难以计数。以唐代医书为例，《外台秘要》中表示病症的名词，就有游气、劳气、结气、伏气、冷气、漏气、气膈、气噎、气胀、痃气、鬼气、气嗽、风毒脚气、风气、滞气、客气、时气、肾气、气秘、气水、气胀、癖气、气满、气喘、气膈、湿气、鬼气、瘴气、毒气、宗气、荣气、卫气等。《千金要方》中与气有关的词语则有真气、宗气、呵气、嘘气、气疾、唏气、调气、游气、气力、谷气、血气、水气、阳气、寒气、少气、大气、厥气、气淋、气舍、逆气、胃气、短气、气冲、神气、暴气、精气、下气、伏气、肥气、肝气、热气、恶气、劳气、气痛、气极等。可见气已经渗透到各个层面，由气组成的词语也覆盖了整个医学领域。

“风”是古汉语的基本词，也是重要的致病因素，顺理成章地也成为中医基本词。“风”作为基本词，应用范围虽然没有气来得广阔，但同样也是大批词汇组词的词根，仍然以唐代医书为例，《外台秘要》中与风有关的词语有风虚、风疴、风秘、风聋、风泪、风肿、风虚、风水、风药、头风、恶风、伤风、毒风、风眩、风痫、风癫等。《千金要方》中与风有关的词语有游风、伏风、邪风、风湿、风府、风痹、恶风、大风、风热、风池、风邪、风冷、风痱、风疹、首风、内风、心风、肺风、偏风、脑风、泄风、肠风、脾风、肾风、贼风、中风、胃风、漏风、防风、风门、厉风、肝风、八风、风毒、猥退风、柔风、刺风、风虚、风懿、风尸、风穴、缓风、急风、风痒、风注、风疸、风引等。当然，这两种医书中出现的词汇，有许多是共同的，这里为了不相杂厕，才加以分开。

疾病大都伴随着痛苦，病痛的表现有多种多样，可以细分为许多种不同的情况，“痛”因此也成为中医的基本词。在医书中，随机抽取一些与病痛有关的词语，就可以知道，古代表达与病痛有关的词语，具有很高的准确性，绝无空泛的描述。

《外台秘要》中表示病痛的词汇有悬痛、结痛、毒痛、肿痛、齿痛、脑痛、碜痛、赤痛、痒痛、绞痛、寒痛、腰痛、气痛、急痛、冷痛、强痛、头痛、切痛、苦痛、疼痛、胁痛、牵痛、心痛、背痛、微痛、深痛、拘痛、引痛、胸痛、癖痛、焮痛、硬痛等。《千金要方》中表示病痛的词语有卒痛、叉痛、坚痛、刺痛、闷痛、暴痛、烦痛、躁痛、厥头痛、气肿痛、骨痛、内痛、重痛、虚痛、胀痛、满痛、疮痛、目痛、偏头痛、痛痒、懊痛、热痛、疾痛、激痛、瘆痛、肩痛等。

表示病痛的语词虽然多，大致有以下几类：一与身体部位有关；二是程度不同，深浅轻重有差别；三是强调点不同，每个词语都有突出强调某一点。辞书对这些词语，处理间或也有不够好的，需要继续完善。例如：

碜痛，指眼睛碜涩作痛。辞书未录。《外台秘要》卷二十一，眼热碜痛赤肿方三首："张文仲疗眼暴赤肿，碜痛不得开，泪出方。"

疼痛，《汉语大词典》引《三国志·蜀志·关羽传》为例，可以提前。《中医大辞典》无此条。《神农本草经》卷三，牛黄："下闭血，瘀血疼痛，女人带下血。"《金匮要略》卷中，水气病脉证并治第十四："风水其脉自浮，外证骨节疼痛，恶风。"

实际上中医词汇与痛有关的语词，还不限于上述，但由于必须以痛为词根，所以只能舍弃。如酸疼，指又酸又疼。《汉语大词典》引《敦煌变文集》以下例子，可以提前。《神农本草经》卷二，飞廉："治骨节热，胫重酸疼，久服令人身轻。"酸枣："治心腹寒热，邪结气聚，四肢酸疼，湿痹。"酸疼也在疼痛之列，只是用字有别。

这类基本词虽然数量不多，但基本性质完全一致，中医基本词是其他中医词汇构成的基础，只要是中医基本词，必定具有这样的特性。如"脉"为诊断学的基本词，可以演绎出一系列与脉诊相关的词语，就《河间医集》所见，就有寸脉、关脉、尺脉、血脉、脉息、常脉、平脉、太溪脉、阴脉、阳脉、切脉、秋脉、冬脉、脉证、脉诀、浮脉、芤脉、滑脉、弦脉、实脉、洪脉、紧脉、微脉、沉脉、弱脉、缓脉、涩脉、迟脉、伏脉、濡脉、代脉、结脉、促脉等。《千金要方》所见，还有持脉、经脉、三部脉、动脉、数脉、软脉、虚脉、实脉、散脉、革脉、任脉、青脉、申脉、疟脉等。

基本词作为词根，是创造新词的基础，正是这些基本词的存在，为中医词汇的进一步演化提供了良好的条件。以基本词作为基础，后起的词汇得以不断涌现，从少到多，从粗到精，凡是需要以基本词作为词根制造新词的时候，基本词总能发挥其应有的作用。这些中医基本词具有发散的潜能，一旦与新的思路结合，就可以随机组成新的词汇，这也正是基本词的威力所在。

二、疾病名词的连续性

中医的疾病名称跟现代医学不太一致，有同有异，有的迥然不同，甚至互相冲突。不过在中医的历史上，虽然在枝节上存在一些问题，但总体而言，中医疾病名称的谱系，从古至今具有连贯性。

关于疾病名称，总的趋势是疾病名称越来越多，不仅始终保持了连续性，做到了在原有疾病名称的基础上，而且不断有序地补充新的疾病名称，并迅速加以消化。如传尸病，是一种传染病，相当于今天说的肺结核。早在东汉王充的《论衡》书中就有"飞尸"的记载，但这还是民间的叫法，医书中真正加以记录并作为病名的是葛洪的《肘后备急方》。后来《诸病源候论》《千金要方》《外台秘要》等隋唐医书，记录的传尸病种类越来越多，分法各不一样，名称也变化无常，但不管如何，总体上可以归结为同一类疾病。

秦汉至明清，常用疾病名称的谱系大体相同，治疗方法也可以先后继承，因此古方仍然可以治疗今病，清代的著名医家徐大椿就极力反驳古方不能治疗今病的说法，认为学医者必须具有很高的天赋和素质，才可以担当医生的责任，批驳时医庸劣者太多，不能掌握历史上医学的精髓，一旦出了问题，就指责古方无用，而实际上，错用古方不能归罪于古方，应该自己承担责任。徐大椿显然看到了整个医学体系连同其名词术语的连贯性，所以才不会迎合世俗的说法，并对此提出尖锐的批评，他的观点无疑是正确的。在常规疾病的范围内，古今疾病的状况是差不多的，不能过分强调古今的差异，否则医学就成了不可捉摸的玄学。

疾病词汇的连续性，还体现在概念的连贯上，先产生的概念总是偏于粗疏，而后世医家在此基础上，反复琢磨，反复求证，概念会进一步深化，从而分化出新的词语，旧词语与新词语之间，存在明显的继承关系。如惊风，病名最早见于《太平圣惠方》，钱乙分为急惊风和慢惊风两种，元代曾世荣则更进一步，提出“四证八候”，四证即惊、风、痰、热，八候即搐、搦、掣、颤、反、引、窜、视，得到后世医家的认可，一直沿用至今。尽管有的概念名称古今不同，但词汇的含义依然没有大的区别，因此从概念上说，还是有承继的关系，都属于这类疾病。如《张氏医通》论述痿痹门，提到“痛风”，《灵枢》叫作贼风，《素问》叫作痛痹，《金匮要略》叫作历节，后世更名为白虎历节。痛风的俗名为箭风，《春脚集》叫作箭风痛，也有的俗名叫作鬼箭打。此外还有痛痹、风痹等名称，也属于此病。朱丹溪称之为痛风，《中医大辞典》引朱丹溪《格致余论》为例，《景岳全书》言痛风是当时的名称，原来的名称有痛痹、历节、风痹、白虎风等。今天正式名称为“痛风”，是从元明以来开始的，但其实这一疾病，是自古相传的，只是名称多变而已，因此不能为名称的表象所迷惑，而是要抓住概念的本质，这样才能把握好词汇的使用方法。

这种概念上连贯而名称多变的情况，还不是个别的，而是层出不穷、多种多样的。梳理许多病名的状况，都可以印证这一点。如恶阻，《证治要诀》叫“病鬼”，又叫“病儿”，是俗名；《千金要方》称“病阻”；《坤元是宝》叫“病食”；《寓意草》叫“病膈”，也叫作“恶食”；《诸病源候论》还称为“恶字”。虽然名称变换频繁，但基本意思完全一致，形式上的变化不能掩盖其实质上的相同，这也是连续性的一种表现。又如痢疾，《内经》名“肠澼”；《难经》名为“大瘕泄”；《伤寒论》名为“热利下重”，指下利脓血而言；唐代《千金要方》名为“滞下”；金元时期名为“疫痢”。表明当时已经意识到某些痢疾具有传染性，名称上的变更意味着认识上的深化和进步。

因此，疾病名词虽然自始至终一直沿用，但完全一成不变的疾病名词是极为少见的，笼统来说，词语在概念的内涵与外延上总是有所变化的。如疟疾，甲骨文就有疟字，距今三千年就有此名，《素问》有疟论专篇，此后对疟疾形成的原因有了更深的认识，因此出现相关的疟疾名称，如《肘后备急方》首见瘴疟，用青蒿治疟，意识到瘴疠与疟疾的关系；《三因方》则提出疫疟，《脉因证治·疟》："母，疟有母，传染者也"，意识到部分疟疾有传染的特质。这样疟疾的概念基本没变，但认识上又有了深化。总体而言，疟疾名称这样的变化算是比较平稳的，连贯性也是保持得比较理想的。

有的病名似乎不变，如龋齿的龋，指牙齿发生腐蚀的病变，在牙面上形成龋洞，逐渐扩大，最后可使牙齿全被破坏，但患这种病的牙，亦称蛀齿，也称虫牙，因此名称上还是有所变化。《淮南子·说山训》："掘室而求鼠，割唇而治龋……用智如此，岂足高乎！"《史记·扁鹊仓公列传》："齐中大夫病龋齿。"张守节《史记正义》："《释名》云：龋，朽也。虫啮之缺朽也。"龋是上古流传下来的词，俗语叫作蛀牙或者虫牙。

三、药物名词的连续性

中医药物名称主要有三大块，即植物药、动物药、矿物药的名称，当然还有其他药物，但数量有限。药物名称基本上保持了连续性，但这是一个动态的过程，因为总有许多新的药物会进入药物名称的系统，主流本草书籍所收的药物名词可以充分验证这一点。

药物名词的连续性，首先表现在本草名词的一脉相承，拿本草书、字书与文史书籍作对比，就可以知道其中存在高度的连贯性。例如：

碑，就是云母石，可以入药。《玉篇》："碑，云碑，药名。"《神农本草经》卷二："主身皮死肌，中风寒热，如在车船上，除邪气，安五脏，益子精，明目。"功能补肾，收敛止血。用于劳伤虚损，眩晕，惊悸，癫痫，寒症久疟，疮痈肿痛，刀伤出血。云母石用于心悸失眠，咯血，吐血。外用治创伤出血，研末敷患处。

硝，《玉篇》："硝，硭硝。""硭，硭硝，药也。"《正字通》言硝有七种，朴硝力紧，芒硝力缓，方书用芒硝，是用其力缓。芒硝，是硫酸盐类矿物芒硝经加工精制而成的结晶体。盐湖、盐泉和干盐湖是形成芒硝的地方。在本草中，芒硝出自《名医别录》。芒硝，该药材粗制品称皮硝或朴硝，粗制品用鲜萝卜精制析出的结晶称芒硝，芒硝结晶经风化干燥，药材称玄明粉。芒硝药材呈菱柱状，长方形或不规则结晶，质脆易碎，味咸微苦。玄明粉为白色粉末。

朱，朱砂的简称，亦称"辰砂""丹砂"。《隋书》："出赤盐如朱，白盐如玉。"朱砂是硫化汞的天然矿石，有解毒防腐作用。自从《神农本草经》将朱砂列为上品以来，明清以前，对朱砂的毒性，基本上没有认识，大多认为朱砂无毒。《药性论》言朱砂有大毒，但并未引起后世医家的重视，仍以为其无毒。到了明清时期，医家才改变了对朱砂无毒的认识，《本草经疏》载："若经伏火及一切烹炼，则毒等砒硇，服之必毙。"书中指出了朱砂的毒性，还指出了火锻可使朱砂的毒性增强。现在的中药学已将朱砂列为有毒中药，且忌火煅。

硇，《玉篇》："硇，硇沙，药。"《本草纲目》云："硇砂性毒，服之使人硇乱，故曰硇砂。"硇沙是矿物，系黄白色粉末或块状，味辛咸，是氯化铵的天然产物，也叫作狄盐、北庭砂、气砂、透骨将军。医药上可做祛痰剂。硇沙始载于《新修本草》。《新修本草》谓硇砂："主积聚，破结血，烂胎，止痛下气，疗咳嗽，宿冷，去恶肉，生好肌。"

棘，酸枣。种子、果皮、根可入药。《急就篇》第三章："棘，酸枣之树也。"《说文》："棘，小枣丛生者。"朿是刺的本字。两个朿字并立，表示棘树多刺，棘是矮小而成丛的灌木。酸枣以种仁入药，有补肝胆、宁心敛汗的作用，酸枣主要产于中国北方地区，主产区位于太行山一带，以河北邢台为主，素有邢台酸枣甲天下之美誉。

栀，《说文》："栀，木，实可染。"《广雅》："栀，栀子。"栀子始见于《神农本草经》。《本草纲目》木部卷十六："卮，酒器也。栀子象之，故名，俗作卮。"栀子的果实是传统中药，用于治疗黄疸型肝炎、扭挫伤等症。栀子入药，除果实全体入药外，还有果皮、种子分开用者。药用栀子通常是原来野生栀子，与观赏型的栀子不同。栀子原产中国中部，我国栽培栀子花的历史，由来已久。司马相如《上林赋》中有"鲜支黄砾"的句子，鲜支即栀子，表明栀子栽培已有两千余年历史了。

枳，枸橘，灌木或者小乔木，中药称未成熟者为枳实，成熟已干者为枳壳。《说文》："枳，木似橘。"徐锴云："即药家枳壳也。"枳，别名铁篱寨、臭橘、枸橘，多生长于荒地、路旁。枸橘之名始见于《本草纲目》，《本草纲目》木部卷三十六云："枸橘处处有之。树、叶并与橘同，但干多刺，三月开白花，青蕊不香，结实大如弹丸，形如枳实而壳薄，不香，人家多收种为藩篱，抑或收小实，伪充枳实及青橘皮售之，不可不辨。"

术，多年生草本植物，有白术、苍术等品种。白术多年生草本，喜凉爽气候，以根茎入药，功效为健脾益气，燥湿利水，止汗，安胎。白术是我国传统常用中药材，具有悠久的生产栽培和应用历史，原名"术"，包括苍术在内。《尔雅》等古籍中有记载。药用最早见于战国时期《五十二病方》，以术等二味药煮水二斗成汤，对炙疡有治疗作用。原主产于浙江新昌、天台、东阳、於潜等，清康熙年间由浙江於潜引入江西，18 世纪中叶传入湖南。

这些都足以说明，本草词汇的连续性是药物使用真实情况的反映，使用之中有了新发现或者出现新情况，就会在本草词条中反映出来。当然本草词语的连续性，也有表面改换词语而实际上没有改变的情况。如茨，就是茨菰，书为慈菰，后来（中古）书作慈姑，因为"夫母曰慈姑"。虽然写成同音词，有从俗的意味，但音义没有改变，这只是修辞上的借用方式而已。

因此中医词汇的连续性，实际上是词汇稳定性的体现，正是由于连续性、稳固性的存在，中医词汇的演绎、发展才有了一个坚实的基础。词汇的连续性，形成一种同化的力量，也起到了约定俗成的规范作用。

无可讳言，中医词汇演变过程中经常出现非连续性，遭到中断、废弃或者忽视，这里说的中医词汇连续性，就中医词汇整体而言，连续性始终保持很好，不仅经典词语传承悠久，后世不断出现的中医词汇也基本传承下来。中医词汇的连续性，使我们可以清楚看到中医词汇的演化踪迹。中医词汇的演化，总的趋势是一个不断深化、细化的过程，同时也是一个系统化、规范化的过程，本草书籍以药物词汇为主线，方书则以方剂名词为主线，医经则以医理术语为主线，病源书籍则以疾病名称为主线。虽然选择的主线不太一样，但历代医家为此付出的努力是有目共睹的。

当然，在整体稳定的情况下，也不排除少量不稳定的例子，一些中医词汇只是偶尔出现在个别书籍，没有连续性，更谈不上普遍性。这种词语意义不大，得不到大家的认可，推广价值不大，因而遭到遗弃。

四、中医词汇连续性带来的启示

在中医词汇的固有特性中，连续性意味着继承性，通过词语溯源，可以将词语的起点不断前推，词语连续性可以穿越时代的限制，将各时代同样的词语连贯起来。如果中古以后的词语，可以提前到上古时期，上古、中古、近古都有其用例，那么词语各个时期的连续性就显得比较完整。辞书的书证貌似信手拈来，只作举例说明之用，似乎无关紧要，其实语料也具备多方面的用途，每个书证都是证据链上不可或缺的一环，少了一个书证等于缺少一个环节，书证链就不够完整。人们习惯于立足今天，回顾历史，重视的大多是现代、近代的例子，所以搜索上古、中古的书证，补充环节上的缺失，就成为词汇史一项基础的工作。许多中医书籍中的语料，就可以弥补辞书书证链上的不足。

（一）弥补上古书证链的连续性

由于上古传世文献不多，上古词语的记录实际上不够完整，而上古医书对词汇研究的作用，也没有得到重视，因此一旦将这些语料利用起来，就可以补充上古的书证，使中医词汇各个时期的书证顺利连接起来。

惊悸，《中医大辞典》引《诸病源候论》以后例子。《汉语大词典》引晋代以后例子，可以提前至汉代。《神农本草经》卷二，柏实："治惊悸，安五脏，益气，除风湿痹。"《金匮要略》卷中有"惊悸吐衄下血胸满瘀血病脉证治第十六"。

鬼毒，无名肿毒。《汉语大词典》引《本草纲目》为例。《中医大辞典》无此条目。《神农本草经》卷三，白马茎："悬蹄，辟恶气，鬼毒，蛊疰，不祥。"卷四，恒山："治伤寒寒热，热发温疟，鬼毒，胸中痰结吐逆。"

疟病，《中医大辞典》未录。《汉语大词典》用杜甫的例子，太迟。《墨子·经说下》："且有损而后益者，若疟病之于疟也。"《金匮要略》卷上有"疟病脉证并治第四"。《肘后备急方》卷三有"治疟病方"。

脓血，《汉语大词典》引《三国志·华佗传》以下例子，可以提前。《灵枢·玉版》："夫痈疽之生，脓血之成也，不从天下，不从地出，积微之所生也。"《金匮要略》卷中，呕吐哕下利病脉证治第十七："下利便脓血者，桃花汤主之。"《神农本草经》卷二，蜜蜡："治下利脓血，补中。"

药力，《中医大辞典》未录。《汉语大词典》引杜甫以下书证，有更早的例子。《抱朴子·内篇》卷十一，仙药："炼而服之，不得其力，是其药力有转相胜畏故也。"《金匮要略》卷中，水气病脉证并治第十四："须臾引热稀粥一升余，以助药力，温服取微汗。"

脱血，《汉语大词典》引《医宗金鉴》为例，太迟。《中医大辞典》言出《素问·平人气象论》。《灵枢·五音五味》："今妇人之生，有余于气，不足于血，以其数脱血也，冲任之脉，不荣口唇，故须不生焉。"

吐血，《汉语大词典》引《三国志》裴松之注为例，可提前。《灵枢·经筋》："其病当所过者支转筋，痛甚成息贲，胁急吐血。"《金匮要略》卷中，惊悸吐衄下血胸满瘀血病脉证治第十六："烦咳者，必吐血。""夫酒客咳者，必致吐血，此因极饮过度所致也。"

瘿瘤，《汉语大词典》引《本草纲目》以下例子。《中医大辞典》言出《中藏经》卷上。《神农本草经》卷四，连翘："治寒热，鼠瘘，瘰疬，痈肿，恶疮，瘿瘤，结热，蛊毒。"

瘿气，《汉语大词典》未录。《中医大辞典》云同瘿，见《医学入门》卷六。《神农本草经》卷四，白头翁："瘿气，逐血，止痛，治金疮。"

死肌，坏死肌肉。《汉语大词典》引柳宗元为例。《中医大辞典》无此条。《神农本草经》卷二，络石："治风热，死肌，痈伤，口干舌焦，痈肿不消，喉舌肿，水浆不下。"云母："治身皮死肌，中风，寒热，如在车船上。"

猪苓，《汉语大词典》引清人例子，并云参《本草纲目》。其实《神农本草经》就有猪苓。《庄子·徐无鬼》叫作豕零，司马彪注云："一名猪苓，根似猪卵，可以治渴。"《伤寒论》卷四有猪苓汤证。

汤方，《汉语大词典》引明代郎瑛的例子，可以提前。《灵枢·邪客》："伯高曰：其汤方以流水千里以外者八升，扬之万遍，取其清五升。"

贲豚，《汉语大词典》引《证类本草》为例，中医病名。《中医大辞典》书证用《难经》和《灵枢》，直接可以上推至秦汉上古时期。

乌韭，苔藓类植物，又名昔邪、垣衣。《汉语大词典》引例证早至《山海经》，但不及本草。《中医大辞典》言出《神农本草经》。

涎沫，《汉语大词典》引杜甫以下例子，可以提前至汉代。《金匮要略》卷中，痰饮咳嗽病脉证并治第十二："水在肺，吐涎沫，欲饮水。"卷下，妇人杂病脉证并治第二十二："妇人吐涎沫，医反下之，心下即痞，当先治其吐涎沫，小青龙汤主之。"

六极，《汉语大词典》引《诸病源候论》《云笈七签》为例证。《中医大辞典》言出《金匮要略》。《神农本草经》卷三，桑根白皮有"治伤中，五劳六极"之说。

热药，《汉语大词典》引《老学庵笔记》为例。《中医大辞典》不录，可以提前至汉代。《金匮要略》卷中，痰饮咳嗽病脉证并治第十二："以细辛、干姜为热药也，服之当遂渴，而渴反止者，为支饮也。"

亡阳，中医名词。《汉语大词典》引汤显祖为例。《中医大辞典》书证用《伤寒论·辨少阴病脉证并治》。

乌喙，就是附子。《汉语大词典》引东汉·赵晔《吴越春秋》以后书证，可以提前。《墨子·杂守》："常令边县豫种蓄芫、芒、乌喙、椒叶。"《急就篇》卷四："乌喙附子椒芫华。"颜师古注："乌喙，形似乌之觜也。"

（二）弥补中古书证链的连续性

中古时期时间漫长，唐宋时期的诸多用例，可以上溯至魏晋时期，由于这段时期关注者较多，而且书中前面中医词汇对辞书作用的部分已经多有叙及，这里仅举一例：

病痛，指疾病。《汉语大词典》引白居易以下书证，可提前至晋代。《抱朴子·内篇》卷十五，杂应："又不能绝俗幽居，专行内事，以却病痛，病痛及己，无以攻疗，乃更不如凡人之专汤药者。"

书证链的连续性，从历代中医词汇的运用中可以得到验证。书证链的缺失，也有两种可能：一是词语确实消亡了，没有延续下来，或者是后世新出现的词语，在先前没有记载；二是词语其实一直在使用，是我们注意不够、搜罗不勤造成缺失。如果是后一种情况，就应该加以补足，客观地说，这也是中医词汇连续性带来的必然要求。

第三节　中医词汇的复杂性

中医词汇是一个庞杂的体系，不仅词汇的数量众多，词汇内部的组成成分也非常复杂，雅言词语与方言土语并存，古语今言并立，通称与别名、本名与异名时有所见，还有外来的音译或者意译的词汇，各种形形色色的词汇彼此交织在一起，这就是我们今天面临的中医词汇的复杂局面，造成这种情况的原因是多方面的，与古代语言事实和语言历史直接相关。以下根据经常遇到的中医词汇的复杂状况，分几个方面加以描述：

一、中医名词术语歧义的复杂性

大部分中医名词术语具备科学性，含义清晰，使用范围明确，彼此之间有着明显的关联，有联系又有区别，如医书记载的各种疾病名称，往往对病名逐一加以辨别清楚，具体说明鉴别要点的所在，方便临诊时掌握要领，避免相似名称的混淆。这些常见的名词术语，共同组成一张庞大的中医词汇网络，成为中医思维和推理的基础。

但是不可否认，由于时代的限制，许多中医术语也存在歧义、模糊的缺点，内涵不够清晰，外延边界不明。传统医学的名词术语没有严格的规范，只有约定俗成的习惯，来自官方医学的设想也只有指导性作用。虽然中医名词术语与普通汉语词汇相比有了很多的讲究，有众多逻辑上的限制和语言上的修饰，但与现代术语相比，还是不够严格，大量歧义现象的存在影响了术语使用的精确性，甚至影响其科学性，给后世的人们在理解和使用上也造成了诸多不便。

虽然总体而言，中医术语歧义的程度还不足以威胁到整体名词术语的有效性，但众多歧义的存在，随时都可能对中医术语的使用造成干扰，今天的人们对此要保持足够的警惕性，如果有需要，对此类中医名词术语要加以改造使之清晰化，或者重新命名，也不失为一个合理的选择。中医术语的自我净化，以及名词术语适应社会需要的更新，正是名词术语不断发展的外在动力。

中医名词术语的歧义，从《内经》时代就已经开始。例如《内经》所说的癫病，一是指痫病，就是癫痫（见《素问·长刺节论》）；二是指头痛、头晕一类的病（见《素问·脉要精微论》）；三是指精神抑郁之痴呆病证（《素问》多处可见）。一个疾病名词竟然有三种含义，确实容易引起误解，何况像第二类“头痛、头晕”之类的病症，归结在癫病之中并不恰当。有歧义就容易引起混淆，这一点古代医家也注意到了，因此后世中医说的癫病，大多是指第一种含义。

中医名词术语歧义的程度各不相同，视含义分歧的具体情况而定。如“转注”作为专门名词，在文字学中指六书之一；中医则指传尸病，为传染病的一种。又如菖蒲，《神农本草经》指石菖蒲，《本草衍义》指水菖蒲。再如通草，《神农本草经》所说的通草，是木通的别名；《本草拾遗》说的通草，指的通脱木的茎髓。

一物两指或者一物多指，在古代往往是出于社会历史原因，由偶然因素堆积而成的，而非有意为之，在通常情况下，人们接触到的是最为常用的含义，其他义项几乎不涉及，不会产生含义理解上的混淆，但如果将各种语料汇总起来，就会产生原来不存在的歧义。因此歧义与否，也是因人而异的事情，有人认为是歧义，而其他人可能并没有意识到。今天说的歧义显得比较多，原因之一是现代的辞书将各种义项综合分析的结果，综合的程度越高，涉及的范围越广，发现的歧义现象也就越多。

以下的例子，就是将语料和义项综合之后得到的结果，按照原文和注解不会误解，但如果只按照辞书简单罗列的义项去推断，反而会令人感到疑惑：

两头尖，《汉语大词典》未录。本指乌头的一种，即生出两个分叉的乌头，如《本草述钩元》卷十，草乌头："乌喙即偶生两歧者，今俗呼为两头尖，因形而名，其实一物也。又附子天雄之偶生两歧者，亦称乌喙，功亦同于天雄，非此乌头也（濒湖）。"还有另一种两头尖，是出自新疆的一种草药。《重订温热经解》治验，再造丸方有"两头尖（系草药，出乌鲁木齐，非鼠粪也，如不得，以白附子代之，制用，二两）"。另，鼠粪也叫两头尖，因此特地说明不是指鼠粪。三种事物一种名称，因此附注或正文中都需要加以鉴别。

血余，《汉语大词典》未录。通常指头发，此处指病症名称，但也有两种说法，《中医大辞典》均未提及。一是指十指断坏生虫的病症，《外科证治全书》卷三，血余："十指断坏，惟有筋连，无节肉虫出，如灯心长数寸，遍身绿毛，名血余，用茯苓、胡黄连煎服即愈。"《传信适用方》卷下："手十指节断坏，唯有筋连，无节，肉虫出如灯心粗，长数尺，遍身绿毛卷多，名曰血余，治以茯苓、胡黄连煎汤，饮两盏愈。"二是指另一种病症，指口生肉球有根吐出的病症。《验方新编》卷一："口生肉球有根如线吐出，乃能饮食，捻之，其痛入心，此名血余症。"《惠直堂经验方》附录，又血余症："口生肉球，有根如线，吐出乃能饮食，捻之痛入心，用麝香水研服，三日根化即愈。"

大药，除了《汉语大词典》所列各义，还有其他含义。《滇南本草》卷二，商陆："俗名大药。"补注："今人以为大药煮肉吃，有大补人虚劳之症，非也，不宜用。"大药或者指剂量大，或者指仙药，这里则是药物的别称，这是"大药"的第二义。另外，《永乐大典·医药集》卷之一万四千九百四十八引袁当时《大方》，分膈丸："有巴豆杏仁，名'大药'，治干血气积聚。""无巴豆杏仁，名'小药'，治产后病。"大药、小药是医家本人发明的叫法，用以区别方剂，但缺乏普遍意义，很难为大众所接受，这种名词很难有生命力，但是如果辞书将此义也作为一项，也可以算作歧义之一。

异名也可以导致误解，有的事物本来完全不同，却有一个相同的别名，这种情况下，很容易引起歧义，如果以此为彼，随意对接，就会造成不必要的误解。如《金匮要略》卷中，消渴小便淋病脉证并治第十三有"文蛤散"，文蛤于《神农本草经》有载，是海蛤的一种。宋代《开宝本草》言五倍子异名为文蛤、百虫仓，因此陈言《三因方》误把五倍子作文蛤入药，并且云："文蛤即五倍子，最能回津，本草在海蛤甚失其性，识者当知之。"其实五倍子入药是唐以后的事，《金匮要略》所提及的文蛤就是花蛤，与五倍子无关，陈言所云是误解。（参见《金匮要略译释》）

以上这些歧义还不算十分严重，古人对有的疾病，有时候作为病症名称，有时候当作一类疾病名称，有时候用民间的病名，有时候用医家创造的病名，这样势必造成混乱，歧义丛生，令人莫衷一是，痧病就是典型的例子。

痧，原来只写作“沙”，真正的“痧”，至宋·张杲《医说》才可以见到，张杲将类似伤寒又见皮肤疹点的疾病称为痧。痧病这个名称，也是到了宋代开始正式形成。《叶氏录验方》卷上：“辨痧病论：江南旧无，今东西皆有之，原其证医家不载。大凡才觉得寒栗，似伤寒而状似疟，但觉头痛，浑身壮热，手足厥冷，乡落多用艾灸，以得痧为良。”元代多见“搅肠痧”，其实是民间对于霍乱的俗称。后来称痧的越来越多，有“四十四痧、四十九痧”之称，百姓还把其中的一种传染疾病叫作番痧，暗指有外来的意思。

烂喉痧，首见于《金匮翼》卷五，也见于“叶天士医案”。相传叶天士在雍正年间就已经能治疗烂喉痧，也叫作丹痧（见清·顾玉峰《丹痧阐介》）。《吴医汇讲》卷三载有唐迎川的“烂喉丹痧论”。清嘉庆时，常熟陈耕道著有《疫痧草》，名此为“疫痧”，是因为此病有急性传染，后来又有“疫喉痧”“痧喉”“喉痧”等名称，今天中医则以“烂喉痧”作为通用名称。现代西医称之为“猩红热”，这个名称其实是丁福保定下的。猩红热是10岁以下儿童常见的急性呼吸道传染病，清代猩红热等流行病很多，近代名医丁甘仁在上海以治疗此病闻名。

今天说的痧可以是一种病证，民间流行刮痧疗法，医书中记载刮痧比较早的，当属元代的《世医得效方》。《全生指迷方》《岭南卫生方》称之为“挑草子”，是方言的一种说法。但古书中所说的痧，所指十分复杂，不是一种独立的疾病，甚至很难说是一类疾病，而是一种共同的证候，许多疾病都可以出现皮肤疹点的症状。如《痧惊合璧》介绍了四十多种痧，诸如烂肠痧（阑尾炎引起），盘肠痧（肠梗阻引起），暑痧（中暑引起），还有寒痧、风痧、热痧等说法，此外民间还有暗痧、闷痧、白毛痧、冲脑痧、吊脚痧、青筋痧等说法，名目繁多，无法与西医病名一一对应，也很难为西医采用，这就是痧病各种名称混淆不明、牵扯不清所造成的。相比之下，有的中医病名概念清晰，绝无这种缺点，如中西医都采用的病名如白喉、麻疹、百日咳等病名，只是这种病名显得很少见而已。

《痧惊合璧》之外，以“痧”来作病名的，仍然不乏其例，如痧子（风痧）、野痧（风疹）、真痧（麻疹），这种混乱的状况，说明古代有关痧病的词汇并没有经过清理，因此不可避免出现泥沙俱下的局面，到了今天，如果仍然不加区分地全盘接收，显然是不合适的，必须要作一番甄别考订的功夫，才能够存精去粗。

民间所说的痧，并没有那么复杂，之所以痧病有上述如此复杂的名称，也是医书汇总了各种情况的结果，一般情况下不会碰到这么多的痧病名称，民间常说的痧，就只是指发痧，因此含义比较单纯。当然，在发痧这一前提下，因为地域的不同，名称也有差异，所以不能为表面的字眼所迷惑，而是要抓住实质，抓住关键的要素。例如：

水痧、水伤寒，就是发痧。《汉语大词典》《中医大辞典》均未录。

《新编山居简要医方便宜》卷二，治痧证："非其土人中之，便谓之伤寒。今说其状，以明其证，与伤寒别矣，俗谓之痧病是也。痧证，江南所在皆有之，古方不载，所感如伤寒，……又名水伤寒，却用樟木煎汤服。或葱豉汤汗出愈。如腹痛不止，用针于两手十指近甲梢，针出黑血即差。或两足坠痛，亦名水痧，可于两脚曲腕内、两筋两骨间，刺出血愈，名委中穴。"

发痧，患中暑或者霍乱等急性病，《汉语大词典》引茅盾等现代例子。《中医大辞典》无此条目。明·江瓘《名医类案》卷一，沙："一嫠妇身肥，常患发痧之证，每用苎麻刮之，即愈。"

造成这种状况的另一原因，主要是古人的认识方式与现在不一样，在诸多疾病中，只重视出现痧证这一类同现象，而忽视其可能有本质的区别，因而汇总为一类病名。这种词汇现象，类似于《尔雅》处理词汇中同义的现象，是古代归纳方法中不太成熟的处理方法，今天遇到这类词汇，就需要有选择地加以对待。盲目跟从古人的思路，或者全部跟从西洋的思维，其实都不足取。传统医学的继承者，还是要有自己的主张和判断，这是在中医词汇问题上选择正确方向的基本保障。

二、中医词语来源的复杂性

中医词语来源的复杂性，首先表现在这些词汇可能来自受过严格训练的御医、名医，也可能来自游走江湖的走方医，还可能来自默默无闻的民间草药医。这些人虽然都以医为业，但是医学思维、治疗方法和使用的词汇，都是大异其趣。所有这些从医者使用的词汇，都有可能成为中医词汇的来源。

中医词语来源的复杂性，具体表现在大量别名异称的存在，由于地域方言名称的复杂，名称也随之五花八门，而外来名称的音译或义译的名称，不同的人掌握的尺度各不相同，导致各种名称并存，更是加剧了这种趋势。

（一）药物名称的复杂性

药物可以总归为一小类，由于品种、质量不同，就有各种名称。如沉香有许多品种，《本草图经》说得比较清楚，紧黑沉水者为沉香，紧实末烂者为青桂香，最粗者为栈香。栈香之中，形如鸡骨者为鸡骨香，形如马蹄者为马蹄香。栈香，《海药本草》称为"笺香"，《大观本草》称为"煎香"，所指相同。《海药本草》又加上两种，云："似牛头者为牛头香。"又云："梵云波律亦此香也。"牛头香也是以形命名，不足为奇。波律就是波律膏，严格来说，波律膏是以沉香为主制作的膏油之类，只是总体上还属于沉香类药物。波律就是婆利国，在今天的印度尼西亚加里曼丹岛。沉香还有地方性名称，《本草图经》："交广崖州有之，交州人谓之蜜香。”交州在越南北部一带，本来也属于岭南的范围，蜜香就是交州的地方名称。

最早记录沉香的应该是印度人，沉香是指东南亚一带的瑞香科沉香属植物，包括蜜香树上所收获的树脂性香料，佛经里音译为阿伽楼或者阿竭流，意译为“不动”，言其分量重。中国香料的繁盛是与佛教分不开的，从东南亚来的僧人带来了奉神的一切仪礼和工具，香料和香料的各种使用方法随之进入中国人的日常生活。

中国有关沉香的记载在汉代就有了，东汉·杨孚《交州异物志》：“密香，欲取先断其根，经年，外皮烂，中心及节坚黑者，置水中则沉，是谓沉香。”《西京杂记》有沈水香，也是沉香的一种。

南北朝时期沉香已经入药，成书于此际的《雷公炮炙论》云：“沉香，凡使须要不枯者，如觜角硬重沉于水下为上也；半沉者次也。夫如人丸散中用，须候众药出，即入拌和用之。”作为香料，沉香也被这时候的合香家引入香方。

不过当时对白木香和沉香区分得尚不是十分清楚，即便本草书也是如此。苏敬《新修本草》注：“沉香、青桂、鸡骨、马蹄、煎香等同是一树，叶似橘叶，花白，子似槟榔，大如桑椹，紫色而味辛，树皮青色，木似榉柳。”陈藏器《本草拾遗》卷八：“沉香，枝叶并似椿，苏云如橘，恐未是也。其枝节不朽，最紧实者为沉香，浮者为煎香，以次形如鸡骨者为鸡骨香，如马蹄者为马蹄香，细枝未烂紧实者为青桂香。其马蹄、鸡骨，只是煎香。”这里意见的分歧，或许在于二人见到的香木本来不同，苏敬所谓“叶似橘叶”者乃沉香，陈藏器疑其非，而云“枝叶并似椿”，实为白木香。

南宋·赵汝适《诸蕃志·海南》卷下：“海南亦产沉香，其气清而长，谓之蓬莱沉。”海南沉香从唐朝开始就是朝廷的贡品。南宋·周去非《岭外代答》卷七，沉水香：“出海南黎母山峒中，亦名土沉香，少大块，如附子、如芝菌、如茅竹叶者，皆佳；至轻薄如纸者，入水亦沉。”“蓬莱香出海南，……状类沉香，惟入水则浮，气稍轻清，价亚沉香，刳去背带木者，亦多沉水。”“鹧鸪斑香，亦出海南蓬莱好笺香中，色褐黑而有白斑，点点如鹧鸪臆上毛，气尤清婉。”宋·范成大在《桂海虞衡志·志香》中，对海南之香与其他海外之香作了鉴别：“大抵海南香气皆清淑如莲花、梅英、鹅梨、蜜脾之类，焚一博投许，芬薌弥室，翻之四面悉香，至煤烬气不焦，此海南香之辨也。……中州人但用广州舶上占城、真腊等香，近年又贵丁流眉来者，余试之乃不及海南中下品。舶香往往腥烈，不甚腥者，意味又短，带木性，尾烟必焦。其出海北者，生交趾及交人得之海外蕃舶，而聚于钦州，谓之钦香，质重实多大块，气尤酷烈，不复风味，惟可入药，南人贱之。”《桂海虞衡志·志香》也言及其他诸香：“鹧鸪斑香，亦得之于海南沉水、蓬莱及绝好笺香中。槎牙轻松，色褐黑而有白斑点点如鹧鸪臆上毛，气尤清婉似莲花。”“光香，与笺香同品第。出海北及交趾，亦聚于钦州。多大块，如山石枯槎，气粗烈如焚松桧，曾不能与海南笺香比。南人常以供日用及常时祭享。”

海南香为世所重是在宋代。仁宗时丁谓作《天香传》，对海南香的叙述非常详细。《天香传》云“贵重沉栈香，与黄金同价”，而“余杭市香之家有万斤黄熟者，得真栈百斤，则为希矣；百斤真栈，得上等沉香数十斤，亦为难矣”。此处所言之“黄熟”，即“质轻而散，理疏以粗”的黄熟香，属沉香之下品。

角沉，沉香的一种。《汉语大词典》未录。《本草衍义》卷十三，沉香木条：“沉之良者，惟在琼崖等州，俗谓之角沉。黄沉乃枯木中得者，宜入药用。”角沉则是琼崖等州所出的优质沉香。

上述沉香的各种名称，足见其在历史上名称的繁杂程度。

药物的方言名称，上古已有。如《神农本草经》卷二，麦门冬：“秦名羊韭，齐名爱韭，楚名马韭，越名羊韭。”到了明清时代，方言的影响更为明显，如医书中时常提到的“香油”。《归砚录》卷一：“凡麻、菜诸油皆香，而方言不同，或以麻油为香油，或以菜油为香油，习俗难移，用者贵审其宜。”本草所云香油，即专门指芝麻油而言，而非其他油，这种方言中出现的“香油”，对于本草的“香油”而言，只会增加干扰，引起不必要的误解。

到了今天，历代累积起来的药物名称，加上今天草药调查所得的方言名称，这些别名异称加在一起非常可观，甚至可能成为一种沉重的负担，影响到药物词汇的交流和理解，有的可能同物异名，有的则可能是异物同名，容易造成误解。例如：

积雪草，《汉语大词典》引《本草纲目》为例。《中医大辞典》言出《神农本草经》。确实，积雪草最早出自《神农本草经》，后来的别名越来越多，多得出乎人们的意料，如落得打、崩大碗、马蹄草、铜钱草、马脚迹、破铜钱、藤牌草、鼎盖草、老公根、鱼凿口、崩口碗、乞食碗、缺碗草、雷公根、蚶壳草、蛐壳草、地线草、葵蓬菜、乞食碗、地棠草、土细辛、钱凿口、遍地香、灯盏菜、牛浴菜、野荠菜、酒杯菜、半边钱、地浮萍、野冬花菜、盘龙草、节节连、大叶伤筋草、葫瓜草、落地梅花、老岗根、连钱草、活血丹、地钱儿、钹儿草、白耳莫、乳香藤、半池莲、遍地金钱、金钱草、金钱艾、透骨消、透骨风、过墙风、蛮子草、胡薄荷、穿墙草、团经药、风草、肺风草、十八缺草、江苏金钱草、一串钱、四方雷公根、马蹄筋骨草、对叶金钱草、疳取草、钻地风、接骨消、老耳仔等。积雪草如此多的别名，确实会在理解和使用上造成许多不便，这也是中医词汇复杂性的一个集中表现。

不过，积雪草这么多的别名，只有少数可以从医书中得到验证。如“落得打”，《汉语大词典》未录。《青囊全集秘旨》卷上，药性赋：“秦王试剑一名鹿蹄草，紫贝龙芽又名龙含，落得打即名碎碎纷，实名长生草，血三七又名金不换，即草河车。”《经验丹方汇编》跌扑损伤，跌打损伤神效方：“九世还魂草、鹿含草、落得打草、麻皮头（上部倍加），土鳖各等分。”但上述方言中的积雪草名称，大多在文献中缺乏记载，说明古代医家对方言名称的采集是零碎的、随机的，并非像今天那样对方言名称可以作全面的对照整理。

不光正式的药物名称，就是别名之间的联系逐渐趋于复杂化、多样化，不仅可能是语义上的关联，甚至是语音上也有联系。如滂藤，出自《本草拾遗》，为扶芳藤的别名，依据《广韵》以前的语音，扶芳的切音，刚好是滂，两者在语音上是切语关系。

（二）疾病词汇的复杂性

与本草词汇类似，疾病的名称也因为方言而变得复杂，《中医大辞典》记载麻疹的别名，又叫肤证、麻证、痧子、瘖、瘖子，原本名称不一，到了元·滑伯仁《麻证新书》才定为麻疹。这个“瘖子”，就是浙江方言。《景岳全书·麻疹》名义：“然其名目有异，在苏松曰沙子，在浙江曰醋子，在江右湖广曰麻，在山陕曰肤疮，曰糠疮，曰赤疮，在北直曰疹子。名虽不一，其证则一。”文中“醋子”就是“瘖子”。疟疾在北方也有相应的方言，如疟疾叫作“摆子”，恶性疟疾则叫作“哑摆”，也是方言词。方言词语越丰富，相应的疾病词汇就越复杂。

疾病名词非常复杂，方言成分只是其中之一，诚如《医学源流论》医非人人可学论所言：“病名以千计，病证以万计。”这么多的疾病名称，确实不是一般人能掌握的，所以对医生的素质要求很高。仅就痔病而言，《外科大成》卷二有“二十四痔”，包括脏痈痔、锁肛痔、翻花痔、莲花痔、重叠痔、钩肠痔、悬胆痔、内外痔、内痔、血箭痔、气壮痔、沿肛痔、杨梅痔、子母痔、雌雄痔、菱角痔、葡萄痔、核桃痔、石榴痔、樱桃痔、牛奶痔、鸡冠痔、鸡心痔、鼠尾痔。古代病名经常采用以形命名的形式，随意性大，乍看名称众多，其实并不科学，这应该说是古代病名一个明显的缺点。

对于疾病名称的复杂性，古人也有深切的感受。《外科大成》卷二，瘰疬：“以形而言之，生左耳根名蜂窠疬，生右耳根名惠袋疬，遇怒即肿名气疬，核痛红肿名血疬，筋缩如贯珠者名筋疬，小而多痒名风疬，绕项生者名蛇盘疬，颌红肿痛名燕窝疬，延及胸腋者名瓜藤疬，延及遍身，红活易溃者名痰疬，……独生一个在囟门者名单窠疬，一包十数个者名莲子疬，核上堆核者名重台疬，坚硬如砖者名门闩疬，形如荔枝者名石疬，如柱木者名木疬，如黄豆结篓者名锁项疬，如鼠形者名鼠疬。”这些瘰疬的名称，都是“稽其形，命其名”，根据形状来命名，虽然有灵活仔细的优点，但流于任意所指，使名称缺乏规范和价值，导致名称的泛滥。这种以形命名的结果是名称越来越复杂，最终流于表面，而不能揭示疾病的本质。

疾病别名确实会带来困扰，所以一般倾向于使用正名或者学名，排斥众多的别名，但从词汇产生的角度来看，别名的存在必定有其原因，完全加以排斥会导致词语含义的不完整，事实上，别名的作用不能全部抹杀，有些别名反映出当时新的认识水准，对加深部分中医词语的认识具有不可取代的作用。如关于疟疾，《三因极一病证方论》有疫疟；疫毒痢也叫疫痢、时疫痢；顿咳（百日咳）也叫疫咳（有传染性）；烂喉丹痧或者叫作疫喉、疫喉痧、疫疹（传染强烈），点明了这些病症有传染性，冠以“疫”字以示区别，单个的别名还看不出什么，但只要把系列词语贯穿起来看待，就不难知道其共同点。

以上所说，究其原因，是中医词汇成分的复杂性，与汉民族的迁移活动范围的变化也有某种关系。汉民族的主要活动范围，先秦两汉主要在中原地区，黄河流域、长江流域一带的词汇比较多见，后来逐渐向四面八方推移，融入各地方言，形成文白对应的词汇，方言词汇进入医药词汇系统，因此许多异名别称，不是等义词，也不是纯粹的同义词，而是有着复杂的关系，不能笼统加以等同，一些别名只是方音不同造成。

（三）隐语的复杂性

隐语也是中医词汇的成分之一，古代中医语言讲究典雅，碰到需要忌讳的词语，古人尽量加以回避，这些需要隐讳的东西，主要可以分为两类：

一类是污秽或者微末之物，不愿意直言的，采用隐语的形式，容易为人接受，也有的是医家故神其事，明明是常见之物，却偏偏使用神秘的词语。例如：

千年石，《汉语大词典》未录。《验方新编》卷二十二，应用群方第十七：“炼石丹：痧胀通用，千年石（即陈石灰，水飞）一两，松根石（即真琥珀）三钱，水骨石（即白滑石，水飞）二钱，水滴为丸，表热烦躁者，青黛为衣。”千年石、松根石、水骨石均为隐语。

赵侯须，《汉语大词典》未录。《卫济宝书》卷下，赵侯须散：“赵侯须（即败酱草，干者四两），苦辣回根（七寸），甘草节（三寸），乳香（一钱），穿山荷根（即蒲桃藤根，七寸），右生捣为粗末，干者为细末，共为一剂，分三服。每服用好酒三升半，煎至七分去滓服，敷用酒，调依上法。”卷下，服食仙翁指授散：“凡毒盛者，加赵侯须一两，犀角末半钱，每用三钱酒调下。”正药指授散：“风毒盛极加赵侯须（一两，本草名败酱）。”赵侯须、穿山荷根属于隐语。

百齿霜，《汉语大词典》引《本草纲目》为例。《卫生宝鉴》卷十八，胜金丹：“百齿霜（即梳上发之垢也）。”“百齿霜”是明显的隐语，即梳子上的发垢。《本草纲目》卷五十二，头垢：“梳上者名百齿霜。”又引《卫生宝鉴》云：“妇人发乳，百齿霜以无根水丸梧子大，每服三丸，食后屋上倒流水下，随左右暖卧取汗，甚效。”

龙头草，《汉语大词典》未录。《太医院秘藏膏丹丸散方剂》卷一，附杂方，治妇人经血不通开瘀血方有“龙头草（一钱）”。附注：“龙头草即旧草鞋帽头，以此熬水煎药。”《中医大辞典》云龙头草即大驳骨，见《广西药用植物名录》，应当与此义有别。

青龙背、人中血，《汉语大词典》未录。《本草纲目拾遗》卷九，青龙背："龚廷贤《回春》云：锅盖面上垢腻名青龙背，可治瘰疬溃烂久不愈者，用此入乌龙膏治之。""乌龙膏，木鳖带壳烧存性，去壳，侧柏叶焙，人中血（即乱发也，烧灰）、青龙背、支前灰、飞罗面各一钱，俱为末，好陈米醋调成膏，涂疮上，外用纸贴。"青龙背是锅盖上沉积的垢腻，人中血就是乱头发。

黑衣，《卫生家宝产科备要》卷七，琥珀黑神散："黑衣（即灶额上倒挂黑尘，无，即以茧衣烧灰代）。"卷六，黑散子："黑衣（即灶额上煤也，倒挂者亦得，又谓之乌龙尾，茧黄灰亦得）。"《增广太平惠民和剂局方》卷九，琥珀黑散："黑衣（灶屋尘是也）。"三处的说法文字上略有差异，但意思所指几乎相同。

乌龙尾，就是屋梁上倒挂的烟尘。《汉语大词典》引《本草纲目》为例。《是斋百一选方》卷十六："治小儿头上热疮，四侄之子年一岁余，满头脓疮成片，用此药两三次，作痂而愈。屋尘即乌龙尾也，以麻油脚研，令极细，敷之，虽通不妨。"《东医宝鉴》汤液篇卷一，梁上尘引《入门》："一名悬龙尾，又名乌龙尾。"《新编山居简要医方便宜》卷十六，疮肿热毒："又方，屋尘（即鸟龙尾）研末，麻油调抹，虽痛无妨。"鸟龙尾，鸟字误，当为乌龙尾。卷十，治脱肛："又方，乌龙尾（即梁上尘）同鼠屎和，烧烟于桶内，坐其上熏之，即入。"《本草纲目》卷七，梁上尘："倒挂尘名乌龙尾。"乌龙尾就是前面的黑衣，只是名称不同而已。

血苗灰，《汉语大词典》未录。《卫生家宝产科备要》卷六，黑散子："血苗灰（即鲤鱼鳞灰也）。"有的书作"血猫灰"，如《增广太平惠民和剂局方》卷九，琥珀黑散："血猫灰（鲤鱼鳞是也）。"

千人踏，指行人踏杀之蚯蚓，或指厕前泥土。《汉语大词典》引《本草纲目》为例。《中医大辞典》未录。《东医宝鉴》汤液篇卷二："行路人踏杀者，名千人踏，入药烧用。"此文也见于《大观本草》卷二十二。《普济方》卷三百五十七，又催生极效真秘方："用千人踏，即路旁边东厕上两足所踏板上泥土。"

龙实，《汉语大词典》未录。《幼幼新书》卷三十四，蚛齿第二十二："《聚宝方》黄龙散，治齿龈疳虫，有窍子不合者，龙实（龙骨中有之，深黄或淡黄，土褐色，紧探人舌者是）、白矾、蜗牛壳、南粉、牛黄（各一钱），右五味为末，每用少许贴窍子内，时时用之。"

千步峰，《汉语大词典》《中医大辞典》均未录。《新编山居简要医方便宜》卷十二，治痈疽："又方，以生姜大块，米醋一合，以姜蘸醋磨，取千步峰泥，敷臀肿处，即消。（千步峰即人家行步地上有高堆是）"《仁斋直指方》卷二十三："一方，治便毒初发，以生姜一大块，米醋一合，以姜蘸醋磨，取千步峰泥，敷之即散。（千步峰泥，地上人经行日久，其泥突起者是）”千步峰应是术士的用语，《本草纲目》卷七有“千步峰”，李时珍云：“此人家行步地上高起土也，乃人往来鞋履沾积而成者，技家言人宅有此，主兴旺。”千步峰也叫千步土。《疑难急症简方》卷四，外科统治一切疮毒等症：“从阴囊下起红肿，门限下千步土，研末羊油和涂。”

仙人柴，《汉语大词典》未录。《伤科汇纂》内证，出血：“又跌打气绝，用仙人柴（即九里香叶）捣自然汁一杯，灌下即苏。但心口有微热，能受此药，无有不活，名曰救命丹。”

思仙木，《汉语大词典》未录。《普济本事方》卷四，思仙续断丸有“思仙木（即杜仲也，去皮，锉，炒令黑，五两）”。思仙续断丸还见于《永类钤方》卷十四，其也云“思仙木即杜仲”。《古今医统大全》卷九十四，本草集要：“思仙木（即杜仲，方书有思仙续断丸）。”

梁隔，《汉语大词典》未录。《跌损妙方》脊背门第四，脊梁穴上用药有“梁隔（一钱五分，即胡桃壳）”。又云：“梁隔二钱，鲫鱼骨引，好酒炖服。”腰腿受伤用药中也有梁隔。

赤龙，《幼幼新书》卷三，胎中受病第五：“凡夏结冰寒水石，灯草七枚力相宜，赤龙将用三条尺（赤马毛也），充散寒浆更莫疑。”

坎气，《鸡鸣录》外科第十五：“坎气（三条，即男子脐带，瓦上焙存性）。”《本草纲目拾遗》卷七，梅花：“其方即前稀痘神方，脐带曰坎气，梅带先天之气，故名二气丸。”坎气，《中医大辞典》已有，只云别名。《本草述钩元》卷三十二：“坎气，即初生脐带。”《得配本草》卷十，脐带：“一名命蒂，又名坎气。”

黄鹰条，《汉语大词典》未录。《是斋百一选方》卷二，软黄圆：“白丁香（即雀粪也），黄鹰条（即鹰粪）。”《本草纲目拾遗》卷九，鹰吐毛：“鹰条，本经逢原云：鹰屎中化未尽之毛，谓之鹰条，入阴丹阳丹用。”此为隐名。也可写作“鹰调”。《瘴疟指南》卷下，断瘴方，腻粉滑石丸有“白鹰调”。白鹰调就是白鹰条。

白丁香，《东医宝鉴》杂病篇卷八，痈疽单方引《本草》：“雄雀屎，一名白丁香，治痈肿，已有脓未溃出，以醋调雀屎，如小豆大，敷之即穿，出脓。”

路东广，《汉语大词典》未录。《验方新编》卷二十四，治搭背对口五背疮症：“路东广（即大路东面人粪，晒干用瓦缸装入，以黄泥固封用火煅，漏小孔看出青烟即止，烧过性者不可用）。”

万年冰，《汉语大词典》《中医大辞典》均未录。《惠直堂经验方》卷三，痔漏门，不觉退管锭子：“象牙末、万年冰（即粪窖年久砖，火煅，各五分）、青盐、轻粉（各三钱）、密陀僧（一钱），共为末，用饭捣丸锭子，插入管内，数日后其管随药而出。”

金汁，《汉语大词典》引《天工开物》为例。《中医大辞典》未录。《绛雪园古方选注》下卷，鸡屎丸：“治痘用浊阴方甚多，如人中黄、人中白、童便、金汁，皆不足为异。”《本草述钩元》卷三十二：“粪清（俗名金汁）。”

另一类则是与坟墓、棺木有关的隐语。好生恶死是人的本性，古人对这种不吉利的东西，唯恐避之不及，因此提及时也采用委婉隐晦的语言形式。

老材香，说法有二，一指古墓或棺材内的石灰，一指棺材内黄蜡，《中医大辞典》不收此条。《汉语大词典》未录。

指石灰的例子有《伤科补要》卷三，汤头歌括：“治破伤流血及溃烂，收湿、拔毒、生肌。乳香（二两），没药（二两），明矾（一两），松香（一两），降香（一两），象皮（二两），老材香（即古棺材内之陈石灰也，二两），黄柏（一两），右药共为极细末，磁瓶收贮。”

指棺材内香蜡的例子有《串雅外编》卷一，金疮铁扇散云：“老材香一两（山陕诸省无漆，民间棺殓俱用松香，黄蜡涂棺内，数十年后有迁葬者，棺朽另移新棺具，朽棺内之黄蜡即谓老材香。东南各省无材香，即以数百年之陈石灰一两代之，俱效验，亦与老材香同）。”《本草纲目拾遗》卷九，器用部：“山陕等省无漆，民间棺殓，俱用松香、黄蜡涂于棺内，数十年后有迁葬者，棺朽另易新棺，其朽棺内之香蜡，名曰老材香。”

古代中医的隐语大量存在，有其历史的原因，其存在也有合理的因素，如医家使用隐名，一定程度上可以增加保密性，防止模仿和抄袭，捍卫自己的创造权，但站在现代术语的立场，术语讲究的是词语含义的清晰无疑，使用隐语显然是不值得鼓励的，隐语的存在总的来说弊大于利，这是我们必须注意的一个问题。

（四）民俗词语的复杂性

民俗词语也是中医的来源之一，这些词语俚俗性强，与以雅言为主的中医词汇相比，明显有不同的地方，有的直接来自民众语言，有的则是经过了消化的词语，只是口语成分比较重而已。现在就下列这些词语加以说明：

猫儿残，即十大功劳的别名。《汉语大词典》《中医大辞典》均未录。《鸡鸣录》虚劳第四有药名“十大功劳”“八角金盘”。《验方新编》卷十七，耳内生粒：“如棉子大极痛，名耳定，用老鼠刺叶（又名十大功劳叶）剪取叶尖，瓦上煅灰存性，研细加冰片少许，吹入耳中，自愈。”《济世神验良方》外科附录：“又方，猫儿残（一名十大功劳）泡汤当茶（黑子者佳）。”“治肠风痔漏下血，猫儿残一两，酒煎露一宿，空心服。”《本草分经》同名附考：“猫儿刺，即老鼠刺，一名八角茶，又名狗骨。”名称之间互相比对，则猫儿残所指可明。也叫作“鼠膈”，《中医大辞典》《汉语大词典》均未录。《疑难急症简方》卷三：“鼠膈，凡在人前不食，必于密地偷食，见人则畏置之，肌瘦面黄，是食过夜鼠馋之涎，十大功劳叶，一名鼠怕草，叶似蒲扇，有五角，角有刺（焙干末），每服一钱，早上温酒下，服至半月，病自愈。”“鼠膈”此名，也见于《验方新编》卷十八，胸膈部。

木猪苓，《汉语大词典》未录。旧说是枫木苓，《中医大辞典》未录。《仁斋直指方》卷二十三，便毒证治：“退毒饮，治便毒肿结，穿山甲（半两，蘸法醋炙焦），木猪苓（三钱，法醋微炙）。上为末，每服二钱，食前老酒调下，次以法醋煮肥皂，研膏敷之妙。”《医垒元戎》卷九，保真秘一丹：“白茯苓、木猪苓（各一两）右切作块，微煨透，去猪苓不用。茯神细末一两，好蜡一两溶开，和作八丸，平旦向东，空心细嚼，咽津服，吸三，同咽。”《医学疑问》：“木猪苓，生衡山山谷，今蜀州、眉州亦有之。旧说是枫木苓，今则不必枫根下乃有。生土底，皮黑作块似猪粪，故名之。”

玉净瓶，《汉语大词典》《中医大辞典》均未录。《本草纲目拾遗》卷四：“玉净瓶，俗名猪屎草、气杀郎中、白山桃，春月发苗，叶尖长排生，茎有白纹斑点，高数尺，叶对节生，夏开细白花，成簇如华盖，结实如莱菔子大，青圆，霜降后红，其根肥白，十月采，入药。”《类编朱氏集验医方》卷一：“又方，玉净瓶，紫芸根（长叶成丛者是），右生采，等分细分，入好茶末二三钱，同擂烂。每用一团如当三钱大，用瓦碗盛水化开，同煮数沸候冷，如前法，此药专治赤肿热痛者，立效。”玉净瓶就是今天的节节花，广东一带叫作苦节节花、山节节花，福建叫猪屎草。

仙桃草，《汉语大词典》未录。《鸡鸣录·伤科第十六》：“仙桃草，四月间生麦田中，叶绿茎红，实大如椒，形如桃，中有一小虫者即是，宜小暑节前，夏至后取之。盖夏至前虫未生，小暑后虫飞去，惟此半月之间，趁未拆采之。烘干研末，藏瓷瓶内，专治一切跌打损伤，服一二钱，可起死回生，兼治三疟久延不愈，以红枣同酒煎服亦效。”《青囊全集秘旨》卷上：“又方，仙桃草，此草出广西阳朔一带，八九月内采之。阴干为末，酒下一两。”《中医大辞典》言仙桃草，出自清·赵学楷《百草镜》。

省头草，《汉语大词典》云是兰草之别名，没有例子。《龙砂八家医案》戚云门先生方案，杨库典程：“玉女煎加人参三钱，省头草八钱，煎汤代水。”《得配本草》卷二：“兰草，一名省头草，一名孩儿菊，亦名香草”。《本草纲目拾遗》卷七：“千金草即本经兰草，今所呼孩儿菊，省头草是也。”《疑难急症简方》卷三，痨症：“浴法，香草（一名佩兰，一名省头草），乃三尸九虫所憎之物，煮汤沐浴，其虫必死。”《本草纲目》卷十四，兰草：“唐瑶《经验方》云：江南人家种之，夏月采置发中，令头不腿，故名省头草，其说正合煎泽之义。”《中医大辞典》言出自唐瑶《经验方》。

天棚草，《汉语大词典》《中医大辞典》均未录。《鲁府禁方》卷二，淋症，青龙银杏酒有“天棚草（即瓦松嫩者，去根尖，三钱）”。卷四，疥疮：“天棚散，治疥癣诸疮神效，干瓦松经霜者，烧灰研末，不拘多少，用鸡蛋黄煎取自然油，调搽患处。”

长松，《汉语大词典》引苏轼、李时珍为例。《中医大辞典》未录。《韩氏医通》卷下，方诀无隐章第八，长松酒方：“长松（此酒中圣药，产太行西北支诸山，似独活而香）。”《外治寿世方》卷一，治麻风：“又长松（古松下之根也）熬水一缸，将全身坐浸，数次自愈。”

野油花，《汉语大词典》《中医大辞典》均未录。《幼幼新书》卷三十七，癣第八：“赤芝饮子，野油花（名油覆花）、天麻苗（亦名天箭苗）、防风（等分），右为末，洗癣了，次以油调涂之，后服乌犀丸。”《小儿卫生总微论方》卷二，五气论，赤芝散有“野油花（旋复花是）”。

金刚骨，就是菝葜，本草谓其可止小便频数，也有其他用途。《汉语大词典》引《本草纲目》为例。《儒门事亲》卷十五，诸杂方药：“治小便多（滑数不禁），金刚骨为末，以好酒调下三钱，服之。”《瑞竹堂经验方》卷七，羡补门，骗马丹有“金刚骨（酒浸一宿，晒，盐炒）”。金刚骨即菝葜的异名。或者叫作金刚根，意思相同。《卫生易简方》卷二，诸痢：“用金刚根和好蜡茶，等分为末，白梅肉丸如鸡头大。”《大观本草》卷八：“江浙间人呼为金刚根。”《中医大辞典》收录金刚根，但未提及金刚骨。

偷油婆、搔蛱子，《汉语大词典》《中医大辞典》均未录。《验方新编》卷十三，箭簇铜铁锡子并一切杂物入肉：“又方，搔蛱子（又名搔甲虫，又名偷油婆，江苏人呼为脏郎，查药物备要便知）捣融敷之，一日即出，神效。”《奇效简便良方》卷四，箭镞铜铁炮子并一切杂物入内：“又方，搔蛱子（即蟑螂），捣敷，一日即出。”《验方新编》卷十六，药物备要：“搔蛱子，本名蛸蛱虫，又名偷油婆，江苏人呼为脏郎，有翅能飞，其色紫如油，灶边及有食物之处最多。”《奇效简便良方》凡例：“蟑螂虫（即搔蛱子）。”《验方新编》卷十一，曜螋疮：“曜螋（又名搔甲子，俗名偷油婆，又名蟑螂）。”《喉科金钥全书》下卷，脱白一丹（时师傅）：“偷油婆烧灰存性，加冰片同擂细末吹之。”《验方新编》卷二十四，三星汤有“灶上偷油婆（即蟑螂）”。

飞猩，就是飞生虫，也叫作鼯鼠，中古医书多有记载。《汉语大词典》《中医大辞典》均未录。《幼幼新书》卷三，胎中受病第五：“凡人多爱使飞猩（飞猩虫如啮发，头上有角），吃尽飞猩儿不生，欲免死时牛耳赛，拭取将来自能生。右飞猩毛烧灰，冷水调一字。”

震肉，《汉语大词典》《中医大辞典》均未录。《东医宝鉴》内景篇卷一引《本草》：“震肉，主因惊失心，作脯食之，此六畜为天雷所震死肉也。”《永乐大典·医药集》卷九百七十五引《本草》：“治小儿夜惊，大人因惊失心方。右取震肉作脯与食之，此畜为天雷所霹雳者是。”

眉脂，《汉语大词典》《中医大辞典》均未录。《丹溪治法心要》卷八，疳病第三：“又方，端午日取虾蟆眉脂，以朱砂、设想末和丸麻子大，空心，乳下一丸。”此文亦见于《大观本草》卷二十二，系《药性论》的文字。

眉酥，《汉语大词典》《中医大辞典》均未录。《大观本草》卷二十二，虾蟆引《本草图经》：“眉酥，主蚛牙及小儿疳瘦药所须。”引日华子云：“眉酥治蚛牙，和牛酥摩，傅腰眼并阴囊，治腰肾冷并助阳气。”

土朱，就是代赭石。《汉语大词典》已收，引《本草纲目》《外丹本草》为例。《中医大辞典》未录。宋代已有此语，《类编朱氏集验医方》卷十二，土朱散：“治一切疮，土朱、国丹、牛皮胶，右细末，用好酒一碗，溶牛皮胶，入此二味，和匀澄清，吃清药酒，留脚傅之疮上，干又再贴。”《得配本草》卷一：“代赭石，一名土朱。”

炼石，《中医大辞典》未录。《类编朱氏集验医方》卷十二，背肿方：“杨愔患背肿，妈嗣明以炼石涂之，便差。粗黄色石如鹅鸭卵大，猛火烧令赤，内醇醋中，自有石屑落，频烧石尽屑，暴干，捣筛，醋和，涂肿上，无有不愈，神妙。”炼石，就是烧石，其他中古医书也可以见到。《类编朱氏集验医方》所言，是转述前人的内容。

民俗词语口语成分丰富，可以反映古代白话词汇的状况，虽然这对医书而言，只是其附带的作用，但对汉语词汇的研究确实是有意义的，只不过汉语自古以来的正规语言，是以雅言为代表的书面语言，因此古人以雅言为主，附带使用民俗词语，主次分明，泾渭分明。这是有道理的，尤其是在今天，方言俗语造成的草药别名纷繁复杂，严重影响了药物名称的使用。科学的做法是确定一个正规的名称，别名只能作为参考，而不能喧宾夺主，这也是中医词汇与普通词汇的不同之处之一。

三、中医词义演变带来的复杂性

中医词义在演化和引申的过程中必然产生变化，引申可能表现得比较曲折隐晦，演化也没有那么直截了当，但通过引申途径的分析，也是可能明确其沿革的脉络。具体来说，与普通汉语词汇类似，其复杂性主要是内涵与外延两方面的问题。

（一）中医词汇内涵演变带来的复杂性

新旧交替与繁衍深化是中医词汇演变的一般趋势，与普通词义的发展类似，中医词义也存在内涵的变化转移、外延的扩大缩小，以及感情色彩的变化等，只是表现方式比较专业而已，甚至是隐性的通常不容易觉察的演变。

中医词义外延扩大过程中，名称也随之多样化，专名成为类名，由于品种多样、质量差异、来源不同等原因，可以变化出多个词语。古代许多中医词汇，虽然都有复杂的演化过程，但是历史上曾经出现过的含义，今天在现代汉语中不复存在，因此今天的人们反而不容易意识到一些词汇的复杂性。

对于内涵演变带来的复杂性，辞书的注意度不够，因此在词义的内涵、外延上考虑不周，这里我们用两个例子加以说明：

毒病，指天行温毒病，在医书中有特定的含义。《中医大辞典》未录。《汉语大词典》云是恶性病证，此语过于笼统，引例为《南史》，云因毒病而失明，则此毒病应是伤寒、温热毒病，属疫病范围。此毒指毒疠之气，并非表示程度。《千金翼方》卷二十，备急第一："太一备急散，主卒中恶客忤，五尸入腹，鬼刺鬼排，及中蛊毒注，吐血下血，及心腹卒痛，腹满寒热，毒病六七日。"《医心方》卷十四，治伤寒后目病方第十一："《葛氏方》治毒病后毒攻目方：煮蜂巢以洗之，日六七。"

《千金要方》卷六，目病第一："治毒病后，目赤痛有翳方：以青布掩目上，以冷水渍青布，数易之。"《外台秘要》卷三，天行病发汗等方四十二首："又凝雪汤，疗天行毒病七八日，热积胸中，烦乱于死。"又引《古今录验》："八毒大黄丸，疗天行病三四日，身热目赤，四肢不举，产乳后伤寒，舌黄白，狂言妄语，亦疗温病以后，飞尸遁尸，心腹痛，隔上下不通，癖饮积聚，痈肿苦痛，温中摩痛上诸毒病。"八毒，泛指天行、温病诸毒病。卷三，天行喉咽痛方、天行衄血方、天行热痢方引深师有三处作"天行毒病"，加上《葛氏方》，可见东晋、六朝已如此。

古代的毒病不限于病气，也包括食物、药物或虫兽中毒。《金匮要略》卷下，禽兽鱼虫禁忌并治第二十四："凡煮药饮汁以解毒者，虽云救急，不可热饮，诸毒病，得热更甚，宜冷饮汁。"可见古代的毒病，内涵比今天丰富，外延也比今天宽广得多，相比之下，今天辞书的含义就简单多了。

膏肓，指五膈之病。《简明中医语词辞典》引《杂病广要》为例。

膏肓在医书中有四种意思：一是指心尖和脂上膈，是人体部位名称；二是针灸穴位名称，孙思邈有过专门论述；三是指医生无法改变的恶习，这一语义由病入膏肓引申而来；四是指五膈之病。《外台秘要》卷二十六，五脏虫方七首："或谓忧恚，气膈寒热，皆从劳之所生，名曰膏肓，针灸不著，麦门冬五膈下气丸方。"《外台秘要》卷八，五膈方八首："《备急》膈中之患，名曰膏肓，汤丸径过，针灸不及，所以做丸含之，令气势得相熏染，有五膈要丸方。"将膈中之患叫作膏肓，因为与传说中的病入膏肓之证有相近之处，汤药针灸无效，又处于心膈之间，因此也叫作膏肓，这是语义上的类推所决定的。

这几个语义中，第一个是原始义；第二和第四个是此义在针灸、病证方面使用的延伸，而与原始义所指的部位有联系；第三个是原始义的引申义，因恶习有似病如膏肓，故有此说。

膏肓当五膈气说，辞书未收，但在《新校备急千金要方例》中言及"古之经方言多雅奥"，其中已举"以膈气为膏肓"为例。这一方例，是宋代林亿等人留下的，可见宋人在做新校正时，便已经意识到此语的特别之处，并且把它当作雅奥的言辞。

五膈气，或者叫作忧恚气等名称，与寻常说的忧恚之义有所不同，而是一类病症的名称。《千金翼方》卷三，人兽部，牡狗："心：主忧恚气，除邪。""羊心，止忧恚膈气。"卷十五，补五脏第四："镇心丸，主男子女人虚损，梦寐惊悸失精，……腹中积聚，忧恚结气，诸疾皆悉主之方。"《外台秘要》卷二十六，五脏虫方七首："或谓忧恚气膈，寒热，皆从劳之所生，名曰膏肓，针灸不著，麦门冬五膈下气丸方。"忧恚气、忧恚结气、忧恚膈气，说法大同小异，指的就是五膈气之类。

或云忧恚，也是病名，与忧恚气意同。《千金要方》卷十二，吐血第六："生地黄汤，治忧恚呕血，烦满少气，胸中痛方。"卷二十六，鸟兽第五，（青羊）心："主忧恚，膈中逆气。"（豚）心："主惊邪、忧恚、虚悸、气逆，妇人产后中风，聚血气惊恐。"卷十九，肾劳第三："治肾劳虚冷，干枯，忧恚内伤，久坐湿地，则损肾方。……服七合，日二服。"

"膏肓"也可以指恶习而言，如孙思邈《大医精诚》："此医人之膏肓也。"如此说来，膏肓原来是心尖和脂上膈，是中性词，当作病名或者穴位名称，也没有贬义，就算是病入膏肓，也是形容疾病之严重，但再引申为积重难返的恶习，就含有明显的贬义在内，词义的感情色彩已经改变了。

（二）医药修辞造成引申的复杂性

在中医词汇临时义中，人们运用修辞手法如隐喻、借喻等，能够派生或引申出新的医学词义，这是词义演变十分常见的途径，这些临时的医学词义，其中一部分久而久之就成为固定的词义，组成含义相对稳定的新词语，另外的部分则定格在临时的意义之中，没有成为固定词义的可能。

临时修辞义被固化的词语如"彩云捧日"，这是眼科病名，见于清·黄庭镜《目经大成》，指血翳包睛。《目经大成》又有"虚潭呈月"，指黑睛上的薄翳。"银星独见"，眼科病名，见于《证治准绳》，指黑睛生星点状白翳。"彩云捧日""虚潭呈月""银星独见"，这些本来都是有诗意的说法，这里却成为眼科疾病的名词术语，完全是由比喻而来的借用意义，但这种引申与传统文化有关联，眼睛在中国传统文化中，常被比作日月，所以有这种引申也就顺理成章了。

定格在临时含义的如"无魂"，《难经·十四难》："再呼一至，再吸一至，名为无魂，无魂者当死也。"无魂，比喻脉象极为缓慢之状，但在中医语境中始终是临时性的修辞义。

除了比喻等修辞手法，委婉也是中医词义形成的重要途径。中医书籍喜欢使用雅言系统的词语，尽量避免粗俗污秽的说法，尤其是方药之中，总是喜欢使用婉转的词语，来代替常规的词语，这也成为中医词语的一个特点。例如：

轮回酒，指饮用自己的小便。《中医大辞典》未录。《东医宝鉴》杂病篇卷二，倒仓法："其吐利后或渴，不得饮汤，取自己小便饮一二丸，名曰轮回酒

(一名还魂汤)，非惟止渴，抑且可以涤濯余垢。"《本草分经》同名附考："还元水，即童便，饮自己溺名轮回酒。"《重庆堂随笔》卷下："若炼成秋石，昔人尚谓其中寓暖气，在所不取，何后人妄造回轮酒之名，令病人自饮己溺，愚者误信，良可悯也。"

回龙汤，《中医大辞典》无此条。《验方新编》卷十九，大肠下血："又，下血不止，服自己小便，名曰回龙汤，极妙。"回龙汤其实就是轮回酒，意思无别。

秋白霜，就是人中白。《汉语大词典》未录。《东医宝鉴》汤液篇卷一，人中白引《医学入门》："又名秋白霜，丹溪云：能泻肝火，降阴火，凡用，刮在新瓦上，火煅，研末用之。"

野人干，就是人屎。《汉语大词典》未录。《东医宝鉴》汤液篇卷一，人屎引《俗方》："今人取干者，水渍，取汁饮。名曰野人干，以男人粪为良。"《卫生易简方》卷十一，带下："治赤白带下，用野人肝锉碎，炒烟出为末。"

二弦气，指童男童女的小便。《汉语大词典》《中医大辞典》均未录。《活人心统》卷三，五精丸："治虚怯劳瘵等症，此药制得，宜攻劳起痿。二弦气，而童男童女小便溺也，用缸一口盛取之，多不用火煅，然后用井水激之，如打靛之状，少澄，逼去清水，又加井水激之，如此者四五次，用少盐淘洗，务去臊咸气，用火灰，铺纸上阴干，此乃金之精。……此方二弦气、莲肉为主，每剂二味一两，茯苓、八角茴香六钱，惟椒一钱，蜜为丸如肥皂子大，临卧并五更含化一二丸，或米汤咽之，或莲子去心，煎汤送下。"

有的病名，其命名只能从语言上作出解释，并没有什么医学道理在内。如"便痈"，《汉语大词典》未录。《儒门事亲》卷四，便痈四十八："夫便痈者，乃男子之疝也，俗呼为便痈，言于不便处害一痈，故名便痈也。便痈者，谬名也，《难》《素》所不载也。……便痈者，血疝也。治之以导水丸、桃仁承气汤，或抵当汤。"卷二，疝本肝经宜通勿塞状："血疝，其状如黄瓜，在少腹两旁、横骨两端约中，俗云便痈。"便痈是俗名，正名是血疝。便痈的名称，来自修辞上的委婉语，"不便处害一痈"，故意迂回其辞，称之为便痈。

中医的别名有的看起来眼花缭乱，其实有的词语只是修辞上的借代手法，借用某一特点如形状或者功用，就可以起到改换名称的作用。例如：

赤龙爪，云白棘的别名。《汉语大词典》引《本草纲目》为例。《卫生易简方》卷七，鼻疾："治鼻中肉蝼蛄，用赤龙爪、苦丁香各三十个，苦葫芦子不以多少，麝香少许，为末，以纸捻子点药末用。"《卫生易简方》卷七，眼目："赤龙爪一百二十个（倒棘针也）。"赤龙爪即倒棘针。这里附文注释，是附在句末，与别处有所不同，这是借用形状。

有的异名不像一个名称，而是功用。如"利窍"，《汉语大词典》《中医大辞典》均未录。《丹溪秘传方诀》卷八，产后泄："川芎、黄芩、白术、茯苓、干姜、利窍（即滑石）、橘红、白芍药（炒），……煎服。”利窍本是滑石的功能，此处是别名。功能成为别名之一，这在本草中也不是个别的，这是借用其功用。

四、中医词汇复杂性的其他状况

中医词汇自古至今，逐渐走向分化，古代医家开辟出越来越多的细小领域，并在各个细小领域精耕细作，形成更多的词汇，词汇的来源越多，成分也就越复杂，如关于炮炙的词汇，囊括了所有中药制作工艺的名称。随着中药制作工艺的进步，人们制作出更多的药剂。例如膏方，可以分为内外两种，内服的膏剂叫作膏滋，外贴的则叫作膏药。这里不准备作宽泛的叙述，仅仅就膏方作一点叙述。

近代名医秦伯未在《膏方大全》中指出：“膏方者，盖煎熬药汁成脂液，而所以营养五脏六腑之枯燥虚弱者也，故俗称膏滋药。”《后汉书・方术传》有著名外科医学家华佗用神膏外敷的记载。东汉著名医学家张仲景的《伤寒杂病论》载有不少膏方的制法与用途，《金匮要略》卷上，腹满寒疝宿食病中的大乌头煎是膏方内服的最早记录。至晋代，《肘后百一方》有莽草膏及裴氏五毒神膏的记载。此时，膏方的运用，已由皮肤外敷，逐步发展到五官科外塞和内服并用以治疗疾病。

膏滋方的源头可以追溯到《五十二病方》和《黄帝内经》，但所举《五十二病方》中的肪膏、脂膏、久膏、彘膏、豹膏、蛇膏和《黄帝内经》中的豕膏、马膏等名称中的“膏”，是油脂的意思，这类膏剂主要外敷涂抹于体表，且大多用以治疗外、伤科疾病。《五十二病方》中有“以水一斗，煮胶一参、米一升，熟而啜之，夕毋食”方，虽未以“膏”名，却可视为文献可见的最早的内服膏剂方。稍后的《武威汉简》中有“治百病膏药方”和“治千金膏药方”等，也是可用于内服的膏剂方。

早期的内服膏剂又常称为“煎”，如《金匮要略》中的大乌头煎、猪膏发煎等。称为“煎”的方常把膏进一步加工成丸剂服用，如《金匮要略》中的鳖甲煎丸，《中藏经》的地黄煎、左慈真人千金地黄煎，《千金要方》中的众多煎方等。早期称为“膏”或“煎”的内服方，主要用来治病而不是滋补。至两晋六朝隋唐时期的《小品方》《千金要方》《外台秘要》等文献中才见到一些滋润补益类膏方。在临床上逐渐认识到滋补类方药制作成膏剂服用有一定优越性，以后用于滋补的膏剂方逐渐多了起来。南北朝时称膏剂为“膏方”或“薄”，唐代也有“摩膏”的称谓。

宋・洪景严在《洪氏集验方》中载有琼玉膏，主治虚劳，是养阴润肺的方剂。刘完素《素问病机气宜保命集》中，介绍了许多养生延年之法，并提倡使用膏滋。他创制的桑椹膏，主治血虚生风、血痹风痹、高年便秘、夜寐不安等，确是一帖补虚扶正、养生保健的膏滋良方。明清时代将唐代的“煎”改称为“膏滋”或“膏”，并纳入膏剂的范畴。清·吴师机《理瀹骈文》，对膏剂的方药、应用和制作上均进行了论述，并创造出了白膏药、松香膏药等膏剂类型。膏滋药在《疡医大全》卷十七就有记载。

到了明清时期，膏滋或膏方在江浙一带已经是一个约定俗成的有特殊含义的名词。究其原因，主要与明末清初在江浙一带兴起的命门学说及其医学流派有关。明清命门学说的思想来源是宋明理学有关太极阴阳的观点，江南肾命学派的理论将《黄帝内经》的“秋冬养阴”“肾藏精”“藏于精者春不病温”等说法融于命门学说之中，冬令进补的思想在命门学说的基础上得到深层次的发挥，医家又将适宜滋养的膏状内服剂型应用于冬令进补，膏滋方由此得以兴起。

膏滋方常选用滋腻多脂质的药材如地黄、萸肉、山药、枸杞、菟丝、女贞、麦冬之类以及阿胶、鹿胶、龟胶等所谓“血肉有情”的药物，因为这些药物容易出膏，也与膏剂的特性相符合。药性清淡少汁的药物就较少入膏。

总之，在今天看来，科学语言要求逻辑性、准确性与严密性的统一，力求意义的明白单一，中医的主要概念形成于古代，不可避免带有古代科技用语的缺点，中医词汇的复杂性降低了词义的精确性，尤其是歧义容易引起误解，今天科技语言要求规避容易引起误解的词语，这正是现代科技语言比古代科技语言进步的地方。

第四节　中医词汇的时代性

一切词汇都带有鲜明的时代性，社会变迁给词汇带来巨大的影响，中医词汇也不例外。各个时代的中医词汇，都有自身的特点，对各个时代的词汇必须采取求实原本的态度，那种把各个时期的中医词汇混为一谈的做法，其实并不恰当。

词汇时代性的表现也不平衡，一些中医词语只在短时间内出现，后来很快就消失了，但许多词语横跨几个时代，词汇的寿命长短不齐，固然有词汇生命力的原因，更多的是时代因素造成的，偶然成分起的作用比较少。

一、中医词汇时代性的体现

词汇的发展历史，经历了曲折的过程，每个朝代的词汇，实际上都有自己的使用寿命，有些延续下来成为通用词汇，有些词汇则是某个时代的产物，随着此一时代的结束，许多词汇就成为过眼云烟，中医词汇虽然相对稳定，没有像普通词汇那样变化无常，但其中许多中医词汇，还是具备鲜明的时代特点。

从古代开始，人们就习惯用上古、中古（中世）、近古（近世）三分法来描述时代性，这样的方法用来描述中医词汇的时代性，同样也合适。在中古时代的医家那里，已经分辨出中古的医学用语与上古的医学用语之间的巨大差别，如《新校备急千金要方例》：“凡古今病名率多不同，缓急寻检，常致疑阻，若不判别，何以示众，且如世人呼阴毒伤寒最为剧病，尝深迹其由，然口称阴毒之名，意指少阴之证，病实阴易之候，命一疾而涉三病，以此为治，岂不甚远，而殊不知阴毒少阴阴易，自是三候，为治全别，古有方证，其说甚明，今而混淆，害人最急，又如肠风藏毒咳逆慢惊，遍稽方论，无此名称，深穷其状，肠风乃肠痔下血，藏毒乃痢之蛊毒，咳逆者哕逆之名，慢惊者阴痫之病，若不知古知今，何以为人司命，加以古之经方言多雅奥，以利为滞下，以蹶为脚气，以淋为癃，以实为秘，以天行为伤寒，以白虎为历节，以膈气为膏肓。以喘嗽为咳逆，以强直为痉，以不语为痱，以缓纵为痱，以怔忪为悸，以痰为饮，以黄为瘅诸如此类，可不讨论，而况病有数候相类，二病同名有者哉，宜其视伤寒中风热病温疫，通曰伤寒，肤胀、鼓胀、肠覃、石瘕，率为水气，疗中风专用乎痰药，指带下或以为劳疾，伏梁不辨乎风根，中风不分乎时疾，此今天下医者之公患也，是以别白而言之。”这段话出自宋人，为宋人校勘《千金要方》时所加，在《鸡峰方》和《医说》中也可以看到，表明宋代医家已经对疾病词汇的古今变化有了深刻的认识。词汇是历史的产物，什么样的时代就会出现与之相应的词汇，医学词汇虽然不如普通词汇那样变化剧烈，但也不可能一成不变。意识到中医词汇在变化之中的医家并非少数，如《三因极一病证方论》卷十二，淋闭叙论：“淋，古谓之癃，名称不同也，癃者，罢也；淋者，滴也。今名虽俗，于义为得。”上古叫癃，中古以后叫淋，均指小便点滴不通。

从本草词汇的时代性来看，最早的本草书籍应该是《神农本草经》。但《汉语大词典》所用的例证大都出自《神农本草经》，在这一点上，反而不如《中医大辞典》。《汉语大词典》只有一些条目用的是《神农本草经》，如苁蓉，《汉语大词典》引《神农本草经》为例；雷丸，竹根部的真菌，形状像兔粪，《汉语大词典》引《神农本草经》为例；地榆，《汉语大词典》引《神农本草经》为例，这点与《中医大辞典》相同。但《汉语大词典》有的地方疏失明显，甚至连药名都没有涉及，如“厚朴”这个词语，只解释作忠厚朴实，未提及其作为药名，实际上“厚朴”在《神农本草经》《名医别录》都有记载，而且是常用药名，忽略实属不应该。

药物名词的时代性有多种表现，如同一种药物的来源，也有细节的分别，植物的根茎花叶，动物的骨血内脏，各自的用途不同，所以发现其药用价值的时间也不一样，但总有承先启后的关系。如动物药的鳖，其中鳖甲，《神农本草经》就有记载；鳖肉则由《名医别录》来发现；鳖血更迟，到《本草纲目》才有记载。其他药物也有类似情况，可以以此类推。就是同一种植物，其花、果、皮的药物作用并不相同，而对这种植物药性的认识，也不是一个时期或者同一医家就可以完成的，这从古代本草中可以反映出来。如石榴，也叫石榴壳，出自《雷公炮炙论》；石榴皮，出自《本草经集注》；石榴花，出自《本草拾遗》，可见到唐代才明白石榴花的药用价值。从其收入本草的不同时间和不同书籍，可以知道经过了一个漫长的历史时期。

我们从《汉语大词典》中搜集的本草词汇中，发现书中明显出现照顾词汇时代性不够的情况，选用的例证是支流而非源头，而且数量众多，绝非个别疏漏。如果把《中医大辞典》与《汉语大词典》作对比，可以发现前者明显优于后者，试看以下的例子：

麝香，《汉语大词典》引《后汉书》为例。《中医大辞典》言出《神农本草经》。

黄环，《汉语大词典》引左思《蜀都赋》为例。《中医大辞典》无此条，但实际《神农本草经》有黄环。

黄连，《汉语大词典》引《吴普本草》为例。《中医大辞典》言出《神农本草经》。

紫石英，《汉语大词典》引《岭表录异》为例。《中医大辞典》言出《神农本草经》。

款冬，《汉语大词典》引《西京杂记》为例。《中医大辞典》言出《神农本草经》。

牛黄，《汉语大词典》引《后汉书》为例。《中医大辞典》言出《神农本草经》。

茱萸，可以祛邪避恶，《汉语大词典》引《西京杂记》。《神农本草经》有山茱萸。

地骨皮，《汉语大词典》引明·无心子为例。《中医大辞典》言出《神农本草经》。

菟丝子，《汉语大词典》引陆游为例。《中医大辞典》言出《神农本草经》。

鹿角胶，《汉语大词典》引《本草纲目》为例。《中医大辞典》言出《神农本草经》。

龙胆，《汉语大词典》引《本草纲目》为例。《中医大辞典》言出《神农本草经》。

黄芪，即黄耆。《汉语大词典》引《本草纲目》为例。《中医大辞典》言出《神农本草经》。

藜芦，《汉语大词典》引《本草纲目》为例。《中医大辞典》言出《神农本草经》。

雄黄，《汉语大词典》引《抱朴子》为例。《中医大辞典》言出《神农本草经》。

牛膝，《汉语大词典》引北齐刘昼、《广雅》和《本草纲目》为例。《中医大辞典》言出《神农本草经》。

地黄，《汉语大词典》引《宋书》为例。《中医大辞典》言干地黄出《神农本草经》。

百合，《汉语大词典》书证用唐代及以后例子。《中医大辞典》言出《神农本草经》。

知母，《汉语大词典》未录。《中医大辞典》言出《神农本草经》。

牡蛎，《汉语大词典》引《能改斋漫录》以下例子，《能改斋漫录》为南宋之书。《中医大辞典》言出《神农本草经》。

菊花，《汉语大词典》引南朝梁以后例子。《中医大辞典》言出《神农本草经》。

茺蔚，《汉语大词典》引《本草纲目》为例。《中医大辞典》言出《神农本草经》。

细辛，《汉语大词典》云见《本草纲目》。《中医大辞典》言出《神农本草经》。

远志，《汉语大词典》引《世说新语》为例。《中医大辞典》言出《神农本草经》。《神农本草经》卷二，远志："叶名小草，生川谷。"

郁李仁，《汉语大词典》未言何时，仁入药，古称唐棣，或者叫作"栘"，也是棠棣。郁李仁、郁李根，《中医大辞典》并言出《神农本草经》。

当然，对于本草词汇，《汉语大词典》搜集的材料，也有其高超的地方，对一些本草词语的溯源，比《神农本草经》更早。《神农本草经》在东汉成书，但有的文史书籍的材料，则是出自西汉或者先秦，这也是文史书籍的语料的特别用处，以下根据《汉语大词典》的一些本草词语材料，说明其对本草词汇的推源作用：

藁本、白芷，《汉语大词典》引《管子·地员》为例。《中医大辞典》言出《神农本草经》。

茯苓，《淮南子·说山训》："千年之松，下有茯苓。"《中医大辞典》言出《神农本草经》。

菖蒲，《淮南子·说林训》："昌羊蚤虱而来蛉穷。"高诱注："昌羊，菖蒲。"

蘦，美草，就是甘草，引《庄子》。甘草，引《淮南子》，市语唤作国老。《中医大辞典》言甘草出《神农本草经》。

续断，《急就篇》卷四："远志续断参土瓜。"颜师古曰："续断，一名接骨，即今所呼续骨木也。"《中医大辞典》言出《神农本草经》。

黄药，即大苦。《尔雅》："蘦，大苦。"《梦溪笔谈》言此乃黄药也，其味极苦，《本草纲目》称其为黄药子。黄药子，《中医大辞典》言出《本草图经》。

麻仁，种子仁，《汉语大词典》引《本草纲目》为例，其中言张仲景有麻仁丸。《诗经》："九月叔苴。"毛传："苴，麻子也。"

贯众，《汉语大词典》引《尔雅·释草》云："濼，贯众。"一名贯渠，《广雅》云贯节。

兰槐，即白芷。《汉语大词典》引《荀子》为例，兰槐之根为白芷。

蓫，即羊蹄菜。《汉语大词典》引《诗经》为例。《齐民要术》："多噉令人下痢。"

葛，块根入药。《汉语大词典》引《诗经·周南·葛覃》为例，就是今天的葛根。

这些例子都说明文史语料对本草词汇的作用是医书无法取代的，事实上，在郭璞和陶弘景之后，本草书籍在解释药物时，经常引用文史的资料，在《证类本草》和《本草纲目》中，这一传统得到继承，也就是说，在本草书籍中，本草词汇与文史语料早就已经交融在一起，处于互相倚重、互相补足、互相辅助的状态。

二、中医词汇的消亡

中医词汇的演变，经历了一个曲折的过程，对于中医词汇，在肯定的前提下，对一些词汇应该予以否定，肯定之中有否定，否定是为了更好的发展，使中医词汇更加具有科学性和正确性。历史上曾经出现服石和丹药，经过了相当长的时间，最后人们对服石持否定的态度，尤其是服石给人体带来的伤害，方剂书中时常加以直接的斥责，但服石也使人们加深了对一些石药的认识，这也算是意外的收获。唐代以前，古人迷信丹药，服药成仙的观念深入人心，但宋代以后，服丹的风气渐趋淡薄，倒是许多丹药成了中医外科药物的重要来源，丹药由于其毒性炽烈，不适合内服，但作为外科药物，是一个不错的选择，这说明中医词语的发展是个扬弃的过程，旧词消失之后，会产生新词。

词语的消亡原因众多，总有一些事物由于各种原因被弃用，中医词汇也不例外。如针灸穴位中的"龙门"，因为触犯人的隐私而被废止。《千金要方》卷三，杂治第八："又，灸龙门二十壮，三报，在玉泉下，女人入阴内外之际。此穴卑今废，不针灸。"此说法在其他书中可以得到印证。《诸病源候论》卷三十七，带下候："又带下有三门：一曰胞门，二曰龙门，三曰玉门。已产属胞门，未产属龙门，未嫁属玉门。"有的词语的消亡，却完全是由于无人应用的缘故，"心衄"就是这样的词语，自从出现之后，几乎成了孤例。《千金要方》卷十二，吐血第六："治忽吐血一两口，或是心衄，或是内崩。"心衄之名，辞书不录，也鲜见被引用，即使后世出现，也是在复述《千金要方》，说明这类词语含义不太清晰，又缺乏应用价值，难以为人们所接受。

中医词汇的时代性，不仅表现于个别的词语，甚至是成批量的产生与消亡。这种词汇往往与某种风气有关，风气一旦形成，短期内难以改变。例如与服石有关的词汇，是在魏晋玄风的影响之下迅速兴起的，出现于三国时期，并一直延续到隋唐时期，但唐代的医书对服石多持批判、否定的态度，宋以后趋于式微，逐渐从人们的视野中消失，服石之风已经结束，明清文献偶然也会涉及，也只是复述从前的痕迹而已。已经消失的词汇，湮没在历史的尘土中，对今天几乎没有影响，但在历史上占有一席之地，甚至有盛行的时期，这里仍旧以服石相关的词汇为例，分析相关的情况：

在《史记·扁鹊仓公列传》中，记载了淳于意引的古论中，已经有“中热不溲，不可服五石”的说法，可知在两汉时期，服用石药已经成为一种社会习俗。

《神农本草经》基本上总结了汉代以前的药学成就，书中把丹砂、石钟乳、石胆、曾青、禹余粮、白石英、紫石英、五色石脂等18种石药，列在“轻身益气、不老延年”的上品药中。这在一定程度上反映了汉代服石的具体内容，为我们理解汉代服石提供了一定的帮助。

最早注明宜冷食将息的侯氏黑散和最早直呼寒食的紫石寒食散，都首载于《伤寒杂病论》，所以皇甫谧得出寒食草石二方出自张仲景的结论。

带头服石药的是正始名士，以何晏最为有名，所服之药统称为寒食散，大多以矿石为基本成分。其中有一种以石钟乳、石硫磺、白石英、紫石英、赤石脂等组成，名为五石散，服用者最多，是寒食散的代表，至此服食石药蔚然成风。皇甫谧也深受其苦，一直到唐宋的医书中，都有大量相关的记载，形成了系列的词语。

药发、散发、药疢、解散、服石、散家、石家、石人，均与服食石药有关。

药发，《千金要方》卷二十四，解五石毒第三：“若药发下利者，干服豉即断，能多益佳。”下散法：“主药发热困方：黍米二升作糜，以成煎猪脂一斤和之令调，宿不食，旦空腹食之令饱，晚当下药，神良，不尽热发，更合服之。”《千金翼方》卷二十二，服诸石药及寒食散第三：“或药发辄尸卧不识人者，由热气盛、食少不充，邪忤正性故也。”卷十二，养性服饵第二：“若触药发时，身体胀满四肢强直，俱赤脱却衣裳，向火灸，身得汗出，瘥。”《医心方》卷十九，服石发动救解法第四：“药发杂患，其有偏痛、偏烦、便冷、偏热、偏急、偏缓，皆偏洗之，当于水下觉除也。”“药发四肢苦手足烦热，心闹闷者，以冷石熨。”此外卷十九文中言及“药发”者尚有数处，不备录。

散发，《千金要方》卷二十四，解五石毒第三：“散发疮痛不可忍方：冷石三两下筛，粉疮上，日五六度，即燥，痛须臾定。”“散发赤肿者，当以膏摩之方，……右四味切，醋渍一宿，猪膏一升煎商陆令黑，去滓摩之，日三夜一。”《外台秘要》卷三十八，石发痰结：“又疗散发后，虚热羸乏，或脚疼腰痛，本是虚劳人并挟风气，宜肾沥汤。”《医心方》卷二十，治服石目无所见方第六引释慧义云：“散发，热气冲目，漠漠无所见。”

药疢，《汉语大词典》有“药疹”，指药物引起的皮疹。但医书别有其义，指服石引起的疾病。《医心方》卷十九，服石发动救解法第四引曹歙救解法：“有药疢而苦头痛目冥恶食、食下便吐、不得安者，为是澼实也。”“药发噤寒，有药疢者，虽当澡浴，澡浴若早，药热噤不得出，令噤寒，急用饮酒，勤自劳役，即当渐温矣。”服石禁忌法第六：“曹歙论云：凡药疾（一作疢）禁忌者，第一不宜悲思哭泣，其次不甚宜出筋力。”服石节度第一：“曹歙论云：寒温调适之宜，云诸药疢已折，虽有余热，不复堪冷，将适之宜，欲得覆而不密。”“有药疢者，若寒若热，心腹欲痛满，欲脱衣，欲着衣，衣薄衣厚皆当随觉为度，不可轻忍也。”

解散，即解除服石引起的各种疾病。《千金要方》卷二十四，解五石毒第三有“解散除热鸭通汤方”，中有“白鸭通（五升，沸汤二斗半淋之，澄清取二斗汁）”。下文“解散，治盛热实大小便赤方”，中有“白鸭通（五合）”。《诸病源候论》卷六有解散痰癖候、解散除热候、解散渴候等二十五候，均以“解散”二字起首，可见其使用之频繁。

服石，犹言服散。《诸病源候论》卷六，解散渴候：“夫服石之人，石势归于肾，而势冲腑脏，腑脏既热，津液竭燥，肾恶燥，故渴而引饮也。”解散发黄候：“饮酒内热，因服石，石势又热，热搏脾胃，脾胃主土，其色黄，而候于肌肉，积热蕴结，蒸发于肌肤，故成黄也。”解散脚热腰痛候：“服石，热归于肾，若将适失度，发动石热，气乘腰脚，石与血气相击，故脚热腰痛也。”

辞书已经收了“石发”这一语义，药发、散发与石发是同义词，均指服石引发的疾病，只是使用的语素有了区别。语义的使用有向临近词、字渗透的趋势，石、散、药三字就成了同义，从而组成系列的词语。

散家，《外台秘要》卷三十八，石发痰结：“夫散家患心腹痛，服诸药不瘥者，服此甘草汤，诸膈即通，大便亦利，甚验。”《外台秘要》卷三十七，周处温：“会稽诸暨石，形色如石榴子，先时并杂用，今散家采择唯太山最胜，余处可作丸酒耳。”《千金翼方》卷十五，解散发动第三：“治气汤，主散家患气不能食若气逆。”“散家困于痰澼服药患困者，参服此丸，暨相发助，又不令越逸，消饮去结澼。”《医心方》卷二十，治服石目痛方第五：“《僧深方》治散家目赤痛，蕤仁洗汤方。”可见南北朝已有此语。

石家，《外台秘要》卷三十七，同州孟使君：“死生秽恶，白酒牛肉，但是石家所忌，皆总不慎。”

石人，《千金翼方》卷二十二，解石及寒食散并下石第四：“石人饮宜清冷，不宜热，热即气壅痞石，唯酒一种，须热也。”

散家、石家、石人，指的均为服食石药的人，意义相同。医药著作的语义讲究精确，但也要避免重复累赘的情况。如果没有同义词，使用近义词也可以区别开来。

再如以下词汇：石痢、石势、石毒、石气、药石、丹石、折石、压石、押石、下石，仍然与服石有关，是服石的附带产物。

石痢，指因服石引起的痢疾。《千金翼方》卷二十二，解石及寒食散并下石第四："治石痢方：淡煮真好茶汁，服二三升，重者三服，轻者一二服，即瘥。"石痢。

石势，指石毒引起的病势。《外台秘要》卷三十七，饮酒发热诸候："《古今录验》论曰：饮酒则石势敷行经络，气力强溢，肾气坚王，即顿为阳事。""且石酒相得，递相为用，若石势不行，则须少饮，如石气调歇，不复须饮，料量亦与石性同。"卷三十八，石发苦热："石势行方。人参、茯苓、干地黄、当归、桔梗、甘草（炙）、芍药（各二两），大黄（四两），右八味，切，以水三升，煮取一升二合，去滓，分服之。"

石毒，《外台秘要》卷三十八，乳石发动："华他荠苨汤疗石毒卒发者，栗栗如寒，或欲食，或不欲食。""去石毒，麻黄汤方。"

石气指服石引起的病邪之气，石势指石热之势，石毒指石热之毒，三者均是石药停留体内引发的病症。

药石，指的还是石散石药，与他义有别。《外台秘要》卷三十八，乳石发动："又疗服诸药石后，或热不禁，多向冷地卧，又不得食诸热面酒等方。"

丹石，指丹药石药，义与上药石相类。《外台秘要》卷三十八，乳石发动："又疗天行丹石发动，上下拥隔不通，头痛，口苦不能食，立效方。"石发苦热："虽服乳石等，而常患冷，此由不先服泻汤而服石等，以其病药各在一处，丹石不行则病，所以依旧患冷。"

折石，谓减退石势。《千金翼方》卷二十二，解石及寒食散病下石第四："治热折石皇甫栀子汤方。""治虚劳下焦有热，骨节疼痛，肌肉内痞，小便不利，大便数而少，吸吸口燥少气折石热汤方。"

压石、押石，谓镇住石毒的发作。《千金翼方》卷二十二，解石及寒食散病下石第四："治乳石痢及常服压石方。""又方：是药冷热俱治押石，主大秘涩。"《外台秘要》卷三十八，服石后将息："新熟白酒，少饮亦好，及白羊头蹄，并猪肉作姜豉，任作食之，压石。"

下石，谓泻下石热。《千金翼方》卷二十二，解石及寒食散病下石第四："治石发热困苦宜下石方：露蜂房（一升，炙）上一味，切，以水三升，煮取一升，一服五六合，日二服，石从小便下如细沙，尽停。"也可以用以石淋，意义已有所改变。《外台秘要》卷二十七，石淋方："瞿麦子，捣为末，酒服方寸匕，日三服，到一二日当下石。又香薷捣作屑，以酢浆饮服方寸匕，日三，至二三日当下石，小便于器中。"

综上所述，以上这些词汇都属于服用石药这个概念的外延之内，具体意义差别很大，但还是可以归于一个大类。这可以说明，个别词语反映的内容可能是片段的、不完整的，但众多词语集合以后，得到的信息是相当全面的，而随着相应新词语的不断发现，对某一事物的认识也会加深。随着服石的陋习逐渐遭到摒弃，这些词汇也相应地退出了人们的视野。

三、中医新词的产生

任何一个时代，既有大批旧词的消亡，又有大批新词的产生，每个时代的中医新词无不带有该时代的印记。无论理法方药任何一个方面，在历史上都产生过众多新词。虽然站在现代的立场，这些词语都是历史的陈迹，但在其初次出现的时期，毫无疑问都是新词。

中医新词范围广阔，我们不准备全面阐述中医新词的诸多方面，这里只就中医的方剂词语作一点分析。中医方剂名称鲜明的时代性，首先表现在每个时代都会出现一些著名的方剂，可以说什么样的时代就会出现什么样的方剂名称。这些方剂名称更新之快，到了令人咋舌的程度。

汉代方剂新名词，首先表现在被誉为方书之祖的《伤寒杂病论》中，就有许多著名的方剂名词，这些方剂名词在后面经方派词汇中多有叙述，这里姑且不述。但这些方剂名称在此之前基本上没有出现过，可以说是全新的产物。除此以外，还有一些方剂名称，如五皮饮，出自《华氏中藏经》，也算是汉代的方剂新词。

唐代是中古方剂集大成的时期，虽然语言材料上兼收并蓄，但仍能从中筛选出唐代的方剂新词汇，在唐代的大型方书中，出现了许多方剂词语，其中不乏名方，为后世所重视。例如蜀椒汤、蜀椒丸、紫石汤、葱白七味饮、黄连解毒汤，出自《外台秘要》；紫双丸、紫丸、硝石大丸、椒艾丸、淡竹茹汤、麻黄醇酒汤、通声膏，出自《千金要方》；紫雪，则出自《千金翼方》。

宋金时期是方剂词汇快速发展的时期，由原来的综合为主，变为分化为主。尤其是宋代成药有了大发展，出现了专门的成药方书，这就是著名的《太平惠民和剂局方》，由此催生了成批的中成药名称。例如藿香正气散、五淋散、逍遥散、真人养脏汤、黑锡丹、匀气散、至宝丹、八正散、五疳消食丸、四物汤、七气汤、二陈汤、紫雪丹、抱龙丸、失笑散、四君子汤、活络丹、青娥丸、凉膈散、川芎茶调散、三拗汤、化虫丸、六和汤、乌沉汤、嘉禾散、催生丹、暖宫丸、感应丸、款冬花散等，这些成药名词都出自《太平惠民和剂局方》，为后世成药的发展奠定了坚实的基础。

宋代传世的方书很多，几乎每一种方书，都有新的方剂名称出现。例如蠲痹汤、牵正散、六物汤、聚金丸、塌胀丸、替灸膏、推气丸、冷香饮子，出自《杨氏家藏方》；归脾汤、疏枣饮子、实脾散、清魂散、四磨汤、一字散、聚香饮子，出自《济生方》；人参养荣汤、玉钥匙、蜗牛散、痞气丸、散聚汤、麻黄桂枝汤、控涎丹（又名子龙丸、妙应丸）、通天再造散，出自《三因极一病症论》；缩泉丸、四生丸、仙方活命饮、三痹汤、瑞金散，出自《校注妇人良方》。这些属于新词数量比较多的，也有的方书出现新词很少，但也值得记上一笔，如黑圣散，出自《仁斋直指方》；六合汤，出自《易简方》；缠金丹、椒附散，出自《普济本事方》；紫金锭，则出自《是斋百一选方》。方剂新名词集合起来数量惊人，但具体到每一个方剂新名称，其实其创发的过程都很不容易，是古代医家心血的结晶。

金代的方剂名词同样很丰富，金代的医学大家刘完素、张从正、李杲都有著作传世，书中不乏新的方剂名称。例如金铃子散、散热饮子、煮黄丸、清镇丸、黄芩芍药汤，出自《素问病机气宜保命集》；玉烛散、愈风丹、愈风饼子，出自《儒门事亲》；生脉散、厚朴温中汤、通气防风汤，出自《内外伤辨惑论》；普济消毒饮、益气聪明汤，出自《东垣试效方》；中满分消汤、清空膏、通幽汤、火郁汤、碧天丸、温经除湿汤、椒粉散、清燥汤、清魂汤（又名柴胡胜湿汤），出自《兰室秘藏》；补中益气汤、益气聪明汤、升阳益胃汤、沉香温胃丸、雄黄圣饼子、清阳汤，出自《脾胃论》；防风通圣散、地黄饮子、柴胡饮子，则出自《宣明论方》。这些方剂新名词，大多与金代当时崛起的医学思想有关，医学思路的转向，必然导致方剂名称的转变。

元代的方剂词语虽然没有宋金时期那么丰富多彩，但也有一些比较著名的方剂。例如二妙散、大补阴丸、左金丸、滚痰丸、保和丸、萆薢分清饮、虎潜丸、手捻散、咯血方、越鞠丸、痛泻要方、脾约丸、调中汤，出自《丹溪心法》；嗅鼻瓜蒂散、雄黄消毒膏、绿袍散、黄芩清肺汤，出自《卫生宝鉴》；寒六合汤、掌中金丸、黄芩六合汤、柴胡六合汤，出自《医垒元戎》；黑玉丹、紫金皮散、紫菀膏、清心药方，则出自《世医得效方》。

明代方剂词汇呈现个别化发展的趋势，众多医家参与其中，新出现的方剂名词，分散在各种医书中。其中许多名家发明的方剂名称，一直沿用到今天。例如济川煎、四维散、生化汤、左归饮、右归饮、毓麟珠、舟车丸、暖肝煎、玉女煎、抽薪饮、泰山磐石散、六安煎、榧子煎、廓清饮、理阴煎，出自《景岳全书》；瑞金丹、犀角消毒饮、紫草消毒饮、葶苈薏苡泻肺汤、琥珀人参丸、琥珀地黄丸、黄连犀角散、理苓汤、通肝散，出自《张氏医通》。其他著名方剂，如清燥救肺汤，出自《医门法律》；三子养亲汤、交泰丸，出自《韩氏医通》；黄龙汤，出自《伤寒六书》；六和汤、清气化痰丸，出自《医方考》；雄黄麝香散、通心饮，出自《普济方》；清燥救肺汤，则出自《医门法律》。

明代方剂新词，值得一提的是外科方面的方剂词语。明代外科获得大发展，出现了一系列方剂新名词，标志着外科词汇在明代跃上了一个新的台阶。诸如三品一条枪、海藻玉壶汤、飞龙夺命丹、透脓散、玉真散、消风散、内消沃雪散、如意金黄散、槟苏散、紫霞膏、散瘀拈痛膏、散血葛根汤、银杏散、乾坤一气膏、菊花清燥汤、黄连闭管丸（治痔漏成管）、黄芪内托散、绣球丸、润肌膏、夏枯草汤，这些成批量的方剂名称，均出自《外科正宗》。

清代的方剂一方面综合了历史上各个时期的成果，另一方面也有许多创造发明，这从大型医书中可见一斑。例如五味消毒饮、代杖丹、混元膏、玉容散、乌云膏、碧螺膏、蜈蚣星风散、缓肝理脾汤、疏解散，出自《医宗金鉴》；二至丸、清骨散、一抹金、五子衍宗丸、四神丸、睡安散、蓝饮子、塌气散、黑龙丹、清心牛黄丸、清白散、海藻丸、海带丸，出自《证治准绳》；玉肌散、代针散、引火汤、碧玉膏、碧丹、槐枝膏、槐条膏、黑香散、紫茸膏、桑寄生丸、海龙丸，出自《疡医大全》；玉泉丸、六子丸、痰郁汤、疏风饮、犀角桔梗汤、散滞汤、清脏汤、清金丹、清金饮、敛肺汤、接骨如神丹、黄芪酒、桑皮汤，出自《杂病源流犀烛》。这些方剂名词都是在清代出现的，综合的程度越高，意味着词汇发散的可能性越大，新词语产生的速度也会加快，而在新的基础上又可以提炼出更多行之有效的方剂。

此外，方剂剂型也有改变，如红升丹、三仙丹、白降丹、红灵丹，都是有效的丹药，但容易中毒，通常只用于中医外科。小活络丹、大活络丹是丸剂，紫雪丹是散剂，玉枢丹是锭剂，化针丹则是液体制剂，通常把疗效很好的药剂称为丹，从词义而言，已经有了引申和转化。锭剂是把药物细粉末，加上黏合剂制成圆锥形、长方形等形状的固体制剂。

由此可见，历代均有许多方剂大量涌现，与方剂有关的新词层出不穷，以上所说的都是方剂的名称，实际上与方剂有关的新词远远不止于此，举凡方剂的剂型、炮炙、服用方法等方面的新词语，都属于这个范畴。

四、中医词汇的新旧交替

中医词汇的时代性，首先表现在大量中医词汇的新旧交替上。中医词汇的稳定是相对的，客观认识或者思想观念改变之后，名称可以随之改换。截取一个方面来说，关于药物名称的新旧交替情况，可以从主要本草书籍反映出来。本草书中有“有名无用”这一类药物名词，说明这些药物实际上已经处于退出使用之列。《新修本草》卷二十有有名无用的药物193种，其中173种旧品，20种唐本退。唐本退的20种，其中《神农本草经》6种，即姑活、别羁、屈草、石下长卿、翘根、淮木；《名医别录》14种，即薰草、牡蒿、麋舌、练石草、弋共、五色符、蘘草、蕈草、鼠姑、船虹、赤赫、占斯、婴桃、鸩鸟毛。这里的婴桃，并非今天说的果实樱桃，而是另有其物。鸩鸟毛的鸩鸟，就是成语“饮鸩止渴”的鸩，由于遭到严行禁止，方药自然不能用此毒物。其他173种旧品，大多是由于无人识用，因此退出本草的范围。无人识用的药物迟早会遭到弃用，只是退出的时间各不一样，有早有迟而已，如“彼子”，《神农本草经》有此药，《新修本草》仍然收录，直到宋代《开宝本草》，才把“彼子”放到有名无用的类别中。

药物自然不会仅限于本草书籍所收，在本草之外照样存在大量药物，是否收入本草，自然有一番考量。在新的药物不断涌入本草的同时，也有部分药物退出，这反映了本草词汇新旧交替的基本规律，说明古代修撰本草书籍确实遵守一定的规范，绝非盲目随意地收集名词，其中多数本草名词符合通用通行的条件，因此具有相对的权威性质，唐代的《新修本草》就有着国家药典的性质，对药物的使用有着指导和规范的意义。中医词汇随时代变迁而变迁，这是必然的语言规律，即使是比较规范的主流本草，药物词汇的变化情况也可以从其中反映出来。

确定药物名称的时代，还有一个必须面对的问题。中药的来源虽然可以分成三大类，即植物药、动物药和矿物药，但困难在于，这些动植物的名称早就存在，而成为药物，认识到其药物价值，则是后来的事情，因此进入药物系统，如果以方书、药物书为准，可能因为不够及时，在时间上就被延后。有时方书记录的时间比本草更早，如"同蒿"，李时珍言《千金要方》菜类已经有，《嘉祐本草》开始补入本草。在第一部本草书籍《神农本草经》出现之前，本草的实践早就开始了。因此记录药名是一回事，入药进方是一回事，收进本草书又是一回事。如秦椒，《山海经·北山经》："景山，南望盐贩之泽，北望少泽，其上多草藷藇，其草多秦椒。"《山海经》的秦椒，无法判断是否入药。秦椒就是花椒，李自珍谓始产于秦，故名秦椒。因此确定药物词语，通常以本草为准，但也必须考虑方书或者其他书籍记载的情况，这样在认识上可以更加全面。

（一）形式上的新旧交替

随着时代的剧烈变化，古今药物的整体概念已经完全不同。一些本草中与动物有关的名词，已经或者正在退出药物的行列，失去入药的可能，重新成为常规的全民词语，有的由于动物保护意识的加强而不再入药，如犀角、羚羊角、象牙等，有的由于自身失去药物用途而不再作为中医词语。尽管如此，这些资料对我们确定同一动物不同名称的时代，还是有作用的，如"蛜蝛"，这是《诗经》的名称，陶弘景称之为鼠妇，《本草图经》称之为湿生虫，这样关于这种虫的上古、中古、近古的名称就齐备了。

1. 本草词语的新旧交替

本草词语的新旧交替很好确定，只要把文史和医书两方面的资料结合起来，就很容易知道本草词语产生的时期，从单字表示的词义到双音词的全面取代，而双音词又可能被新的双音词取代，演绎了汉语词汇在形式上必然的轨迹，例如：

杞，《说文》："杞，枸杞也。"《诗经·小雅·四牡》："集于苞杞。"毛传："杞，枸檵也。"枸檵就是枸杞。《左传·昭公十二年》："我有圃，生之杞乎。"杜预云："杞，世所谓枸杞也。"枸杞收入本草则出自《名医别录》。《药性论》谓枸杞："能补益精诸不足，易颜色，变白，明目，安神。"枸杞是灌木植物，全身是宝，《本草纲目》木部卷三十六云："春采枸杞叶，名天精草；夏采花，名长生草；秋采子，名枸杞子；冬采根，名地骨皮。"枸杞嫩叶亦称枸杞头，可食用或作枸杞茶。

櫋，即杜仲。《名医别录》称为木绵，《本草图经》把两个字合为一个字，称为櫋。《本草纲目》木部卷三十五云："其皮折之，白丝相连，江南谓之櫋。初生嫩叶可食，谓之櫋芽。"杜仲，为杜仲的干燥树皮，是杜仲科杜仲属仅存的孑遗植物。《神农本草经》列为上品。杜仲具有补肝肾、强筋骨、防止肌肉骨骼老化等作用。中国本草古籍中，就有杜仲树皮煎汤饮服可增强肌肉的记载。在悠久的中医发展历史中，人们一直重视杜仲强筋健骨、抗衰老的作用。

菋，《尔雅·释草》："菋，荎藸。"郭璞注："五味也，蔓生，子丛在茎头。"果实可入药，《新修本草》言其"五味皮肉甘酸，核中辛苦，都有咸味"，五味俱全，因此叫作五味子。五味子，俗称山花椒、五梅子等，古医书称为荎藸、玄及、会及，最早列于《神农本草经》上品，有滋补强壮之力、保肝护肝之功，药用价值极高。许多乙肝患者都知道五味子有不错的护肝作用。

芝，《说文》："芝，神艸也。从艸从之。"段注："神芝也。釋艸曰。茵芝。论衡曰。土气和，故芝艸生。从艸，之声。"《神农本草经》把灵芝列为上品，谓紫芝"主耳聋，利关节，保神益精，坚筋骨，好颜色，久服轻身不老延年"。《重修政和经书证类备用本草》和《本草纲目》对六种灵芝所处的地理环境有详细记载，有"赤芝生霍（庐）山，青芝生泰山，黄芝生嵩山，白芝生华山，黑芝生常山，紫芝生高山夏峪"的说法。而霍山在古代就是现今鄂豫皖三省交界处的大别山区，因此庐山、大别山是赤芝的发源地。今天普通的名称是灵芝。

茝，《说文》："茝，虈也。""虈，楚谓之蓠，晋谓之虈，齐谓之茝，"虈和茝都是芷的古名，后世通常作芷。芷，《玉篇》："芷，白芷，药名。"白芷见于《神农本草经》。《本草纲目》草部卷十四云："白芷，色白味辛，行手阳明；性温气厚，行足阳明；芳香上达，入手太阴肺经。"

堇，《说文》："堇，艸也，从艸，里声。"《广雅·释草》："堇，羊蹄也。"就是羊蹄菜，俗称土大黄，根可入药。《诗经·小雅》："我行其野，言采其蓫。"《齐民要术》羊蹄条言幽州扬州谓之蓫。羊蹄菜出自《神农本草经》。《本草图经》草部下品卷九云："（羊蹄）生下湿地。高者三四尺，叶狭长，茎节间紫赤，花青白色，子三棱，夏中即枯。又有一种茎叶俱细，节间生子若茺蔚子，疗痢乃佳，今所在有之。"

萑，《尔雅·释草》："萑，蓷。"郭璞云："今茺蔚也，叶似荏，方茎白华，华生节间，又名益母。"茺蔚，《玉篇·艸部》："茺，茺蔚，即益母也。"也就是益母草。蓷，《说文》："蓷，萑也，从艸，推声。"《诗经》有诗，名为"中谷有蓷"，蓷即此茺蔚也。

莔，《说文》："莔，贝母也，从艸，明省声。"《尔雅》亦云莔即贝母，郭璞云："根如小贝，圆而白华，叶似韭。"贝母的鳞茎可以入药。《诗经》作蝱，《鄘风・载驰》："陟彼阿丘，言采其蝱。"毛亨传云："蝱，贝母也。"《管子・地员》："其山之旁，有彼黄蝱。"《诗经》或作"言采其莔"，都是指贝母而言。贝母之名，始载于《神农本草经》，被列为中品。陶弘景谓之"形似聚贝子，故名贝母"。

莶，《说文》："莶，黄莶也，从艸，金声。"莶同芩，就是今天的黄芩。黄芩是一种草本植物，根黄色，可入药。《本草图经》草部中品卷六："张仲景治伤寒心下痞满，泻心汤四方皆用黄芩，以其主诸热，利小肠故也。又太阳病下之利不止，有葛根黄芩黄连汤；及主妊娠安胎散，亦多用黄芩。"黄芩本是芩草，因草色黄而有俗名"黄芩"。芩字本义为止血草。

苄，就是地黄。《说文》："苄，地黄也，从艸下声。"地黄作为药物，《神农本草经》就有记载。中药有四大天王之说，即补气的人参、导泻的大黄、补血的地黄和温阳的附子，可见地黄被推崇的程度。

蔹，《尔雅・释草》："蔹，菟荄。"《玉篇》："蔹，白蔹也。"蔹就是今天的中药白蔹，白蔹根呈卵形块状，块根粗壮，肉质，数个相聚，根块可作药用。春、秋二季采挖，除去泥沙及细根，切成纵瓣或斜片，晒干，可以清热解毒，消痈散结。白蔹出自《神农本草经》。

蕧，《尔雅・释草》："蕧，盗庚。"郭璞注："旋蕧，似菊。"旋覆花为菊科多年生草本，广泛分布各地，主产于河南、河北、江苏、浙江等地。旋覆花夏、秋二季花开时采收，除去杂质，阴干或晒干。《神农本草经》卷四，旋覆花："味咸温。……一名金沸草，……生川谷。"花体多轻，偏于上行，惟此花特殊，反而下降，主下气开结行水，用于痰多胶黏咯不出，胸腹水饮胁痛满等证。

鼓，《说文》："鼓，香蒿也。"《尔雅・释草》："蒿，鼓。"注："今人呼青蒿香中炙啖者为鼓。又荆楚闲谓蒿为鼓。"鼓也就是青蒿。青蒿是一种可以控制疟疾的草本植物，茎叶可入药，是治疗疟疾的廉价药物。

荵，《说文》："荵，荵冬艸，从艸，忍声。"荵冬艸，就是忍冬藤，忍冬的花蕾才是今天说的金银花。金银花的名称最早出现在南宋的《履巉岩本草》。此书是一部地方性小范围的本草书，该书下卷中载有"鹭鸶藤，性温无毒，治筋骨疼痛，名金银花"。忍冬的花蕾和初开的花名为金银花，带叶的茎枝名忍冬藤，花蕾和带叶的茎枝均供药用。忍冬入药，在中国始见于梁代《名医别录》，开始用的是茎枝及叶，也就是忍冬藤。金银花虽然载于《履巉岩本草》，但明代后才开始被推广使用。

蕺，蕺菜，有鱼腥味，因此叫鱼腥草，《新修本草》记载比较详细。鱼腥草为蕺菜的干燥水上部分，产于我国长江流域以南各省。名称始见于南朝陶弘景的《名医别录》。苏颂《本草图经》菜部卷十七云："生湿地，山谷阴处亦能蔓生，叶如荞麦而肥，茎紫赤色，江左人好生食，关中谓之菹菜，叶有腥气，故俗称鱼腥草。”

芣苢，《尔雅・释草》：“芣苢，马舄；马舄，车前。”郭璞注：“今车前草，大叶长穗，好生道边。”车前草的全草和种子都可以入药。车前草是利水渗湿药，主治主小便不利、淋浊带下、水肿胀满等证。“芣苢”也可以书作“芣苡”，《诗经・周南・芣苡》：“采采芣苡，薄言采之。采采芣苡，薄言有之。”芣苡就是车前草，诗里描写一些妇女在采车前草。车前草南方习见，初春生苗，五月可以采草，七八月结子。据闻一多先生对《诗经》的考证，当时流传车前草宜子的说法，妇女食之多生子，因此采车前草也成为一种习俗。

蕇，《尔雅・释草》：“蕇，葶苈。”郭璞注云：实叶皆似荠，一名狗荠。然则狗荠即葶苈矣。葶苈为原野杂草，植株矮小，丛生，三月开黄色小花，四月结子。种子黑褐色，叫葶苈子，可做药。在《本草纲目》里，葶苈有苦葶苈和甜葶苈之分，北葶苈为苦葶苈，江南一带的葶苈则为甜葶苈。《伤寒论》承气汤用大黄，而陷胸汤用葶苈，大黄和葶苈都有泻下之力，但大黄从中焦开始，葶苈则从上焦开始，因此有泻肺之功。葶苈出自《神农本草经》，此后历代本草均有记载，许多医家都论述了葶苈的功用。

蕍、蕮，《尔雅・释草》：“蕍，蕮。”郭璞注：“今泽蕮。”就是今天的泽泻。泽泻为沼泽生草本植物，夏季开白花。药用为泽泻的干燥块茎。蕍、蕮是表示泽泻最古的两个汉字。泽泻始载于《神农本草经》，列为上品。《本草图经》草部上品卷四：“今山东、河、陕、江、淮亦有之，以汉中者为佳。春生苗，多在浅水中，叶似牛舌草，独茎而长，秋时开白花，作丛似谷精草。五月、六月、八月采根阴干。今人秋末采，暴干用。此物极易朽蠹，常须密藏之。”现今所用泽泻以福建产为优。泽泻在中医方剂中经常使用，如五苓散。

萴，《说文》：“萴，乌喙也，从艸，则声。”乌喙就是附子的一种，后来叫侧子，生在附子之侧，故名侧子。《玉篇》：“萴子，药名。一岁为萴子，二岁为乌喙，三岁为附子，四岁为乌头，五岁为天雄。”附子始载于《神农本草经》，列为下品。正者为乌头，两歧者为乌喙，细长三四寸者为天雄，根旁如芋散生者为附子，旁连生者为侧子，五物同出而异名。今天经常使用的是附子。

荃，《尔雅翼・释草》：“荃，菖蒲也。”荃就是菖蒲。也可以称为“荪”。菖，草名，菖蒲的简称，为多年生草本植物，生在水边，地下有根茎，叶子形状像剑。根茎可作香料，又可作健胃药。根茎供药用。菖蒲生性粗放，适应能力强，无须特别照看，便可繁茂生长，而且很少发生病虫害。

艾，就是艾蒿，有香气，叶入药，可做成艾绒用作艾灸。《尔雅・释草》：“艾，冰台。”郭璞注：“今艾蒿。”《本草纲目》草部卷十五，艾：“凡用艾叶，须用陈久者，治令软细，谓之熟艾，若生艾，灸火则易伤人肌脉。”因此，必须用陈艾叶，而且三年陈为最好，《孟子・离楼上》有“七年之病，必求三年之艾”的说法，新艾燃之不易熄灭，令人灼痛；陈艾易燃易灭，可以减少灼痛之苦。艾绒必须预先备制。陈艾叶经过反复晒杵，令其软细如绵，成为艾绒，才可以使用。在长沙马王堆三号汉墓出土的众多文物中，作为宫廷用物的三篇记载有关经脉灸法的帛书，大大丰富了人们对中医艾灸的认识。

词语形式上的变化，各个名词变化的程度并不一样，如“艾、杞、芝”虽然也有变化，但变化不大，而其他词语的变化，则比较明显，甚至比较剧烈，变得面目模糊，但仅就上古与中古以后的形式进行对比，词语形式上还是可以划出一道分水岭的。

2. 疾病名词的新旧交替

疾病名词的新旧交替，与本草词语类似，首先表现在疾病词汇的形成时间，有些词语形成于上古，有的则形成于中古以后，形成于上古的词语，以单音词为主，中古以后有复音化的趋势，但也有其特点，如形式转变上比较纠结，往往一种病名没有终结，另一种同义的新名称已经产生，新旧名称并行多时，趋势才会明朗。例如：

疠，麻风病。《说文》：“疠，恶疾也。”麻风又称大风、疠风，是因感受风邪疠毒而致肌肤麻木不仁的慢性传染病。《素问·长刺节论》云：“病大风，骨节重，须眉坠，名曰大风。”

痁，《说文》：“痁，有热疟，从疒，占声。”段玉裁注：“痁，有热无寒之疟也。”《玉篇》：“痁，疟疾也。”南宋·颜延之《陶徵士诔》：“年在中身，疢维痁疾。”痁疾就是疟疾。

疝，《说文》：“疝，腹痛也，从疒，山声。”《急就篇》第四章：“疝瘕癫疾狂失响。”颜师古注：“疝，腹中气疾上下引也。”《史记·扁鹊仓公列传》：“脉来难者，疝气之客于膀胱也。”

痟，就是消渴。《玉篇》：“痟，渴病也。汉司马相如痟渴疾。”消渴者，乃水尽而口渴，渴欲饮水之义也，即口渴善饮水。消渴病是中国传统医学的病名，是指以多饮、多尿、多食及消瘦、疲乏、尿甜为主要特征的综合病征。《素问·奇病论》：“肥者令人内热，甘者令人中满，故其气上溢，转为消渴。”在世界医学史中，中医学对本病的认识最早，且论述甚详。消渴之名，首见于《素问·奇病论》。根据病机及症状的不同，《内经》还有消瘅、膈消、肺消、消中等名称的记载。

癔，《玉篇》：“癔，病也。”《字汇》：“癔，心意病也。”今天也称歇斯底里，多由精神受刺激引起，表现为胡言乱语，哭闹嬉笑等精神症状。癔病的表现可归纳为两类：一是兴奋的症状，如大哭或笑、吵闹、胡言乱语、手脚挥动等；二是抑制的症状，如情绪低落、闭目不语、失音、失明等。症状虽多，但没有器质性病变。

疾病名词的新旧交替，还表现在词语的每个细微层面上。如痫，《说文》：“痫，风病也。”《声类》：“小儿病也。”痫指小儿病，是中古以后的事情。所以用词没有改变，而词义内涵已经不同了。有的词语上古用单音词，后来用双音词。如矇，《诗·大雅·灵台》孔疏："有眸子而无见曰矇。"后世叫作青狂、青睁，其实指的都是青光眼。

疾病名词的新旧交替，也体现在随着时代的发展，对疾病名词的认识在不断加深，治疗手段也有了新的进步，因此尽管用语未变，但其实含意不在一个层次上，这也是词义灵活性的表现之一。

例如前面说的"痁"，我国人民对疟疾的认识甚早，远在殷墟甲骨文中已有"疟"字的记载。传染病在古代医籍中记载最详细者首先当推疟疾。在《素问》里就有《疟论》等专门篇章，对疟疾的病因、病机、症状等作了系统的讨论。《神农本草经》明确记载常山有治疟的功效。《肘后备急方》卷三，治寒热诸疟方第十六首先提出了瘴疟的名称，并最先采用青蒿治疟。中医药对疟疾的治疗积累了丰富经验，有良好的疗效，尤其是现代研究成功的青蒿素，对疟疾更具有卓效。

再如前面提到的"疝"，中医治疗主要有药物疗法和疝气带疗法两类。一是药物疗法，能缓解疝气导致的腹胀、腹痛、便秘等症状，从而使疝气减轻。常用中成药有疝气内消丸、桔核丸等；或用肉桂研末醋调，纱布包敷脐部等。二是疝气带疗法：能迅速阻止疝的凸出，从而能有效阻止疝气发展、缓解疝气导致的腹胀、腹痛等症状。缺点是无法根治疝气。

古人也注意到古今疾病词汇的继承与变化的状况，即使是名称转换同样具有时代性，例如"感症"，《汉语大词典》未录。《医宗已任编》卷六，感症总论："感症，即所谓伤寒症也，古人以霜降以后，春分以前，直感寒邪者，名之为伤寒，今统四时通行之症言之，谓之感症。"感症，《中医大辞典》未作解释。但古代原来叫作伤寒，明清时期叫作感症，词语因为时代不同换用不同的名称，这也是词汇时代性的一种表现。病名形式上转变的复杂性，是由疾病本身的复杂状况所决定的。

（二）内涵上的新旧交替

中医词汇内涵上的新旧交替，指名称没有变化，其意义已经发生改变，而意义上引起的变化，则大多是引申或者内涵转变引起的问题。虽然使用的词语没有变，但内涵可能完全不同。内涵的变化指的是概念或者义项上的改变。随着时代的不同，许多词汇有了新的内涵，中医词汇也有这样的情况。有些词语的内涵演变，显得比较曲折，内涵的转变超过两次以上，形成混合式的引申系列，可以说是多变的词语，引申与被引申的词义之间，有着自然过渡的关系，但词语内涵的变化，还是离不开时代的约束，时代的原因产生了词义的转变。词义的转变，有时仅仅来自某个偶然的事件，或者某个特定的因素，决定性的因素只要有一个，新的词义便会很快产生。

例如方剂中一种新剂型的形成，就需要一个过程，所以一种新的剂型形成一种正式名称的时候，已经很迟了。比如“锭药”，指锭子状小块药物，《汉语大词典》引《徐霞客游记》为例，《红楼梦》言锭子药。也叫作锭子，就是锭子药、锭药，《汉语大词典》“锭子”条下无此义项，在锭字下释义也涉及于此，例子都是现代的。《中医大辞典》只对锭剂作了解释，没有例子。元·齐德之《外科精义》卷下，追毒散：“和药令匀，捻作锭子，每用纴入疮口中，亦名追毒锭子。”“回疮锭子，治丁疮大效。”又有青金锭子、碧霞锭子等，文烦不录。《儒门事亲》卷十五，目疾证第三有“锭子眼药”。因此锭药基本上是宋金以后才出现的剂型，在此之前可能有制作成锭子状的药剂，却没有普遍使用，也没有这样的剂型名称。

通过文献考察词汇的新旧交替，这是一种有效的方法，但也必须注意到，古代文献有着陈陈相因、互相转述的习惯，所以书籍中记载的内容，并不意味着当时就存在，应该从其他角度加以察看，明白这种记载的来历，才不致被迷惑。如《本草纲目》中的一些方子，本身就来自各个时代的医书，摘抄之时，有的已经说明，有的却没有说明，但通过对比，还是可以发现这一事实。例如《本草纲目》偶尔也会记录服石有关的方子，并不意味着明代还有炽烈的服石风气。

汉语的词汇是在长期的生活过程中逐渐形成的，我们今天使用的词语，与历史上任何一个朝代都有千丝万缕的联系，追溯许多词语的来源，就会发现这些词语来自历史上的某个时期，这些词语的发明者，是我们的祖先，而后来者包括今天的我们在内，只是使用者、沿袭者而已。实际上，今天的许多常用词以及许多书面语，均来自古代，只是取舍、选择的词语，各个时代的人们有所不同。

中医词汇的新旧交替主要关注词语的消亡、词语的产生以及更换的状况，跟中医词汇的历史考察有所不同，历史考察是着眼于从头到尾以及相关全部情况的揭示，中医词汇时代性确定的方法，主要是从文献资料溯源上推。比如通过医学类书进行推断，可以打破某书属于某一时代的束缚，类书中引证的文献资料往往有更早的出处，所以可以上推至更早的朝代。拿唐代的医书来说，王焘编著的大型医学类书《外台秘要》就有这种优势，溯源时就比较有用，其他类似的医学类书也如此。举例如下：

五饮，五饮的病名不见于《诸病源候论》，但在此之前就已存在，《诸病源候论》所收虽称完备，也难免有遗漏。五饮，《中医大辞典》未录，《诸病源候论》具体各饮的名称均有，但不见“五饮”之总名。《外台秘要》由于资料丰富，所以这个名称也被收录。卷八，溢饮方三首引《千金翼方》：“大五饮丸，主五种饮，一曰留饮，停水在心下；二曰澼饮，水澼在两胁下；三曰痰饮，水在胃中；四曰溢饮，水溢在膈上、五脏间；五曰流饮，水在肠间，动摇有声。夫五饮者，由饮后伤寒，饮冷水过多所致。”

同时也可以看出“五饮”的较早出处，《外台秘要》卷八，酒澼饮方三首：“又倍术丸，疗五饮酒澼方。白术（一斤），桂心、干姜（各半斤），右三味，捣筛，蜜和丸如梧子，饮服十丸，稍加之。取下，先食服之，日再。”此方也见于《医心方》卷九，治痰饮方第七，为僧深之方，则此语可上推至南北朝。

五瘿，《中医大辞典》云见《圣济总录》卷一百二十五，时代可提前，据《千金要方》当指石瘿、劳瘿、泥瘿、忧瘿、气瘿。五瘿之名，较早可见于深师，《千金翼方》也有，但《诸病源候论》无。《诸病源候论》于瘿瘤，所言过简，恐是脱简、错简所致。

乌风，《中医大辞典》云见《秘传眼科龙木论》《世医得效方》，可提前至唐代。《外台秘要》卷二十一，眼疾品类不同候：“若有人告患眼渐膜糊，状与前青盲相似，而眼中一无所有，此名黑盲，宜针刺服药。如瞳子大者，名为乌风，如瞳子翳绿色者，名为绿翳青盲，皆是虚风所作。”“若见黑烟赤光，瞳子黑大者，为乌风劳水动，故宜服车前空青丸，以消息之。”

水丹，指与火丹相对的一种丹疹。《中医大辞典》云出《千金要方》卷二十二，仍可提前至六朝。《外台秘要》卷三十，白丹方引《集验》云：“有水丹，由体热过水湿搏之，结丹晃晃黄赤色，如有水在其中，喜著腹及阴处，疗之亦如火丹法。其水丹著人足趺及踹胫间者，作黄色，如火丹状，经久变紫色，不疗，皆成骨疮也。”《集验》就是《集验方》，是六朝的医书。

五色痢，《中医大辞典》引《张氏医通》等例，时代可提前至唐代。《外台秘要》卷二十五，冷热痢：“文仲治无问冷热，及五色痢，入口即定方。”

除了《外台秘要》，像《医心方》这类书籍，记载的也是宋代以前的医学资料，如“平药”，指平和药剂，《汉语大词典》引《周书》、姚僧垣为例。《医心方》卷一，服药节度第三引《小品方》云：“初始皆宜与平药治也。”《小品方》为东晋时的医书，比北周名医姚僧垣的时间要早。

就疾病词语的新旧交替而言，病证词汇的扩充，固然有许多是内生新词，但从历史上看，大规模词汇的改变，要么跟汉族活动地域的改变有关，如晋宋之后汉族大规模的南迁，要么跟对地方语言的深入掌握有关，如对民间医学词汇的吸收。

中医疾病词汇新旧交替的确定，主要办法是与以往文献中出现的词汇进行比较，凡是先前没有产生，而这个时期突然新出现的词汇，就是这一时期中医语言的产物。按照这个办法，就可以确定有的病证词语在金宋之时就已出现。例如：

臊痔，《汉语大词典》未录。《儒门事亲》卷四，下痔：“夫下痔久不愈者，俗呼为臊痔是也，先以导水、禹功，先泻肝经，外以木香散傅之，日上三两度，然后服淡粥，一二日则止。”

吹乳，《汉语大词典》引《医宗金鉴》为例。《儒门事亲》卷五，乳痈：

“夫乳痈发痛者，亦生于心也，俗呼为吹乳是也。”“可用一法禁之，咒曰：谨请东方护司族，吹奶是灰奶子。右用之时，当先问病人甚病？病人答曰：吹奶。”

眉炼，指小儿眉间生疮，瘙痒不止，多为胎毒所致。《汉语大词典》未录。《儒门事亲》卷五，眉炼：“夫小儿眉炼，在面曰眉炼，在耳曰辄耳，在足曰靴癣。此三者，皆谬名也。……眉炼者，不可用药傅之，其疮多痒则必爬，若药入眼则眼必损矣。”《中医大辞典》言出《卫生宝鉴》。《卫生宝鉴》为元·罗天益所撰，但金·张从正《儒门事亲》成书于1228年，比《卫生宝鉴》成书要早。

香疮，《汉语大词典》未录。《儒门事亲》卷五，甜疮：“夫小儿甜疮，久不愈者，俗呼曰香疮是也，多于面部两耳前。有一法：令母口中嚼白米成膏，子临卧涂之，不过三五上则愈矣。小儿并乳母皆忌鸡、猪、鱼、兔、酒、醋动风发热之物，如治甜指亦可。”

悲羊疮，《汉语大词典》未录。《仁斋直指方》卷二十四，诸疮方论：“或满颊满项发如豆梅，痒而多汁，延蔓两耳，内外湿烂，如浸淫疮之状，曰走皮疮，田野呼为悲羊疮。”

香瓣，《汉语大词典》未录。《普济方》卷四百零八，诸疮：“香瓣散，一名香瓣疮，一名月耳疮，一名浸淫疮，治小儿耳边身面上胸项上，浸微黄水，到处成疮，用此药其效如神。”月食疮的别名有几个，香瓣疮当是月食疮别名之一，中古未见。

五、中医词汇时代性带来的启示

中医词汇的时代性，要求我们在对待词汇时，必须留意其时代特点，注意词汇的源流关系，而不能不加区别地看待所有词汇，甚至眉毛胡子一把抓，造成对词汇的各种误解，不仅辞书编纂时要注意词汇的时代性，而且阅读古医书的词汇时也要有时代观念。只有这样，才能对中医词汇有更加清晰的认识。

（一）书证为现代例子实际上出自古代

许多人对词汇的时代性认识不够，出现了一些张冠李戴的情况。辞书编纂也会碰到这样的问题，一些词语明明出自古代，发明权在古人的手中，但辞书编纂时只用了现代的例子，让读者错以为这些就是现代汉语的词语，造成对词语不正确的看法，这等于抹杀了词语的时代性。实际上众多汉语词语古今是相通的，现代使用的许多词语就来自古代，古今词语之间并不存在一条不可逾越的鸿沟，认为古代汉语词语属于过去式，而现代汉语才是进行时，这种看法并不正确。这些道理对中医词汇同样适用，以下举一些常用词来说明：

打胎，《汉语大词典》《中医大辞典》未见，网上汉典用现代茅盾的书证，实际上古代就有。明·江瓘《名医类案》卷十一，娠症：“世俗有家业薄而厌子嗣多，怀孕用打胎药，殊不知瓜熟蒂落，打胎毒药，损坏正气，损坏正气，然后痿落，如生果未成熟强摘，犹刀割脐肠，大伤气血，多致丧命。”

阵痛，《汉语大词典》用郭沫若例子。《名医类案》卷十一，堕胎：“须臾腹鸣如雷，腰腹阵痛，复一死胎堕下，病亦愈。”

催生，《汉语大词典》用现代书证。《中医大辞典》引扬子建《十产论》书证，是为宋代医书。《名医类案》卷十一，难产：“一妇累日产不下，服催生药，不效。”“《本草》谓催生以此为君，《毛诗》采芣苢以防难产。”

刺痛，《中医大辞典》无此条。《汉语大词典》都用现代书证。《千金要方》卷三，心腹痛第十三，吴茱萸汤：“治妇人先有寒冷，胸满痛，或心腹刺痛，或呕吐食少，或肿或寒或下痢。”下痢第十五，桂蜜汤：“治产后痢赤白，心腹刺痛方。”《金匮要略》卷下，妇人杂病脉证并治第二十二：“妇人六十二种风，及腹中血气刺痛，红蓝花酒主之。”可见早在汉代就有“刺痛”一语。

乳头，即奶头。《汉语大词典》引茅盾的例子。唐代已有此语，《千金要方》卷二十三，肠痈第二：“不含水嗽去热，喜令乳头作疮，乳孔塞也。”“妇人女子乳头生小浅热疮，痒，搔之黄汁出。”

抽搐，肌肉抽动。《汉语大词典》引茅盾等现代例子。《中医大辞典》书证为《医碥》和《伤寒明理论》。《医碥》为清·何梦瑶撰。《伤寒明理论》为金·成无已著。《伤寒明理论》卷三明言“俗谓之搐是也”，言抽搐可以简化为搐。

吐红，就是吐血。《汉语大词典》引鲁迅为例，可以提前到古代。李时珍《濒湖脉学》：“寸数咽喉口舌疮，吐红咳嗽肺生疡。”朱丹溪《格致余论》倒仓论：“又临海林兄，患久嗽吐红，发热消瘦。”

偏方，《汉语大词典》引老舍等现代例子。《中医大辞典》没有书证。晚清有一名为《六种新编》的医学丛书，又名《萍乡文氏所刻医书六种》或《萍乡文延庆堂六种新编》，清·文晟辑，成书于19世纪中期，包括《内科摘录》《外科摘录》《慈幼便览》《增订达生编》《偏方补遗》《药性摘录》，此中有“偏方补遗”，可见清代已有此语。

（二）书证出现的时间过迟

书证出现的时间过迟，就不足以反映词汇的时代性，导致词汇的源流脉络不够清晰，影响了人们对词汇的全面把握。但在辞书编纂或者其他注释工作中，经常出现这种问题。说明书证的时代性问题，不是简单的小问题，这里也举例说明情况：

难产，《汉语大词典》书证用《金瓶梅词话》和《医宗金鉴》为例，时代太迟。《中医大辞典》云见《诸病源候论》。

血液，《汉语大词典》引《二十年目睹之怪现状》以下例子。《诸病源候论》卷二十八，目脓漏候：“风热客于睑眥之间，热搏于血液，令眥内结聚，津液乘之不止，故成浓汁不尽，谓之脓漏。”《伤寒直格》卷上，八里：“涩之太过，主血液衰。”卷中，懊憹：“故小儿昼精健，夜安寝，由血液不衰也。”

恶心，指想要呕吐的症状。此义《汉语大词典》引明清以后的例子。《中医大辞典》引《诸病源候论》卷二十一，还可以提前。《肘后备急方》卷四，治卒胃反呕方第三十：“治人忽恶心不已方，葱白半斤，茱萸一两，豉半升，米一合，枣四枚，枳实二枚，盐如弹丸，水三升，煮取一升半，分为三服。”

复发，指旧病复发。《汉语大词典》引《红楼梦》为例，书证太晚。《中医大辞典》无此条目。《金匮要略》卷中，痰饮咳嗽病脉证并治第十二：“虚者即愈，实者三日复发，复与不愈者，宜木防己汤去石膏加茯苓芒硝汤主之。”“咳满即止，而更复渴，冲气复发者，以细辛、干姜为热药也，服之当遂渴，而渴反止者，为支饮也。”《外台秘要》卷十八，脚气论：“若欲使人不成病者，初觉即灸所觉处三二十壮，因此即愈，不复发也。”

茵陈，《汉语大词典》最早引杜甫为例，又言因陈苗而生，故名茵陈，后加蒿字。《伤寒论》有张仲景茵陈蒿汤：“茵陈治阳明病，但头汗出，身无汗，剂颈而还，小便不利，渴引水浆，瘀热在里，身发黄者。茵陈蒿六两，栀子十四枚（擘），大黄二两（去皮）。以水一斗二升，先煮茵陈，减六升，内二味，煮取三升，去滓分三服。小便当利，尿如皂角汁状。”茵陈，《中医大辞典》言出《本草经集注》，为茵陈蒿之简称。茵陈蒿，则言出《神农本草经》。可见先有茵陈蒿，后省略为茵陈，与《汉语大词典》的说法不同。

艾灸，《中医大辞典》未列条目。《汉语大词典》引《本草纲目》为例，时代太迟，可以上推至南北朝。《医心方》卷十四，治诸疟方第十三引《集验方》：“桃叶二七枚，安心上，艾灸叶上十四壮。”

良方，《汉语大词典》引柳宗元为例，可以提前至先秦。《灵枢》就有此语。《灵枢·玉版》：“故圣人弗使已成，而明为良方，著之竹帛，使能者踵而传之后世。”

冻疮，《汉语大词典》引《医宗金鉴》为例，太迟。《诸病源候论》卷三十五，冻烂肿疮候：“严冬之月，触冒风雪寒毒之气，伤于肌肤，血气壅涩，因而瘃冻，焮红疼肿，便成冻疮。”《小儿卫生总微论方》卷二十有“冻疮论”，《儒门事亲》卷五有“冻疮”。

青盲，即青光眼。《汉语大词典》引《后汉书》为例。《中医大辞典》引《诸病源候论》为证。都太迟，可以提前至汉代。《神农本草经》卷二，决明子：“治青盲，目淫肤，赤白膜，眼赤痛，泪出。”空青：“治青盲，耳聋，明目。”《金匮要略》卷下，禽兽鱼虫禁忌并治第二十四：“麋脂及梅李子，若妊妇食之，令子青盲，男子伤精。”

除了时代性以外，中医词语还有地域性、行业性等特点，但古代以雅言系统为主的书面语始终起着主导的地位，地域性词语、行业性的暗语和隐语没有产生全面的影响，因此这里不赘述。

第五章　中医词汇变迁简史

中医词汇的变迁简史，大体上可以分成五个时期：商周是萌芽期；秦汉是奠基期，整个中医理法方药的基础词汇，都是先秦两汉时期奠定的；魏晋隋唐是发达期，这个时期中医词汇已经完全成熟；宋金元是转型期，长期的社会动荡促成医学流派的产生，也促使中医词汇的多向发展；明清则是稳定期，最大的特点是民间医学的词汇大批涌入原有的词汇系统。最终中医词汇成为根深叶茂的汉语词汇支系，成为汉语词汇体系不可或缺的组成部分。本书对于每个时期的中医词汇，都选择出代表书籍加以说明，上古时期主要是中医经典，中古以后则以医学类书或者医学名著为主。中医词汇的历史，是一个不断递进的过程，也是一个曲折发展的过程。每个时期的中医词汇，不外乎疾病、药物、针灸等几个方面，但实际上每个时期的词汇状况都不一样，中医词汇就是在这样貌似泥沙俱下的状况下常变常新的。尽管每个发展时期的中医词汇都有其阶段性特征，但最终的趋势都是万流归海，成为中医词汇系统的有机组成部分。

第一节　萌芽期——商周时期的中医词汇

商周时期是中医词汇的萌芽期，由于这个时期的中医词汇没有系统的语言材料，虽然只有个别一鳞半爪的语料，许多内容也确实值得一提。

说到商周及以前的中医词汇，不能不提到与这个时期有关的考古成果，考古可以为我们提供一些可靠的证据。例如 1973 年，河北石家庄台西村商代遗址，其中出土的植物种子，经鉴定为药用的桃仁和郁李仁，还有作医疗器具用的砭镰，是距今 3 400 多年的石质砭镰，也是割除脓疮的手术刀。

只不过如果有文献的存在，我们探讨词汇时，还得仰仗文献的作用，因为文献是词汇记录的可靠凭据。而最早的古代汉语，自然要数甲骨文，甲骨文中就有与医学相关的词汇。例如：疒，人在床上出汗，表示内患；疾，中箭外伤，表示外伤。

自 1899 年开始至 20 世纪初，在河南安阳的殷墟中，先后发现了 15 万片甲骨，其中有卜病内容的为 323 片。甲骨文记载的疾病有 20 多种，其中大多是按照人体的体表部位来区分的，甲骨卜辞中发现的疾病名称及种类颇多。如“疒目”“疒首”“疒耳”“疒自（鼻）”“疒口”“疒齿”“疒舌”“疒手”“疒肘”

“疒胫”“疒止”“疒足”“疒身”“疒腹”“疒项”“疒臀”“疒膝”“疒骨”“疒心”等40多种病名，仍处于十分笼统的水平。

也有一些是根据疾病的主要特征得名的，如疾、疠、疟、疥、蛊、龋、蛔、疫等，已经有专门名称。流行病统称为疫。甲骨文的“蛊”字，乃虫在器皿之中的会意。《说文解字》云：“蛊，腹中虫也。”这是人类对寄生虫病的最早记载。甲骨卜辞中还有“龋”字，写作象牙齿生虫之形，表示龋病牙齿上的空洞是由虫蛀所致，至今民间仍多将龋齿称作“虫牙”，这是对龋齿的首次记载。

药物方面，在近代问世的甲骨文代表作《殷虚书契前编》七卷二十五页第四片上刻有“参”字。金文中的“参”字在《人参研究》上有专门报道（孙文采，1992），对周早、中、晚金文“参”字有深入的辨析。西汉《急就篇》中载有“参”字，在传世文献中是比较早的，但《急就篇》的“参”，距离甲骨文中“参”字的记载，相差千余年。今天的字典、辞典，记载“参”字大多仍以《急就篇》为开始，说明辞书编纂对出土文献的利用严重不足。

殷墟出土的大量卜辞，不但记载了许多药用植物、动物和矿物，更有直接使用药物治疗疾病的记载，如“□□卜，宾贞：……疒，王秉枣。”（《殷虚书契续编》6.23.10），即在卜问殷王武丁患病后，是否使用大枣作药以治疗之。

《山海经》中也有药物和疾病名称的记载，但与后世的记载脱节，可能是更早的记载，内容上连贯不上。例如，箴石，出自《山海经·东山经》，即砭石；熏草，出自《山海经》，为零陵香的别名。

商周萌芽时期传世的中医词汇，虽然比较单薄，词汇也比较贫乏，同时也很难说这就是当时医学的全部资料，有许多词汇可能没有反映出来，但不管如何，就目前的情况来看，这就是中医词汇的滥觞，是中医词汇的源头所在。

第二节　奠基期——先秦两汉的中医词汇

中医的基础词汇，大多发源于先秦两汉时期，这一时期的医书，主要是《素问》《灵枢》《神农本草经》《伤寒论》《金匮要略》《难经》等，还有出土的文献如马王堆医书，总体文献数量有限，却对中医词汇都有开山之功。由于这个时期的书籍大都成为后世的中医经典，因此这个时期中医词汇独有的经典意义，是其他时期的中医词汇所不具备的。

值得注意的是，这一时期的医药书籍的性质比较单一，医理、针灸、方剂、本草、脉决都是分开成书的，上古书籍以卷册为基本单位，便于保管、携带，这些书的内容不相杂厕，也在意料之中，至于各自成书，则是后人编排的结果。《内经》被分成《素问》和《灵枢》，张仲景的《伤寒杂病论》，到了晋代也被分成《伤寒论》和《金匮要略》，医学文献传播如此，词汇发展的趋势也类似，因此那时候的中医词汇以尚未综合为总的趋势。虽然看起来这个时期的中医词汇比较分散，缺乏统贯和磨合，对于一些中医词汇的理解，医家的观点与看法大有不同，但如果把各种医书联系起来看待，就可以发现这个时期的文献在词汇上还是存在互相阐述、互相补充、互为倚重的关系。

一、先秦时期的中医词汇

（一）《内经》的中医词汇

学界现在一般认为《内经》出现于战国晚期，假托为黄帝和岐伯所作，此书不是一时一地的产物，是长时期由集体完成的。《内经》之中蕴藏着丰富的词汇，医学涉及的各个方面的词汇都有反映，而重在理论和针灸。

1. 用古代自然哲学解释医学的基本概念

气、阴阳、五行等上古基本观念，被《内经》用来解释人体和医理，成为中医理论有统领作用的名词术语。如五行“相生、相克、相侮、相乘”这些词语，都被《素问》用来解释病理现象。气一元论的思想也用来解释生理和病理现象，如“宗气”，是由营卫之气与呼吸之气总合而成，是一身之气运动的出发点，《灵枢·邪客》就有“宗气”的论述。

2. 九针及针刺经验的词汇总结

先秦针灸实践经验已经十分丰富，在此基础上进行总结的时机已经成熟，出现了相应的词汇，如“得气”，出自《灵枢·终始》，治疗时产生的酸麻疼痛等感觉，是针刺有效的表现，针刺必须终始有无得气，这是治疗经验的总结。还有“留针”，出自《素问·针解》，指针刺得气后，把针留到预定时间再拔出。

针刺的手法也得到总结，如“缪刺”，出自《素问》，也叫交经缪刺，古刺法，左侧有病取右侧穴，右侧有病取左侧穴；筋度，五度之一，出自《素问》，测度筋的大小坚脆。还有短刺、渊刺、浅刺等，都是古刺法名称，在《灵枢》中有记载。

3. 人体部位名称

一是骨骼的名称，《灵枢》多见，《素问》也有不少。出自《灵枢》的骨名如颧骨、跟骨、锐骨（即兑骨）、胫骨（又名骭骨、成骨）、骨解（指骨缝）、穷骨（即尾脊）、完骨（指颞骨乳突）、外踝（又叫核骨）、膕（同腘）等。出自《素问》的骨名如髀骨（指股骨）、膝解（指膝关节）、复骨（指第六颈椎以上的椎骨）等。清·沈彤著有《释骨》，主要参考《内经》所说的诸骨，加以考证训诂。可见古人早就注意到这方面的词汇知识及其对针灸的重要性。《内经》的骨骼名称，在上古书籍中是记载最完备的，反映了我们祖先在人体知识上的成就，今天生理学、解剖学使用的骨骼名称，许多便直接采用了《内经》的骨骼名称，在现代汉语中仍然得以沿用。

二是脏器、组织的名称，在《灵枢》中记载数量尤其突出。如回肠、外维（外眼角的组织）、咽路（咽喉至胃的通道，指食管而言）、外眦（也叫目锐眦）、方上（指鼻尖两侧的鼻翼部）、手表（指手背）、手鱼（即鱼际，手腕之前，大指本节后，有肌肉隆起如鱼）、牙车（即牙床）、分肉（肌肉外层为白肉，内层为赤肉）等，这些名称仍然有部分在汉语中延续下来，反映了词汇强大的生命力。

4. 关于经络的名称

先秦经络的理论已经形成并走向成熟，《内经》对此也作了总结，如“六经”，出自《素问· 热论》，即太阳经、阳明经、少阳经、太阴经、少阴经、厥阴经的合称。还有“督脉”一语，也出自《素问·骨空论》。

此外，有些关于经络描述的词汇，同样值得注意。如“脉静”，出自《素问·平人气象论》，指脉象和缓平静；“脉度”，出自《灵枢》，测量经脉长短的度数；“外经”（经脉出现在体表和四肢的外围部分），则见于《灵枢·刺节真邪》。

5. 关于腧穴的名称

这时候的医书，已经出现了系列的穴位名称。例如涌泉、少泽、厉兑、内庭、太溪、太渊、太冲、太白、支沟、天窗、天容、天柱、天突、天府、天池、天井、小海、大敦、大都、三间、人迎、二间、复溜、心俞、长强、支正、丰隆、飞阳、大钟、蠡沟，这些经穴名称都出自《灵枢》的各篇章。再如风府（别名舌本、鬼穴、鬼枕）、巅上（王冰云是百会穴，后世作为百会穴的别名）、云门、天牖、上纪、大迎、下纪、浮白、大椎，这些穴位名称都出自《素问》。《内经》中出现的腧穴词语，大多被后世作为腧穴正名，标志着腧穴理论已经形成，这些词汇在针灸中具有经典的意义，影响久远。

6. 关于疾病的名称

疾病的名称基本上可分为两类，一类是病名，一类是证名。

病名就是疾病的名称，大多是古病名。这些古病名，在古医书中广泛流传，奠定了上古疾病名称的基础。有些疾病名称如霍乱、消渴等，一直延续至今。

《内经》的古病名大多含义深奥，与今天的隔阂比较深。如水郁，指水气郁阻造成的疾病；气胀，胀病之一；石水，为水肿之一种；内漏，指耳内流脓；疰，就是注病。再如五脏痹、胸满、热病、首风、胆瘅等，都属于古病名之列，这些古病名都来自《素问》。一些古病名则出自《灵枢》，如风痉，指风伤太阳经脉，又遇到寒湿所致的痉症；气痛，指气滞三焦所致的疼痛；内痈，指生于脏腑的痈；支膈，指胸膈有阻塞不适；马刀即马刀疮。还有如胸痹、周痹、众痹、米疽（发于腋下的无头疽）、厉痈，这些古病名都来自《灵枢》。这些古病名是在上古时期形成的，反映了上古时期的真实面貌，古代中医有尊经的传统，因此《内经》中的古病名，在后世的许多医书中都得到继承。

证名，主要是描述疾病症状的名称。同样的症状可能出现于不同的疾病，而有的症状则是某种疾病所特有的，许多疾病的症状古今是相同的，因此上古时期的症状名称大多延续到后世。以下就是一些常见的症状名称：

心烦，指心中烦热郁闷；心虚，泛指阴阳气血不足的各种病症；绝汗，就是脱汗，是病情危重的表现；瞀昧，后世书作冒昧，指神情昏乱；郁冒，指昏闷神志不清的症状；微风，指肌肉似乎有虫在蠕动的感觉；少气，指呼吸微弱短促。这些症状名称都出自《素问》各篇章。再如纽痛，指经筋病痛如纽结的样子；癫狂、狂言，病症名，指失去理智，心火炽盛所致。这些病症名称，都出自《灵枢》各篇章。

由于《内经》一书中的许多词汇一直流传至今，因此《内经》的用词不仅在医学中地位显赫，就是在整个汉语词汇史上也可以占据一席之地。《内经》提出的许多概念和名称，成为最早的有开创意义的中医名词，而且对后世影响巨大。如“命门”“三焦”“积聚”的名称首见于《内经》，“五腧穴”首见于《灵枢·本输》，肥气、伏梁、痞气、息贲等中古之前常见的病症名词，都已经出现在《灵枢》之中。就是一些寻常的词语，如“伤寒”的概念，也出自《内经》。伤寒有广义与狭义之分，广义的伤寒，指一切外感热病，《素问·热论》：“今夫热病者，皆伤寒之类也。”狭义的伤寒，指寒邪侵犯太阳经所致的症候，如《伤寒论》麻黄汤证所说的“伤寒”即是。《内经》的词汇不是零碎随意的，而是有组织、成体系的，为上古医学理论的建立打下了坚实的基础。

（二）《难经》的中医词汇

《难经》出现的时间，一般认为是《内经》之后，《伤寒论》之前。《难经》的传承来历与《内经》不同，古人认为是秦越人所作，因此书中的用词也有特殊之处，例如“奇经八脉”之名，还有针刺“得气”的概念等等，这种名词术语很多，这里再列举几个词语说明如下：

从荣置气，刺法术语。《难经·七十六难》：“当泻之时，从荣置气。”指刺法应在深部候气，并向浅部引提。从卫取气，《难经·七十六难》：“当补之时，从卫取气。”指在浅部候气，并且往下按纳。

不寐，即经常失眠，造成的病因很多。出自《难经·四十六难》。

湿温，病名。出自《难经·五十八难》。

肺积、肾积，古病名，均是五积之一。出自《难经·五十四难》。

飞门，指口唇，七冲门之一。出自《难经·四十四难》。

间藏，即间脏，指疾病间隔一脏而传变。出自《难经》。

从这些名词可以看出，《难经》的词语有的比较平常，有的词语则是此书独有，即使是某些常用概念，《难经》也会用其他的词语来取代。如黑肠，即膀胱，膀胱与肾相表里，肾属水，故称黑肠。黄肠（即胃），赤肠（即小肠），白肠（即大肠），青肠（即胆），这些均出自《难经·三十五难》。把《难经》

的词语与《内经》的对比，可以发现先秦的医学传承派系复杂，不像后世只尊崇《内经》。《难经》被定为医经之列，说明此书的词汇在当时有着经典的意义，同样受到许多人的尊崇。

（三）散见于其他书籍的先秦中医词汇

这里说的其他书籍，指的是非医书的文献资料，这些文献不是专门记录医学的，但也会涉及医药词汇，医药是社会生活的组成部分，因此不少书籍都会有所反映。记载医事比较早的，有《周礼·天官·医师》，把医官分为四类名称，即医师、食医、疾医和疡医，这是最早的医学分科。

《诗经》中也记载药名，如《诗经·国风·桑中》："爰采唐矣，沫之乡矣。""唐"就是菟丝子；《诗经·小雅·北山》："陟彼北山，言采其杞。"杞就是枸杞子。茹芦，也可见于《诗经》，茹芦就是茜草。

《左传》记录的病名也有一些，如医和所说的"蛊"就是病名，蛊疾指纵欲无度、神志混乱引起的疾病；又提到"痁"，就是疟疾；还提到"瘅疽"，就是热毒痈疽。《左传·宣公十二年》载有"山鞠穷"，此即中药芎䓖，又有"河鱼腹疾"，就是指湿泻而言。《史记》记载扁鹊的事迹，扁鹊治疗虢太子，名为"尸厥"之证，又说扁鹊在赵为"带下医"（妇科医生），入秦为"小儿医"（儿科医生），凡此种种，只言片语之中，都包含先秦时代的中医词汇在内。

古代医家对《左传》评价较高，认为其作者懂得医理，叙事符合医药知识，而《史记》反而不明医理，要么把扁鹊描述得神奇莫测，让人不明所以，要么把仓公的医案全部照录，毫无己见，说明汉代士大夫阶层的医药知识普遍不足，因此无法从医学的角度作出判断，这种评价是有道理的。尽管如此，站在我们今天的角度，无论是《左传》还是秦汉其他文史书籍，其中记载的中医相关词汇，对于今天来说，都是有重要的借鉴意义的。

二、两汉时期的中医词汇

（一）马王堆医书和武威医简的中医词汇

马王堆医书使用小篆书写，大概出于先秦或汉初，许多内容早于《内经》，因为出于汉代墓葬，暂时作为汉代的出土文献处理。武威医简出现的时代，通常认为早于《伤寒论》，晚于马王堆医书，其中《治百病方》是很早的方书，其他的内容也很多，是珍贵的医学资料。马王堆医书和武威医简，都属于比较早的中医出土文献，因此这里归并处理，对其词汇情况作一些说明。

有关疾病的名称，常见的有牡痔、狂犬啮人、蛇啮等。还有"尤"，就是疣，"尤"为通假字。刃伤，也是病名，即金疮。颓，指疝气而言。巢，即漏之古称，还有痈、疽、脉痔，都见于《五十二病方》。总体而言，这些疾病名称与后世疾病谱系既有联系也有区别。

《五十二病方》实际涉及病名100多个，药名240多种，但有相当部分的药名不见于《神农本草经》，方剂280多首，其中有许多方剂还没有名称。《五十二病方》是现在能看到的最早的方书。《五十二病方》的许多名称跟今天不同，如病名“伤痉”，指身体屈而不伸，这就是今天说的破伤风，表现为角弓反张，牙关紧闭，这个词语是对破伤风最早的记录。《五十二病方》所用词语，与后世中医也有差别，而且明显早于传世医学的词语，如“臂少阳脉、臂少阴脉、臂阳明脉、臂巨阴脉、臂泰阳脉、臂泰阴脉”，就是后世中医说的手少阳经、手少阴经、手阳明经、手太阴经、手太阳经、手太阴经。肩脉即手太阳经，齿脉即手阳明经，出自马王堆帛书。《五十二病方》称脉不称经，而称经是汉代的习惯，诗书称为经，而六经之说，与医学十二经脉之六阳经六阴经也刚好吻合，由此也可知道《五十二病方》的成书时代应该早于汉代。

当然《五十二病方》有的病名值得探讨，如“冥”，论者多解释为麻风病，认为状如螟虫啮穿植物，由此认为当时对此病的了解已经很透彻。但这是不可能的，因为螟虫致病致灾在先秦书简或者汉代史书上有很多记载，它是秦汉时代的固有说法。而且麻风在上古叫作癞或者疠，从未听说叫作“冥”的，仅仅因为其状如螟虫啮穿植物就断定为麻风病，显然证据不足，因此冥病还是应该解释成螟虫致病为好。

在本草名称方面，马王堆医书采用的常用词语，与东汉的《伤寒杂病论》相比较，倒是基本相同的，如干姜、桔梗、方（防）风、云母、松脂、酸枣、牛膝、细辛、菌桂、白茝、蛇床实、蜀椒、白蔹、黄耆、芍药、茱萸、雄黄、景天、石韦等。

武威医简的篇幅比马王堆医书要少得多，但个别词语照样有特点。如最早以“膏药”命名的方剂，就见于武威医简，名为“千金膏药方”。《后汉书·方术传》：“既而缝合，敷以神膏，四五日创愈。”神膏也必定是膏药。再如《武威汉代医简》：“石瘁出石。”在马王堆医书中也有“石瘁、血瘁、膏瘁”之类的词语，说明两者的词语有共同的地方。《说文》：“瘁，籀文癃省。”中古以后的医书，此类病名为石淋、血淋、膏淋等词语所取代。用字的变化，反映了上古到中古的时代变迁和语言文字的改变。

（二）《伤寒杂病论》的中医词汇

《伤寒杂病论》融理法方药于一体，成为医学全书的模式，后世分为《伤寒论》和《金匮要略》，《金匮要略》就是原来的杂病部分，这里仍旧把这两种书的词汇合为一处叙述。张仲景说的“伤寒”，不是今天西医说的伤寒，而是泛指外感风寒所致的各种病状，外延相当广泛。《伤寒论》把按照六经传变规律演化的病症叫作“传经”，把不按照六经次序传变的病症叫作“越经”。张仲景提出的按照“表里阴阳虚实寒热”来辨别病症的方法，后世叫作“八纲辨证”。

张仲景《伤寒杂病论》共16卷，书中提出汗、吐、下、和、温、清、消、补诸法，记录375个方剂，不计重复，实际收269个方剂，使用药物214种，奠定了中医治疗的基础。《金匮要略》记录杂病40多种，诸如惊悸、吐衄、下利、疮痈、痉、暍、中风、历节、血痹、虚劳、肺痿、肺痈、咳嗽、上气、胸痹、心痛、短气、腹满、寒疝、蚘虫等。《金匮要略》有预防医学的概念，开宗明义提出了“治未病”的思想。《伤寒杂病论》是对两汉以前中医词汇的一次总结，理法方药无所不及，尤以方药为重，在此以前方药词汇不太完善，到了《伤寒杂病论》，与方药有关的词汇才真正定型，同时也为中医词汇的后续发展指明了方向。

1. 与疾病及症状相关的词语

与疾病有关的词语主要是两类，一是作为疾病的类名，表示某一类的疾病名称。例如：六极，指六种虚损重症，出自《金匮要略·脏腑经络先后病脉证》；支饮，出自《金匮要略·痰饮咳嗽病脉证并治》，四饮之一；趺蹶，出自《金匮要略》，指一种行动障碍的病症，为太阳经脉受伤所致。《金匮要略》还记载了情志方面的疾病，如“百合病”，主证见神志恍惚，精神不定，治疗以百合为主药，故名百合病；再如“食复”，指病愈后因为饮食失节而复发，这个病名来自《伤寒论》。

二是专门的疾病名称，表示特定的某一种疾病，也有可能是古病名。例如：除中，古病名，出自《伤寒论》，指应该不能进食反而能进食，为危重病证；肾着，出自《金匮要略》，古病名，指寒湿内着肾经而见腰部沉重者。也有可能是一般的疾病名称。例如：疟母，出自《金匮要略》，指疟疾日久不愈，形成痞块；饮伤（水饮沉积造成的劳伤之病）、冲气（冲脉之气上逆所致的疾病），出自《金匮要略》；痂癞，出自《伤寒论·平脉法》，就是麻风；历节，又名白虎风、痛风，出自《金匮要略·中风历节病脉证并治》。

《伤寒杂病论》还有许多与症状有关的词语。例如：诈病，指无病装病，出自《伤寒论·平脉法》；心悸，出自《伤寒论·辨太阳病脉证并治》，心悸之重症称为怔忡；冒心，以手按心下，出自《伤寒论·辨太阳病脉证并治》；郑声，出自《伤寒论》，指言语重复，语音低弱，属于危重证象；面垢，出自《伤寒论》；黄汗，出自《金匮要略》；鸭溏，出自《金匮要略》，如鸭屎之溏。

2. 与方剂相关的词语

《伤寒杂病论》中最为后世称道的就是方剂，其中许多方剂名称沿用至今，如五苓散、肾气丸、大黄蛰虫丸、枳术丸、鳖甲煎丸、薯蓣丸、麻仁丸、桂枝茯苓丸、通脉四逆汤（治少阴病阴盛格阳）、调胃承气汤（治阳明病热邪结胃）、真武汤（治少阴病有水气腹痛）、抵当汤（治蓄血发狂或善妄），抵当丸（治下焦蓄血少腹满），这些都是《伤寒论》的方剂名称。还有如黄土汤、温经汤（治疗带下）、芎归胶艾汤（治妊娠下血）、薏苡附子败酱散（治肠痈）、侯氏黑散（治大风四肢烦重）、奔豚汤（治奔豚气上冲胸），这些都是《金匮要略》的方剂名称。方剂名称的命名方式，到了《伤寒杂病论》有所完善，但真正实现命名多样化，则是中古尤其是隋唐以后逐步实现的。

除了疾病与方剂词汇之外，《伤寒杂病论》其实还有许多其他的词汇，涉及面也很广泛，这里只简单提一下药物方面的词语。如川乌，即川乌头；黄蜡，即蜂蜡之一种；黄土，就是灶心土，或者叫作灶中黄土，即伏龙肝，这几味都出自《金匮要略》。也有的词语是通用的词语，有一般性的意义，如“快药”，泛指泻下峻烈的药物，如大黄、巴豆等就是此类药物，这个词语也来自《金匮要略》。

早期的医方大体没有方剂名称，不仅成书于春秋战国的《万物》，就连马王堆医书也没有像样的方剂名称，武威医简中才有方名出现，如“治妇人膏药方”“治久咳逆上气汤方”，也有冠以人名的方剂名称，如“吕功君方”“公孙君方”。后汉《伤寒杂病论》的主要方剂名称构成有两种：一是主治加剂型，如排脓散、理中丸、温经汤、承气汤；二是主药加剂型，如藜芦丸、甘遂汤。方剂名称从无到有，从粗疏到严密，从泛用到专用，表明方剂名词开始从全民语言脱离出来，向专业化、术语化的方向迈出了坚实的一步。

这一时期的中医词汇，在构词方式上从先秦以前的以单音词为主开始向复音词过渡，出现单音词与多音词并举杂处的情况，这与上古汉语词汇的情况是一致的。中医固有的基本词汇，都产生于这一时期，这一时期的中医词汇状况，决定着中医词汇总体的走向。先秦以前的中国文化造就了自己的医学，中医词汇是在先秦文化内部孕育而成的，从一开始就深深打上了传统文化的烙印。先民的思想观念、思维模式以及语言词汇，都反映在医学之中并且沉积下来。中医词汇就是在这样的文化背景下产生并且逐渐发展起来的。

（三）《神农本草经》的中医词汇

《神农本草经》是我国最早的药物书籍，其成书于东汉，收录药物名称365种，分成上中下三品，其中植物药名称252种，动物药名称67种，矿物药名称46种。但《神农本草经》的形成经历了长期的过程，上可推至先秦甚至更远，就人类的医药历史起源来看，开始只使用单味的药物治疗疾病，这时的本草书就是用药之书，单方不够使用之后，复方配伍出现，方书才得以形成，并与本草分离，成为专门的方剂之书。

《神农本草经》为本草书籍奠定了体例和范本，书中的词汇也比较丰富，涉及本草词汇的诸多方面：

1. 归纳药性的词语

《神农本草经》首先提出“四气”这一词语，即“寒热温凉四气”，以四季气候的特点归纳药性。宋·寇宗奭认为要将“四气”改为“四性”，以免与香臭之气混淆，李时珍也赞同。其实词语的含义已经形成，任意改动未必是一件好事。《神农本草经》还首次提出了“七情”，七情指单行、相须、相使、相畏、相恶、相反、相杀。单行指单味药，就是单方，其他都是指药物使用方面互相配合、互相妨碍的情况。

2. 关于植物药的词语

由于药用部分不同，植物药的名称，包括了药物的全草或者根、茎、花、叶或者树皮、果实、种子等，入药的部分各有差别，有些仅仅看名称是不够的，必须观看本草内容，才能明白其所指。例如石龙芮、连翘、杜仲、龙胆、甘遂、甘草、水苏、巴戟天、乌韭（大叶金花草之别名）、乌扇（射干之别名）、丹参、升麻、牛膝、五味子、防己、防风、云实（又名马豆）、天名精、王不留行、山茱萸、大戟、大黄、大枣、干地黄、人参、瞿麦、蘼芜（又名芎䓖苗）、橘皮（即陈皮）、薏苡仁（即米仁）、牡桂（即肉桂）、款冬花、菊花、桃花、柳花、石韦、石斛、麻黄、秦艽、秦皮、夏枯草、黄连（黄连的根茎）、柴胡、黄芩（黄芩的根）、桔梗、胡麻（黑芝麻）、柳叶（垂柳的叶）、柳絮、厚朴（厚朴的树皮或者根皮）、泽泻（泽泻的块茎）、细辛（细辛的全草）、枳实、狗脊（金毛狗脊的根茎）、知母（知母的根茎）、茜草（茜草的根及根茎）、独活、羌活（羌活的根茎或根）、桑叶、海藻、郁李仁（郁李的种子）、青蒿（青蒿的全草）、栀子（药用取其果实），这些植物药都出自《神农本草经》。

上古药材来源多样，虽然《神农本草经》这些植物药的所指已经比较繁杂，但还有一些植物药名称超过了上述范围。如蒲黄，是香蒲的花粉，系花粉类药物。还有植物的菌核，如猪苓和茯苓，猪苓又叫枫苓，是猪苓的菌核，茯苓则是指茯苓的干燥菌核。这些仅凭名称同样无法揣度。

3. 关于动物药的词语

《神农本草经》有许多动物类药物名称，如蜈蚣、蝼蛄、麝香、鲤鱼、鳢鱼（又名乌鱼）、鳖甲、蟹、石龙子、鹿茸、桑螵蛸（螳螂的干燥卵鞘）、阿胶（牛皮煎制而成的胶质块）等，这些药物都来自动物或者以动物材质为原料。

古代本草也使用动物的骨骼和牙齿等东西，如龙骨和龙齿，为古代大型动物的骨骼和牙齿化石，还有牛黄、牛胆、犀角、羚羊角等，这些在《神农本草经》中都已经有记载。

4. 关于矿物药的词语

上古时代，我们的祖先早就认识到矿物药可以治疗疾病，《神农本草经》记载了许多矿物药词语，这些矿物药包括石膏、石钟乳、云母、磁石、紫石英、干漆、石灰、铅丹、禹余粮（一种矿石）、方石（长石之别名）等。当时矿物药名词的数量不多，但也是传统药物中重要的一支。

以上这些方面的本草词语，都是上古时期初步确定了的中医中所利用植物、动物、矿物三类药物的范围，进而遴选的结果。其他非本草词语也有不少，《神农本草经》中也记载了病名，如“乳难”，就是难产之意。但总体上以本草为主，其他词语只能归于枝节。

（四）汉代其他书籍记载的中医词汇

除了上述医学书籍以外，两汉时期流传下来的医学词汇还不少，在普通文献中也有零散的记录。如《后汉书》有载，擅长外科的华佗，他创制的“麻沸散”是最早的麻醉药，他发明的“五禽戏”则是最早的健身操。华佗还发明了“夹脊穴”，后世叫作华佗夹脊，在脊椎骨两旁紧贴椎骨取穴，这种取穴方法至今仍为中医采用。《医说》引《史记》有“思风”这一古病名，义为食后下利完谷。《史记》记载仓公的病案，其中有“牡疝”这样的古病名，指疝气的一种。再如“香蒿”，为青蒿的别名，来自《说文解字》。《史记·扁鹊仓公列传》还有“蛲瘕”这样的病名。这些都可以作为当时中医词汇的补充。

汉代其他非医书的书籍，包括训诂专著、字书和文史书籍，也包含少量的中医词语，对掌握中医词汇上古的含义颇有用处。研究词汇史的人都知道，每个时代对词汇赋予的内涵都有差别，我们只有了解各个时代古人的真实想法，才能尽可能避免以今律古，掌握词汇的历史真实面目。《方言》曰：“南楚疾愈谓之差，或谓之间，或谓之知，通语也。或谓之惠，或谓之了，或谓之瘳，或谓之除。殗殜微也。晋楚之间，凡病不甚曰殗殜。凡病少愈而加剧，谓之不斟。斟，盆也。或谓之何斟。瘼，复病也。东济海岱之间曰瘼，或曰瘦，秦曰瘥。”这段文字所言都是汉代与疾病病愈有关的方言词语。我们这里着重叙述《说文》《释名》《急就篇》的相关词语状况。

1.《说文解字》记载的中医词汇

《说文解字》：“砭，以石刺病也。”说明古代制作针的材料曾用石质，以石针刺皮肉治病，以后才改用金属针。《说文解字》：“鄜，砭刺也。”鄜也是一种针刺疗法。《说文解字》：“灸，灼也，从火久声。”是用艾绒制成艾炷或艾条，烧灼或熏熨人体穴位表面的一种治疗方法。《说文解字》：“久，以后灸之，象人两胫后有距也。”“久”字像用艾炷在人后熏灸之形，是一个象形字。因为艾灸治病需要耐性，直到灸处出汗而起到作用，因此又用以指时间长，引申为抽象的时间义。可见久与灸，字义都与艾灸疗法有关。艾灸就是用燃烧的艾绒熏烤一定的穴位，来达到治疗的效果。

《说文解字》疒部当中，表示疾病意思的名称多达 70 多个，其中解释为“病也”的名称就有疾、痛、瘵、瘼、瘼、痫、疝、疵等。《说文解字》对有些名称的解释反映了当时对疾病的认识水准，解释虽然简单，却言简意赅，颇为精到，比如“瘿，颈瘤也”，所谓颈瘤，就是因为长期缺碘而形成的瘿病。“瘘，颈肿也”，颈肿就是淋巴结核。“痱，风病也”，这就是中风瘫痪。有的名称解释，表明了当时对寒热病认识的程度。如“疟，寒热休作病”，指出疟疾寒热交替发作；“痞，有热疟”，就是指有热无寒的疟疾；“痎，二日一发疟也”，就是间日疟，概括精确；“痔，后病也”，就是指痔疮病；“痛，半枯也”，这就是半身不遂症；“疫，民皆病也”，疫就是流行性传染病的通称；“瘛，小儿瘛疭病也”，瘛疭前面加上小儿二字，说明这种病小儿最易发生，此病乃痫病，俗称抽风。

另外，《说文解字》中也有与中药有关的文字。如“药，治病草”，说明本草以草木植物为主，直到今天，中药材中植物药所占比例还是最大的。“苄，地黄也”，苄是地黄的古名称。“莶，黄莶也”，所谓的黄莶，就是今天所说的黄芩。“芫，鱼毒也”，是说芫草的别名叫鱼毒，芫草煮后投入水中，水中鱼就会死而浮出，因此得名。“丹，巴越之赤石也”，说明朱砂当时主要产地在巴蜀和越地。“桂，江南木，百药之长”，说出了桂树的药用价值。

《说文解字》虽然以解释文字为主，但无意之中也为我们打开了一扇了解秦汉时期医药词汇的窗户，虽然不可能看见全豹，但从其中窥见一斑则是没有问题的。

2.《释名》记载的中医词汇

《释名·释疾病》有50多条解释，都与疾病直接有关。有的只是症状名称。例如：“痒，扬也。其气在皮中欲得发扬，使人搔发之而扬出也。”“咳，刻也。气奔至，出入不平调，若刻物也。”“蒙，有眸子而失明，蒙蒙无所别也。”“酸，逊也，逊遁在后也。言脚疼力少，行遁在后，以逊遁者也。”发痒与咳嗽、失明与酸疼，都是古今常见的症状。

有的则是病名，解释也别具一格。例如：“痈喉，气著喉中不通，蓄成痈也。”“小儿气结曰哺，哺，露也。哺而寒露，乳食不消，生此疾也。”“注病，一人死，一人复得，气相灌注也。”“乳痈曰妒，妒，褚也，气积褚不通至肿溃也。”“阴肿曰隤，气下隤也。又曰疝。亦言诜也，诜诜引小腹急痛也。”

痈喉，就是喉痈；哺露，小儿病，在《诸病源候论》有记载；注病，就是传尸病，后来叫痨病；乳痈，后来叫妒乳，跟《释名》所说符合；隤，就是疝气，就是今天说的小肠气。这几个病名后世也可以见到，但《释名》的记载是比较早的，甚至比一般的医书都早。《释名》的情况表明，文献记载的语料，总是有所详略有所选择，所以即使医书所载，也不可能是当时医学词汇的全部，传世医书记载的词汇，肯定有所疏漏。

《释名》对一些病名的解释是很到位的，从词语含义的角度，恰当地解释了疾病得名的缘由。例如：“疟，酷虐也。凡疾或寒或热耳，而此疾先寒后热两疾，似酷虐者也。”“癣，徙也，浸淫移徙处日广也。故青徐谓癣为徙也。”“痈，壅也，气壅否结裹而溃也。”“创，戕也，戕毁体使伤也。”“肬，丘也。出皮上，聚高如地之有丘也。”对疟、癣、痈、创、疣等得名的原因作了解释，这与上古汉语的词义是非常吻合的。

3.《急就篇》记载的中医词汇

《急就篇》是西汉时期一部小学类著作，涉及中医病名40余种，病种涉及内科、外科、五官科、传染病及精神疾患等方面，内科类如寒气泄注腹胪胀，外科类如痂疤疥痈疽，五官科如聋盲眵，传染病如温病疠病，精神疾患如痴癫狂。其中保存了许多古病名，如“让”“痍”等。由于《急就篇》收录的是汉代常见字，故其所记的病名大多为汉代常见的疾病，对我们了解古病名有重要意义。当然还可以了解药名，如“藋菌”，《急就篇》：“雷矢藋菌荩兔卢。”藋菌即藋芦之地所生菌也（菌类植物）。

“让”作为病名，最早出自汉代史游《急就篇》“消渴欧逆欬懑让”一句，指“大便节蕴，积而利”之痢疾。颜师古注：“吐而不下食也。”后世衍化出“曩痢”“曩痢”“曩肚痢”“曩泻”“曩肚”“曩泻”等病名。“曩痢”有久痢之意，“曩痢”“曩肚痢”指积滞酿聚，“曩泻”“曩肚”指肚大积聚，“曩泻”有食积伤食的情况。各种病名笼统来说意思相同，都是“让”在后世的延续，统指痢疾；意思上略有差别。后世这些名称之间的界界限并不十分严格，存在交叉互用的情况，甚至可以通用。

汉代中医词汇的概况就是如此。当然在中医文献之外，还有一些考古的成果，可以反映汉代词汇的点滴情况。

1975 年广西汉墓出土铜碗，内有铁冬青，1979 年广西罗泊湾汉墓也出土了铁冬青。铁冬青又名救必应，或云熊胆木，分布在两广，用于治疗高烧、咽痛、腹泻等。

广西罗泊湾汉墓还出土了大批种子，如人面子、罗浮栲、橄榄、青梅等，都是岭南特有。其中有番木瓜，番木瓜在明代的《本草品汇精要》首载，一般认为番木瓜在明代由外国传入，但汉墓已经出土番木瓜种子，可能由海上丝绸之路传入。这也说明纯粹按照文献资料来确定中医词汇出现的时间本身就有缺陷。拿药物名称来说，记载进入本草古籍的时间往往是滞后的，有些动植物或者矿物名称早就存在，而作为药物进入本草，可能比较晚。因此借助考古或者古迹、文物等可靠证据，可以弥补单纯依靠文献资料带来的不足。

第三节　发达期——魏晋隋唐的中医词汇

中医词汇进入中古以后，经过魏晋南北朝的快速发展，其面貌发生了很大的改变，词汇逐渐趋于发达，新词汇大批出现，蔚为大观，进入一个相对成熟的时期。一方面保持了上古开始的词汇分化的趋势，在各自领域出现深化、细化的倾向，另一方面到了隋唐以后，产生了医学类书，将各种材料都汇于一体，这也意味着中医词汇出现了万流归宗之势，逐渐产生了以重要的中医词汇为纲，以医学内容为目，将全部医学知识贯穿起来的中医类书。这种中医类书从词汇的角度来说，就是对隋唐以前中医词汇的一种总结与升华，有着中医词汇集大成的作用，同时把中医提升到一个新的高度。

一、魏晋时期的中医词汇

魏晋时期是动荡的时期，一些中医书籍在传抄过程中变动很多，尽管如此，还是出现了三大医家，即皇甫谧、王叔和与葛洪，他们对医学都作出了杰出的贡献，也给我们留下了一些可贵的中医词汇材料。

（一）《针灸甲乙经》的中医词汇

魏晋时期，出现了皇甫谧的《针灸甲乙经》，这是我国第一部成系统的针灸书籍，记录了349个穴位名称，其中双穴300个，单穴49个，记录的穴位别名也有70多个，丰富了穴位的词汇，第一次对针灸词汇作了全面的整理。

许多经穴名称，就首次出自《针灸甲乙经》，如璇玑、膝阳关、膝关、翳风、膺窗、攒竹、臑会、臑俞、库房、太乙、不容、五枢、五处、天溪、天鼎、天宗、上星、大赫、大横、大巨、下廉、三焦俞、三阴交、三阳络、颧髎（别名兑骨，《千金要方》名权髎）、冲门（别名慈宫）、迎香（别名冲阳）、灸疱、水沟（《肘后方》名人中，别名鬼宫、鬼市、鬼客厅）、长溪（即天枢）、气俞（即京门）、气冲（即气街）、少关（即阴交）、少冲（别名经始）、天温（即天泉）、天盖（即缺盆）、俞府、秉风等。这么多的经穴名称均出自同一本医书，可见《针灸甲乙经》在针灸词汇历史上的贡献之大。

由于穴位名称不一致，势必会出现正名与别名之分，有一些经穴别名，也出自《针灸甲乙经》，如水门（即水突）、次门（即关元）、长平（即章门）、风门（别名热府）。

（二）《脉经》的中医词汇

魏晋以前，采取的是“三部九候”的切脉法，从王叔和开始，创造性地使用“独取寸口”的切脉法，至今被中医采用。王叔和的《脉经》，是我国最早的脉学书籍，记载了24种脉象名称，分别为浮、芤、洪、滑、数、促、弦、紧、沉、伏、革、实、微、涩、细、软、弱、虚、散、缓、迟、结、代、动，并且对每种脉象都作了详细的介绍。后世医家虽然有所变化，但都是以这些脉象名称作为探讨的基础。

与穴位名称有关的词汇也需要一个积淀的过程，在针灸实践中穴位被不断发现而且得以记录下来。《脉经》对此也有贡献，发明了一些经穴名称，如小肠俞、大肠俞、膀胱俞等经穴名称，就最先出自《脉经》，为后世针灸所沿用。

病名也是《脉经》关注的要点。如“心实”，出自《脉经》，就是心气实，指心的邪气盛；又如“胆绝”，也出自《脉经》，指的是一种危重病候。

（三）《肘后备急方》的中医词汇

葛洪的《肘后备急方》，是中医第一部急救之书，多采用单方为主，书中记载了不少中医历史上最早的病名。如虏疮，就是后来说的天花，系外国传入，且是军队征讨时被传染。又提到射工病，射工是血吸虫病的一种。又有脚弱等病名，最早记录了脚气病。这些病名在原有的中医书中是不存在的，葛洪虽然是医学的研究者，并非真正的医家，但他对中医词汇的贡献是不容抹杀的。《肘后备急方》反映了当时民间医学的成就。例如吹妳，出自《肘后备急方》，就是吹奶，或称吹乳。水毒，也出自《肘后备急方》，也叫中水、中溪、溪温，《诸病源候论》有水毒候。《肘后备急方》最早发现了“疥虫”。其他病名如内损，即内伤；翻胃，即反胃；瘴疟，地方性疟疾之一；恶核，指核生肉中；恶露，指产后余血；恶脉，指赤脉隆起如蚯蚓状；乳痈，就是妒乳；跗骨疽，又名多骨疽、朽骨疽。凡此疾病名称都见于《肘后备急方》。葛洪记录的疾病名称，如实反映了西晋以后，北方大批汉族人南迁，生活在南方，需要适应新的气候与环境，也碰到了新的疾病情况。葛洪记录的病名，从其他书中也可以得到印证，如脚气，《高僧传》就记载西晋僧人支法存，本是胡人，居住在广州，著有《申苏方》，以善治脚气病闻名当时。

站在今天的角度，也可以根据文献的记载，对一些特定的病名找到其源头，如《肘后备急方》记载的沙虱病，言此病见于岭南，沙虱病也就是现在西医所说以恙螨为媒介传播的传染病，南洋及岭南一带有此病。此外，葛洪记载的天行斑疮（天花）、尸注（结核病），也都是医药文献中此类疾病名称较早的记录。

葛洪也记载了许多药物，其中有一批新的药物名词。如马齿苋，《食疗本草》有载，《雷公炮炙论》作马齿草，《证类本草》卷二十九引《肘后备急方》云：“疗豌豆疮，马齿苋烧灰傅疮上，根须臾逐药出，若不出，更傅良。”另外如乌豆，即黑大豆，这个名称也出自《肘后备急方》。

二、南北朝时期的中医词汇

（一）本草词汇的进展

1. 炮制词汇的系统化

南朝宋时出现的《雷公炮炙论》，是最早的中药炮制学专著，提出了许多药物炮炙的方法名词，如炮、炙、煨、炒、煅、熬、煎、煮、蒸、镑、薄切、刮屑、水飞等，为后世所遵循。药物名词也有贡献，如皂荚子，《金匮要略》用的是皂角，名称不同；水锦花，为密蒙花之别名；无名异，为软锰矿的矿石；天花粉，又名栝楼根；天麻，又名定风草。还有如鳝鱼、酸枣仁、蛤蚧、桑寄生、枳壳、前胡、牵牛子等药物名称，都出自《雷公炮炙论》的记载。

《雷公炮炙论》辨别药物品种也很仔细，不仅疑似的药物要加以辨别，就是同类的药物，也必定说明其品种名称。如麝香有三种，一是遗香，二是脐香，三是心结香，遗香为上，脐香次之，心结香更次，其他伪品不可用。又如琥珀之类的药物也有好几种，如红松脂、石珀、水珀、花珀、物象珀、瑿珀、琥珀，其中瑿珀质量最好。物象珀的得名原因，是因为其中有生物含藏在内，其他琥珀名称得名各有原因。这样在药物名称之下，又确立了品种的名称，对药物鉴别无疑有重要作用。

2. 陶弘景对本草词汇的贡献

南朝齐梁之际，陶弘景的《神农本草经集注》，整理了《神农本草经》原有的365味药物名称，又补充了365味药物名称，分类名称有7类，即玉石、草木、虫、兽、米食、果、菜等，这种分类法看似简单，实际比原来的分类方法有进步。还保留了“有名未用”一类，说明陶弘景已经发现这些药物词语已退出常用的范围。陶弘景按照功效区分药物，如驱风药、利水药的提法，一直使用到今天。

陶弘景为本草吸收了许多新的药物词语，如方解石（又名黄石）、乌梅（又名熏梅）、及己、山姜、大蓟、大蒜、紫菜、麻油、栝楼子、桃仁、莲子、杏仁（杏或山杏的种子）。

陶弘景另著有《名医别录》，记载了许多《神农本草经》没有的药物词语，这些药物对当时的本草而言都是新鲜的语料，因《名医别录》得以进入本草正式药物的序列，如沉香（白木香或沉香含树脂的心材）、牡蒿、苏合香（苏合香树分泌的香树脂）、檀香、艾叶、甘蔗、菱（菱的种子）、甘瓜子、石龙藤（络石藤的别名）、石楠叶（又名风药、栾茶）、石决明（即鲍鱼壳）、石濡、水菖蒲、马鞭草、马勃、鳖肉、蟾蜍、覆盆（即覆盆子）、藿香、螳螂、熏陆香（即乳香）、蜗牛、葱白、葱汁、麻花、桃叶、莎草、食盐、香薷、枸杞子、枸杞叶、茯神（茯苓抱有松根的菌核）、虎杖（虎杖的根茎）、枇杷（枇杷的果实）、鸡子黄（家鸡的卵黄）。

（二）痈疽金疮词汇的发展

南齐·龚庆宣编的《刘涓子鬼遗方》，是我国最早的中医外科专书，专门讲述痈疽金疮的治疗，而且记载了成系列的痈疽词汇。刘涓子曾经跟随刘裕，在军中担任军医，善于治疗金疮。如陈乾疽，出自《刘涓子鬼遗方》，后来也叫陈肝疮，此名出自《外科启玄》。又如疖，即热疖、石疖，俗名疖子，也出自《刘涓子鬼遗方》。龙疽、热疮、首疽、疥疮、脉疽、改訾（即败疵）、冲疽（即脐上疽）、火疮（即烧伤）等病名，也都是出自此书。后世诸多与痈疽有关的名称均从此书继承而来。

其他如名医徐之才，撰有《药对》等书，可惜都已经散失，但后世还是根据相应的文献记载，把方剂中的“十剂”这一名称归功于徐之才所创。这些都说明南北朝时期名医辈出，他们对中医词汇都曾经作出一定的贡献。

三、隋唐时期的中医词汇

到了隋唐时期，中医词汇达到了空前兴盛的程度，中医词汇的发展已经完全成熟。这一时期出现了一些著名的中医书籍，都是集大成者，总结了唐以前的医学成就。《诸病源候论》是我国第一部病候学著作，对各种疾病名称作了详细的分类和解释。《千金要方》《千金翼方》《外台秘要》都是大型的医学类书，其中医学词汇来源之丰富，选择之精审，都反映了编纂者的匠心独运。隋唐医学的宏大气象，在本草词汇方面的体现也十分明显。如唐代的《新修本草》，在编纂本草词汇方面，论其繁盛丰富，就达到了空前的水准。

这一时期的中医词汇不断分化，词汇的丰富程度非以往可比，与此同时，同化的力量也在起作用。这一时期的中医词汇以原有词汇系统作为基础，吸收了各种地域性词语，词汇覆盖面也越来越广，吸收的民间词语越多，词汇体系就越完整，更富有代表性，进而在新的基础上实现了中医词汇的整合和稳固。

（一）巢元方《诸病源候论》的医学词汇

编集方子是基础的工作，后世许多方书编得简单而机械，而巢元方的《诸病源候论》，则有特殊的意义，不是普通的医生能够做到的。巢元方关注中医疾病有关的名词术语，对疾病名称作了隋代以前最彻底的梳理，而非一味地编集无法确定其效验的方子，因此巢元方对中医疾病词汇的贡献，尤其是对中医疾病专业术语的整理和探究，反而要超过大堆的方书。《诸病源候论》将疾病分为 67 门，共涉及 1 739 种病候，广泛记载疾病名称，对病源的认识比较科学。古代医生大多重视理法方药，专门论述疾病病理的书籍很少，因此《诸病源候论》也就成为一本难得的专门叙述病理的书籍。

《诸病源候论》首次记录的病名不计其数，如冷疮、针眼、风头眩、风癣、风癔、风癞、风疽、气痔、木癞、子淋、子满、子痫、寸白虫、土风疮、土癞、九注、九漏、燥㿉疮、湿㿉疮、蟋蟀癞、麻癞、瘰疬漏、蜂漏、温壮、湿疥、蛴螬漏、蛲疳、逸风疮、野火丹、蛇瘕、萤火丹、难乳（小儿不能吮乳）、家火丹（小儿丹毒之一）、浮疽漏、酒癞、酒瘕、酒癖、脑湿、脑蒸、脐疮、蚍蜉漏、恶阻、神火丹、客忤、逆产、胎动不安、胎寒、鬼火丹、鬼胎、骨火丹、沸子、鱼脑痢、乳漏、乳疽、金癞、转脉漏、雨癞、附骨痈、坠胎、冷疮、冻烂疮、饮癖（水饮停聚胁下所致的癖病）、风癣等，这些词语都出自《诸病源候论》。从这里可以看出，《诸病源候论》吸收了大量当时民间医学的词语。

《诸病源候论》还有“漆疮”这样的病名，表明巢元方已经留意到过敏性疾病。书中提到，对漆敏感的人容易得丘疹，而耐漆的人终日接触也不会有漆疮，对过敏体质引起的疾病认识全面，这在古代是相当不简单的。

（二）杨上善和王冰对《内经》词汇的诠释

杨上善的《黄帝内经太素》和王冰的《黄帝内经素问次注》都解释了大量中医词汇的含义，代表着隋唐时代对中医经典词汇的理解水平。

王冰解释《素问·至真要大论》“微者逆之，甚者从之”，提出“人火”“龙火”这样的词语，为后世医家沿用。“病之微小者，犹人火也”，“病之大者，犹龙火也”，人火可以治之以寒凉药物，龙火则是用寒凉药物反而会助火生热，所以必须以火逐火。

由于这两部书籍主要功劳在于训诂注释方面，而且历来关注度很高，论之者已众，因此本书不再赘述。

（三）隋唐方书中的中医词汇

1. 关于方剂的词汇

方书虽然以囊括、剖析方剂为主，但其中也包含了大量的中医词汇。隋唐方书实际上包含了两晋南北朝以来的许多方剂，但从其征引的情况来看，十之六七还是隋唐时期的方书内容。隋唐方书多为大型医学类书，不是单纯的记录方子的名称，而有大量其他的内容。《千金要方》收录方剂 5 300 多首，《千金翼方》收录方剂 2 000 多首，《外台秘要》收载 6 000 多首方剂。许多方剂并非用于治疗，而是用于保健、卫生、美容等方面，说明药物的用途逐渐广泛，也说明人们的生活质量在不断提高。

《千金要方》的许多方剂名称，至今仍在沿用，如温胆汤、磁朱丸、定志丸、孔圣枕中丹、苇茎汤、犀角地黄汤、大小续命汤等，被后世医家奉为名方。

孙思邈首创复方，提出一个方子治疗多种疾病，或者多个方子治疗一个疾病。对仲景经方灵活变通，有时把两三个经方合成一个复方，以增加疗效，有时又把一个经方分成几个单方使用，分别治疗疾病。

唐代留下了许多著名的方剂名称，至今都有影响。如“紫雪散”，出自《千金翼方》，至今仍用于儿童高热、抽搐、惊厥之证。方剂虽然可以分成三六九等，使用率也大不相同，但有些著名的方剂，则是产生之后就延绵不绝，各个时代都在应用，具有超越时代的特性。

2. 关于疾病的词汇

每个时代都有新的疾病词汇需要补充，这一点在医书中必然有记录。出自《千金要方》的病名比较多，如脐风、烂丁、骨绝、心痫、肝痫、石丁、水丹（又名风丹）、火丁、三十六丁等。只不过这些病名去古已远，大多需要加以解释，如心噤，指新生儿口噤，嘴唇发紫；风疹，指一种较轻的出疹性幼儿传染病；肥疮，系头皮癣疾之一。这些名称也都为《千金要方》首次记录。

此外，出自《外台秘要》的病名如遭指，即代指。出自《千金翼方》的病名有狐尿刺，这是因为接触螳螂等分泌物引起的皮肤病。这类病名不胜枚举，如实反映了唐代疾病名称的相关情况。

唐代方书也有骨伤科的词汇，如破伤风、骨碎（粉碎性骨折）、骨出（脱臼），首次见于蔺道人的《仙授理伤续断秘方》。《仙授理伤续断秘方》对于中医骨伤有开山之功，骨伤科的许多词汇，就是《仙授理伤续断秘方》奠定基础的。

3. 关于儿科和妇产科的词汇

唐代方书突出的特点，是儿科和妇产科的内容受到格外的重视，并形成专门的书籍，儿科如唐代出现的《颅囟经》，是最早的小儿专书，妇产科则有《经效产宝》作为专书。相应地，唐代也出现了一些此前没有的关于儿科和妇产科的词语。如历瘠痟疟，就出自《颅囟经》卷上，指小儿疟疾发作无时，咬牙作声。

大型医学全书也有此类词语的记载。如拭口，出自《千金要方》，新生儿初生，要用软棉拭净口中不洁之物。玉衔也是儿科用语，即玉衡，就是清洁新生儿口腔的方法。《千要金方》卷五："小儿初生，先以棉裹指，拭儿口中舌上青泥恶血，此谓之玉衡。"从这些记载来看，可以知道拭口、玉衔、玉衡，用词虽然不同，其实含义都是一样的。

4. 关于针灸的词汇

孙思邈对针灸有重要的贡献，在前代的基础上，对穴位作了全新的探索，也给我们留下了一些词语，如阿是穴（不定穴，根据疼痛随处取穴）、奇穴（不属于十四经的穴位）、十三鬼穴（用于治疗精神疾病的穴位）。

唐代在灸法上也有改进，如附饼灸，隔物灸法之一，出自《千金要方》，把附子做成药饼，安疮上，以艾炷灸之。针具名称也略有改变，如火针，系针具名称，也出自《千金要方》，原本名为焊针、燔针。

唐代也出现了经外奇穴，经穴别名的数量也扩充不少，如和水穴，为经穴别名，出自《外台秘要》，即扶突。长谷、气端、上腭穴，出自《千金要方》，系经外奇穴名。大门、下极俞，出自《千金翼方》，经外奇穴名。这些都证明了唐代在腧穴理论和实践上有了长足的进步。

此外，最早的"灸法图"名称，见于敦煌医学卷子，其中绘有灸法的图像，但残损比较严重，其中记载的有些穴位名称不见于今天，如"板眉""天门"等。

5. 关于食疗的词汇

我国古代最早的食疗文献，当属《千金要方・食治》和《食疗本草》。《千金要方・食治》为孙思邈所作，而《食疗本草》的作者孟诜是孙思邈的弟子，不难知道唐代食疗之学的传承关系。《千金要方・食治》："夫为医者，当须先洞晓病源，知其所犯，以食治之，食疗不愈，然后命药。"所以"食疗"也叫"食治"。食疗，《汉语大词典》引的是现代书证，时代太晚，其实唐代就有《食疗本草》；食医，《汉语大词典》引《周礼》为例。《中医大辞典》言《千金要方》有食治。这几个词语都直接与食疗有关。古代有药食同源的说法，食疗的方法出现很早，但真正单列出来成为专门之学的，是在唐代，并形成系列相关词汇。

其他一些药物词语，在本草书籍中不甚彰著，但在食疗方面作用明显，因此反而出现在与食疗关系密切的书籍或者章节中。如水芹，出自《千金翼方・本草》，又名芹菜、水芹菜。又如苍耳子（苍耳带总苞的果实）、芥菜（芥菜的嫩茎叶，又名雪里蕻)、栗子、蜀葵花（又叫水芙蓉、棋盘花)，这些名称均出自《备急千金要方·食治》。还有如杨梅（杨梅的果实)、萝卜、黄明胶（牛皮煎制的胶)、陈皮（橘皮的处方名称)，都出自孟诜的《食疗本草》。由于食疗重视药食两用的东西，原来的食材中，有的也成了食疗的词语，食疗的兴起使得中医词汇添加了新的支脉，丰富了中医词汇的宝库。

（四）本草类书籍新收的药物词汇

唐代本草书籍如《新修本草》《本草拾遗》《食疗本草》都有一些新收的词语。如龙脑、安息香、茴香、诃子、阿魏、郁金、胡椒、鹤虱、硇砂、桑葚、浮萍（浮萍的全草)、凌霄花、桂枝、蒲公英、姜黄、胡椒、相思子（相思子的种子)、珊瑚（珊瑚虫分泌的石灰质骨骼)、石燕（就是燕子石，是燕子的化石)、松花粉（马尾松的花粉）等，第一次作为药物被收入主流本草。除了《新修本草》外，收集药物新词较多的就是《本草拾遗》。诸如针砂，就是钢砂，磨制钢针时产生的细屑；石蕊，也叫太白树、石濡；乌药，又名台乌药，为乌药的块根；无患子，又名木患子；马兰，又名路边菊；山榆仁，为芜荑之别名。还有山慈姑、常春藤、海马、铁粉、铁锈、迷迭香、轻粉、荔枝，这些药物都被收入《本草拾遗》。当然还有一些零碎的药物，如蠡牛（为蜗牛之别名)、熊胆、桑白皮、青黛（蓼蓝的茎叶加工制成的粉末）等，这些药物收录于《药性论》。

第四节　转型期——宋金元的中医词汇

这一历史时期，长期处于南北分割的局面，长期的隔离导致医学内容各自发展，北方医学以辽金为代表，而南方则以两宋为代表，两宋的医学继承唐代以前的医学比较多，形态也相对稳定，而北方的金朝，则出现了李杲、张从正、刘完素等人，他们喜欢自创新说，一直到元代的朱丹溪，转型才算完成。

一、两宋的中医词汇

中医有些与医理有关的名词，就出自两宋时期，如“药理”一词，首见于《圣济经》。南宋·陈言著有《三因极一病证方论》，所谓“三因”，指内因（情志)、外因（气候)、不内不外因（饮食所伤或外伤)，创立了病因学上的新名词。以下就两宋总体方面的中医词汇作一些阐述。

（一）关于本草的词汇

唐慎微修撰的《经史证类备急本草》，收录药物 1 700 多种，该书有搜奇博物的倾向，对植物、动物、矿物类药物都有详细的记录，也记录了一些新的药物，例如苍术（苍术的块茎)，就出自《证类本草》。在本草细节名称上也得到注意，如南宋·张杲《医说》卷二，误注本草药名之异，就已经直接注意到本草异名的情况，并作了明确的说明，如“牡蒙乃紫参，卫矛即鬼箭”，“牙子乃野狼牙”，“南威，橄榄也”等。

一些今天我们熟悉的药物名词，其实是在宋代才开始被发现的。如芦荟（芦荟叶汁浓缩后的制成品）、艾纳香、山豆根、猕猴桃，均出自《开宝本草》。何首乌，出自《日华子本草》。旱莲草是墨旱莲的别名，杨梅青为空青之别名，这两种药物出自苏颂的《本草图经》。其实出自《本草图经》的药物不在少数，说明苏颂在搜求新的药物名词方面不遗余力。例如石蒜、石菖蒲、石防风、火炭母草、穿山甲、刺桐花、芦笋（芦苇的嫩苗）、红娘子（红娘子的干燥全虫，又名樗鸡）、乌巢子（为鼠李之别名）、五行草（为马齿苋之别名）、薤白、熟地黄、黄药子（黄独的块茎）、桑条（桑枝）、益母草、荨麻，这些药物均出自该书。

宋代还出现了颇有特色的地方性本草，《履巉岩本草》就是一部小范围的本草书籍。今天为人熟悉的鱼腥草（蕺菜的全草）、金银花（忍冬的花蕾），就出自《履巉岩本草》。其中金银花的药名，在历史上有着一番曲折，原来的名称，如忍冬藤，出自《本草经集注》；忍冬花，出自《新修本草》；忍寒草，出自《洪氏集验方》。可见今天说的“金银花”，则是从宋代开始说的，在此之前并没有这样的名称。

寇宗奭的《本草衍义》也很著名，所收药物如蟾酥、茴香虫（金凤蝶的幼虫）、刺蒺藜（蒺藜的果实）等，都出自此书。《本草衍义》对植物的分法细致，如果实，有角（果）、核（果）、荚（果）之分，跟现代植物学的分法一致。

有的词语看似简单，一般辞书只注意明清以后的情况，如“鸡豆”，就是芡实，《汉语大词典》引《警世通言》为例。但从医书来看，基本上是宋代出现的，如宋·王贶《全生指迷方》卷二，神曲丸：“神曲（炒，一两），橘皮（洗，二两），右为细末，炼蜜和为丸，如鸡豆大。每服一粒，含化咽津。”宋·王衮《博济方》卷五，神仙太乙丹：“搜剂为丸如鸡豆大，凡遇大患时，每丸可疗两人，小可疾病，每丸可分为三服。”

（二）关于疾病的词汇

北宋医学分科的名词有大方脉、小方脉、风科、眼科、产科、疮肿折伤科、口齿咽喉科、针灸科、金镞书禁科。宋代开始有眼科之设立，其后均设此科，如“疳眼”，就是眼科病症名，也出自《龙木论》。杨子建著《十产论》，把难产分为横产（手先露）、倒产（足先露）、偏产（额先露）、碍产（脐带攀肩）等证型名称，为此前所未见。

宋代出现的其他疾病新词汇不计其数，如“急惊风”一名最早见于《太平圣惠方》。还有“脂瘤”，就是粉瘤，出自《三因极一病证方论》。当然也有比较著名的词语，如宋·董汲《小儿斑疹备急方论》所说的“斑疹”指天花和麻疹。《小儿斑疹备急方论》是最早专门论述天花、麻疹的书籍。金腮疮，即腮痈之小者，出自《圣济总录》卷十二。值得专门一提的是宋代儿科有了长足的进步，具体表现就是出现的新词语，如六阳虚汗，指手足三阳经会聚于头，头上虚汗不止，为小儿亡阳之证；气疳，即肺疳；龟胸，就是指鸡胸而言。还有疳渴、疳瘦、疳积、语迟等，所有这些名称都出自《小儿药证直诀》，疳渴指疳证兼有口渴喜饮，疳瘦指疳病消瘦，疳积指疳病兼有积滞。这些新词是成系列的，如胎怯，病症名，也出自《小儿药证直诀》，又叫胎弱、胎瘦；胎肥，指生下时肌肉肥厚，满月以后，逐渐消瘦。这些词语都是当时新出现的词语。

这种前代未见的词语，在宋代各种医书中都有所反映，只不过分布比较零散，搜集起来不太容易，这里略举数例如下：

五冷五乾，一种儿科病证。《汉语大词典》《中医大辞典》均未录。《永乐大典·医药集》卷九百七十五引杨仁斋《直指方》：“啼哭无泪，冷汗不止，汗出如珠如油，眼青泻黑血闷，涎入心肺，嘘舌出口咬人，五硬五软，五冷五乾，皆恶证也。”

偏头疼，《肘后备急方》卷三复方所引皆来自《斗门方》《博济方》《经验后方》，这些书都是五代至宋代的医书。《中医大辞典》的偏头痛则引《兰室秘藏》为例，时间上差不多，因此偏头痛、偏头疼这种名称，大体是北宋时比较流行的名称。

香港脚，宋·张杲《医说》卷二，针灸，香港脚灸风市：“掾属云：此病非俞山人不能疗，趣使呼之，俞曰：是真香港脚也。”香港脚的说法，《医说》的记载是属于比较早的。香港脚，《汉语大词典》未录，属于外科之湿脚气，也叫臭田螺，西医叫作足癣。“香港脚”这种名称，一直延续至今，看起来很平常，但可以看得出来，这是宋元以来古白话遗留的词语。

疫痢，即疫痢，病名。《汉语大词典》无例。见《先醒斋医学广笔记》卷一。明·秦景明《症因脉治》卷四：“长幼相似，沿门合境，一齐发作，下痢脓血，或下纯血，或下黄水，或下紫血水，身热头痛，胸满不食，此疫痢之症也。”疫毒痢，指痢疾之传染性强而病情危重者。见宋代《史载之方》卷下：“凡疫毒痢，一方一境，家家户户，更相染易，无不病，缘疫毒之痢，非独一般，证候多端，根源奇异，虽神农、岐伯，尚以为大奇之病，后之学医，未识其粗迹，岂知其津涯。”“更在详择而用之，永无差误，缘疫痢之状，变证多端。”也叫毒痢。《史载之方》卷下：“治毒痢，初得时，先发寒热，服前面毒痢方通神散三两盏，一日，忽隔一夜，寒热不退，下痢不减分数，通身发热，所下之痢，多是浓涕，如桃花色，如红米胶，每一次忽下一盏半盏已来。”《史载之方》特别重视疫毒痢等传染性疾病。疫毒痢也叫时疫痢，《肘后备急方》叫作“小儿脏毒”。可见《史载之方》将这些名称作了总结。

（三）关于方剂的词汇

宋代方剂名称不可计数，《太平圣惠方》收载方剂16 800多首。《太平惠民和剂局方》收载279首成方，后来补充到788首，是中国古代第一部由官府颁布的成药要典。《太平惠民和剂局方》是第一部成药专书，简称《局方》。《局方》开始于北宋，兴盛于南宋，对中成药的推广功不可没。中成药确实有汤药不能取代的优势，从此中成药的地位直线上升，用成药治病的方法被广泛接受。可以说，在方书的历史上，影响力能够与《伤寒论》有并驾齐驱之势的，恐怕只有《太平惠民和剂局方》。出自《太平惠民和剂局方》的方剂很多，如妙香散、逍遥散等，其中有至宝丹，可以醒痰开窍，对流感引起的高热效果良好，至今仍为中药名方。

北宋小儿科医家钱乙善于创制新方，其中有的方剂至今仍然非常著名，如他研制的六味地黄丸，即由《金匮要略》方的八味肾气丸加减化裁而来，用来作儿科的补剂。钱乙创制了许多儿科方剂，如升麻葛根汤，治痘疹初起；导赤散，治小儿心热；泻白散，治小儿肺盛气急咳嗽。此外还有使君子丸、百部丸、异功散等，都是临床的名方。

其余零碎的方剂名称不计其数，有趣的是一些方剂名称竟然是无名氏发明的，这在宋代医书中也有反映，如鸡鸣散。《类编朱氏集验方》卷一引淮头老兵方，此一方剂原本出自老兵之手，说明古代一些方剂的来源就是民间的秘方。

（四）关于针灸的词汇

南宋瑞安人王执中著有《针灸资生经》，值得一提的是，王执中反对行针避忌“年神、月神、日神、时神、人神”的做法，而“年神、人神”之类表示针灸忌讳的词语，在唐代以前的医书中就很习见，是一直流行的禁忌用语，而王执中敢于反对，说明他有不信邪的勇气，这些禁忌词汇，说到底是古人迷信的表现，没有科学的依据，不信从是完全正确的。

另外《针灸资生经》提出对证配穴，因证取穴，提倡同身寸，其尺寸量法被后世继承。灸法方面也有新词语，如天灸就出自《针灸资生经》，又名自灸，自灸法早就存在，但改名为“天灸”还是第一次。通过新词替换旧词，实现了名称的自我更新，这样做的目的是使其更加切合实际，更容易被人接受。

（五）关于医药习惯的词汇

社会上与医药有关的风俗习惯，随着时代的变迁，原有的相关词汇也会有所变化，而非一成不变。比如古代第一家医院叫“寿安院”，是南宋理宗时，刘震孙在广东开张的。1076年，北宋汴梁出现“官药局”，也叫“熟药所”，这是最早的国家药店，出售丸、散、膏、丹等成药。

宋代内科分为大方脉和风科。宋·伍起予有《外科新书》，这是比较早的以“外科”直接命名的书籍。也有新出现的医疗器械，如“颡叫子”，为喉科助语器，《梦溪笔谈》卷十三有记载，是比较早的医疗器械名称。

北宋时期，由于朝廷的大力提倡，医药知识十分普及，苏轼、沈括都通晓医药，邵雍、张载、朱熹都兼通医药，一些儒生专门从事医业，“儒医”之名因此而出现。此后儒医延绵不绝，如许叔微、朱肱都是进士出身，张元素、朱丹溪都是著名的儒医。

南宋与北宋的医学用语有所不同，北宋推崇《太平圣惠方》，南宋推崇《太平惠民和剂局方》；北宋用“丸”，南宋开始避宋钦宗赵桓的名讳，将“丸”改成“圆”；北宋多用“煮散”，南宋多用“饮片”。但总体而言，南宋与北宋的医学词汇有先后继承的关系，共同点是主要的，差异则是次要的。

二、金代的中医词汇

（一）与理论创新有关的词汇

受新儒学即理学崛起的影响，金代时期的医家也富有革新精神，敢于怀疑经典，勇于创新，提出一些与以往医学理论完全不同的主张，提出不少新词汇。

张元素感于“运气不齐，古今异轨，古方今病不相能也”，从而力主运气之说，使“五运六气”成为临诊的准绳，获得众多医生的认可。张元素还提出药味的“升降浮沉”和药物“归经”的观点，这两个名词术语都是以往医学中所没有的。张元素的弟子李明之，也就是东垣老人李杲，碰到当时社会上流行的“大头天行”，或者叫作大头瘟、大头伤寒，死者很多，李杲研制方剂“普济消毒饮子”，全活者甚众，这也是方剂创新的一个典型例子。

金代针灸大家窦默，本为儒家，精于理学，后隐迹于医，著有《标幽赋》，以歌赋的体裁阐明针理，便于学习和记诵。窦默的传人，江西婺源人王国瑞，独创逐日按时取穴的针法“飞腾八法”，撰有《扁鹊神应针灸玉龙经》，对后世针灸影响很大。窦默创造了透穴法，即一针多穴的刺法，在《扁鹊神应针灸玉龙经》有记载，沿用至今。这个时期也产生了其他针刺手法名称，如“青龙摆尾”，在《金针赋》中就有记载。

金代医家成无己，在《伤寒明理论》中明确“十剂”的概念，又提出“七方”之名，云：“制方之用，大小缓急奇偶复七方是也。”从此“七方十剂”的说法才得以广泛流传，成为中医方剂方面的专有名词。

（二）实践中出现的新词汇

每个时代的医家都会碰到新的疾病，金代也出现一些新的疾病名词，并在医书中记载下来，《儒门事亲》就是其中之一。如“胶瘤”，多生于手背，内有胶状物，因此得名，出自《儒门事亲》卷八；“肉蝼蛄”，指鼻中息肉，见《儒门事亲》卷十五；“便痈”，就是血疝，是当时的俗称，见《儒门事亲》卷四。

金·赵大中有《风科集验方》二十八卷，是风科最完备之作。风科开始于宋代，元代也有治疗风病的专科，风科包括各种风邪所致的疾病。“风科”是古代独有的名称，但风科能够单独成科，说明因风致病的情况确实很多。

金人征伐频繁，因为战争造成的伤者甚多，骨伤受到格外重视，正是金代开始出现了正骨科。从唐代的骨科专书到金代“正骨”成为专科，经历了漫长的历史过程。

三、元代的中医词汇

元代疆域广阔，外来医学比较多，但本土的医学也仍旧在发展之中，因此出现的医学主要是两类，一是以蒙古人为主的官方医学，二是以汉族医家为代表的医学。元代中医的词汇，也主要与这两类医学有关。

（一）蒙古医家及宫廷医学的词汇

元代蒙古医家比较活跃，留下了一些医学书籍，为丰富或者改造中医词汇作出了应有的贡献，无论方剂、食疗或者针灸方面，都增添了许多新词汇。

传世的著名医书如《瑞竹堂经验方》，就是为元代蒙古族沙图穆苏所作。《瑞竹堂经验方》所载方子，都是屡试有效的验方，在当时就很出名，后世也一直沿用，如四物汤、四君子汤、活络丹等。

《饮膳正要》为元·忽思慧所撰，此书是第一部饮食卫生与营养学方面的专著，也是食疗的专书，对食疗作了全面的总结。《饮膳正要》记录的药膳和食疗方剂十分丰富，还增加了一些以往本草没有的药物，如西瓜、回回豆、海红（沙果）、黄羊等。

元代针灸名家忽泰必烈，著有《金兰循经》，原书已佚，《中国医籍考》谓其“取十四经络流注，各为注释”。“十四经脉”名称之提出，或为此书的缘故。

许国祯是元朝的宫廷医家，著有《御药院方》。此书是我国历史上最早的宫廷秘方书，汇集了宋金元三代的御用药方，不少方剂是宫中禁方，平常百姓难以见到，如“御前洗面药”“皇后洗面药”等。其中“七白膏”是美容名方，至今有名，此方由七味以白开头的药物组成，即白术、白茯苓、白芨、白蔹、白芍、香白芷、白附。此外《御药院方》也记录了一些药物名称，如曼陀罗花，为洋金花的别名。

（二）汉族医家及其词汇

与此同时，元代也出现了许多汉族医家，从各方面为中医词汇作出了新的贡献。既有朱丹溪这样的金元医学的集大成者，也有其他各方面的杰出医家，他们共同促进了当时中医词汇的发展。

1. 与医学理论有关的词汇

王好古，进士出身，拜张元素、李杲为师，著有《阴证略例》，注重伤寒阴证的治疗和理论阐发，对阴证的鉴别十分细致，主张温养脾肾。经过王好古的阐发，“阴证”这一词语从此进入医学的视野。此外，朱丹溪把郁证分为六种，即气郁、湿郁、热郁、痰郁、血郁、食郁，一般气郁在先。刘昉《幼幼新书》最早记载小儿指纹“虎口三关”的检查方法。这些都从理论和方法上对中医起了促进作用。

危亦林《世医得效方》卷十八有“用麻药法”，这是“麻药”较早的记载。危亦林把骨折和脱臼归结为“六出臼”“四折骨”。六出臼指肩、肘、腕、髋、膝、踝六大关节脱位，四折骨指肱骨、前臂骨、股骨、胫腓骨四大长骨骨折。

元代正骨金镞独立成科，主因是战争频繁，骨伤箭伤经常发生。元代的骨伤正骨有突出的成就，李仲南《永钤类方》二十二卷，尤其重视骨伤科，体例上以脉、病、因、证、治为“五事”，以此为关键所在，故名钤方。

2. 与方剂有关的词语

元代方剂词语，有的与历史事迹有关，如葛可久《十药神书》记有仙草骨痛活骨膏，源自滇南民间，组方为六阳草（老鹳草，又名仙草）、灯盏草、钻地风（即黄琐梅根），传说元军攻打大理时，当地人用地方为军人治疗骨病有神效。对于这个方剂，《滇南本草》也有记载。

但更多的是医家的创造发明，如元代医家王珪，江苏常熟人，著有《泰定养生主论》，对痰证特有见解，创制滚痰丸，至今沿用不衰。还有玉屏风散，是著名中成药，用于体虚感冒，最早收于《世医得效方》，是危亦林家传经验方，历代为人乐用。今天胡庆余堂的“沉香化气胶囊”，就出自《御药院方》，既能治疗胃病，也能养胃。

3. 与疾病有关的词语

与历代相似，元代医学同样为我们留下了许多疾病新词语，新词汇如同活水，不断注入原有的疾病谱系，如眉炼，指眉间生疮，出自《卫生宝鉴》；乳岩、冻疮，均见于《丹溪心法》；通睛，即斗鸡眼，多见于小儿，出自《世医得效方》；破伤湿，指皮破肉伤为水湿所侵，出自《世医得效方》。

两宋金元时期的医学，是中医历史上的转折期，这一时期的中医词汇，与汉唐时期相比，有了很大的变化，就其优点来说，这一时期的医家具有更加明确的创新意识，理论词汇方面尤其具有特点，标志着这一时期医学理论上的突破。

第五节　稳定期——明清的中医词汇

明清时期，中医词汇的结构逐渐趋向稳定，最大的特色是民间的草药医崛起，民间医药的词汇大量涌现，为原有的医药体系所吸收。同时中医药词汇已经有两千多年的历史，经过长期的词汇更迭，又经过不断的总结，到了明清时期，那些经得起考验的医药词汇，几乎完整地保存下来。从此以后，各种来源的中医词汇，真正汇总成为一个庞大的词汇系统，每个词语都能从这一系统中找到自己的位置，虽然中医词汇庞杂凌乱在所难免，但作为一个有机整体已经趋于成熟。

一、明代的中医词汇

明代的中医词汇，在前代的基础上继续向纵深方向发展，值得一提的是，明代医学的发展是全方位的，因此在词汇上体现出来，也是五彩缤纷的景象。明代学风空疏，八股文风横行，训诂方面少有成就，但医学领域却是个例外。

（一）与本草有关的词汇

1.《本草纲目》新收的药物词汇

《本草纲目》的成就举世皆知，此书收录药物 1 892 种，其中 300 多种是新增加的药物。如三七，就是由《本草纲目》最早介绍的。其余如杜鹃花、月季花、山茶花、棉花、满江红、山矾叶、橘红、蟋蟀、螺蛳、壁虎、蜂蜜、墓头回、紫河车、密陀僧、梧桐叶、黄皮果（黄皮的果实）、海螵蛸（乌贼骨）、海金沙草、莨菪根、蚕茧、蚕蜕、素馨花、枸橘（枸橘的果实）、香附、狗尾草（狗尾草的全草）、金精石（水金云母的片状体）、板蓝根（靛青根）、柿漆（柿子不成熟果实加工制成的胶状物）、柿霜（柿饼所生的白色粉霜）、白花蛇、蕲蛇、冰片（即梅片）、米皮糠（稻的种皮），这些动植物矿物名称，也是由于此书收进正规药物，从而正式加入本草词汇行列的。

《本草纲目》的高明之处，在于吸取了不少不受人注意的药物。如石见穿，又叫月下红、石打穿；石青，是扁青的别名；石兰，为石韦之别名。甘松、乌梢蛇、乌蛇胆、乌骨鸡、川牛膝、鸦胆子、鸦片、狗宝（狗胃中的结石），这些本草词汇均出自此书。像乌梢蛇、乌蛇胆之类的东西，令人恐惧生厌，但李时珍却能摒弃偏见，向人们说明即使是毒蛇也有其药用价值。

2. 其他本草书籍新收的药物词汇

一是野生草药名称，如《救荒本草》为明·朱橚等修撰，作者经过实地调查记录民间各种可食用的草木，其目的在于救荒，不在于医疗，却也收载了一些不见于其他本草书籍的野生草药。如山扁豆、山梗菜、粉条儿菜（肺筋草的全草）、蚕豆（胡豆）、绞股蓝（即落地生）、急性子（凤仙花子）、挂金灯（即灯笼果，酸浆的果实）、歪头菜（即两叶豆苗）、狗筋蔓（狗筋蔓的全草）、兔儿伞（兔儿伞的全草）、鸡眼草（鸡眼草的全草）、补血草（补血草的全草，分布在北方广大地区）、耐惊菜（节节花的别名）等，这些草药都来自《救荒本草》。其他的明代书籍也记录了一些药物，如玫瑰花，为玫瑰初放的花，出自明·姚可成《食物本草》；透骨草，指地构叶的全草，也可指凤仙透骨草，出自明·高濂《遵生八笺·灵秘丹药笺》；鸡内金，为家鸡的砂囊内壁，出自《本草蒙筌》。《本草蒙筌》为明·陈嘉谟编著，李时珍编《本草纲目》时，把《本草蒙筌》列为参考书目。《本草蒙筌》注重中药炮制的火候，首倡“紧火”

（即持续猛烈之明火）的运用。

二是地方性药物名称，明代地方性药物也形成专书，最著名的如《滇南本草》。如川贝母、土茯苓、烟草、金铁锁（金铁锁的根）、金针菜（即黄花菜）、松香（马尾松的松油脂）、苹果、灵芝草（紫芝或赤芝的子实体），最早都出自此书。对一个地区的本草名称记载如此详尽，并引起连带效应，带动人们重视地方性本草，从中寻找新的良药，应该说《滇南本草》在这一方面功不可没。

（二）与医理有关的词汇

薛己的《内科摘要》，是中国医学史上首次以“内科”命名的书籍。直接以医案作为书名的有汪机的《石山医案》、孙一奎的《孙东垣医案》、薛己的《薛己医案》。吴昆《脉语》称病案为“脉案”，“脉案”一语，流传至今。脉案内容包括7个方面，如病人籍贯姓名、望诊闻诊、发病时间、疾病现状、治疗措施、诊断依据、处方加减等。

《景岳全书》有张介宾“脉神章”3卷，对脉神、正脉16部论述详尽。张介宾提出“非风”之说，明确内风与外风无关，应该是《内经》所说的厥逆，因此名为“非风”。

明初楼英在《医学纲目》中，明确提出“八纲”，从此八纲辨证成为正式的术语。《景岳全书》则有六变辨，明确了六变的概念：“六变者，表里寒热虚实是也，是即医中之关键。”

明·施沛的《祖剂》，对800名方进行追源钩沉，注意到对方剂名称及其内容进行全程演变的探索。《医方考》也是同类著作，由此表明这些医家不满足于局部的认识，这些看法和做法与词汇史的观点是一致的。

他们的努力也留下了一些词语，这里仅举一例：

动气，《答朝鲜医问》：“问：理中汤用白术，有动气去术加桂之说，此动气果病名否？答：动气之说，出于仲景。而成无已注曰：动气出于脐下，或左或右，或中筑筑然跳动，乃下部肾中之气挟外邪筑触而动也。夫肾气宜静不宜动。白术性燥，更能动气，所以去此，而加桂，免滞使利之意。此动气之说也。”《伤寒六书》，动气：“动气者，脏气不调，筑筑然跳动，随所主而形见于脐之左右上下也。其人先有痞气，而后感于伤寒。医人不知患有痞积在内，妄施汗、下、吐法，致动其气，故曰动气。”

（三）与疾病有关的词汇

明代在前代疾病词汇的基础上，增加了不少新的疾病相关语料。如龚廷贤所著《寿世保元》卷二“泄泻”，介绍了五更泻：“脾虚作泻，清晨五更作泻，或全不思饮食，或食而不化，大便不实者，此肾泻也。”这是“五更泻”最早的记载。

明·陈司成《霉疮秘录》，是最早的梅毒治疗专著。梅毒从明朝开始由欧洲人传入中国，以前虽然也有类似的病名，但梅毒的性质已经不同于以往普通的性病。明代医书把梅毒叫作广疮、杨梅疮、棉花疮、霉疮等。

“麻疹”作为病名，最早出现在明代，在此以前并无这个名称，龚信《古今医鉴》首次记载“麻疹”一词，并对麻疹与痘疹进行鉴别。

“麻风”一语，首见宋代的《太平圣惠方》，而明代沈之问《解围元薮》对此作出了系统阐述。也可以书作“麻疯”。《汉语大词典》引张介宾为例。《中医大辞典》云见《外科摘录》卷二。

明代新见的疾病名词，还体现在许多细微的层面上。如耳沁，指聤耳之急性者；鸡胸，又名龟胸，均出自明·秦景明《幼科金针》。胎瘤，又叫红丝瘤，新生儿疾病，就是血管瘤，出自《外科正宗》卷二；油风，头发突然成片脱落，出自《外科正宗》卷四；风喉，即马脾风，出自《证治准绳·幼科》。这些词语不一而足，进一步丰富了中医疾病的词汇库。

外科词汇形成体系并走向成熟，实现了质变，这个转变就是在明代完成的，医学的架构随着时代的不同，也会出现相应的改变，而总体的趋势是逐渐走向合理，也逐渐与今天中医的架构接轨。明·王肯堂晚年撰成《外科证治准绳》，集外科名方而成，其记录的外科手术名称最多。陈实功的《外科正宗》是明代外科的代表之作，其中有一些新的名称。如“疮疡关节”，就出自《外科正宗》卷一，用来推断疮肿化脓的时间，通常阳疮以 14 日为关，阴疮 21 日为节。

（四）与针灸、推拿等有关的词汇

针灸手法名称在明代出现繁复化的趋势，如烧山火、透天凉等针刺手法名称，出自明·徐凤的《针灸大全》。《针灸大全》首次对“子午流注”作出详细的解释，并提到“子午流注针法”“灵龟八法”“飞腾八法”，都是按时取穴的方法。杨继洲则将前人补泻手法归结为 12 种，即“爪切、指持、口温、进针、指循、爪摄、针对、指搓、指捻、指留、针摇、指拔”，以后又简化为八法，即“揣、爪、搓、弹、格、扪、循、捻”。杨继洲倡导透穴针刺，书中提到烧山火、透天凉、苍龙摆尾、赤凤摇头、龙虎交战等手法名称。杨继洲的《针灸大成》，在腧穴里列出“奇穴”这个类别。如果说《灵枢》是对针灸的第一次总结，《针灸甲乙经》是对针灸的第二次总结，那么《针灸大成》就是对针灸的第三次总结。杨继洲对针灸词汇的贡献，在于他能够推陈出新，善于创造新的针灸词语，在以往的经验基础上进行总结并且提高，因此《针灸大成》成为明代以后最有影响的针灸书籍，绝非偶然。当然明代其他书籍也有记载针灸手法的，如“雷火神针”，灸法之一，就来自《本草纲目》的记载。还有“灯火灸”，也是较早见于《本草纲目》，是用灯草蘸油燃火在穴位上灼灸的方法。

明代太医院设按摩科，按摩应用于儿科时改称“推拿”。《小儿推拿秘诀》把推拿多种手法归纳为“按、摩、掐、揉、推、运、搓、摇”八法，为后世推崇。推拿也同样出现了许多手法名词，如双龙摆尾，又叫二龙摆尾，小儿推拿手法，出明·周于蕃《幼科推拿妙诀》。斗肘走气、凤凰鼓翅，均为小儿推拿方法，出自陈氏《小儿按摩经》。同时也出现了一些推拿穴位的名称。如天河、天心、八卦、一扇门、一窝风、心演（位于两乳之间心窝部分，用来治疗惊风），这些都是按摩穴位名称，都出自陈氏《小儿按摩经》。推拿手法名称与推拿穴位名称之间关系密切，手法治疗中可以发现更多的推拿穴位，而推拿穴位的发现反过来可以丰富手法治疗的内容，两者可以互相影响、互相促进。

此外，明代总结性的方书有《普济方》，共168卷，保存了宋元时期散失的大量方剂，收载方剂61 700多首，是现存最大的方书。《普济方》对疾病以门类的方式加以归结，各种门类的名称比较完善，这些在本书后面中医词汇主干层部分会有涉及，这里权且从略。明代眼科有长足发展，王肯堂《杂病证治准绳》有七窍门，对内眼结构的认识有“神膏”（玻璃体）“神水”（房水）“神光”（视功能）等词语，为此前之所未见。明·朱权《活人心法》有八段锦导引法，发展了坐功，简化了导引术，与经络学说关系密切，为后世养生家看重。

二、清代的中医词汇

（一）与常规疾病有关的名称

清代常规疾病也有新名词涌现，如《医宗金鉴》共90卷，以经方为主，采集各家学说，同时也有所创新发明。如袖口疳，是疳疮的一种，出自《医宗金鉴》；眉心疔，指生于两眉之间印堂穴的疔疮，出自《医宗金鉴》卷六十三。又如《类证治裁·伤风》有“时行感冒”，指流行性感冒，较一般感冒严重，因此使用这个名称，与一般感冒区分开来。

乌茄疔，又名惹肥。病名，出自《治疗大全》。

调豆，就是调疽，一种指疔。出自清代的《外科集要论法》。

含腮疮、龟毒、伴场疔，均出自清·邹五峰《外科真诠》。含腮疮即痄腮，龟毒即腕痈，伴场疔是疔疮的一种。

眉风癣，指眉中瘙痒、溃烂蔓延。出自《疡医大全》。

灯笼病，指淤血所致里热外凉的疾患。见于《医林改错》。

青腿牙疳，指两腿青紫如走马疳般的溃坏。这个病名也是清代才出现的。《汉语大词典》引《儿女英雄传》为例。《冷庐医话补编》录方有青腿牙疳方：“咸丰乙卯年，吾邑皇甫湘山上舍（岷），患牙龈肿烂，两腿青胀，其势甚剧，诸医不效，乌程温醉白诊之，谓病名青腿牙疳，不必服药，惟食马乳可愈，如其言，一月全愈。又一戴姓妇人，病证相同，亦食马乳得痊。按：此证见于御纂《医宗金鉴》八十四卷外科门，长洲唐笠山大烈所著《医宜博览论》曾述及之，吾乡罕有此证，医家知此者亦鲜矣。（炳章）按：青腿牙疳，清初关外发现此症，饮马乳得愈，故采入《医宗金鉴》，近年江浙间亦有之。”

清代的疾病词汇，在前代的基础上有了进一步完善，因此看起来比较全面。如《医宗金鉴》卷四十三，痘证面部吉凶论，论痘形之名称，有“蒙头、抱鬓、蒙口、锁眼、抱鼻、锁口、锁唇、锁项、披肩、断桥、囊球、蛇皮、蚕种、环珠、浮萍、蟹爪”等用语，其叙事之严密、考虑之周全，从词语上都可以表现出来。这个时期的中医用语，向纵深地带挺进，如对痘疹接种疫苗，又有旱苗、水苗、补苗之说。《医宗金鉴》卷四十三还有信苗：“种痘发热以前，小儿面部上忽出颗粒似痘，名曰信苗，此痘之将发，毒气之标也。”

痘疹之中，还有“包痘”。《冷庐医话》卷五，痘：“《翼驹稗编》云：海州刘永有一子，年五岁，出痘遍体，疙瘩大如瓯，凡三四十医皆不识，有老妪年七十余，见之曰：此包痘也。吾所见并此而二，决无它虞。六七日疙瘩悉破，内如榴子，层层灌浆皆满，真从来未睹者。痘书充栋，亦无人道及，可见医理渊深，即痘疹一门，已难测识矣。余按：此可以补诸痘书之阙录云。”

（二）关于传染病的词汇

传染病是特殊的疾病，中医是在与各种传染病的斗争中发展起来的，瘟疫或者急性传染病，在清代时有所见，在中医古书里也有相应的记载。

范行准言，清代嘉庆时，外来传染病真性霍乱由海路传到广东，死者众多，当时不明病源，病名杂乱，称之为吊脚痧、绞肠痧、麻脚瘟、瘪螺瘟。清·钱一桂《医略》卷十三，称沙蜮（沙毒）的俗名为麻脚瘟，与霍乱只是相似，并非同一物。

王孟英有《霍乱论》，分为热霍乱、寒霍乱，创立新方 8 首，对于治疗霍乱，功不可没。晚清田晋元著《时行霍乱指迷》（成书于 1847 年），称为时行霍乱，这个名称与现代的霍乱概念已经没什么差别。

喉科急性传染病受到格外重视。典型的书籍有《重楼玉钥》，为郑梅涧在乾隆年间所著。书中所述“白缠喉”，是最早的关于白喉的记载，郑氏制养阴清肺汤以治疗此病。“白喉”的正式名称，则见于《时疫白喉捷要》。此书为张绍修 1864 年所著，是第一次以“白喉”直接命名的书籍。白喉是白喉杆菌所致的急性呼吸道疾病，这个名称为西医采用。同属于急性传染性热病的还有“烂喉痧”，见于金保三《烂喉丹痧辑要》（1867 年），也属于喉科疾病。

甚至有的比较轻微的传染病，也有医家加以留意并记录下来。如“飘麻”，指一种程度很轻的出疹性传染病，冬春季流行，多见于幼儿，出自《验方新编》。这些都表明中医在传染病方面取得了进步，有些以往不能指出病名的传染病，这个时候可以明确其病名和治疗方法。

（三）与本草有关的词汇

赵学敏所著的《本草纲目拾遗》收录药物 921 种，其中 716 种是《本草纲目》所没有的，如旱地莲（为金莲花的别名）、木蝴蝶（又名千层纸、千张纸、三百两银药）、山海螺（又名奶参、四叶参）、黄荆子（黄荆的果实）、茶油（油茶种子的脂肪油）、鱼鳖金星（抱石莲的全草）、红木香（南五味子的根或根皮，又叫内红消）。一些新增的药物是民间药品，如太子参、冬虫夏草、万年青、藏红花、睡莲、雪莲花、梧桐花、桃金娘花、金边兔耳（杏香兔耳风的全草）、金果榄（金果榄的块根）、罗裙带（文殊兰的叶）、刺梨（刺梨的果实）、鸡冠子（鸡冠花的种子）、鸡血藤（香花崖豆藤的藤茎）、买麻藤（买麻藤的茎藤）、翠云草（翠云草的全草）、路路通（为枫香的果实）等。其他书籍记载的本草名词也有，如金雀花（锦鸡儿的花），出自清·赵楷《百草镜》。又如龟胶，出自《本经逢原》，为龟板熬制的胶。再如太子参，又名孩儿参，出自《本草从新》。

这个时期更多的民间药物名称引起医家的注意，不仅本草书籍，就是笔记体的医话，对此也有记录。典型的如《冷庐医话》，就记录了以下罕见的药物名称：

神黄豆，《冷庐医话》卷五，药品："神黄豆，诸家本草不载，惟见于叶大椿，《痘学真传》云：神黄豆种出云南，能稀痘，各一粒，甘草汤咀服。然不若梁晋竹孝廉绍壬《两般秋雨庵随笔》所述为详，云：神黄豆产滇之南徼西彝中，形如槐角子，视常豆稍巨，用桶瓦火焙去黑壳，碾细末，白水下之，可除小儿痘毒，服法以每月初二十六日为期，半岁服半粒，一岁服一粒，递加至三岁三粒，则终身不出矣。或曰按二十四气服之，以二十四粒为度。"

石打穿，《冷庐医话》卷三，噎："明·蒋仪《用药镜拾遗赋》注云：噎膈翻胃，从来医者病者群相畏惧，以为不治之证，余得此剂，十投九效，不啻如饥荒之粟，隆冬之裘也，乃作歌以志之曰：谁人识得石打穿，绿叶深纹锯齿边，阔不盈寸长更倍，圆茎枝抱起相连，秋发黄花细瓣五，结实扁子针刺攒，宿根生本三尺许，子发春苗随弟肩，味苦辛平入肺脏，穿肠穿胃能攻坚，采掇花叶捣汁用，蔗浆白酒佐使全，噎膈饮之痰立化，津咽平复功最先。按：石打穿，本草罕见，至《本草纲目拾遗》始载其功用，然世人识之者鲜，即或识之，亦未必信而肯服。"

苍耳子虫，《冷庐医话》卷一，苍耳子虫："苍耳子草，夏秋之交，阴雨后梗中霉烂生虫，取就薰炉上烘干，藏小竹筒内，随身携带（或藏锡瓶，勿令出气）。患疔毒者，以虫研细末，置治疔膏药上，贴之一宿，疔即拔出而愈（贴时须先以针微挑疔头出水）。余在台州，仆周锦种之盈畦，取虫救人，屡著神效。比在杭郡，学舍旁苍耳草虫甚多，以疗疔毒，无不获效。同邑友人郑拙言学博风锵携至开化，亦救治数人。彼地无苍耳草，书来索种以传。又青蒿虫治小儿惊风最灵，余孙荣霖曾赖此得生。此二方皆见《本草纲目》，而世罕知其效，特志之（青蒿虫亦在梗中，焙干研末和灯心灰汤调送下）。"

佛蜕、人蜕，《冷庐医话》卷五，药品："张叔承《本草选》谓方书所用大枣，不分黑白，细详之，乃是红枣之大者，若黑枣则加蜜蒸过者。又谓今人蒸枣多用糖蜜拌过，久食最损脾胃，助湿热也。窃意红枣力薄，和胃则宜，黑枣味浓，补中当用，似不得混同施治。至助湿热之说，理不可易，是以多食则齿生虫而致《龙木论》治内障眼有五蜕散，用龙蜕（蛇皮）、蝉蜕、凤凰蜕（乌鸡卵壳）、佛蜕（蚕纸）、人蜕（男子奶发）等分，一处同烧作灰，研为细末，每服一钱，用熟羊肝吃，不拘时候，日进三服，佛蜕、人蜕之名甚新，可补入药品异名中也。”

（四）清代其他的中医词汇

历代医家对中医词汇的创新永不止步，清代也不例外。清代出现了一些著名的方剂，如“血府逐瘀汤”，出自《医林改错》，王清任用来治疗胸中血府血瘀诸症，配伍由当归、生地、桃仁、红花、枳壳、赤芍药、柴胡、甘草、桔梗、川芎、牛膝组成，本方从桃红四物汤化裁而来，活血不耗血，祛瘀又生新，故名血府逐瘀汤。

清代还出现了一些独树一帜的医书，其中个别词语与别的医书截然不同。如陈复正《幼幼集成》六卷，刊于乾隆时期。陈氏把伤寒病痉、杂病致搐、竭绝脱证都归于“搐”，伤寒病痉为“误搐”，杂病致搐为“类搐”，竭绝脱证为“非搐”。陈复正积极提倡“火功”，书中凡例，强调“火功为幼科第一要务”，书中提出全身灯火的六十四燋，对角孙、天容、承浆、肩井、曲池、合谷、命关、长强、承山、昆仑、涌泉等穴进行灯火灸。

经过两千多年的词汇积累，中医词汇至明清时期逐渐趋于稳定，明清时期的医家，从各种角度对中医词汇加以整理，各种中医词汇的脉络因此更加清晰，进而在新的基础上促成了中医词汇体系的更新与完善，并有了新的发展。如吴其濬《植物名实图考》，对本草的同物异名或者异物同名现象作了考订，匡正了本草中的一些谬误，有许多创见。吴其濬采用近代的方法进行中医词汇的处理，说明那时先进的国人已经注意到中医学术的近代化问题，并作了有益的尝试。

清初以来，医家共推张仲景为“医圣”，认为张仲景方书可与儒家六经并举。儒中有孔子，医中有仲景，因此列仲景为“医圣”，这也是清代中医词汇的一个侧面。

明清时期的中医词汇体系，根基稳固，枝叶繁茂，中医名词术语系统已经全面形成。近代以来，虽然中医不断受到冲击，但始终屹立不倒，应该说这不是偶然的。中医词汇已经成为汉语词汇不可分割的一部分，中医词汇与大众词汇交相辉映，融为一体，因此具有顽强的生命力。

第六章　中医词汇分析方法

中医词汇成分复杂，而且主要围绕医学的用途而展开，虽然都属于汉语词汇这一大范围，却不能完全照搬一般汉语词汇的分析方法，而必须从中医词汇的实际出发，使用更为切实可行的分析方法。按照中医词汇的实际情况，在共时阶段，可以分为核心层、主干层与边缘层。核心层包括内核层与外核层，分析中医核心词汇，主要是分析中医药的基本名词术语。核心层的外围是主干层和边缘层，由词汇的中心地区逐渐向外延伸。在历时阶段，可以分为沉积层和覆盖层。沉积层是历史词汇沉淀的结果，历史越久沉积越深，覆盖层则是表层的部分，沉积时间不算悠久，而且数量众多。

第一节　层次梯度的观点

按照中医词汇的结构，可以分为核心层、主干层与边缘层。核心层又可以分为内核层和外核层，内核层是使用频率很高，处于主导地位的术语名词。边缘层则是完全被边缘化，使用概率很低的中医词汇部分。从内核至外核，再从主干层到边缘层，中医词汇呈现出鲜明的层次和梯度，由中医词汇的中心地带逐渐向外围地带延伸。横向观察，是层次的问题，纵向观察，是梯度的问题，两者有机结合起来，才是有效的词汇分析方法。

中医词汇与普通词语相比，组织性更强。中医词汇按照一定的原则有机地组织在一起，许多词汇是成群结队存在的，与普通词语的零散状态大为不同，实际上这也是一切专业词汇与普通词汇之间的差别。

词汇的新陈代谢是一个自然的规律，不同词语的生命力并不相同。一般而言，在词汇的王国里，应景生造或者临时拼凑的词语，其生命力十分有限，虽然大型辞书中，对这些词语都不加区别地加以罗列，似乎词语的价值都是同等的，但事实上，词语所起的作用大相径庭，有些词语历史久远影响深远，而许多词语只是枝节辅助，或者是昙花一现而已。例如有一个病症名称为“页育”，《中医大辞典》有此词语，出自《咽喉经验秘传》，但不太完善，终究只有单例孤证，意义不太清楚，如果与其他词语同等看待，确实有失偏颇。对中医词汇进行层次分析，可以避免这种主次不分、等量齐观的情况。

一、中医词汇的层次

中医词汇的层级性十分明确，如总病名之下是病种名称，病种之下是病名，病名之下是病证名称，病证之下还有各种证型名称。本草也是如此，在总药名之下是类名，如植物药、动物药、矿物药、生物药；再下是子类名，如玉石部、草部、木部、果部、虫鱼部、禽兽部等；每个部之下是细分部名，如植物药还可以分为茎药、叶药、花药、子药、根药等；然后才是具体的每一个药名，在药名之下还有品种的名称。如在《新修本草》中，连翘有大翘、小翘之分；黄芩圆者名子芩，破者名宿芩；牛黄则有散黄、慢黄、圆黄等品名。这些词汇分别处在不同的层次上，共同构成庞大的中医词汇体系。而从平面上来说，中医词汇的层次是若干同心圆的组合，从内核层、外核层、主干层、边缘层渐次过渡到与中医有关的普通词汇层。从内向外，词汇的医学色彩依次由浓趋淡，医学的作用也逐渐降低，直至与普通词汇融于一体。

（一）中医词汇的内核层和外核层

中医词汇的分布呈现有序的状态，核心部分集中度最高，然后依次向外发散。最核心的部分词汇称为内核，在内核之外的就是外核。核心词汇在理论上处于核心位置、使用频率高，其他词汇则围绕核心词汇形成。核心词汇是打开词汇宝库的钥匙，掌握核心词汇就等于掌握了词汇的关键所在。

基本词汇、核心词汇和关键词汇，三者之间可能有少数交叉重叠的地方。总的来说，基本词汇与关键词汇大体属于核心词汇的范围。内核层处于最中心地带，而外核层则起着拱卫内核层的作用，外核层的词汇直接派生于内核层的词汇，两者相辅相成，共同组成词汇核心层。相对于其他层次的词汇而言，核心层的词汇在数量上不占优势，甚至显得比较稀少。核心词汇是中医语言自然选择的结果，在长期的医疗实践中，有些理法方药中的词语逐渐突显出来，有着广泛持久的影响，成为大家关注的焦点，可以说，核心词汇都是在历史中形成的。

1. 内核层的词汇

基本概念、基本方、基本药物等具有基础作用的词汇，属于中医词汇的核心层次。其中基本概念、基本范畴是中医词汇的内核层，数量很少但有高度的统领作用，而拱卫在外的基本方、基本药物等词汇属于外核层。核心词汇是经过千锤百炼、反复筛选的结果，也是各方面词汇的代表。

核心词汇与边缘词汇之间壁垒森严，但也保持一定的流动性，核心词汇也不是一成不变的。核心词汇与边缘词汇很少对流，但不排除个别核心词语成为边缘词语，个别边缘词语流入核心词汇的行列。

个别核心词语可能蜕变为边缘词语，例如“石”，就是砭石、石针，在金属针出现之前，使用的都是石针，原本是涵盖极广的一个词义，后来有了金属针，还是针石并称，如在《内经》中，“针石”就出现了16次。再到后来虽然石的砭石含义还在运用，但是其影响已经远不如从前，现代汉语中除了“针砭”还保留此义，其他时候极少用到，几乎有销声匿迹之势。再如“岁”，由于五运六气学说的影响，一度也是核心词语之一，在《内经》中，“岁”出现了161次，还可以组合成“岁气、岁主、岁运、岁候、岁谷、岁会、岁纪”等词语，但到了今天，“岁”在中医词汇中已经完全边缘化，属于历史的陈迹。

也有个别边缘词语流入核心词语行列的，如“剂”，虽然早已存在，但原本出现频率很低，在《内经》中只出现了4次，唐宋以后，“剂”逐渐成为核心词语，说明核心词语也会因为医学思潮的改变而有所变化。《儒门事亲》卷一有“七方十剂”之说，十剂指宣剂、通剂、补剂、泻剂、轻剂、重剂、滑剂、涩剂、燥剂、湿剂。其中的“宣剂”，就是张从正说的“涌剂”，即用来涌吐的药剂。轻剂就是解表剂，重剂即镇缒之剂。随着“七方十剂”之说兴起，“剂”字也成了常用的词根，出现的频率明显增多。《儒门事亲》卷十中，就有“化剂（化湿之剂）、和剂、淡剂、甘剂、清剂、寒剂、发剂、分剂、苦剂、凉剂、越剂、夺剂、攻剂、缓剂、塞剂、通剂”等词语，卷十二有“吐剂、汗剂、下剂”等词语。《医垒元戎》卷四有“燥剂、润剂”，卷五有“气剂、保剂、破剂、安剂”，卷六有“饼剂”。这样，由“剂”作为词根组成的词语成批产生，说明“剂”已经跃居核心词语之列。

中医词汇之中变化最小、最为稳定的部分，构成了中医词汇系统的核心。比如表示人体功能的有“气、血、精、神”等，表示自然因素的有“风、寒、暑、湿、火、燥”等，表示思想观念的有“阴、阳、表、里、虚、实”等。表示中医架构的有“理、法、方、药”等。表示诊断的有“脉、望、闻、问、切”等。这些统摄力广、渗透力强、概括力高的词汇，是中医词汇的灵魂所在，也是中医各科通用的词汇，这些词汇是中医语言运用的基础。

中医核心词汇出现的频率比较高，但这是与其他中医词汇比较而言的，因为如果与普通高频率词汇相比，汉语之中频率最高的必定是这类普通词汇。根据《内经词典》的统计，“之”出现5 118次，“其”出现3 046次，“不”出现2 121次，“所”出现927次，“上”出现868次，“下”出现837次，“在”出现828次，“故”出现936次。而中医方面的核心词汇，“肝”出现196次，“肺”出现248次，“心”出现314次，“血”出现311次，“脉”出现602次，“风”出现244次，“寒”出现506次，“按”出现106次，“尺”出现97次，“寸”出现193次，“针”出现197次，“刺”出现696次。两相比较，可以知道，在《内经》这部中医经典中，中医核心词汇出现的频率远远不如普通词汇出现的频率，其中的原因就在于，普通语言是中医语言赖以存在的基础，中医词汇脱胎于普通词汇，而且普通词汇具有通行无阻的性质，在任何场合都需要，中医语言的形成和运用离不开这类普通词汇的帮衬。因此，即使中医核心词语出现的频率远远不如普通词语，仍然是正常的现象。

研究词汇必须要分清主次，理清词汇之间的内在联系，否则必定会被淹没在词汇的大海之中。医药的主要作用自然是治病救人，因此疾病在医疗过程中处于关键的地位。葛洪早就注意到了病名的核心作用。《抱朴子·内篇》卷十五，杂应："余所撰百卷，名曰玉函方，皆分别病名，以类相续，不相杂错。"

方剂一般由君药、臣药、佐药、使药四部分组成。君臣佐使的提法最早见于《内经》。《素问·至真要大论》云："主病之为君，佐君之谓臣，应臣之谓使。"历代医家对其含义各有解释。金·李东垣《脾胃论》卷上云："主病之为君，兼见何病，则以佐使药分治之，此制方之要也。"明·何柏斋《医学管见》云："大抵药之治病，各有所主。主治者，君也。辅治者，臣也。与君药相反而相助者，佐也。引经及治病之药至病所者，使也。"可见"君臣佐使"的含义是经过不断补充而逐渐完善的。君药是方剂中针对主证起主要治疗作用的药物，是必不可少的，其药味较少，药量根据药力相对较其他药大。臣药协助君药，以增强治疗作用。佐药是协助君药治疗兼证或次要症状，或抑制君、臣药的毒性和峻烈性，或为其反佐。使药引方中诸药直达病症所在，或调和方中诸药作用。例如《伤寒论》的麻黄汤，由麻黄、桂枝、杏仁、甘草四味药组成，主治恶寒发热、头疼身痛、无汗而喘、舌苔薄白、脉浮紧等，属风寒表实证。方中麻黄辛温解表，宣肺平喘，针对主证为君药；桂枝辛温解表，通达营卫，助麻黄峻发其汗为臣药；杏仁肃肺降气，助麻黄以平喘为佐药；甘草调和麻黄、桂枝峻烈发汗之性为使药。

2. 外核层的词汇

外核层的词汇，包裹在内核层之外，与内核层词汇紧密相关，也是内核层词汇的延伸，在中医词汇中仍然起着主导或者主要的作用。这些词汇是从大量词汇中筛选出来的，在同类词汇或者相似词汇中分外引人注意。

拿药物来说，有的药物是最基本的药物，这种药物是某种功用的首选药物。例如麻黄为发散风寒药，具有悠久的药用历史，陶弘景说麻黄是"伤寒解肌第一药"。后代本草著作亦称麻黄是"发表第一药""外感第一要药"。"第一药"的含义，是指此药非其他同类药物可比。因此提到解肌发表，必定首先考虑麻黄。中医应用麻黄治疗咳喘的历史悠久，如麻黄汤、麻杏石甘汤、大青龙汤、小青龙汤等方经久不衰，被后代医家奉为准则。

到了后世，药物不仅指单味的本草，也可以指成药。虽然整个药剂数量十分庞大，古医书记录的方剂难以计数，似乎难以把握，但只要抓住中医基本方这个核心，就可以将相关的方剂统领起来，达到一以贯之的目的。即使在今天的国家基本药物中，还是要确定中成药的基本部分，因此收集有基本中成药1 700多种。当然基本中成药是常用药的范围，我们说的药物基本词，比这个范围要小得多，更为精粹。

这种情况在古代就已经形成，各种方剂的作用大相径庭，中医方剂有基本方与衍生方的区别，基本方是原创方，衍生方则是加减方。《伤寒论》载方113首，使用药物89种，但是作为众多方剂的基础方只有8首，即麻黄汤、桂枝汤、泻心汤、大承气汤、苓桂术甘汤、栀子豉汤、四逆汤、小柴胡汤，半数以上的《伤寒论》方剂由此化裁而来。

在各种著名方剂之中，大都属于基础方之列，如著名的四君子汤。四君子汤的药物组成为人参、白术、茯苓、甘草，为补气主方，用于脾胃薄弱、食少、泄泻等症。方中人参甘温，益气补中为君；白术健脾燥湿，合人参以益气健脾为臣；茯苓渗湿健脾为佐；炙甘草甘缓和中为使。四味皆为平和之品，温而不燥，补而不峻，故名四君子汤。气不运者，可以加陈皮，名异功散；胃寒者，可以加木香、砂仁，名香砂六君子汤。四君子汤由《伤寒论》的"理中丸"变化而来，是治疗脾胃气虚的基础方剂，许多补脾益气的方剂都由此衍化而成。

其他各种基础方或主方也属于这类情况。如四逆汤为回阳主方，用于寒盛阳微、四肢厥冷、水泻不止；桂枝汤为调和荣卫主方，亦治伤风；麻黄汤为发散风寒主方，用于寒热、无汗、脉象浮紧；银翘散为风温初起主方，用于发热、口渴、脉象浮数；平胃散为化湿主方，用于满闷、呕恶、舌苔白腻；五苓散为利湿主方，用于小便不利、饮水吐逆；十枣汤为泄水主方，用于水饮内停、胸胁满痛；琼玉膏为润燥主方，用于津液枯涸、气虚干咳者；白虎汤为清热主方，用于壮热、口渴、汗出、脉象洪大；黄连解毒汤为泻火主方，用于三焦积热、狂躁烦心、迫血妄行等症；二陈汤为祛痰主方，兼能理气、去湿、和中；清气化痰丸为清痰热主方，用于气火有余、炼液成痰；三子养亲汤为平痰喘主方，用于气实痰多、喘满胸闷；保和丸为消食主方，用于嗳腐吞酸、腹痛泄泻等症；小活络丹为活络主方，用于痰湿入络、手足麻木等症；天王补心丹为安神主方，用于健忘、怔忡、失眠，虚火上炎等症；牛黄清心丸为开窍主方，用于邪陷心包、神志昏迷；小柴胡汤为和解主方，用于寒热往来、胸胁苦满、口苦目眩等症；瓜蒂散为催吐主方，用于痰涎壅积上脘；大承气汤为泻下主方，用于实热便闭、腹痛拒按；化虫丸为杀虫主方，用于因肠寄生虫引起的腹痛阵作。

以上仅是从病因和证候等方面提出一些通治的方剂。可见掌握通治方剂是临症上必需的，但是通用方也要切合病情，不能笼统施用，大凡每一个病都有主方，一病有几种证候又各有主方，这里所说的通治方是一方能治多种病的，在了解通治方之后，还应进一步确定各病的主方和各种证候的主方，才能更细致地随证化裁。

宋·任越庵《伤寒法祖》制方大法第七："仲景立方，精而不杂，其中以六方为主，诸方从而加减也。凡汗剂，皆本桂枝，吐剂皆本栀豉，攻剂皆本承气，和剂皆本柴胡，寒剂皆本泻心，温剂皆本四逆，浑而数之，为一百十三方者，未之审也。"又云："桂枝汗剂中第一品也。"但方剂不是越多越好，历史上有不少著名医生是靠一二个方子声振四海的，如金元四大家之一的李东垣，就是靠补中益气汤树起了补土派之旗帜。明代医家张景岳因善用熟地，被人称为“张熟地”。因此现代中医有人重视这类最紧要的方剂，如宋乃光所著的《神奇的中医八大名方》，从众多方剂之中筛选出了8个最有效、最常用的方剂，即补中益气汤、小柴胡汤、龙胆泻肝汤、乌梅丸、阳和汤、六味地黄丸、血府逐瘀汤、温胆汤。

王中琳所著的《麻黄汤》一书（中国医药出版社2009年版），是关于麻黄汤的专书，书中指出麻黄汤的同名方大约有110首，但通常所说的“麻黄汤”，指的是《伤寒论》辨太阳病脉证并治中方。麻黄汤还有诸多的衍生方，如《伤寒论》的麻黄杏仁甘草石膏汤、麻黄杏仁薏苡甘草汤、麻黄细辛附子汤、大青龙汤、小青龙汤、麻黄连翘赤小豆汤等，《金匮要略》的麻黄加术汤、小青龙加石膏汤、射干麻黄汤、厚朴麻黄汤、越婢汤、越婢加术汤、甘草麻黄汤等，《太平惠民和剂局方》的三拗汤、华盖散，总共有26首方子。麻黄汤、麻黄杏仁甘草石膏汤、四逆汤、茵陈蒿汤、桂枝汤、五苓散、大承气汤、白虎汤、当归芍药散等基础方剂，经久不衰，至今常用。后世大量常用名方大多以这些方剂为基础化裁而成；或效仿仲景药物配伍组合规律，依据理法而选药组成。

再如“四物汤”后来被尊为补血调经之主方，专门用来治疗妇科血症，被后世医家称为“妇科第一方”。四物汤衍生出的无数“子方”“孙方”，在治疗妇科病方面功不可没。较著名的有桃红四物汤，该方剂是由四物汤加桃仁、红花而成，专治血虚血淤导致的月经过多，还能治疗先兆流产、习惯性流产。四物汤加艾叶、阿胶、甘草后取名为阿艾四物汤，用来治疗月经过多，是安胎养血止漏的要方。四物汤加四君子汤后，名为“八珍汤”，能气血双补。在八珍汤的基础上再加上黄芪、肉桂，则成为老百姓非常熟悉的十全大补汤。

核心方剂名词的作用自古受到重视，汉代以后莫不如此，可以说贯穿了整个中医词汇的历史。如后世的葱豉汤、黄连解毒汤等，实为《肘后备急方》首见。《千金要方》和《千金翼方》是唐代医药大家孙思邈的力作，其中的温胆汤、独活寄生汤、苇茎汤、孔圣枕中丹、紫雪等影响深远，至今仍为医家所常用。这些核心方剂构成了中医方剂中经方和名方的主体。

在宋代理学格物致知的理论影响下，古代医家开始了对医方义理的探讨。金·成无己的《伤寒明理论》系统阐述了张仲景《伤寒论》20首常用方的组方原理及方、药间的配伍关系，开方论之先河。宋金元时期的医家，留下了不少新颖而灵验的方剂，如钱乙《小儿药证直诀》的六味地黄丸、导赤散、泻白散，刘完素《宣明论方》的防风通圣散、双解散，王好古《此事难知》的九味羌活汤，李东垣《脾胃论》的补中益气汤、当归补血汤，《东垣试效方》的普济消毒饮，朱丹溪《丹溪心法》的左金丸、大补阴丸、二妙散等。

明代的临床医学著述中，留下了许多传世的新方。如王肯堂的芍药散、四神丸，薛己的八珍汤，洪九有的天王补心丹，韩飞霞的三子养亲汤，吴又可的达原饮，陈实功的透脓散、消风散、玉真散，虞抟的九仙散，缪希雍的竹叶柳蒡汤等，至今仍很常用。

理顺中医词汇的各个层次，就要挣脱历史的束缚，把所有的时代和资料都放在一个大的平台上，根据轻重主次作出选择，从中挑选出比较重要的事物，避免困扰和纷纭，这种排序也许只有相对的意义，却是必需的步骤。唯有如此，我们对核心词汇的作用才会有一个清楚的认识，从而抓住要领，避免枝节的困扰。

（二）中医词汇的主干层和边缘层

在核心词汇之外，就是词汇的主干层次，主干层的词语数量众多，拥有足够的宽度和厚度，总体处于稳定的状态，就某一个时期而言，主干层的词语通常是稳定的，但主干层的变化比核心层要剧烈得多，不断有新的词语加入主干层的范围。中医词汇的生机和活力，在主干层有着良好的体现。

在主干层的外围，则是中医词汇的边缘层。这类词汇数量虽多，但出现的频率极低，在理论和用途上都处于次要的位置。边缘层的词语有些与主干层有关，是主干词语的延伸，也有的只是孤立地存在，很快就消失。边缘层的词语稳定性最差，几乎处于变动不居的状态。

1. 主干层的词汇

主干层的词汇是整个中医词汇的常用部分，相当于普通词汇中的常用词部分，出现的频率较高。中医常用词在整个中医词汇体系中，起着举足轻重的作用。这里我们不准备全面铺开，只就疾病和方剂两大部分的常用词，作一简要的分析：

疾病词汇的层次，无非以下几个层面：第一是总病名，基本以“疾、病、疹、患”等单音词复合而成，都是广泛意义上的疾病，概念比较模糊，如“疾疢、疾疴、疾病、疾疹、疾恙、疾患、疷疢”等，或者用数字概括，如“百病、百痾”等，如果是长期难以治疗的病，称之为“痼疾、痼病、重痼、绵痼、积疾、积疴、积病、积疹、顿瘵、宿疢、宿疹、宿患、宿痾、宿痼、宿疴”等。这一类词汇，有的辞书处理得不够完善。如“疹患”，《汉语大词典》未录，《抱朴子·内篇》卷十五，杂应：“其尚盛者，则生诸疾病，先有疹患者，则令发动。”

第二是疾病的类名，通常是一类疾病的名称，如疫病、温病，后遗症在《史记·扁鹊仓公列传》中则称为“馀病”。

第三是病种名称，上古时期，开始是动宾结构，表示发病的部位，如“病心、病目、病脚”；也有的表示患某种病，如“病暍”。此后转向偏正结构，如“鼠病、鼠瘘、瘰疮、鼠乳”。

第四是病种名称之下的证型名称，如便秘，《伤寒论》有“阳结、阴结、脾约”的名称，后世名称繁多，如风秘、气秘、热秘、风燥、热燥等，《景岳全书》认为立名太烦，名为“秘结”，认为还是归结为阳结、阴结二类比较好。对于气秘和风秘，中医辞书处理得不够理想。气秘，《中医大辞典》言见《济生方》。《外台秘要》卷二十七，许仁则大便暴闭不通方二首：“若缘气秘，只须依前疗气法，服巴豆等三味丸，及疗水气葶苈等诸方取利。”风秘，《中医大辞典》引《圣济总录》以下。《外台秘要》卷二十七，许仁则大便暴闭不通方二首：“若是风秘，自依后服大黄等五味丸。”五味大黄丸：“主大便风秘不通。”例证时代可以提前。

对于古代的疾病谱系，古代医家也作了诸多的总结，如《普济方》是我国古代规模最大的一部方书，以分门别类的方法将疾病归结为诸多门类，如诸风门、伤寒门、时气门、咳嗽门、消渴门、痰饮门、积聚门、诸气门、诸痹门、诸血门、水病门、黄疸门、诸疟门、霍乱门、呕吐门、虚劳门、劳瘵门、尸疰门、脚气门、痈疽门、折伤门、痔漏门、诸虫门、诸毒门等，门类之下则是具体的病名，这种分门别类的方法，基本揭示了中医疾病词汇的主要结构，反映了当时疾病词汇的分层情况。

在四个层次的疾病词汇中，人们通常接触的是常用的病种名称。对于临床各科证治的常见病名称，这里也不妨作一罗列：

内科疾病名称：如感冒、咳嗽、哮喘、痰饮、便血、尿血、心悸、胸痹、失眠、郁证、胃痛、呕吐、泄泻、腹痛、便秘、虫证、黄疸、头痛、眩晕、中风、水肿、淋证、腰痛、消渴、耳鸣、痹证等。

外科疾病名称：如疖、疔、有头疽、瘰疬、瘿、瘤、乳痈、烧伤、破伤风、热疮、湿毒疮、癣、白癜风等。

骨科疾病名称：如骨折、脱位、落枕、颈椎病等。

妇科疾病名称：如月经不调、痛经、闭经、更年期综合征、带下病、产后恶露不绝、产后发热、缺乳、不孕症等。

儿科疾病名称：如脐风、鹅口疮、夜啼、风疹、疳证、惊风、遗尿、汗证、麻疹、猩红热、五迟、五软等。

药剂词汇的主干层次，包括本草、方剂和成药三个层面的常用词汇。当然这三个层面的常用词，其形成同样也经历了一个漫长的过程。

在本草词汇的层次中，《神农本草经》已经将药物分为上中下三品，将养生药物列为上品，带有浓厚的神仙方术色彩，但至少可以看到植物、动物、矿物药的区分。陶弘景首先使用自然分类方法，促进了药物分层次展开，对于药物的条理化、精细化有促进作用。到了唐代，本草词汇的分层就更加精细，例如《千金要方》卷一，药藏第九，说到收藏的药物，其中植物药有“根药、茎药、叶药、花药、皮药、子药”等，还有“石药、灰土药、水药”，以及“桃根、李根、梅根”之类的根药，表明唐代的药物分类更为细致。

除了植物药、动物药、矿物药之外，事实上古代还有化学、生物类药物，只不过与今天的标准相比，还属于初级阶段，数量也比较少。例如秋冰，《汉语大词典》未录。《惠直堂经验方》卷四，制秋石法：“其扫下秋石，再研入罐铁盏盖定。盐泥固济，升打三香，升起盏上者名秋冰，味淡而香，乃秋石之精英也。”《本草分经》同名附考，人类：“秋冰，秋石之再升者。”秋石、秋冰，按照现代的标准，已经属于生物制药的范围。

在陶弘景《本草经集注》以后，本草注释有博物的倾向，广搜博引，无所不及，也有主次不分之嫌，其中一些说法属于道听途说，并无权威可言。到了唐朝，陈藏器的《本草拾遗》更是有搜罗太过、标新立异的流弊，本草名目众多，导致鱼目混珠、泥沙俱下，使人不知所从。本草名词虽多，其实常用的药物还是有限的，这些常用药物词语才是本草名词的主流。从宋代本草开始，如《大观本草》，都注明通用药，并在药物之下附有常用方剂，这样就有意识地突出了常用本草名词和常用方剂名词的作用。之所以如此，是因为常用的本草药物经过千锤百炼，其疗效得到大家公认，人们当然愿意使用必然有效的药物，而舍弃那些把握不大的。清·徐大椿《医学源流论》本草古今论：“故宋人有云：用神农之品无不效，而弘景所增已不甚效，若后世所增之药则万有不足凭者。”

因此历代本草书籍记载的药物难以计数，似乎难以掌握，更不用说熟练运用了。历代方书记录的方剂也是目不暇接，同样使人望而生畏。但历代医家早就为我们解决了这个问题，那就是抓住药物和方剂词汇的主干部分，就可以分清主次，执简驭繁，以下就是现代的中医将所有的方药放在同一层面上，然后选择出来的常用部分：

常用中药：麻黄、桂枝、防风、紫苏、柴胡、升麻、薄荷、菊花、桑叶、葛根、半夏、桔梗、厚朴、藿香、橘皮、枳实、贝母、杏仁、枇杷叶、白果、昆布、海藻、胖大海、知母、栀子、天花粉、竹叶、荷叶、夏枯草、茯苓、薏苡仁、土茯苓、赤小豆、滑石、黄芩、穿心莲、大黄、芒硝、火麻仁、芦荟、牛黄、小麦、麻黄根、人参、党参、黄芪、白术、地黄、牡丹皮、紫花地丁、鱼腥草、板蓝根、金银花、射干、山豆根、山药、大枣、甘草、当归、芍药、何首乌、桂圆肉、地骨皮、龙骨、牡蛎、独活、桑寄生、五加皮、桑枝、沙参、麦门冬、石斛、玉竹、百合、枸杞子、山茱萸、五味子、木香、香附、川楝子、川乌、小茴香、神曲、山楂、麦芽、丹参、川芎、桃仁、红花、益母草、牛膝、乳香、没药、郁金、延胡索、天麻、钩藤、艾叶、大蓟、小蓟、侧柏叶、茅根、三七、酸枣仁、淫羊藿、巴戟天、补骨脂、肉苁蓉、沙苑蒺藜、菟丝子、续断、杜仲、使君子、槟榔等。

常用方剂：麻黄汤、桂枝汤、葛根汤、川芎茶调散、杏苏散、银翘散、桑菊饮、连翘败毒散、荆防败毒散、人参败毒散、二陈汤、导痰汤、温胆汤、止嗽散、桔梗汤、定喘汤、小青龙汤、大青龙汤、旋复代赭汤、醒脾汤、升麻葛根汤、大承气汤、小承气汤、调胃承气汤、温脾汤、麻子仁丸、润肠丸、小柴胡汤、柴胡四物汤、四逆散、柴胡疏肝散、逍遥散、芍药甘草汤、疏肝解郁汤、大柴胡汤、防风通圣散、白虎汤、竹叶石膏汤、玉女煎、养阴清肺汤、龙胆泻肝汤、清燥救肺汤、百合固金汤、小蓟饮子、甘露饮、泻白散、化肝煎、香薷饮、地骨皮饮、六一散、玉泉丸、小活络丹、镇肝息风汤、天麻钩藤饮、首乌汤、四逆汤、当归四逆汤、真武汤、吴茱萸汤、五苓散、茵陈五苓散、猪苓汤、八正散、萆薢分清饮、五皮饮、三仁汤、茵陈蒿汤、平胃散、加味平胃散、保和丸、香砂养胃汤、香砂六君子汤、六味地黄汤、七味白术散、藿香正气丸、苓桂术甘汤、九味羌活汤、羌活胜湿汤、桂枝芍药知母汤、麦门冬汤、沙参麦冬汤、半夏厚朴汤、橘核丸、木香顺气散、温经汤、生化汤、当归散、完带汤、失笑散、复元活血汤、补阳还五汤、活血散瘀汤、桃红四物汤、舒经活血汤、桂枝茯苓丸、补中益气汤、参苓白术散、生脉散、大补元煎、四物汤、当归补血汤、八珍汤、四君子汤、六君子汤、玉屏风散、十全大补汤、人参养荣汤、归脾汤、养心汤、定经汤、酸枣仁汤、炙甘草汤、甘麦大枣汤、一贯煎、杞菊地黄丸、归肾丸、肾气丸、济生肾气丸、右归丸、左归丸、右归饮、左归饮、理中丸、五味子汤、桑螵蛸散、六味固精丸、缩泉丸、乌梅丸、仙方活命饮、五味消毒饮、托里消毒散、消风散、小儿回春丹等。

常用成药：感冒片、感冒灵片、桑菊感冒片、桑菊饮片、银翘解毒片、强力银翘片、羚翘解毒片、葛根汤、藿香正气丸、防风通圣丸、十滴水、红根草片、天麻头痛丸、龙胆泻肝丸、牛黄解毒片、六神丸、橘红丸、枇杷露、清热止咳片、清热咳嗽丹、止咳丸、二母宁嗽丸、枇杷膏、雪蛤川贝枇杷露、杏仁止咳糖浆、川贝杏仁露、痰饮丸、清音丸、喉风散、辛夷散、辛夷鼻炎丸、牛黄消炎丸、川芎茶调散、舒肝丸、胃痛丸、香砂六君丸、逍遥丸、保和丸、理中丸、附子理中丸、香砂养胃丸、木香顺气丸、人参健脾丸、小活络丹、天王补心丸、柏子养心丸、参苓白术丸、六味地黄丸、金匮肾气丸、金匮地黄丸、杞菊地黄丸、明目地黄丸、石斛明目丸、养营丸、十全大补丸、河车大造丸、补中益气丸、蛤蚧大补丸、百合固金丸、金锁固精丸、益母丸、益母草膏、白凤丸、丹参膏、复方五加参片、宁坤丸、保胎丸、安胎丸、小儿回春丹、化虫丸、疳积散、七厘散、万应膏、槐角丸、消石散、止血灵、云南白药等。

这些虽然都是现代中医药的常用药物名称，但也可以说明问题，即每个时代的药物名称都有其主干部分，其中的常用部分都有古代遗留的共同基础，各个时代的主干词语可能有差别，在总体上还是一致的，前后有衔接关系。

2. *边缘层的词汇*

中医专业辞书因要考虑实际的医疗活动，普通辞书也因为未涉及，结果许多中医词语都可能不会加以收录。这些词语在历史上出现过，但对今天的实际意义并不明显，尤其是那种随意命名的词语更是如此。古代中医名称中随意性最大的是病症名称，尤其是那种以形命名的名称更是漫无章法，最后却沦为边缘词语。例如：

瞎眼疮，《汉语大词典》《中医大辞典》均未录。《验方新编》卷十一，痈毒诸症："瞎眼疮，上高下深，颗颗累垂如瞎眼，其中带青，头上各露一舌者是也，用回阳玉龙膏，真君妙贴散，敷之必效。"

牛头痈，《汉语大词典》《中医大辞典》均未录。《验方新编》卷二十四，膝上生痈："名牛头痈，连须葱头切碎，用糯米饭乘热拌敷，重者五六次必消。"

火革疮，《汉语大词典》《中医大辞典》均未录。《验方新编》卷二，乳头湿疮："男女乳上湿疮，脓血淋漓成片，痛痒不休，此名火革疮。用蜂壳五钱火煅，轻粉五分，冰片一分，共研末，用银花煎汤调搽二三次，结痂收功。"

土栗，《汉语大词典》无此义。《中医大辞典》未录。《验方新编》卷二十四，五香散："治足跟土栗，乳香、丁香、藿香、木香、沉香（无则以乌药代），等分服。"

驴眼疮，一种生在胫骨周围的疮。《汉语大词典》《中医大辞典》均未录。《验方新编》卷十九，足部："驴眼疮，生脚胫骨上周围，如臁疮，极痛，用田螺去壳，捣烂，连敷数次即愈。"

髓虚、髓实、皮虚、皮实，《外台秘要》卷十六，髓虚实方二首："《删繁方》论曰：髓虚者，脑痛不安；髓实者，勇悍。凡髓虚实之应，主于肝胆。若其腑脏有病，从髓生热则应脏，寒则应腑。"又引《千金要方》："疗髓虚脑痛不安，胆腑中寒，羌活补髓丸方。""疗髓实，勇悍惊热，主肝热，柴胡发泄汤方。"

《外台秘要》卷十，皮虚实方二首引《删繁方》："然阴阳表里，外皮内髓，其病源不可不详之也。皮虚者寒，皮实者热。凡皮虚实之应，主于肺、大肠，其病发于皮毛，热即应脏，寒即应腑。"又引《千金要方》："疗皮虚，主大肠病，寒气关格，蒴藋汤方。""疗皮实，主肺病热气，栀子煎方。"

从《外台秘要》的资料来看，髓虚、髓实、皮虚、皮实，此种名词非《诸病源候论》能有，但来自《删繁方》，又为《千金要方》采用。这种资料在《医心方》卷六中也可以见到。说明此处《千金要方》没有引用《诸病源候论》的内容，但与六朝的医学文献有直接的继承关系。

纯粹民间或者地方的词语，没有普遍适用性，又没有经典的依据，所以往往处于中医词汇的边缘层，在当时虽然被收进医书，但在今天已经湮没无闻。拿收集民间医学词语较多的《诸病源候论》来说，其中相当一部分词语今天已经用不着了。

雁疮、晦疮、集疮、屋食疮、乌啄疮、鸡督疮、新妇疮，这些疮病名称均见于《诸病源候论》卷三十五，看似差别很大，但均属于疮病这一总类。

雁疮，《诸病源候论》卷三十五，雁疮候："雁疮者，其状生于体上，如湿癣、疬疡，多著四支，乃遍身。其疮大而热，疼痛。得此疮者，常在春秋二月、八月。雁来时则发，雁去时便瘥，故以为名。"后世有雁来风，见《解围元薮》卷一，指每年发作于八月间的一种皮肤病，与雁疮相似。

晦疮，《诸病源候论》卷三十五，晦疮候："其疮生，皆两两相对，头戴白脓。俗云：人有误小便故灶处，即生此疮，小儿多患也。"

集疮，《诸病源候论》卷三十五，集疮候："此疮十数个集生一处，因以为名。亦是皮肤偏有虚处，风湿搏于血气变生。"

屋食疮，《诸病源候论》卷三十五，屋食疮候："未详其形状。"盖犯屋神所致。

乌啄疮，《诸病源候论》卷三十五，乌啄疮："乌啄疮，四畔起，中央空是也。此亦是风湿搏于血气之所变生。以其乌鸟所啄，因以名之也。"

鸡督疮，《诸病源候论》卷三十五，鸡督疮候："鸡督疮，生胁旁。此疮亦是风湿搏于血气之所变生。以其形似鸡屎，因以为名也。"

新妇疮，《诸病源候论》卷三十五，新妇疮候："此疮状绕腰生，如蠼螋尿，但不痛为异耳。此疮亦是风湿搏血气所生，而世人呼之为新妇疮也。"

蛙瘘、橛瘘、蝇瘘、雕鸟鹤瘘、尸瘘、蝎瘘，指各种瘘证。

蛙瘘，《诸病源候论》卷三十四，蛙瘘候："此由饮食居处有蛙之毒气，入于腑脏，流于经脉而成瘘。因服药，随小便出物，状似蛙形是也。"《千金要方》卷二十三，九漏第一："治蛙瘘方：蛇腹中蛙灰封之。"

橛瘘，《诸病源候论》卷三十四，橛瘘候："橛瘘者，其疮横阔作头，状如杏子形，亦似瘰疬，出血是也。"

蝇瘘，《诸病源候论》卷三十四，蝇瘘候："此由饮食内有蝇窠子，因误食之，入于肠胃，流注入血脉，变化生瘘。发于颈下，初生痒，匝匝如蝇窠子状，使人寒热久，其中化生蝇也。"

雕鸟鹤瘘，《诸病源候论》卷三十四，雕鸟鹤瘘候："雕鸟鹤瘘者，初肿如覆手，疼痛，一年生孔数十处，黄水出；二年化生鹤，水乌首而生口觜是也。"

尸瘘，《诸病源候论》卷三十四，尸瘘候："人皆有五尸，在人腹内发动，令心腹胀，气息喘急，冲击心胸，攻刺胁肋，因而寒热。颈掖之下结瘰疬，脓溃成瘘，时还冲击，腹内则胀痛，腰脊挛急是也。"

蝎瘘，《千金要方》卷二十三，九漏第一："治蝎瘘五六孔皆相通者方：捣茅根汁著孔中。"

这些疾病词语，集中在《诸病源候论》书中的某一部分，其他方剂书只可见到其中个别的词语，而且大都缺乏对应的方药，可见当时民间流传的许多疾病词语还没有被医家重视，结果出现这种有病名而没有治疗方药的怪现象，而其他类似的词语还有很多，均没有为《中医大辞典》所收录。例如：

查疽，《诸病源候论》卷三十五，查疽候：“查疽之状，隐胗赤起，如今查树子形是也。亦是风邪客于皮肤，血气之所变生也。”

枨疽，《诸病源候论》卷三十五，枨疽候：“枨疽，是诸杂疮带风湿，苦痒，数以手抓搔枨触，便侵食，阔，久不瘥，乃变生虫，故名枨疽。”

行疽，《诸病源候论》卷三十三，行疽候：“行疽候者，发疮小者如豆，大者如钱，往来匝身，及生面上，谓之行疽。此亦寒热客于腠理，与血气相搏所生也。”

肘疽，《诸病源候论》卷三十三，肘疽候：“肘疽，是疽发于肘，谓之肘疽。凡诸疽发节解，并皆断筋节，而发肘者，尤为重也。此亦是寒湿之气客于肌肉，折于血气所生也。”

疸水，《诸病源候论》卷二十一，疸水候：“水病无不由脾肾虚所为。脾肾虚则水妄行，盈溢皮肤而令身体肿满。此疸水者，言脾胃有热，热气流于膀胱，使小便涩而身面尽黄，腹满如水状，因名疸水也。”疸水，是黄疸兼水肿，此条以《诸病源候论》记载最早。

毛水，《诸病源候论》卷二十一，毛水候：“夫水之病，皆由肾虚所为，肾虚则水流散经络，始溢皮毛。今此毛水者，乃肺家停积之水，流溢于外。肺主皮毛，故余经未伤，皮毛先肿，因名毛水也。”

疮根、疮建，《诸病源候论》卷三十五，疮建候：“人身上患诸疮，热气盛者，肿焮痛，附畔别结聚，状如瘰疬者，名为疮建，亦名疮根也。”

不痛疮，《诸病源候论》卷三十五，不痛疮候：“诸疮久不瘥，触风冷，有恶肉，则搔、针、灸不觉痛，因以不痛为名。”

由于语义的聚合与离散，这些词语最终被弃用，这也说明民间词语虽然在一定范围内使用，但如果没有广泛认可的基础、强大的生命力以及社会医疗实践的价值，就有可能被离散出去，最终湮没无闻。

由此可见，训诂上有价值的词语，其中许多词语比较生僻，不属于常用词的范围，在词汇史上反而没有普遍意义。因为这一类词语大多属于边缘地带，出现频率很低，古代医家使用的机会不多，现代中医更加无暇顾及，因此过多讨论这些词语，反而失去实际意义，这是我们必须注意的问题。

（三）与中医相关的外围普通词汇

上述核心、主干、边缘三个层次，是就中医内部而言的，这是一个有限的范围。内部范围的词汇，即使生僻罕用，也具有相当的专业性。从整个社会而言，中医词汇还有一个更加广阔的外围层，这个外围层的词汇，数量同样庞大，围绕在中医专业词汇的四周。

与中医有关的汉语词汇，确实存在一个从中医行业系统向整个社会传播、扩散的渠道。行业人士使用的词语，专业性比较强，而社会上的文人与大众也会从他们的角度创造一些与中医有关的词语，虽然这些词语专业性不够强，甚至有些歪曲发挥，但不管如何，这些词语也是中医词汇的延续和发散，属于中医词汇的补充和辅助。内部词汇加上外部词汇，才是中医词汇的全部。将社会大众与中医有关的词汇摒弃在外，这样的中医词汇的概念是不完整的。

与大众关系密切的中医词汇，基本上是各种药物和疾病之类的词汇，这些词汇对社会的影响也是不一而足的，所以与中医有关的群众词汇，也都是群众根据事实选择的结果。

虽然是外围层的中医词汇，但从汉语词汇史的角度来看，仍然是很有意义的。涉医词汇本来就比较丰富，而汉语词汇又以多变著名，一些普通书籍上出现的词语，有时反而比中医书籍要早。

1. 泛指意义的涉医词汇

泛指意义的涉医词汇，指的是总体上跟医药相关的词汇，只是模糊而笼统的描述，并不涉及具体的内容。如“方事”“医药”，见于《史记·扁鹊仓公列传》，指方药和医术；《汉书》有“方药”，指医术、医道。《史记·扁鹊仓公列传》还有“方书”一词，指方剂书籍。后世有“方脉”，见于宋·俞文豹《吹剑四录》，也是指医术。

药物方面，也可以有泛指的词语。如《淮南子》的“调药”和《后汉书》的“采药”，意思跟今天一样；《汉书》的“咀药”，就是服药；《墨子》的“善药”，就是良药。

今天通行的某些涉医词语，古代就一直在流传，如见于《元典章》的“行医”，见于《史记·扁鹊仓公列传》的“医治”，见于《后汉书》的“医疗”。这些词语可说明在古今汉语词汇间没有不可逾越的鸿沟，许多常用词古今都是一致的。

2. 与普通疾病相关的词汇

与疾病相关的普通词汇，跟专业词汇就是不一样，一般人对于专业术语不那么熟悉，当然不会使用术语，表达起来就比较含混。时代不同，人们关心的疾病问题也不同，名称自然有异，如“狼疾”，出自《孟子》，赵岐释为胡乱治疗，王安石用以指致命的疾病；“秽疾”，指不洁之病或者恶病，汉代应劭有此说；“腤臜病”，指难愈之病，元代《倩女幽魂》有此语。

体内隐藏的疾病，今天民俗叫作暗病，古代也有与今天类似的说法，如“内疾、暗病”，《汉语大词典》引《汉书》言吴王刘濞事，实际上《史记》已经有此语，《史记》名为“内病”。《后汉书》有“伏疾”，指隐疾。暗病，明·王志坚《表异录·凶丧》：“身有内病，犹言暗病也。”可见暗病之说也来自古代。

从普通词汇的角度看疾病词汇的情况，由此得来的词语更加可以反映语言中的基本状况，如以“疾”为词根，可以组成系列词语，从《永乐大典》卷之二万三百十至三百十一，可以看到“心疾、腹疾、目疾、鼻疾、聩疾、膝疾、足疾、时疾、风疾、水疾、消疾、吐疾、疫疾、痫疾、瘵疾、膀疾、恶疾、羸疾、疟疾、痁疾、老疾、疮疾、笃疾、艰疾、废疾、衰疾、邪疾、鬼疾、寒疾、狂疾、重疾、寝疾、微疾、久疾、锢疾、极疾、笑疾、窃疾、洁疾、劳疾、奇疾、天疾、诈疾、疠疾”等词语，除了部分是专业词语，大部分是普通词语。这是将医学处理为社会生活中的一个部分，从社会的大视野来看待疾病名词，得到的就是这样一个客观的结果。

3. 与普通药物相关的词汇

今天常用的药物词汇，其实与古代一脉相承，如见于先秦两汉文献的有“药物、药酒、药石、药剂”等，见于魏晋至隋唐时期文献的有“药丸、药材、药味、药草、药品、药饵”等。至于像“药头”这种药物的俗称，在《朱子语类》《水浒》等宋元书籍中都可以见到，是宋元古白话的产物。有的药物名称的时代可以提前，如狼虎药，指药性猛的药，《汉语大词典》引《红楼梦》。狼虎药、虎狼药，也叫虎狼之剂，都以《红楼梦》为出处，此存疑。明·何瑭《医学管见》论黑神散第十八：“但产后人虚，不胜药势，或致烦苦，遂谓此药为狼虎药，畏不敢服。”

一些特别的药物如迷药、毒药等，在医书中间或也有记载，但数量很少，毕竟这只是医学微不足道的一个末端，真正喜欢渲染这些药物的是小说、传奇和笔记。

与迷药有关的词语，古代早就存在。较早的见于扬雄《方言》，叫作“绵药”，就是催眠药。《元典章》有“懵药”，就是《水浒传》和元人说的蒙汗药。《红楼梦》说的“闹香”，就是闷香，医书中也叫梦香，也是迷药、迷香的一种类型。

与毒药相关的词汇，如“阴命、云日鸟、蓝药”，在《诸病源候论》中有记载，其他文史书籍也有类似的内容。《汉语大词典》“蓝药”条，例证引唐代段成式，稍微偏迟。云日鸟就是饮鸩止渴中的鸩鸟，但鸩鸟所指何物，已经不好确定，有人认为是食蛇鹰，明代有的医书则认为是孔雀。宋代有烈性毒药，叫作休休散。清代有鹤顶红，是从丹顶鹤红顶中提取的毒药，《二十年目睹之怪现状》及清代一些其他书籍都有提及。

4. 其他相关的普通词汇

成药，指配好的药品，在葛洪《神仙传》有记录。成丹，与成药意思差不多，见于《太平广记》。“处方”这个词语，可见于《梁书》，干宝《搜神记》把处方叫作“疏方”。开方，就是开药方，可见于《再生缘》。北周·庾信把药方叫作“药录”，《西厢记诸宫调》把医方书叫作“方本”。处方单，宋人称为“药贴”，明·何良俊称为“药案”。《牡丹亭》把药方叫作“方儿”，是一种口语化的叫法。鲍照《松柏篇·序》说的“火药”，其实是方剂名称。《抱朴子》说的“丸散”，《史记·扁鹊仓公列传》说的“丸药”，都是方剂剂型。

中医词汇在古代汉语的语境中不断产生，对全民词汇的依存度很高，众多中医词语直接来自全民词语，随着社会的发展，中医词汇一方面逐渐走上一条专业化的道路，另一方面始终没有与全民语言完全脱离开来，而是从各个层面吸收新的词语，中医词语与全民词语互相促进、互相影响，有着千丝万缕的联系。处于中医词汇外围层的众多词汇，就属于全民词汇的一部分。有的词汇由全民词汇变成中医词汇，如针灸、推拿等，有的词汇则由中医词汇变成全民词汇，如“局方”，本来指宋太医局药方，后来泛指通用药方。

值得一提的是，《汉语大词典》是众多学者智慧的结晶，集中了以往汉语词汇的成果，因此对疾病、医药、针灸各个方面都有涉及，而且主要是普通词语中与之相关的部分，因此收录的词语相当丰富。如“灸”字在现存文献记载中，以《庄子·盗跖》最早提及，如孔子劝说盗跖：“丘所谓无病自灸也。”再如“针火、针石、针灸、针砭、针熨、针术”等词语，也见于普通书籍，在此不能一一说明。

二、中医词汇的梯度

从人们理解、使用的角度来看，部分词汇的难易有一定梯度，词汇表现为一定的坡度状态，中医词汇的发展也是不平衡的，有些词汇发展突出，有的词汇则停止或者发展缓慢，这与社会发展的大势是一致的，也与医药的历史合拍。换言之，中医词汇系统就像一个金字塔，少数词语高踞塔顶，然后有梯度地向下分布。前述核心层与主干层的划分，是就中医词语的总分布而言的，而梯度的概念适合于部分中医词语，并不是所有词汇都有梯度的特点，也就是说，中医词汇有着比普通更加鲜明的群的概念，而这种词语群通常都有梯度的含义。同组的词语有一定的梯度感，如《外科启玄》卷十二，灸瘰疬法：“如有五七个者，先以孙疬灸之，次灸子疬，次至母疬，再次至祖疬。已溃未溃，俱可以灸之。”

一些中医词语，代表最高的层次，雄踞于词汇的最高峰，属于最尖端的部分。这些词语的概括性最强，能够囊括其他的具体词语，时代的区分显得模糊，始终在延续。一个核心的词语，往往是词汇长期演变、词义长期酝酿的结果。

中医医学用语的一个特点，就是内容上越来越细化，看上去有一种精致的结构，各种用语有着明确的分工，互相丝丝相扣，含义、用途也多有交代。从秦汉到隋唐时期体现了这一变化，秦汉时期的有些用语含混不清，许多用语之间说不清是什么关系，隋唐时期这种状况大为改观，说明隋唐医学已经发展到了一个新的更高的阶段，医学用语的演化也进入了一个新的时期。

（一）中医词汇的梯度与分级

在医学用语分科发展的情况下，分类越来越精细，小类下再分具体病名和证型，便于鉴别使用。从小处看已成用语系列，从大处看已成用语体系，用语具有层次性、分级性。如果按位义关系来分析，处于上下位关系的用语，上位语义可包含下位语义的全部义素，如病候与证型的关系便是如此，病与候、候与证型构成上下位关系。用语之间存在的种种关系，说明用语都不是孤立存在的，从一个用语出发，可以引出连带的用语。

以隋唐时期为例，隋唐医书的各种用语，即使按照现代术语学的看法，也是符合规则的。比如两个概念按逻辑关系可以制造出第三个概念，逻辑思维的严密化可以使用语层次精密化，具体来说，有符合限定方式的，如产后三十六疾；符合结合方式的，如无辜闪癖，由两个用语重新组合成新的用语；也有符合分离外延方式的，如丹毒可分为火丹、水丹。这些都可以说明隋唐的医学用语有严密的系统性，各自的功能分明，同时各个用语之间有不同程度的联系，这些与现代术语学的基本要求是一致的。

《诸病源候论》几乎囊括了当时能见到的古今病候用语，编织了一张用语网络，任何一个用语的语义都是这网络上的连接点，同时还照顾到概念的不同层次，理顺为纲目，目下再分细目的关系，充分考虑到语义的系统性和概念的特殊性。《诸病源候论》还做到了把专业色彩浓的语义按其群聚性质归类成批处理，以系统认识贯穿起来，做到理论与语义的一致。

这一网络上的语义连接点，即《诸病源候论》确定的基本候名，有的是单一的概念，有的则是由两个或多个概念组成，这样一来，候名就成了最低层面的一级概念。

除此以外，个别用语之间若有易混淆的地方，《诸病源候论》也作了精心的布置。有的词语如脓瘘、虫瘘等，容易引起误解，就得在解释语义时附加脚注，因此有的用语条目，看上去完全是脚注式的，真正的含义一句话甚至一个词就可以解决了。《诸病源候论》卷三十四，脓瘘候："诸瘘皆有脓汁，此瘘独以脓为名者，是诸疮久不瘥，成瘘，而重为热毒气停积生脓，常不绝，故谓之脓瘘也。"虫瘘候："诸瘘皆有虫，而此独以虫为名者，是诸疮初本无虫，经久不瘥，而变生虫，故以为名也。"这样的解释，完全是在说明彼此的联系与区别。

当然，《诸病源候论》的层次安排也有缺点，主要是层次太少、病候太多，容易产生含混拥堵的现象。对疾病的分类是二级制，一是病，二是候，总共分成 67 种病名，1 726 种候名，由于候名分立太多，难免重沓累赘，不尽合理。有些候名从名称上难以分别，如饮癖候与癖饮候；有些候名差别不大，类同严重，如心痛候与久心痛候、心腹痛候与久心腹痛候等，只是加上"久"字作候名分别的，有 17 处之多；有的病名与候名不对应，没有隶属关系，如瘿瘤病之下竟然有多忘候、嗜眠候、体臭候，令人怀疑是否是错简所致；有的候名重复，如瘿瘤病之下有狐臭候，小儿杂病门下又有狐臭候。

《儒门事亲》卷三，斥十膈五噎浪分支派疏："病派之分，自巢氏始也；病失其本，亦自巢氏始也。何者？老子曰：少则得，多则惑。"又云："后世强分为五噎，谓气、忧、食、思、劳也，后世又分为十膈、五噎，其派既多，其惑滋甚。"这里张从正就明确指出了疾病分类的必要性问题，一些病症的分类没有什么必要，如果一定要加以细分，只会徒然增加负担和疑惑，还不如精简为好。后文又指出："今代刘河间治膈气噎食，用承气三汤，独超近代。"对于膈气噎食，治疗的方药可以用一种方法，因此分类烦琐也就显得没有意义。

（二）中医词汇梯度层级有助于词文的稳定与深化

梯度层次是部分中医词语的一个基本特点，这些词语的变数则控制在各门类的细节上，不再轻易改变，有利于医学的稳定发展。当然，稳定并不影响医学本身的发展，相反是为了更好地促进医学的进步与深化。

隋代的《诸病源候论》出现以后，影响至深。其疾病用语体系，唐朝的医家大都加以征引，并有各自的取舍，大体上则是一致的。孙思邈则是一个例外，他的书中看不到对《诸病源候论》的征引。但拿《千金要方》与《诸病源候论》作比较，还是能发现个别说法上有所完善。如妇人三十六疾，《诸病源候论》《千金要方》均云指"十二癥、九痛、七害、五伤、三痼"，对于"十二癥、九痛"的解释基本相同，但对"七害、五伤、三痼"的说法出现了分歧。七害，《诸病源候论》卷三十八，带下三十六候指"害食、害气、害冷、害劳、害房、害妊、害睡"，《千金要方》卷四，赤白带下第三指"穷孔痛不利、中寒热痛、小腹急坚痛、藏不仁、子门不端引背痛、月浣乍多乍少、害吐"；五伤，《诸病源候论》指"穷孔痛、中寒热痛、小腹急劳痛、脏不仁、子门不正引背痛"，《千金要方》指"两胁支满痛、心痛引胁、气结不通、邪恶泄利、前后固寒"；三痼，《诸病源候论》云"一者月水闭塞不通，其余二固者，文阙不载"，《千金要方》则指"羸瘦不生肌肤、绝产乳、经水闭塞"。从这里可以看出，《千金要方》的"七害"，相当于《诸病源候论》的"五伤"，说明当时各家的说法不一。在"三痼"上，巢元方只说出一痼，孙思邈则能说全，可见孙氏对此的了解已胜过巢氏。

再如《诸病源候论》对痔病的叙述，包括了牡、牝、脉、肠、血、酒、气等痔名，分类虽细但有的病候缺乏临床指导价值，而《外台秘要》卷二十六有许仁则"内痔""外痔"的说法，反映了中医词汇发展由烦琐到简要的一种趋势，层级概念更加清楚，更加符合实际情况，这也体现了中医词汇的进步。

三、层次梯度观点带来的启示

既然中医词汇都属于某个层次或者梯度，都是这张大网上的连接点，因此对于中医词汇，要用科学的态度加以对待，而不是随意或者模糊地加以处理。具体来说，在定位或者参照时，应该充分考虑中医词汇所属的层次问题。

（一）有定位作用的名词术语

定位表明中医词汇的归属，即最终属性，这种属性表明某个中医词语在整个医学体系中的归宿。有了定位性质的词语，对有些互相有联系的词语，就可以起到正本清源的作用，这种词语就像灯塔，可以指引词汇变化路线，也为词汇演变提供依据与标准。

拿中医特定词汇而言，在中药理论中，“归经”是对药物作用的定位名词，即作用于脏腑经络，是药物的选择作用。《伤寒论》中已经有六经分证的体系，麻黄、桂枝为太阳经药，石膏、知母为阳明经药。金·张洁古《珍珠囊》正式论述归经的理论，这是按照脏腑经络辨证得出的药性理论。

只有方剂中有祖方与衍化方之分，祖方就是衍化方的定位标准。有些方子由张仲景的方剂化裁而来，如“六味地黄丸”，名称虽然开始于《小儿药证直诀》，实则来源于仲景肾气丸。此后许多类似的方剂，则由六味地黄丸变化而来，后世医家在六味地黄丸的基础上，又研制出许多地黄丸，如桂附地黄丸（《局方》本来叫八味丸）、麦味地黄丸（《寿世保元》本来叫八仙长寿丸）、知柏地黄丸（《医宗金鉴》）、明目地黄丸（《审视瑶函》）。这样，六味地黄丸是以仲景肾气丸为定位标准制作而成的，而其他诸多地黄丸是以六味地黄丸为定位标准制作而成的，定位与被定位的词语之间存在着源流枝节的关系。

疾病词语也有这种情况，前面的疾病名称已经固定下来，内涵外延通常都很确定，有些与此类似而实际不同的疾病，也就因此有了名称。

例如类中风，指风从内生的中风病，并非外风所致，因此《景岳全书·杂证谟》又称为“非风”。王履则对于内科杂病中的创见，是对中风提出“真中风”和“类中风”的见解，这一点得到后世医家的赞同，他在《医经溯洄集》里提出“真中风”这一名称，即指外邪所致的中风，与邪由内生所致的“类中风”对举。

此后类中风的概念被认可，并且加以发扬和扩展，出现了与类中风相关的系列名称。例如“痰中”，又叫湿中，见《证治汇补·似中风章》。《医宗必读》把类中风分为八种，即火中、虚中、湿中、寒中、暑中、气中、食中、恶中，使类中风的概念得到深化发展。

（二）有参照作用的名词术语

与前面所说的定位不同，所谓参照，是参照其他医学的名词术语，来明确中医词汇的含义，如果有混淆的情况，还可以决定中医词汇的去留。

中医和西医虽然都用汉语作为语言基础，在某些词语上取得共识，但并不意味着两者有很多共同语言，因为在更多的词语上存在概念、理论、思维诸多的分歧，只好各自表述，甚至各说各的，自行其是。目前来看，将中西医融合起来的理想平台并不存在，中西医词汇的现状还将持续下去，但不管如何，现代医学在许多词汇上对中医词汇有参照作用，以此为鉴，可明得失，借助这些词汇，中医可以对自己的词汇认识得更加清楚。

近世医家罗芷园，就注重参考西医名词，但绝对不轻易附和西医，而是作出独立的判断。如盲肠炎，或谓即中医肠痈，《芷园医话》言绝对非是，不可混为一谈。又胃溃疡，《芷园医话》云："此症最多，中医有胃脘痛、胃痈及俗名心口痛，种种病名，笼统含糊，殊欠明了，此取西医病名也。"这些都为我们树立了榜样。

1. 以现代医学名词术语作为参照

现代科学语言是以语词为基本单位构造而成的，中医则是建立在古代语言基础上的经验医学，面临语言现代化的迫切难题。中医的词汇需要进行修订，这是中医面对现代社会不可避免的一项基本工作。中医的词汇有不少缺陷，如名词术语的概念欠准确清晰、所指多有歧义、混乱驳杂、名实分离、别名众多等。如中医的脏腑名称，有时指脏腑器官，有时指脏腑功能，其确切含义根据场合不同而变幻不定。部分中医词语尤其是一些名词术语缺乏严密性、准确性、严肃性，语言方面存在的问题，必须要从语言的角度加以解决。在这一点上，"结核"就是一个典型的例证。

"结核"，《汉语大词典》无例，《汉语大词典订补》只是加了《文汇报》的例子。《中医大辞典》等辞书云出自《千金要方》卷二十三："此症生于皮里膜外，结为果核，坚而不痛。"表面上看来只是"结为果核"，并未成为词语，书证不太严谨，更奇怪的是翻阅《千金要方》卷二十三，并无这个句子，检查其原因，言出自《千金要方》卷二十三，并无差错，差错在于"此症生于皮里膜外"云云，本是辞书编纂者的言语，却被当作《千金要方》的正文。《千金要方》卷二十三，九漏第一："诸漏结核未破者，火针针使著核结中，无不瘥者。"可知确有"结核"的例子。《千金要方》卷五，痈疽瘰疬第八："连翘丸，治小儿无辜寒热，强健如故，而身体颈项结核瘰疬，及心胁腹背里有坚核不痛，名为结风气肿。"《千金翼方》卷二十三，薄贴第八："升麻薄主痈疽结核种种色不异，时时牵痛，或经年肿势不消。"《外台秘要》卷二十三，恶核瘰疬方四首："又丹参膏，主恶肉、结核、瘰疬、脉肿、气肿。"卷二十三还有"瘰疬结核方四首"。这几处例子也是"结核"连文。

其实"结核"有比唐代更早的例子，《诸病源候论》卷三十四，诸瘘候："一则发口上腭，有结核，大小无定，或如桃李大，此虫之窠窟，止在其中。二则发口之下，无有结核，而穿溃成疮。"卷四十又有"乳结核候"。卷五十，瘰疬候："其状作结核，在皮肉间，三两个相连累也。"

中医有"结核"这一名词，指的是肿块、结块，与西医"结核"的概念容易混淆。西医从古医书中借用了"结核"这一名词，但偷换了概念，因此具体理解上不太一样。

还有一个典型的例子，古代医家已经在争论，这就是"胃心痛"。《外台秘要》所谓“胃心痛”，实际是指胃脘痛。明·赵继宗《儒医精要》补心丸：“予曾见《丹溪纂要》谓：心痛者，胃脘也。不识胃脘属脾，在咽门之下，胃口之上，而以心痛为胃脘，心、胃尚不能别，是杀人不持刃者也。其书误世，深可叹哉！”赵继宗的言辞一贯激烈，固然不足为怪，而且指胃脘痛为心痛，是中医固有的观念，并非只是朱丹溪的问题。但赵继宗的想法，是把心痛与胃脘痛区别开来，不能混杂在一起，这种想法与现代术语的要求却是一致的，并非毫无道理。《儒门事亲》卷六，胃脘痛：“一将军病心痛不可忍，戴人曰：此非心痛也，乃胃脘当心痛也。”可见张从正已经能将胃脘痛与心痛区分开。

《针灸大成》卷七引《十四经发挥》，讨论所谓子掬母心，以针刺之，产后婴儿手上犹有针痕一事，指出胎儿破膈掬心是不可能的，否则母子不可活。又云：“盖以其上冲近心，故云尔。如胃脘痛曰心痛之类是也。学者不可以辞害意。”胎儿上冲近心，造成危险，传言不免夸大事实，因此还要仔细分辨，才能正确把握，如古人说的心痛或者胃心痛，其实是胃脘痛，并且提出“不可以辞害意”的原则，无疑是很能说明问题的。从现代医学术语的角度来看，把胃心痛与胃脘痛混淆起来根本就不应该，因此古代医家的看法无疑是精到的。

即使一些常见的词语，也可能面临这样的问题。例如中医原有“伤寒”的概念和内涵包括普通感冒，现行沿用并占主导地位的所谓“伤寒”，是一种由伤寒杆菌引起的传染病，不包括普通感冒；中医“心”的概念和内涵包括主意识思维等作用，西医所谓的“心”只有泵血作用。中医的“动脉”一语，出自《难经》，指经脉搏动处，与现代的生理学名词意思有别。溃疡，《汉语大词典》言出自《周礼》的医师章，《中医大辞典》所引同，现代医学也说溃疡，只是借用汉语的词语外壳，但含义与中医不同。现代医学说的溃疡，指缺乏愈合倾向的损害，中医指自溃或者疮面切开。

由此可见，从词汇来源来说，西医借用了中医的词语，虽然在表面上属于旧瓶装新酒，改造成新的概念，但是实质上已经完全不同，属于熔铸旧词成为新词的范围。不能因为其表面相似，就斥之为鹊巢鸠居，从词义引申角度来看，这是一种内涵改造的现象，是特定历史时期出现的语言现象。从语言发展的长远趋势来看，这是外来语言在思维上对本土词汇造成的冲击，当然西医借用、移植的词语，以后可能成为汉语词汇的一部分，而其他没有借用的译音词，还需要经受时间大浪淘沙的考验。

2. 参照对中医词汇的意义

有鉴于此，中医在词汇上也要适度参照现代医学的做法，可以对一些名词术语进行改造，赋予新的内涵，跟上时代的脚步。对表达同样概念，西医词汇明显优于中医词汇的，不妨直接采用现代词汇，如沙眼和椒疮。沙眼，《汉语大词典》没有例子，解释用西医说法。其实中医也有对应的词语，只是西医没有采用而已。中医把沙眼叫作椒疮。椒疮之名首见于《证治准绳》。椒疮的说法，明显不如沙眼普及。

《诸病源候论》专门论述岭南地方病，如水毒、沙虱、射工、蛊毒、脚气病等。蛔虫病是蛔虫寄生所引起的疾病。中西医病名相同，民间叫作消食虫，古代叫作长虫。绦虫病，绦虫，《金匮要略》叫作寸白虫，《诸病源候论》则谓此病与食牛肉有关。蛲虫病是小儿常见的肠道寄生虫病，以夜间肛门奇痒为特征。九虫的名称，最早见于北周·姚僧垣的《集验方》。九虫指的是伏虫、蛔虫、白虫、肉虫、肺虫、胃虫、弱虫、赤虫、蛲虫。弱虫，有的医书也叫膈虫，谓其寄生在胸膈。《肘后备急方》记载了沙虱病，现代医学认为其是以恙虫的幼虫（恙螨）为媒介而散播的一种急性传染病，在我国，主要流行于东南沿海各省。可以说，在寄生虫病方面，中医与西医的词汇还是可以连通的。与寄生虫有关的疾病名称，也可以由此得到澄清和说明。例如：

水蛊，《汉语大词典》认为是“由血吸虫引起的鼓胀病”，用《京本通俗小说》为例证，又称蛊胀，简称蛊。此例证太迟，《诸病源候论》卷二十一，水蛊候：“此由水毒气结聚于内，令腹渐大，动摇有声，常欲饮水，皮肤粗黑，如似肿状，名水蛊也。”今人对血吸虫病并不陌生，但《诸病源候论》对此病已有深刻的认识，意识到此病与水中寄生虫传播有关，确实很不简单，从现代医学来看，此即血吸虫病肝硬化之腹水病。（此说参《诸病源候论校注》）

龙瘕，《汉语大词典》《中医大辞典》均未录。《东医宝鉴》杂病篇卷六，积聚治法引《得效》：“如败梳治虱瘕，铜屑治龙瘕，曲叶治米瘕，石灰治发瘕。”或云蛟龙瘕，意思类同。《卫生易简方》卷五，积聚癥瘕：“治蛟龙瘕，用寒食饭三升，每服五合，日三服，遂吐出蛟龙有尾。”蛟龙，指寄生虫，《中医大辞典》不及此义。《灵枢》有“蛟蛕”，指蛔虫而言，此言蛟龙者，也可以作如此解。

黄胖病，即钩虫病，见《医学正传》。黄胖，又称食劳疳黄，见《医学纲目》。但《卫生宝鉴》卷十四就有食劳疳黄。《卫生宝鉴》的用例比《医学纲目》要早。《丹溪心法》称黄肿。食劳疸黄，即钩虫病，出《世医得效方》。食劳疳黄、食劳疸黄，《中医大辞典》都收为条目。食劳黄，指食劳疳黄，见《医学纲目》，也可指脾积、痞气，见《儒门事亲》卷三。黄胖这样的病名，大体在元代已经形成。

当然，中西医的有些词汇并没有造成使用上的问题。如“中毒”，《中医大辞典》没有书证，《汉语大词典》引《三国志》为例，可提前至汉代。《金匮要略》卷下，禽兽鱼虫禁忌并治第二十四有“中毒”例子多处，姑举一例：“治六畜鸟兽肝中毒方：水浸豆豉，绞取汁，服数升愈。”再如“麻药”，《汉语大词典》引《水浒传》为例，《中医大辞典》引《证治准绳》以下例子。虽然含义上有所不同，但至少不会引起争论。

总之，通过与西医词汇的对比，我们对于中医词汇应该有客观、辩证的态度。如“蛊疾”之类言之不明、理之不清的词语，不能作为正式用语；滥用引申、外延无限度拓展的词根，应该适当限制，不能过度；鬼打、鬼箭等迷信色彩浓厚的词语，说明古人不明其理而假托鬼神，应该重新命名，或者加以舍弃。对待中医词汇必须首先作一番彻底的清理，不能像古人一样兼收并蓄，包罗无遗。以往的中医词汇基本属于自然语言的范围，人工语言的成分不够充足，根据时代的要求，适应社会的变化，对中医词汇进行人为调整，是中医词汇发展的必然要求。“蛊疾”之类的词语，应该逐渐成为历史名词，只作词汇的历史分析之用，让人们知道历史上言语词汇的演化情况。以现代科技术语的规范来衡量中医词汇发展的方向，用科技语言的规律与中医语言进行比较，阐明中医词汇的长处和短处，对于中医词汇要存其精华，去其糟粕，如“无辜”，古人说成因鸟而得名的小儿疾病，其实根本就没有此种鸟类，宋代就有人加以否定。普通词汇的发展是任其自然的，不受主观意志的制约，专门词汇则不然，专业术语不能无限制地扩张，否则就会造成混乱和歧义，所以必须给予必要的协调和约束。中医的名词术语，虽然不能完全照搬现代术语学的标准，但也必须遴选出与自身相适应的术语谱系。中医的科学水准，取决于专业名词术语的发展状况，换言之，专业名词术语的发展，必然可以推动中医学术的进步。

通过对中医词汇的分析研究，我们可以得出一些结论：第一，中医必须立足传统文化，中国文化才是中医的母体，离开中国文化，中医的一切都无从谈起。中医词汇的源头在传统文化那里，同样中医词汇也只能以中国文化作为自己最终的归宿。第二，中医必须在世界医学之林中找准自己的定位，认清中医的本位，从而重建符合现代要求的语言和词汇系统，只能成为附属品。第三，任何医学的词汇都是利弊共存，中医词汇也不例外，中医必须认清自己在词汇甚至思维方面的不足，对固有的词汇和概念要有扬弃的勇气。第四，中医应该不断地参照现代医学和其他传统医学的词汇，并吸收到中医词汇之中，使之成为自身的有机组成部分。唯有如此，中医才能不断获得发展和进步。

第二节　历史考察的观点

为了摆脱对中医词汇静态的分析，我们从更广阔的历史范围对其加以考察。考察中医词汇的历时演变与共时演变，就需要结合中医专门用语的例子，从最基本的层面了解词汇的历史。许多中医词语在历史发展的过程中，发生了明显的变化，有的词语词形未变，其内涵已经截然不同，而有的词语除了原有的词义，又产生了新的义项。

在历时阶段，如果把审视的范围逐步放大，就可以发现中医词汇可以分为沉积层和覆盖层。沉积层是历史上中医词汇反复沉淀的结果，词汇的历史越久沉积就越是深厚。覆盖层则是指中医词汇表层的部分，这些词汇的沉积时间不算悠久，而且数量众多，状况驳杂，还没有趋于稳定。

明清时候的医家，有的已经具有历史的观念，注意从历史的全程来考察医学的发展。如徐大椿以史证医，以史治医，非常关心医学史的概念，其他医家如李濂，其所著《医史》也开始注意医学演变的足迹。

需要作历史考察的中医词汇，通常比较复杂，不容易认识清楚，而且容易造成迷惑，因而需要作一番梳理。那些变化不大且容易把握的词汇，自然不需要花这种力气。与平面的层次划分不同，这是历史的纵深地带，中医词汇的历史沉积层处于纵深层次，其覆盖层则处于浅表层次。

一、中医词汇的沉积层

中医词汇有着鲜明的历史层次，词汇的发展是个动态的过程，如果我们对相关的词汇进行历时研究，可以发现许多词汇都是成群出现的，反映的是一种词汇新陈代谢的现象，各个时期的中医文献都可以证明这一点。

（一）曾经出现但今天已经弃用的中医词语

古医书所记载的大量词语，现在已经不再使用，属于消失的词语。在古代的本草书中，就已经有“有名未用”的一类药物，就属于此类词语，今天把常用的中医术语名词跟古医书对照，消失的词语数量更是惊人。从词语演变的规律而言，这是必然的现象。如王叔和《脉经》所说的王脉、相脉、囚脉，是根据“王相囚废”的说法来确定的，在当时很自然，但今天已经完全不用，退出使用领域。

词汇的沉积层是历史原因造成的，随着时代的推移，沉积下来的词语会越来越多，这是必然的趋势，但中医词汇的沉积，应该说是各有各的原因，很难一概而论，总结起来有以下几个方面：

1. 没有推广价值的词语容易被遗忘

一些中医词语处于若有若无的边缘地带，若后世无人应用或者阐发，即使被引述也只是原来的几句话，久之就成了无人理会的词语。如《千金要方》卷十一所云“青筋牵病、丹毒牵病”，卷十七出现的“白气狸病、丹毒白狸病”，卷十五出现的“肉虚、肉实”，这些词语通常连中医的辞书都未录，后世医家用得也极少，属于罕见的专业词语。

词汇越古老、越生僻，越为多数人所不理解，被接受程度就越低，久之就容易被人遗忘。如《诸病源候论》有睢目候、目蜡候（蜡音即）、瞤目候、橛瘘候、栎疽候等，很难为后世继承，今天更是被完全遗忘了。

2. 迷信不科学或者污秽不卫生的词汇与现代文明有冲突

《本草拾遗》虫鱼部卷六：“针线袋，主妇人产后肠中痒不可忍，以袋安所卧褥下，无令知之。”这是典型的祝由方，针线袋在这里起的是迷信的作用，实际没有药物的用途，因此把“针线袋”作为本草名词，必定遭到淘汰。《本草拾遗》中涉及迷信的本草词语还有一些，如“姑获、鬼车、布谷脚脑骨”等。

《本草拾遗》虫鱼部卷六：“蚘虫，汁，大寒，主目肤赤热痛，取大者净洗，断之，令汁滴目中，三十年肤赤亦差。”蚘虫即蛔虫，把蛔虫作为药物来使用，显然有违医学伦理，肮脏不卫生，今天难以想象。《本草拾遗》中污秽、不卫生的本草词语还有“鸵鸟屎、古厕木、古榇板”等。

3. 思想观念的改变导致某些古代中医词语被弃用

药物是个变动的概念，今天不当作药物的东西，在古人眼里可能就是药物。唐朝人受印度万物皆药的影响，把水和土都列入本草之列，并且加以细分。在《本草拾遗》一书中，与水有关的本草名称就有“甘露水、繁露水、梅雨水、玉井水、好井水、碧海水、千里水及东流水、正月雨水、秋露水、赤龙浴水、粮罂中水、甑气水、屋漏水、三家洗碗水、方诸水”等，与土有关的本草名称有“蚁穴中出土、道中热尘土、柱下土、胡燕窠内土、甘土、鼠壤土、桑根下土、春牛角上土、故鞋底下土、弹丸土、铸钟黄土、户垠下土、好土、市门土、社坛四角土”等，令人眼花缭乱，更神奇的是每一种药物名称的主治和功用都不一样，陈藏器既然郑重其事收入本草之中，可见在当时必定实有其事。随着时代的变迁，今天人们对药物的概念发生了天翻地覆的变化，再把这些作为药物，显然不合时宜。这些与本草有关的词语，也就成了药物词汇的沉积层。

4. 旧词被新词所取代

古今的药名、病名等用语，由于历史的原因，古名虽然保留，但很少使用，一般使用的反而是今名。如蜓蚰的古名是蛞蝓；传尸的古名叫殗殜；蛔虫，《灵枢》书为蛟蛕，又写作蚘虫。檗木，出自《神农本草经》；檗皮，出自《伤寒论》，都是指黄檗，檗也是古字，《本草经集注》即作黄檗。茴香，《药性论》作蘹香，古今的文字也不同。呃逆，古称为哕，见《灵枢》。益母草，《神农本草经》为茺蔚，茺蔚是古名。

上古中医词语在名称上与后世有差别，如把淋叫作“癃”，后世因为避讳改叫淋，但上古不用改字。词汇书写的文字也比较古奥，如今天的柴胡，上古书作茈葫，柴胡是草本植物药，仅仅就文字原理来说，上古的写法更为有理。

再如以下中医词语，在古代有一定的通用性，但现代逐渐为新的词语所取代。词汇的更新换代不以人的意志为转移，也是任何力量都无法改变的趋势。

客忤，《汉语大词典》引《聊斋志异》为例，太迟。《中医大辞典》云出《诸病源候论》卷四十六。其实还有更早的，葛洪《肘后备急方》卷一，救卒客忤死方第三：“客忤者，中恶之类也。”又云：“又有诸丸散，并在备急药中。客者客也，忤者犯也，谓客气犯人也。”《金匮要略》卷下，杂疗方第二十三，三物备急丸：“若中恶客忤，心腹胀满，卒痛如锥刺，气急口噤，停尸卒死者，以暖水若酒服大豆许三四丸。”

肠滑，指饮食不经消化就被排出。《汉语大词典》未录。《中医辞海》有“久泻肠滑”，但没有例子。《本草纲目大辞典》有“肠滑久痢方”，其实“肠滑”可以单独成为词语。《千金要方》卷十五，冷痢第八：“治下痢肠滑，饮食及服药俱完出，猪肝丸方。”“四续丸，治三十年注痢，骨立痿黄，肠滑不瘥方。”卷十四，小肠虚实第二：“小肠虚寒痛，下赤白，肠滑。”《外台秘要》卷二十五，大注痢及赤白困笃肠滑方二首：“范汪疗得病羸劣，服药不愈，因作肠滑，下痢脓血。”范汪为东晋人，可见东晋已有此语。

劳伤，指劳累引起的内伤。《汉语大词典》引《医宗金鉴》为例。《名医类案》卷十一，娠症：“博陵医之神者曰郝翁，士人陈尧遵妻病，众医以为劳伤。”《神农本草经》卷三，五味子：“主益气，咳逆上气，劳伤羸瘦，补不足。”

（二）实物消失或者使用稀少导致名称的使用频率较低

有些疾病名称，如天花，古代叫虏疮，或者叫豆疮、天行斑疮、天疱疮、天痘、天疮。天疮的说法出自朱丹溪《幼科全书》。天疮，即天花，《汉语大词典》只引《医宗金鉴》为例，其实可以提前。天花的名称则见于清·袁句《天花精言》。虏疮则出自《肘后备急方》的记载，并说明从外国传来，感染者为军队，此后记载络绎不绝，一直到1847年，王伯伟还著有《天花八阵编》，可见其流传时间之长久，而今天，天花已经被彻底消灭，与天花相关的这些名词，也逐渐成为历史的词语。

古代也把天花叫作“面豆”，见于唐·黄韬文章。《小儿斑疹备急方论》将麻（麻疹）、痘（天花）分别论述，麻疹与天花区别对待。倒靥，指小儿疔痘，天花长的疱疹，可见于《齐东野语》。麻子，指天花留下的瘢痕，可见于《醒世恒言》。见喜，这是对天花的讳词，可见于《红楼梦》。天然痘，即天花，可见于鲁迅的文章。天花已经消失，今天我们只能通过这些相关的词语，了解历史上天花的一些蛛丝马迹。

又如香药中的紫藤香，就是降真香。降真香别名紫藤香，也称鸡骨香。曾经闻名一时，今天也并未绝迹，但实物已经比较稀少，使用的人也很少，造成这种情况的原因，在于思想观念影响到实物的用途以及使用的范围。在历史上，因为佛道信仰的缘故，降真香被誉为诸香之首，清·吴仪洛所撰《本草从新》中记述为“烧之能降诸真，故名”。古人对降真香的崇拜远远超过了沉香。自明代以后，降真香逐渐湮没，不再被人们关注，如今更是罕为人知。

紫藤香，《汉语大词典》未录。《类编朱氏集验医方》卷十三，治金疮方：“后告统领求此方，只用紫藤香，磁瓦刮下，石碾碾细，傅之，救却万千人也。（《名医录》紫藤香即降真之最佳者。）”对紫藤香的文字记载，最早出现在西晋·嵇含所著的《南方草木状》中，其文为：“紫藤叶细长，茎如竹根，极坚实，重重有皮，花白子黑，置酒中，历二三十年不腐败，其茎截置烟焰中，经时成紫香，可以降神。”嵇含所指“降神”，意为引降天上的神仙。

（三）造成沉积层的基本原因

词汇不可能全部呈现在表面，呈现在表面的只是一部分词汇，随着时间的推移，大部分词汇终究会逐渐沉淀下来，时间越久的词汇，通常沉积也越深。到了今天，审视各个时期的词汇，就能看到明显的沉积层。

许多词语从其中心词素就可以知道是上古的产物，如以牡牝分类的，大体就属于上古的病名，《五十二病方》有“牝痔”，《金匮要略》有“牝疟”，《灵枢》有“牝脏”（即阴脏）等。这种情况到中古才有改观，而且在医书中也可以看到痕迹，如五痔，其中三个名称相同，有两个字面不同，《千金要方》称为“牡痔、牝痔”，《龙门方》则名为“雄痔、雌痔”，其实意思是一样的，只是《千金要方》保留了上古的名称，《龙门方》则改成了中古的名称。

这种沉积的词汇，数量庞大，退出当时的使用之后，在文献中大量保留了下来。古代的词汇表面上只生不灭，越积越多，词汇的沉积也是一个极其缓慢的过程，但不管如何，都无法阻挡语言历史的进程。这种例子不胜枚举，如“伏梁”，上古病名，见于《内经》和武威医简，后世提及此名，皆其绪余。再如“肠澼”，也是古病名，指泄泻脓血，《内经》、秦汉出土医籍均可见到。另外，药用功能相似的药物，功效、性能完全一样，常用药就会取代难寻的药物，导致这些药物名称的退出。

以下试从词语特定例子的角度来考察词汇变迁的原因：

1. 瘴气

瘴气在医书中的记载是在中古以后，《汉语大词典》中记录的与瘴气有关的词语比较丰富，与医书对照起来看，可以更加全面。比较早的记载在《淮南子》中，书作“障气”，障是瘴的借字。字形写作“瘴气”的，《汉语大词典》引《后汉书》以下，《中医大辞典》引《诸病源候论》为证，时代可以提前至汉代。《神农本草经》卷二，升麻：“辟温疫，瘴气，邪气，蛊毒。”卷四，犀角：“治百毒，蛊疰，邪鬼，瘴气。”

黄茅瘴，就是黄芒瘴，在唐代医书《外台秘要》中有记载，但仍然可以提前。晋·嵇含《南方草木状》卷上：“芒茅枯时，瘴疫大作，交广皆尔也，土人呼曰黄茅瘴，又曰黄芒瘴。”也可以省称黄瘴，苏轼诗中就提到过黄茅瘴。与此相关的还有青草瘴。王维诗《送杨少府贬郴州》赵殿成笺注引《广州记》：“地多瘴气，夏为青草瘴，秋为黄茅瘴。”

《汉语大词典》中收录的与瘴气有关的词语已经十分丰富，如梁·刘孝标说的“鄣疠”，唐·卢藏用说的“氛瘴”，苏轼说的“春瘴”，唐·段公路《北户录》说的“鹦鹉瘴”，宋·邵博《闻见后录》卷二十六所说的“蚯蚓瘴”，指夔州地方的瘴气。此外，还有“岚瘴、瘴母、瘴茅、瘴氛、瘴毒、瘴气、瘴云、瘴疠”等类似词语，从各个层面归结了瘴气的特性。

可见“瘴气”作为古代疾病，在汉代开始就一直存在，而且十分闻名，其来龙去脉也很清晰。“瘴气”是南方地区能使人患病的毒气，说来也属于地方性疾病，只不过是一类疾病，而非具体的一种病名。北方人谈起岭南的瘴病，无不为之色变，这种情况一直持续到近代，可见其影响之深远。隋唐医书中，就有对于瘴气的记述和治疗方法的记载，如黄茅瘴和青草瘴等。到了明代，张介宾提出用烟草驱逐瘴气，倒也有些道理，但助长了烟草的迅速蔓延，其实还是不得其法。明代关于瘴气的词语仍旧在发展，明代书籍把南方山林湿热之气的病患叫作“回头瘴”。《景岳全书》卷十四，瘴气，回头瘴：“旧传出岭之后，复有回头瘴者，大概与在广而发瘴，及方入广而不伏水土者不异。”“今所谓回头瘴者，及方入广而不伏水土者，亦不过阴阳相搏，气候不调而感疾耳。”

在整个古代，古人其实没有真正解决瘴气的问题，今天我们知道，瘴气之病的真正原因在于病菌和病毒的传播，这些病毒是南方炎热地区所特有的，北人南来，对这些病毒缺乏抵抗力，容易致病。如瘴疟，疟疾是由蚊子来传播的，古人不明此理，归结为山林雾气所致，这显然是不对的。古代的瘴疠，其实也是南方炎热地区的地方病。

2. 注病

注病的说法，较早见于东汉・刘熙的《释名》。《释名》：“注病，一人死，一人复得，气相灌注也。”也可以叫作疰，指传染病。《广雅》：“疰，病也。”注与疰字通借。但实际上还有更早的，叫作“转病”，《淮南子・俶真训》：“昔公牛哀转病。”杨树达云：“转病又名注病。”转病也就是肺痨之类的传染病。

注病可以分成多种，在医书中，记载较早的是“伏尸”，这也是尸注病的一种。《中医大辞典》未录，《汉语大词典》无此义。《神农本草经》卷二，天门冬：“强骨髓，杀三虫，去伏尸，久服轻身益气延年。”《诸病源候论》卷二十三有“伏尸候”。

此后叫作尸注、尸疰。《汉语大词典》引《南史》为例。《中医大辞典》引《诸病源候论》为例，可以提前至晋代，《肘后备急方》就有“治尸注鬼注方第七”。尸注、鬼注病者，葛洪《肘后备急方》记载，即五尸之尸注，“又挟诸鬼邪为害也。其病变动，乃有三十六种至九十九种，大略使人寒热、淋沥、恍恍、默默，不知其所苦，而无处不恶，累年积月，渐就顿滞，以至于死，死后复传之旁人，乃至灭门”。

“传尸”是魏晋时期所现之名，当即两汉以前之“殗殜”“淋露寒热”，亦即五代以来之劳疾、劳瘵及瘵疾。魏晋之时，人们认为此病缘由是尸气传染，故传尸之名产生，而殗殜、淋露寒热之称则渐泯灭。病名虽多，却只相当于今天说的肺结核。结核病是由结核杆菌感染引起的慢性传染病。结核菌可能侵入人体全身各种器官，但主要侵犯肺脏，通常称为痨病，是一种古老的传染病，自有人类以来就有此病。

痨病的说法，唐代已经有了，到宋代才正式以“痨瘵”来统一各种名称。而在普通书籍中，还有别的名称，如“义疾”，这也是肺痨病的别称。宋·陶谷《清异录·义疾》：“一传十，十传百，展转无穷，古人号义疾。”

同一类的疾病名称开始总是比较少，然后日趋繁多，最后形成通用名与别名并存的格局。传尸病也是一个病类名称，传尸病的名称不一而足，在医书还有各种叫法，但大都属于注病，只是由于方言或者其他原因，而变换出更多的名称：

五尸，《中医大辞典》未录。《汉语大词典》云指道教所说的五种邪魅，与医书义不同，医书指的是传染性疾病。《外台秘要》卷十三，五尸方十一首：“《肘后》疗卒中五尸。五尸者，飞尸、遁尸、风尸、沉尸、尸疰也。”“《删繁》疗五尸蛊疰，中恶客忤，心腹刺痛，丹砂丸方。”《外台秘要》所引，有五尸之名的涉及《肘后》《删繁》《录验》和文仲等，时间上从晋到唐都有了。尸疰方四首引《诸病源候论》云：“尸疰者，即是五尸内之尸疰。”这样，把“五尸”沿用的轨迹，都勾勒出来了。《中国医学大辞典》收有“五尸”，但所指有寒尸、丧尸，与此处不同，而且没有书证，不知引自何处。

痃疰，指传尸病。此义《汉语大词典》无此条。《外台秘要》卷十三，传尸方四首：“文仲论：传尸病，亦名痃疰、遁疰、骨蒸、伏连、殗殜，此病多因临尸哭泣，尸气入腹，连绵或五年、三年，有能食不作肌肤，或三日、五日，若微劳即发，大都头额颈骨间，寻常微热翕翕然，死复家中更染一人，如此乃至灭门。”

九十九种疰、三十六尸疾、三十六种遁尸注、江南三十六疰、江南九十九疰，泛指各种尸注病。

九十九种疰，《千金要方》卷十二，万病丸散第七：“大金牙散，主一切蛊毒，……稍加至二刀圭，带之辟百邪，治九十九种疰。”《诸病源候论》卷二十四，五注候：“注病之状，或乍寒乍热，或皮肤淫跃，或心腹胀刺痛，或支节沉重，变状多端，而方云三十六种，九十九种，及此等五注病，皆不显出其名，大体与诸注皆同。”《外台秘要》卷十三，江南三十六疰方三首引《备急》：“其病变动，乃有三十六种至九十九种。”

三十六尸疾，《千金要方》卷三，恶露第五，小铜镜鼻汤：“亦治遁尸心腹痛，及三十六尸疾。”

三十六种遁尸注，《外台秘要》卷三十一，古今诸家丸方十七首：“崔氏温白丸，……又疗七十二种风，三十六种遁尸注，或癫痫，或妇人五邪失心。”

江南三十六疰，《外台秘要》卷十三，疰病相染易方三首：“崔氏疗江南三十六疰丸，疗转疰灭门绝族，族尽转逐，中外灭尽，复易亲友方。”江南三十六疰方三首：“崔氏金牙散，疗江南三十六疰，人病经年，羸瘦垂死，服之皆瘥。”

江南九十九疰，《外台秘要》卷十三，江南九十九疰方二首：“《集验》疗江南疰病，凡有九十九种，寒热尸疰，此病随月盛衰。”

3. 猫鬼、野道

这是两种古人所说的蛊毒病。猫鬼，《简明鲁迅词典》：“古代传说中一种能杀人的鬼怪。《北史·独孤信传》中就有关于猫鬼杀人的情节。”《鬼神学词典》释为“巫蛊毒物名”，书证引《隋书·独孤后传》。《古代汉语大词典》释为蛊惑人、咒诅人的巫术，引《独孤皇后传》为例。这三种解释中，《简明鲁迅词典》的解释最为离谱，说成杀人的鬼怪，显然不得要领，连独孤后都错成独孤信，“信”是“后”之误。其实对于野道和猫鬼，文史书籍语焉不详，而医书说得最为清楚，因此只要看一下医书的描述，基本上就可以知道野道、猫鬼为何物。

《诸病源候论》卷二十五，猫鬼候：“猫鬼者，云是老狸野物之类，变为鬼蜮，而依附于人，人畜事之，犹如事蛊，以毒害人。其病状心腹刺痛，食人腑脏，吐血，痢血而死。”野道候：“野道者，是无主之蛊也，人有畜事蛊以毒害人，为恶既积，乃至死灭绝，其蛊则无所依止，浮游田野道路之间，有犯害人者，其病发犹是蛊之状，但以其于田野道路得之，故谓之野道。”此处对猫鬼、野道二病已经解释得很详细。

《千金要方》卷十二，万病丸散：“猫鬼病，服三丸如小豆，未瘥更服。”《千金翼方》卷二十，蛊毒第二：“治猫鬼方：烧腊月死猫儿头作灰末，以井花水服一钱匕，日一，立瘥，大验。”《外台秘要》卷二十八，猫鬼野道方三首：“《古今录验》疗妖魅猫鬼，病人不肯言鬼，鹿角散方。鹿角屑，捣散，以水服方寸匕，病者即言实也。”

野道，《汉语大词典》释为“邪道”，过于宽泛，不甚恰当。《外台秘要》卷十八，脚气服汤药色目方十九首引苏恭：“又紫雪，疗脚气毒遍内外，烦热，口中生疮，……瘴疫毒疠，卒死温疟，五尸五注，心腹诸疾，绞刺切痛，蛊毒鬼魅，野道热毒，小儿惊痫。”“金牙散功少大猛，就中姑息，兼疗诸病，蛊毒注忤，鬼魅野道，肺痿骨蒸，传尸相易，为第一药。”

《千金要方》卷二十五，蛇毒第二：“治猫鬼野道病，歌哭不自由方：五月五日自死赤蛇烧作灰，以井花水服方寸匕，日一。”“吐药火中沸，即画火上作十字，其猫鬼并皆死矣。”慧琳《一切经音义》卷二，蛊道：“或有音野道者，方言不同尔。”卷五，蛊道：“字书云，蛊者蠹神也。说文云，腹中虫也。能病害人，谓之蛊。或音野，亦名野道也。”“蛊道，上音蛊，又音野，或云野道。”可见野道就是蛊道，读音不同罢了。也叫野蛊，《海药本草》卷一，草犀根：“主解一切毒气，虎狼所伤，溪毒野蛊等毒，并宜烧研服，临死者服之得活。”

4. 魅病

魅病，又名交奶、继病。《汉语大词典》引《本草纲目》为例。《中医大辞典》云出《证治准绳》。这个名称的变化也有一个过程。西汉有射魃，是为神兽名。《急就篇》卷三："射魃辟邪除群凶。"颜师古注："魃，小儿鬼也。"《本草拾遗》兽禽部卷五："伯劳，平，有毒，毛主小儿继病。继病，母有娠乳儿，儿有病如疟痢，他日亦相继腹大，或差或发，他人相近亦能相继。"

交奶，《汉语大词典》未录。唐时已经可见，宋元时期比较多见，指小儿的"交精吐奶"，认为乳母交接之后不宜哺乳。此语辞书未录。

唐·昝殷《食医心镜》："治小儿未行，母有孕，饮胶奶羸瘦方，伏翼，右熟炙啖之，日三四度。"胶奶当为交奶。《食医心镜》此条来自《艺文类聚》第11册，可知唐代就有此用法。《增广太平惠民和剂局方》卷十，虾蟆圆："治小儿五泔八痢，腹胀面黄，肌肤瘦悴，时作寒热，不思乳食，……痢色无定，或吃交奶，渐黄渐瘦，变成疳疾，并宜服之。"注释："交奶：费解。人卫、辽宁本同，待考。"按此义可知，《东医宝鉴》杂病篇卷十一，择乳母法引《良方》："如阴阳交接之际，切不可喂儿奶，此正谓之交奶，必生癖。"吐泻引钱乙："经年吐乳，眼慢，粪秽有筋膜者，乃父母交感时吃乳所致，名曰交精吐奶，宜用益黄散、五疳保童丸。"交精吐奶，与"交奶"是一个意思。

《妇人大全良方》卷二十四，拾遗方，《产乳集》将护婴儿方论："如阴阳交接之际，切不可喂儿奶，此正谓之交奶也，必生癖。"《东医宝鉴》为朝鲜许浚所编，时代相当于中国的明代，大多摘录中医古书而成，从《东医宝鉴》杂病篇卷十一的文字来看，无疑来自宋·陈自明的《妇人大全良方》。《小儿卫生总微论方》卷十六，魃病论："身体痿瘁，骨立发落，名曰魃病，又曰继病，又曰交奶。"这里点明"交奶"是魃病的别名，可见"交奶"只是一种民俗的说法，魃病在《千金要方》有载。

《幼幼新书》卷二十七，吐逆第一："此候胃气实，其乳或气不定，或食交奶，或怒未息，或行房了便乳孩儿，使划时便吐。"卷二十八，一切泄泻第一："小儿交奶，为乳母有孕，气血不荣，其乳饮子，则其候发立，腹急时泻，胸背皆热。"卷二十五，奶疳第七："或食交奶，伤儿脏腑，遂致寒热不调，肌体羸瘦。"由这些看来，"交奶"之说不在少数，为医家所广知，当然依照今天的科学知识，此说的真实性确实让人怀疑，但既然是古人的说法，我们也不必追究到底，不妨加以保留，知道古代有这样的说法就可以了。

5. 射工病

从清代到现在都有"射影含沙"的成语，这是一种有关"蜮"的传说。蜮，又名短狐、水狐、水弩、射工。虽然流传古远，但经不起推敲，其实就是毒虫的传说，因为射影就会生病，因此医书也有记载，如《诸病源候论》等书。文史书中的记载比医书要广泛，但作为今天的医学疾病词语，已经不合适。

先秦书中就有这种记载，《诗经·小雅·何人斯》："为鬼为蜮。"毛传："短狐也。"《楚辞·大招》："蜮伤躬只。"《山海经·海外南经》："有人曰凿齿，有蜮山者，有蜮民之国，桑姓，食黍，射蜮是食。”郭璞注：“蜮，短狐也，似鳖，含沙射人，中之则病死。”到了汉代以后，此种说法继续流传，而且名称上也有调整。蜮，《说文·虫部》：“短狐也。似鳖，三足，以气射害人。”也叫作射妖，《汉书·五行志下之上》：“蜮犹惑也，在水旁，能射人，射人有处，甚者至死。南方谓之短弧，近射妖，死亡之象也。”《淮南子》则把射工虫叫作“溪毒”，张华《博物志》称之为“溪弩”，明人则称之为“射蜮”。尽管名称不断在变，但总的意思并没有变化。

医书中的记载也很多，但总体还是使现代人难以理解，无法落实下来，今天的医学多从寄生虫或者血吸虫的层面去理解射工病，但是否能完全对应，那就无法确定了。

6. 脚气

今天说的脚气，其名称同样经历了演变的过程。《外台秘要》卷十八，脚气论引苏长史：“晋宋以前，名为缓风。古来无脚气之名，后以病从脚起，初发因肿满，故名脚气也。”脚气之名，《肘后备急方》已经有，《外台秘要》书中也有引及。葛洪《肘后备急方》卷三：“脚气之病，先自岭南，稍来江东，得之无渐。”《济生方》卷三：“黄帝时名为厥，两汉之间，名曰缓风，宋齐之后，谓之脚气，其名虽不同，其实一也。”《太平圣惠方》卷四十五：“夫脚气者，晋宋以前名曰缓风，《小品》谓之脚弱。”《外台秘要》与《济生方》《太平圣惠方》的说法基本一致，都是认为脚气之名从晋宋开始。从今天的文献来看，脚气，最早有记载的是《金匮要略》乌头汤方，《中医大辞典》言见《肘后备急方》卷三，但《金匮要略》比《肘后备急方》为早。东晋·支法存善治脚气病，著《申苏方》五卷（已佚），可以作为佐证。可见脚气之名，先见《金匮要略》《肘后备急方》，然后《诸病源候论》和唐朝医书加以沿袭。

脚弱的名称，先见于《中藏经》，《小品方》《深师方》都是此名。《外台秘要》卷十八，脚气论二十三首引《千金方》：“考诸经方，往往有脚弱之名，而古人少有此疾。”照此说来，脚弱反而是经方的说法。

脚气也叫作壅疾。《济生方》卷三：“脚气虽曰壅疾，无补法，惟当泻之。理固然也，愚者之见，亦可补之。”壅疾的说法，其实来自《外台秘要》。《外台秘要》卷十一，近效祠部李郎中消渴方二首：“夫脚气者，拥疾也；消渴者，宣疾也。春夏阳气上，故拥疾发，即宣疾愈也。秋冬阳气下，故宣疾发，即拥疾愈也。”拥疾即壅疾，即拥堵之意也。

阴阳脚气、缓风毒气、缓风湿痹，都是脚气病的名称。

阴阳脚气，《医心方》卷八，脚气轻重第三：“徐思恭论云：凡脚气，皆有阴阳，若两脚及髀已来肿满，按之应骨，骨疼又痛者，此名阴阳脚气。阴阳俱患，不宜攻心，攻心则死者十有七八；若两脚唯缓弱，行起不得，不肿，按之应骨，骨疼亦痛者，此名阴脚气，阴上则死者十有四五，若直皮肤上肿，不废行，按之不疼痛者，此名阳脚气，纵上至面及手指，亦无死忧。”徐思恭无考，从其所论述的内容看，应是唐代人。

缓风毒气，脚气病的总称。《外台秘要》卷十八，脚气论二十三首引苏长史：“又有不肿而缓弱，行卒屈倒，渐至不仁，毒气上阴，攻心便死，急不旋踵，宽延岁月耳。然则缓风毒气，得其总称矣。”苏长史，即苏敬，著有《脚气论》。《医心方》也有关于脚气病的内容。

缓风湿痹，《外台秘要》卷十八，脚气论二十三首：“始起甚微，食饮嬉戏，气力如故，唯卒起脚屈弱不能动，有此为异耳。黄帝云缓风湿痹是也。”大法春秋宜服散汤方六首引《千金要方》有“大八风散，疗诸缓风湿痹脚弱方”。

缓风，《外台秘要》卷十八，脚气论二十三首引苏长史：“脚气之为病，本因肾虚，多中肥溢肌肤者，无问男女。……晋宋以前，名为缓风。古来无脚气名，后以病从脚起，初发因肿满，故名脚气也。又有不肿而缓弱，行卒屈倒，渐至不仁，毒气上阴，攻心便死，急不旋踵，宽延岁月耳。然则缓风毒气，得其总称矣。”缓风，就是脚气的古名。

可见“脚气”这一病名，虽然今天是通用名称，而且是从中古延续下来的，但当初对于脚气的认识和治疗，经历了一个漫长的过程，因此名称也五花八门，最后脚气这个病名被广泛认同，成为通行的名词。

二、中医词汇的覆盖层

覆盖层的词汇，属于中医词汇的表层，产生的时间不算长久，分布范围广泛，而且最为容易消失，我们今天看到的许多中医词汇，都是近古以来逐渐产生，有些就是民间的俗病名，名称随意性大，缺乏逻辑性和科学性，因此公认度低，很少能成为正规的医学用语。覆盖层的词汇，稳定性比较差，因为缺乏筛选，显得比较芜杂，但这一类中医词汇也是词汇发展中不可缺少的环节，为词汇的进一步发展提供基础，中医词汇的发展，必须经过对词汇进行反复提炼的过程。

几乎每一类中医词汇中都有覆盖层的存在，当然也有自始至终都在使用的，但使用频率不相同。如“伤食”，指饮食损伤脾胃，导致食物不能消化，《丹溪心法》名为“伤食”，伤食又可以分为伤谷、伤面、伤肉、伤蟹、伤蛋、伤酒、伤茶等。伤蟹，见《张氏医通》。伤蛋、伤茶、伤面、伤肉，见《杂病源流犀烛》。伤酒，见《证治要诀》。伤食，《汉语大词典》引《医宗金鉴》为例，《中医大辞典》引《丹溪心法》为证，均太迟，汉代已经有此语。《神农本草经》卷三，孔公孽：“治伤食不化，邪结气，恶疮。”

以下用瘟疫和梅毒这两种疾病名称作为例子，来分析覆盖层的形成过程：

（一）与瘟疫有关的中医词汇

有关疫病的记录很早，《周礼·天官·疾医》：“四时皆有疠疾。”疠疾就是疫病，或者叫作疫疠。《肘后备急方》卷二，治伤寒温病时气方第十三："其年岁月中有疠气挟鬼毒相注，名为温病。"这个温病，就是瘟疫，古无瘟字，因此只书为温。上古的"札"，疫死曰札，或者叫作"瘥"，指的就是疫病，这两个词根可以构成系列词语，如夭札、凶札、札疠、札厉、札瘥、札丧、瘥札、瘥瘼、瘥疠，不管词形如何变化，意思没有太大的差别。

瘟疫，《汉语大词典》引《抱朴子》为例，可以提前。《神农本草经》卷二，升麻："辟温疫，瘴气，邪气，蛊毒。"瘟疫在中国史料中早有记载。《吕氏春秋·季春纪》记载："季春行夏令，则民多疾疫。"《素问·刺法论》指出："五疫之至，皆相染易，无问大小，病状相似。"《伤寒杂病论·序》言："余宗族素多，向余二百。建安纪年以来，犹未十稔，其死亡者，三分有二，伤寒十居其七。"这个"伤寒"，除了指外感热病外，也包括当时的烈性传染病，可见当时瘟疫流行之猖獗。

曹植《说疫气》云："建安二十二年，疠气流行，家家有僵尸之痛，室室有号泣之哀。或阖门而殪，或覆族而丧。或以为：疫者，鬼神所作。夫罹此者，悉被褐茹藿之子，荆室蓬户之人耳！若夫殿处鼎食之家，重貂累蓐之门，若是者鲜焉。此乃阴阳失位，寒暑错时，是故生疫，而愚民悬符厌之，亦可笑也。"

古代认为灾荒之后容易闹瘟疫，今天仍然有这样的说法——大灾之后必有大疫。灾害总与疾病联系在一起，如《易林》说的"灾疫"，《汉书》说的"眚病"，《后汉书》说的"眚沴"，造成灾害和疾病的成因是邪病之气。《汉书·食货志下》："古者天降灾戾。"颜师古云："戾，恶气也。"由此还可以产生灾疾、灾戾、灾沴、灾异、灾变等相关词语。

中古时期比较关注烈性的传染病，而且认为是鬼神肆虐所致，反映了古人由于时代的限制，在对疫病的认识中始终存在误区和局限。在古代民智未开、医疗条件低劣的情况下，人们对这种可怕疾病，恐惧至极，很容易认为是鬼神作祟。因此乞求神灵保护，应该是很早就出现的行为。例如以下词语：

恶疠、鬼疠、毒疠、温疠，指传染性很强的一类疾病。

恶疠，《外台秘要》卷十八，服汤药色目方十九首："常患者日再服，卒患取利吐者，服四分匕。若以绛袋裹方寸匕、三匕带之，辟诸恶疠。"卷十三，江南三十六疰方："崔氏金牙散，疗江南三十六疰，人病经年，羸瘦垂死，服之皆瘥。并带之能杀鬼气，逐尸疰，诸恶疠不祥悉主之。"恶疠指严重的疫疠之气。

鬼疠，《外台秘要》卷五，山瘴疟方十九首："然南方温毒，此病尤甚，原其所归，大略有四：一山溪毒气，二风温痰饮，三加之鬼疠，四发以热毒，在此之中，热毒最重。"或作鬼厉，与疠通。《外台秘要》卷二十八，客忤方十三首："卒忤者，亦名客忤，谓邪客之气卒犯忤人精神也。此是鬼厉之毒气，中恶之类也。"引《肘后》云："此恶毒鬼厉之气，忽逢触之，其气有衰歇，故不能害人，如自然恶气，疗之多愈。"可见东晋以来便有此语。鬼厉之气，亦云戾气、沴气，指阴阳失调、气候反常导致的疫病毒气。

毒疠，《汉语大词典》引唐以后例子，可稍加提前。《诸病源候论》卷四十七，蛊毒利候："岁时寒暑不调，而有毒疠之气，小儿解脱，为其所伤，邪与血气相搏，入于肠胃。"《汉语大词典》有"毒厉"一词，释为恶疮，引宋·苏舜钦诗"今乃有毒厉，肠胃生疮痍"。又引《天工开物》"腥膻得之而芳，毒厉得之而解"，此条不妥，毒厉即毒疠，疠与厉通，观之苏诗及《天工开物》，以疫病毒气解之均可通，不须另起他义。

温疠，《千金翼方》卷十三，服松柏实第三："日服三升，以水浆若酒送之。止谷疗病，辟温疠恶鬼，久久可度世。"也即瘟疫瘴疠的意思。《汉语大词典》此条引《本草纲目》为证，可以提前。《中医大辞典》书证用《素问·六元正纪大论》。

此后古人开始努力把常规的时令病与疫病区分开来，所以在医书中出现的"时疫"指流行病，"温病"则可能是指瘟疫。

时疫，《汉语大词典》云是流行性传染病，引苏轼以下例子。《中医大辞典》云即瘟疫，见《瘟疫论》，似太迟，意思也不相同。《普济本事方·序》："予年十一，连遭家祸，父以时疫，母以气中，百日之内，并怙恃。"《普济本事方》卷八、卷九为"伤寒时疫"，在此时疫当是伤寒温热之时令病，而非瘟疫。《卫生宝鉴》卷九，时毒疙瘩："漏芦汤，治脏腑积势，发为肿毒，时疫疙瘩，头面洪肿。""消毒丸，治时疫疙瘩恶证。"《存存斋医话稿》卷一："时疫流行之际，有壅浊召疾之虞耳，制为兰薰，俗呼火腿，补虚开胃，病后最宜。"可见元代已有此语。

温病，在《素问》中已经可见。《论衡》说的是"温疾"，《本草纲目》说的是"温疠"，但温病真正受到重视，是在明清时期。明·吴有性论瘟疫，已有大头瘟、疙瘩瘟疫、绞肠瘟、软脚瘟之名。清嘉庆名医刘奎列举了北方俗谚所谓诸疫证名状，加以剖析，所著《松峰说疫》列出的瘟疫名称有葡萄疫、捻颈瘟、虾蟆瘟、瓜瓤瘟、杨梅瘟、疙瘩瘟、软脚瘟、绞肠瘟、龙须瘟、芋头瘟、蟹子瘟，还有缠丝挣、哑叭挣、海青挣、狐狸挣、野雀挣、莽牛挣、猿猴挣、老鼠挣、母猪挣、扁担翻、王瓜翻、蚰蜒翻、白眼翻、疙瘩翻、椅子翻、野狼掐翻等当时北方的通俗名称。这些通俗名称，论中医民俗语言词汇当然有其独特的意义，但不太可能成为通用的名称，因此传播的范围有限。

刘奎的《松峰说疫》首创了三疫说，创制避瘟方，对治疗疫病的药物加以补充、修正，对治疗瘟疫证贡献很大。三疫具体所指，一曰瘟疫，二曰寒疫，三曰杂疫。《松峰说疫》卷二，疫病有三种论："世有瘟疫之名，而未解其义，亦知寒疫之说，而未得其情，至于杂疫，往往皆视为本病，而不知为疫者多矣。"

民国二十四年，王德宣撰《温病正宗》，书中第三章对温病和瘟疫作了辨析，温病是温热病的总称，瘟疫则是疫疠，是传染病。《素问》名为温疠，《抱朴子》名为温疫，疫病又会产生其他并发症，后人有“杂疫”之名，作为各种疫病的总称。书中指出吴又可的《温疫论》实为瘟疫病之专书，其见识卓绝，但也有谬误，如把温病与瘟疫混为一谈。后来刘松峰之《说疫》，以及许多医家，都是温瘟不分。至于《温疫明辨》《广温疫论》，名为温疫，其实所论都包含了温病。

而有的瘟疫，属于输入性疾病。例如“鼠疫”，又名核瘟，《鼠疫抉微》有记载，因为此病必见结核而得名。古代的鼠疫由印度传入，在宋元、明末都曾流行。清乾隆年间，师道南的《鼠死行》描述了云南的瘟疫，将发疫与死鼠联系起来，以后医家称鼠疫为痒子症、耗子病、核子瘟等病名。吴学存在光绪年间所撰《鼠疫治法》，为最早的鼠疫专著。金武祥的《粟香随笔》，记述了在1890 年初起于安南、延及我国两广的鼠疫，病死者甚众。

时代的迁移，必然会产生新的事物，疾病和药物也是如此。明清时期，瘟疫时常出现，加上人口比以往稠密，因此死亡的人数也不少，恐惧情绪到处蔓延。“瘟疫”只是一个概括性的名词，实际上各个时代的瘟疫名称复杂多变，新的瘟疫名称在各地纷纷出现：

《存存斋医话稿》卷二：“《谈往》崇祯十六年，有疙瘩温羊毛温等名，呼病即亡，不留片刻，八九两月，疫死数百万。”疙瘩温、羊毛温，也是明清时期全新的病名，其他的医书也有记载，如清·随霖所著的《羊毛瘟证论》。随霖是南京名医，治疗疫病有奇效，指瘟疫外可化毛成疔毒，内可化毛伏皮肤，应该用针挑出如羊毛，然后外治内服来处理，这应该就是羊毛温得名的缘由。疙瘩温，则是由于全身红起块状物肿如疙瘩者而得名。

马眼睛瘟，《汉语大词典》未录。《松峰说疫》卷一，述古：“蜀遭献忠之乱后，瘟疫流行，有大头瘟，头发肿，赤大几如斗。又有马眼睛瘟，双眸黄大，森然挺露。又有马蹄瘟，自膝至胫，青肿如一，状似马蹄，三病患者皆不救。”松峰云：“至于马眼瘟似肝脾湿热所致，盖肝开窍于目，而黄色属脾，为湿热所郁蒸也。马蹄瘟之青肿，似肝肾流毒所致。”

狸头瘟，就是大头瘟，也叫时毒。《汉语大词典》《中医大辞典》均未录。《东医宝鉴》杂病篇卷七，大头瘟引《正传》：“天行一种，名曰大头病，俗呼为狸头瘟。”

虾蟆瘟，《汉语大词典》引袁枚为例。《喉科大成》卷二，此论天行喉痹：“北方尤多此病，俗人呼为虾蟆瘟，又名鸬鹚，亦名大头瘟。”《医便》卷二，春月诸症治：“又有一种虾蟆瘟病，使人痰涎内壅，烦热头疼，身痛呕逆，或饮食起居如常，但咳声不响，续续相连，俨如蛙鸣，故俗号曰虾蟆瘟也。嘉靖己未五六七月间，江南淮北，在处患动数百里皆同。”

虾蟆瘟，《沈氏尊生书》卷二十亦称“捻头瘟”，云：“喉痹失音，项大腹胀，如虾蟆状，故亦名虾蟆瘟。”此外，《沈氏尊生书》还有杨梅瘟、疙瘩瘟、绞肠瘟、软脚瘟、瓜瓤瘟等名称。瓜瓤瘟的特征是“胸高胁起，呕血如汁”。

搭腮肿，就是痄腮，或者叫温毒，也就是俗语所说的猪头风。《汉语大词典》《中医大辞典》均未录。《东医宝鉴》外形篇卷二，搭腮肿：“搭腮肿，宜加味消毒饮。”引《医林》：“加味消毒散，治搭腮肿，荆芥、防风、恶实、甘草、连翘、羌活（各一钱），右锉，作一贴，水煎服。”

鲤鱼瘟，也是温毒的一种。《汉语大词典》未录。《疑难急症简方》卷四，诸疮毒类分：“樊氏鲤鱼瘟（即耳边毒），天南星末，大黄末，飞罗面等分，水和涂。”

（二）与梅毒有关的词语

关于梅毒的史料，明清两代很多，重要的有《外科正宗》中的“杨梅疮总论”，韩飞霞的《杨梅疮论治方》，鄂尔泰奉敕撰的《医宗金鉴》，嘉约翰的《花柳指迷》等。

大约在16世纪，梅毒由印度传入我国广东岭南一带，当时称广疮、杨梅疮，此后梅毒向内地传播。陈司成《霉疮秘录》是我国第一部论述梅毒的专著，李时珍《本草纲目》也记载了梅毒流行情况。古代称之为花柳病、杨梅疮、霉疮、秽疮等。

与梅毒有关的词语，《汉语大词典》中也收录了几个。例如：

广疮，《汉语大词典》引《警世通言》为例，《警世通言》完成于1624年（明天启四年）。《中医大辞典》云见《霉疮秘录》卷上，时间上差不多。

霉毒，《汉语大词典 》引明·沈德符（即杨梅疮）为例。

梅毒，本是杨梅毒疮的简称。《汉语大词典》无书证。《医宗金鉴》卷七十三：“如梅毒初发，服表药时，恐上攻头面。”

花柳病，《汉语大词典》引老舍等现代例子。我国先辈医家便把通过冶游招致的疾病统称花柳病。花柳病的病名，在《中华医学杂志》（1921年）俞风宾所著文章中可见，其文章名为“花柳病之陷溺个人及危害群众”。清·恽毓鼎《崇陵传信录》记载：“惠陵上仙，实系患痘，外传花柳毒者非也!”《宋元语言词典》有“花柳营、花门柳户、花街柳巷、柳陌花街”等词语，都与娼门妓院有关。花柳病指性病，自然也包括梅毒在内。

1859年美国传教士嘉约翰在广州开办博济医局，翻译出版《内科阐微全书》《花柳指迷》《炎症论略》等多种西医书籍。嘉约翰口述、林东湘译《花柳指迷》第一章第一节：“夫疳疔本由花柳而起，其毒最易传染者也。”第二章第一节：“上章所论花柳之症，不过其生在前阴等处而已。”第三章第一节：“夫花柳之毒有三层，大抵自生疳鱼口，而已染其毒，则为第一层。”

有的相关词语并未收入《汉语大词典》，如“遗毒”，就是小儿胎毒，为杨梅疮后余毒所致。《外科正宗》卷四，小儿遗毒烂斑第一百七：“遗毒，乃未生前在于胞胎禀受，因父母杨梅疮后余毒未尽，精血孕成。”

辞书关于“梅毒”的出处可能有问题。如“霉疮”，《汉语大词典》未收，《中医大辞典》云出《疮疡经验全书》卷六，但《疮疡经验全书》旧题宋·窦汉卿著，容易造成误解，以为宋朝就有“霉疮”之名，实际上《疮疡经验全书》是1569年由窦梦麟补充出版的，那是明朝的事，而比《疮疡经验全书》略早的书中就曾提及，如《名医类案》成书于1552年，书中就提到“霉疮”，而且成书于1522年的《韩氏医通》中首次出现“霉疮”之名，因此要说出处，应以《韩氏医通》为是。霉疮就是梅毒，一般认为是1505年由葡萄牙人带到岭南一带，这在时间上是衔接得上的，此病出现后，中医马上就有了反应，如韩飞霞创制的霞天膏，治疗梅毒就有特效。性病虽然古已有之，但传染性强的梅毒，通常认为源自美洲，然后由欧洲殖民者传播到世界各地。宋代医书虽然有杨梅疮的记载，但未必就是后世说的梅毒，名同实异的情况在医书中并不鲜见。

广痘、广豆、天疱疮、木棉疔，就是广疮，即梅毒。《汉语大词典》《中医大辞典》均未录。

《家用膏丹丸散方》：“九龙丹，泻一切下疳，鱼口便毒，霉疮广痘初起。”“广毒至灵丹，治广痘霉癣，梅疮透顶，下疳结毒。”《外科证治全生集》，医案：“福建客满身广豆，又患横痃。”《外科全生集》卷二，临证治法：“福建客，满身广豆，又患横痃，余想横痃乃阴虚之证，药宜温补，广豆系火毒之症，药宜凉解。”《中医大辞典》收广疮，未录广豆（痘）。

《外科全生集》卷一，杨梅结毒：“杨梅疮，又谓棉花、广豆、广疮，因形而名。”此处以广疮、广豆并列，其实都是杨梅疮的别名。中国的梅毒，通常认为在广东一带最早传播，因此命名以“广”字开头。

或者叫作天疱疮，《东医宝鉴》杂病篇卷八，天疱疮引《医学入门》：“一名杨梅疮，与癞大同，多由肝脾肾风湿热之毒，因男女同室传染，形如杨梅，红湿烂痛者属心，多生乳胁。……形如绵花者属肺，多生毛发。形如紫葡萄，按之紧痛者属肝肾，多丛生于尻臀、两阴、筋骨之处。形如鱼疮，内多白水，按之不紧者，谓之天疱疮，乃此类之轻者。”《中医大辞典》谓“天疱疮”为儿科疾病，出自《证治准绳》，与此不同，杨梅疮条亦未及于此。《验方新编》卷十一，天疱疮：“形如水泡者是，用莲蓬（即莲房），烧枯研末，井泥调敷，神效。”也叫“木棉疔”，《岭南卫生方》卷中：“治杨梅疮方（一名木棉疔，一名天疱疮）。”但《中医大辞典》未收“木棉疔”一词。

人类的医学史就是人类与疾病斗争的历史，疾病不断在变化，治疗的方药也需要不断变化，相应地，与这些有关的词汇也处于变动之中，前面说的这些古老的病名，如瘟疫、注病等，其实各个时期的名称也有变化，这些在历史考察的过程中，都清晰地体现出来。词汇忠实地记录了医学历史的每一页，通过历史考察，可以将同一病种的不同名称联系起来，从而对疾病认识得更加清楚。

在这种历史考察中，可以发现由于历史的局限性，古代某些医书对有些中医词汇的分类与看法是不妥当的，需要我们加以澄清。

三、中医词汇的其他历史考察

中医词汇的历史层次，还可以从其他角度加以考察。从历史的观点来看，中医早已形成了一套成熟而且切实的词汇系统，在这个基础之上，中医可以克服词汇上存在的不足，并且继续发展，丰富和充实原有的词汇系统。

有些中医词汇，出现之后就止步不前，直到很晚才受到重视。如《难经》提出“奇经八脉”，但一直到明朝李时珍撰《奇经八脉考》，才提出奇经病变的施治要点，再到叶天士才重视奇经八脉与肝肾的关系，发展了奇经八脉的学说。因此从某种意义上来说，中医词汇能否得到发展，带有很大的偶然性。

每个中医词语都有自己独特的历史，探究其中一部分词语的演变过程，我们看到的不只是单纯的词语的内涵、外延那么简单，而是让我们领略到古代医药生活的实际情况。简要言之，中医语言是记录社会医药生活的符号，中医词汇史则是医药文化史的缩影。

今天我们耳熟能详的医药名称，无不验证着这一观点。如阿胶的历史，《淮南子》有“阿胶一寸，不能止黄河之浊”。医药书中，阿胶最早记载于《神农本草经》，《神农本草经》叫傅致胶，陶弘景叫盆覆胶，《千金要方·食治》叫驴皮胶。传说汉代有傅氏僧人拾牲皮煮熟救济灾民，煮成乌胶，以此称为傅致胶。又因为“置乌胶于盆中，固后取胶不易，覆盆击底而脱”，因此得名“盆覆胶”。阿胶最初用牛皮熬成，《神农本草经》可以见证，到了唐代，发现驴皮熬的阿胶药用功效更好，从此改为驴皮胶。

这些还是简单的词语，而有些非常复杂的中医词语，其衍化如同杂草丛生，蔓延不可遏止，这种词语在古代十分丰富，在今天看来大多是多余的，只需保留正规的名称就足够了。

（一）关于丹毒的词汇

丹毒，就是流火。《汉语大词典》例证引《医宗金鉴》。《中医大辞典》云出《千金要方》卷二十二。还有“火丹”，也是丹毒的一种。《汉语大词典》引《外科正宗》为例。《中医大辞典》言出《诸病源候论》卷四十九。

《永乐大典·医药集》卷之一千三十七，集中了各时代小儿丹毒的资料，由此可以知道各种丹毒名称的来龙去脉，明了其沿革的情况。其中记载的名称有五色丹、伊火丹、萤火丹、茱萸火丹、赤丹、白丹、天雷丹、黑丹、天火丹、殃火丹、神气丹、神火丹、神灶丹、鬼火丹、野火丹、骨火丹、家火丹、火丹、萤火丹、朱田火丹、胡吹灶丹、胡漏灶丹、土灶丹、天灶火丹、废灶火丹、尿灶火丹、野灶丹、大孕丹、尔朱丹、私灶丹、烟火丹、吉灶丹、水丹、惊丹、火焰丹等，计有35种。其他虽无丹的名称，实际上也属于丹的范围，如赤流或者赤流肿。丹的名称中多有“灶、火”字样，是由于古人迷信，以为小儿得罪灶神所致，有灶必有火，因此多以此命名。

从《永乐大典》的记载中可以看出，在这些丹的名称中，有的来自最早的小儿医书《颅囟经》，如天雷丹、神气丹、神灶丹、鬼火丹、莹火丹、朱田火丹、胡吹灶丹、胡漏灶丹、土灶丹、废灶火丹、尿灶火丹。其中天雷丹、神气丹、神灶丹、胡吹灶丹、胡漏灶丹在《诸病源候论》中没有记载，可见《诸病源候论》搜罗虽广，还是有所选择的，并非包罗无遗。

许多民间医学关于丹毒的词语，由于没有方书的基础，虽然这些词语被《诸病源候论》收录，但在社会上并不流行，在其他方剂书籍中也没有采用这些词语。周学海《新刻诸病源候论序》谓其“博采兼搜，于人间病名略尽”，正因为搜罗太过，一些词语没有被其他医家采用，没有转换成广泛的中医词语。这些民间医学的词语，从语言的角度来说，对了解当时社会的民间词语，其实有相当的作用。例如：

黑丹、室火丹、天灶火丹、熛火丹、瘑火丹、石火丹、厉火丹、伊火丹、飞火丹、天火丹、风火丹，指各种丹毒证。

黑丹，《诸病源候论》卷三十一，黑丹候：“黑丹者，初发亦痒痛，或熛肿起，微黑色，由挟风冷，故色黑也。”

室火丹，《诸病源候论》卷三十一，室火丹候：“室火丹，初发时必在腓肠，如指大，长三二寸，皮色赤而热是也。”

天灶火丹，《诸病源候论》卷三十一，天灶火丹候：“天灶火丹，发时必在于两股里，渐引至阴头而赤肿是也。”《千金要方》卷二十二，丹毒第四：“治小儿天灶火丹，病从髀间起，小儿未满百日，犯行路灶君，若热流下，令阴头赤肿血出方：伏龙肝捣末，鸡子白和敷之，日三良。”

熛火丹，《诸病源候论》卷三十一，熛火丹候：“熛火丹者，发于背，亦在于臂，皮色赤是也。”卷四十九，熛火丹候：“丹发于臂、背、谷道者，谓之熛火丹也。”

瘑火丹，《诸病源候论》卷三十一，瘑火丹候：“瘑火丹者，发于髀，而散走无常处，著皮赤是也。”

石火丹，《诸病源候论》卷三十一，石火丹候：“石火丹者，丹发通身，似缬目，突如粟是，皮色青黑。”此文也见于卷四十九。

厉火丹，《诸病源候论》卷四十九，厉火丹候：“丹发初从髂下起，皆赤，能移走，谓之厉火丹也。”

飞火丹，《诸病源候论》卷四十九，飞火丹候：“丹著两臂及背膝，谓之飞火丹也。”

伊火丹，《诸病源候论》卷四十九，伊火丹候：“丹发于髂，青黑色，谓之伊火丹也。”

天火丹，《诸病源候论》卷四十九，天火丹候："丹发竟身体，斑赤如火之烧，故谓之天火丹也。"《千金要方》卷二十二，丹毒第四："治小儿天火丹，肉个有赤如丹色，大者如手，甚者遍身，或痛或痒或肿方：赤小豆二升，末之，鸡子白和如薄泥敷之，干则易便瘥。"

风火丹，《诸病源候论》卷四十九，风火丹候："丹初发肉黑，忽肿起，谓之风火丹也。"

丹毒名称之驳杂，远非《诸病源候论》所能囊括，其他医书的记录也可以使我们了解到更多的情况。

丹溜、油肿、油丹，小儿赤丹的别名。《汉语大词典》无此义。

丹溜，《外台秘要》卷三十六，小儿丹毒方七首："《救急》疗小儿赤丹，一名丹溜方。取小豆捣末，以鸡子白和涂之，以瘥为度。先以针决丹上，然傅之。"丹溜，辞书云是"道教所说的仙水"，此处有不同的含义。《汉语大词典》《汉语大字典》"丹"字下均未列"丹毒"一义，其实医书中均可单言为"丹"，应补之。如《外台秘要》卷三十六："《古今录验》疗月内儿发丹方。"《中医大辞典》有"丹瘤"条，出自《儒门事亲》，但与丹溜不是一物，丹溜应出自《外台秘要》。《素问·刺法论》："民病膈热咽干，血溢惊骇，小便赤涩，丹瘤胗疮疡留毒。"两者完全不同。

油肿、油丹，《千金翼方》卷二十四，丹疹第五："治五色丹，俗名油肿，若犯者多致死，不可轻之者方：缚母猪枕头卧即瘥。"卷十九，杂疗第八："茺蔚茎捣傅疗肿，服汁使疗肿毒内消，又下子死腹中，主产后血胀闷，诸毒肿丹油等肿。"即丹肿、油肿。《千金要方》卷二十六，菜蔬第三："芸薹：味辛、寒、无毒。主腰脚痹。若旧患腰脚痛者，不可食，必加剧。又治油肿丹毒。"又叫油丹，《外台秘要》卷三十六，小儿杂疗方："又疗小儿油丹赤肿方。栝楼三大两，以酽醋捣药，以傅之佳。"

《中医大辞典》有"油肿赤硫丹"，云即五色丹，言出《三因极一病证方论》卷十六，与前述油肿、油丹有相似之处，可能有继承关系，但名称已经略有改变。

游丹，《中医大辞典》云：又名遍身丹毒、外游丹毒，出自《疮疡经验全书》，此书旧题宋·窦汉卿撰，实为1569年窦梦麟补辑明代以前诸书而成，可提前。《千金翼方》卷三，草部下品之下："乌敛莓：味酸苦，寒，无毒。主风毒热肿，游丹、蛇伤，捣敷并饮汁。"

天火，《外台秘要》卷三十，丹毒方九首引《小品》："丹毒，一名天火也，肉中忽有赤如丹涂之色，大者如手掌，其剧者，竟身体亦有，痛痒微肿。"《千金要方》引同此，《诸病源候论》无此说。《中医大辞典》"天火"条引《千金要方》，其实更早的出处在《小品方》，根据《外台秘要》的记载就可以知道这一点，《千金要方》的观点来自《小品方》。

天火也叫天火疮，《外台秘要》卷二十九，火烧疮及火油天火疮方三首："《近效》疗火油及天火疮，初出似沸子，渐渐大如水泡，似火烧疮，赤色，热翕翕，须臾侵淫渐多，急速者是也方。"《中医大辞典》有天火热疮，引《本草纲目》卷二十六"芸苔"条，所述类似，但时代可以提前。

龙迹、龙带，均是丹毒的种类。《汉语大词典》《中医大辞典》均未录。

《新编山居简要医方便宜》卷十六，杂方："治龙迹龙带痛如火燂（三方）。苦胆菜研烂傅之。又方，水杨梅叶盐擂扑之。一方，百合根醋磨抹之。"《永乐大典·医药集》卷一千零三十七引《活幼口议》："丹毒至效散，治小儿一切丹毒及龙带发作。"《永类钤方》卷二十一："演山丹毒上效散，治丹毒及龙带发作，先服消毒饮等。"

火带，还是一种丹毒。《汉语大词典》《中医大辞典》均未录。《仁斋直指方》卷二十四，丹毒，附诸方："一方，治火带。歌曰：疮毒细如天火带，能令班驳皮肉坏，烂研一味百合根，敷若频时消亦快。"

大孕丹，丹毒的一种。《汉语大词典》《中医大辞典》均未录。《永乐大典·医药集》卷一千零三十七，儿引长沙医者《郑愈传》："治小儿大孕丹，诸般肿毒，圣涂散，凌霄花，万州花（各一两），苧根（半两，切，焙干用），右一处烂研，以酒和蜜同调，服少许，涂于丹上立消。"

尔朱丹，丹毒的一种。《汉语大词典》《中医大辞典》均未录。《永乐大典·医药集》卷一千零三十七，儿引《婴孺方》："治小儿尔朱丹，及一切丹粉散。牡蛎（煅赤），乌头（烧），麻黄根（各三分），真珠（二分），石膏（一分），麝香（半分），右以六味为末，以粢米粉二升合为散，火中少炒，须冷，绢袋盛，以粉粉遍身大佳。夫丹治尔珠有疮汁，以粉粉之，无不立愈。"

私灶丹，丹毒的一种。《汉语大词典》《中医大辞典》均未录。《永乐大典·医药集》卷一千零三十七，儿引《圣济总录》："治小儿私灶丹从背上起，灶土涂。灶中黄土（研），右一味，取打铁磨刀槽中水，和调如糊涂丹，干即易，以差为度。"

天雷丹，一种小儿丹毒。《汉语大词典》《中医大辞典》均未录。《永乐大典·医药集》卷之一千零三十七，儿引《颅囟经》："天雷丹从头项起，右用阴干葱赤末拌脂涂，又用灶下土，鸡子白调涂。"同卷小儿诸丹："天火丹从腹背遍身起，天雷丹从头项起。"

（二）关于痹证的词汇

关于痹证的词汇，虽然没有丹毒名称之杂乱，但同样令人感到头痛。《素问·痹论篇》有"行痹、痛痹、著痹、骨痹、筋痹、脉痹、肌痹、皮痹、肺痹、心痹、肝痹、肾痹、脾痹、肠痹、胞痹"等名称，华佗《中藏经》有"风痹、寒痹、湿痹、热痹、气痹、骨痹、血痹、肉痹、筋痹"等名称。后世的痹病名称，基本由此二书奠定，如《千金要方》诸痹有"行痹、痛痹、著痹、周痺、偏痺、风痺、湿痺、筋痺、脉痺、肌痺、皮痺、骨痺、胞痺”，只有“偏痺”越出范围。此外还有两种或两种以上病邪造成的痺证，如巢元方《诸病源候论》有“风湿痺”，宋代医书加以继承，或者简称“风湿”，《杨氏家藏方》有“风寒湿痺”，元·韩义和《烟霞圣效方》有“寒湿冷痺”，意思基本类似，只是稍有侧重而已。

行痹之名首见于《内经》。《素问·痹论》曰：“风寒湿三气杂至，合而为痹也。其风气胜者为行痹。”《千金要方》卷八，论杂风状第一：“其风最多者，不仁则肿为行痹，走无常处。”明确将《内经》“行痹”称为“风痹”的是《诸病源候论》卷一，风病诸候上，其文云：“风寒湿三气合而为痹，风多者为风痹。”此后宋代《太平圣惠方》及陈自明《妇人大全良方》承《诸病源候论》之说，只论风痹而不提行痹。

《诸病源候论》首论风痹与筋痹的关系，卷一，风病诸候上：“此由体虚腠理开，风邪在于筋故也。春遇痹，为筋痹，则筋屈，邪客关机，则使筋挛。”林佩琴《类证治裁》卷之五：“筋痹，即风痹也。”首次把行痹称为“走注”的见于《儒门事亲》，时间在金代。

把风痹称为“麻痹”，仅见于明·方穀等《医林绳墨》。把历节归为行痹，见于明·张介宾《景岳全书》，其曰：“历节风痛，以其痛无定所，即行痹之属也。”又云：“风气胜者为行痹。盖风者善行数变，故其为痹，则走注历节。”

把风痹称为“流火”，首见于《医宗必读》。《证治汇补》也持此说。

把行痹称为“鬼箭”，首见于《证治汇补》。《杂病源流犀烛》也持此说。

名称由简单到复杂，然后又由复杂到简单，是语言的一个基本规律。延至近现代，部分医家鉴于前贤所论风痹病名纷杂，其说不一，所以多主张统一风痹、行痹等病名，因此现代多统一称之为“风痹”。“风痹”之名虽然出自华佗《中藏经》，但揭示了痹证的实质所在，为《诸病源候论》继承发扬，因此反而胜过其他早出的名称，成为今天通行的名称。

第三节　规律总结的观点

这一节主要阐述中医词汇演变的基本规律。中医词汇的演变既有普遍规律，又有特殊规律。中医词汇有一些特殊的演化规律，如专门术语的精确鉴别，必须说明与其他类似术语的联系和区别，有些区别义有标志性的意义，在碰到疑似杂证时起着指路作用，这些在古汉语词汇中是很少见的。

历代医家在诊断疾病，尤其是分辨相似杂病的时候，发明了许多行之有效的方法，反映在疾病诊候方面，就是对类似病症作了一系列的说明。如《诸病源候论》之中，就经常有这样细微的说明。

一、中医词汇的一般规律

中医词汇演变遵循一定的规则，小至词法句法，遵循遣词造句的规则，大到社会历史的语言环境，需要遵循一定的语境，包括小语境、大语境，乃至整个民族文化背景。中医语境包括主观因素、客观因素和语言因素。主观因素指中医从业者的思维、治疗等习惯；客观因素是社会因素，受历史、时代的影响，其中以病人、病家的因素为主；语言因素指上下文或遣词造句的习惯。大量语言事实说明，大多中医词汇发生过不同程度的意义变化。传统文化与民族心理是中医词汇演化的基础，中医词汇产生于传统文化这一母体，传统文化的倾向如何，就决定了会出现什么样的医学词汇，这是我们探讨中医词汇一般规律的前提。上古时期服药求仙的观念根深蒂固，因此有些方士竭尽一切办法寻找或发明各种药物。许多中药都有其来历与故事，这些药物被发现和此后使用的状况都符合这种规律。例如药物的采用从植物药到动物药，再到矿物药（采矿冶炼），实际上还有原始的生物化学药物阶段，如发酵酿酒，酒被广泛使用，甚至有“酒为百药之长”的说法。生物药如“秋石”，是健康的尿液沉积的固体物，沈括在《苏沈良方》中记载了广南道人炼秋石之事，今天仍然可以看到。再往前推，《周易参同契》有淮南炼秋石的记载，相传“秋石”开始于淮南王刘安，古人把“秋石”当作壮阳药，同时作为药物使用。“秋石”的来源，与道家方士文化分不开，一般人是不会发明这种药物的。秋石，《苏沈良方》和《遵生八笺》都称为龙虎石，又叫真汞。李约瑟对秋石也作过专门的论述。

（一）一般名称的命名规律

从中医名称命名的历史来观察，命名总是遵循一些看不见的规则。先是经典化命名，树立词汇的权威性；然后是社会化命名，包括大众化命名与民俗化命名，从不同范围、不同程度促进词汇的社会化；还有个性化命名，主要是医家自己创造的名词术语，其中相当部分为人们接受，如元代的王好古好论阴证，因此其著作中，多用“阴”字组词，如“阴药、阴气、阴厥、阴脉、阴证、阴躁、阴经、阴易、阴血、阴狂”等。近现代以后，兴起的是科学化命名。

对于这种命名规律，古代医家也已经注意到了，并且在医书中有所论述。如《格致余论》石膏论：“本草药之命名，固有不可晓者，中间亦多有意义，学者不可以不察。以色而名者，大黄、红花、白前、青黛、乌梅之类是也。以形而名者，人参、狗脊、乌头、贝母、金铃子之类是也。以气而名者，木香、沉香、檀香、麝香、茴香之类是也。以质而名者，厚朴、干姜、茯苓、生熟地黄之类是也。以味而名者，甘草、苦参、淡竹叶、草龙胆、苦酒之类是也。以能而名者，百合、当归、升麻、防风、滑石之类是也。以时而名者，半夏、茵陈、冬葵、寅鸡、夏枯草之类是也。以石膏火煅，细研醋调封丹炉，其固密甚于脂，苟非有膏焉能为用。此兼质与能而得名，正与石脂同意。”在这里，朱丹溪就点出了各类本草命名的规律，指出了本草名词表象底下的固有命名方法。

《医暇卮言》卷上："迎春也，半夏也，忍冬也，以时名者也。刘寄奴也，徐长卿，使君子也，杜仲也，王孙也，丁公藤也，蒲公英也，以人名者也。"又指出高良、常山、天竺、迦南，以地名者。虎掌、马鞭、乌喙、鹤风、鼠耳，以形为名，预知子、骨碎补、益母，以性为名。无名异、没石子、没药、三七，无名而强名之也。

《千金翼方》卷二十八，杂法第九："凡诸孔穴，名不徒设，皆有深意，故穴名近于木者属肝，穴名近于神者属心，穴名近于金玉者属肺，穴名近于水者属肾，是以神之所藏，亦各有所属，穴名府者，神之所集；穴名门户者，神之所出入；穴名宅舍者，神之所安；穴名台者，神所游观。穴名所主，皆有所况，以推百方，庶事皆然。"

以上说的是本草和针灸穴位命名的规则，从这里可以知道，中医名物的命名，通常是按照古代对事物的分类方法以及对事物的认识程度进行的，所以药物的命名大多遵循自然的法则。对针灸穴位的命名则带有上古文化的色彩，穴位名称虽然按五行布列，而最终要统贯于神灵，这样的精心安排，与穴位产生之初时原始医学和巫术或民间宗教有一定的关联。

古代医家确实是创新名词的高手，原有的思路经过他们的翻新，总能创造出一些新名词，如明代的万全提出孕妇产妇要做到"胎养""蓐养""鞠养"，在此之前无人言及。中医的词汇也因此越来越丰富，不过不管如何演变，也都符合构词的规律。

（二）腧穴命名的规律

腧穴的名称变化很大，而且不稳固。《黄帝内经》记载了160个穴位名称，《针灸甲乙经》记载了340个穴位的名称和别名，《黄帝内经》称之为"节""会""气穴""气府"等，《针灸甲乙经》则称之为"孔穴"，《太平圣惠方》称之为"穴道"，《铜人腧穴针灸图经》通称为"腧穴"，《神灸经纶》则称之为"穴位"。今天正规的名称是腧穴，穴位、穴道是通俗的说法，《内经》出现的名称则基本用不到了。腧穴的名称，在整个中医名词中都是别具一格的。随着针灸实践的深入，腧穴的数量越来越多，命名的办法必须多样化，大体来说，主要有以下两个方面：

1. 直接命名法

如借用骨骼名称代替，绝骨在小腿的胫骨处，曲骨在耻骨联合上缘处，还有如腕骨、大椎、京骨，也是如此。

2. 类推类比法

一是星辰类比，如日月、璇玑、太白。二是地理类比。表示山陵丘墟的，如承山、商丘等；表示溪谷沟渎的，如阳溪、合谷、支沟、四渎等；表示海泽池泉的，如少海、曲泽、阳池、涌泉等；表示交通要道的，如气街、关冲、风市等。三是物象类比。与动物相关的，如鱼际、鸠尾、犊鼻等；与植物相关的，如攒竹、禾缪等；与建筑相关的，如巨阙、曲垣、内庭等；与日常用品有关的，如大杼、颊车、悬钟等。四是腧穴气血功能比附。与功能有关的，如承泣、听会；与精神气血有关的，如气海、血海、魄户、魂门。

（三）缩略语的规律

中医缩略语的命名也有其规律性，中医缩略语可以分成两类。一是根据经书原文推导并且浓缩，如《灵枢》："太阴根于隐白，结于大包也；少阴根于涌泉，结于廉泉也。"后人据此，抽取根、结关键字，归结为"根结"一语。《医学入门》杂病穴法歌："根结标本理玄微，合谷太冲能救苦。"意为十二经脉各有根穴和结穴，如太阳脉，根穴是足小趾的至阴，结穴是命门的睛明。二是将内容归纳为人们熟悉的用语，如明·徐凤《针灸大全》有金针赋："若关节阻涩，气不过者，以龙虎龟凤通经接气。"其中的"龙虎龟凤"，就是四种针灸手法，即青龙摆尾、白虎摇头、苍龟探穴、赤凤迎源的缩略。

缩略语自然也有其随机性，虽然缩略这一规律是共同的，但文字与词形千变万化，因此缩略也跟着变化。如《永乐大典·医药集》卷之九百八十一论述慢脾风，可以缩略为"慢脾、慢风、脾风"，又因为可以书为"慢脾风候"，也可以简化为"慢候"。再如《医垒元戎》卷九，丁香丸中有"舶茴二钱"，舶茴就是舶上茴香；卷六，胜金丸中有"牙皂槌碎"，牙皂就是猪牙皂角。

中医词汇的缩略语也是历史悠久，从隋唐时期的医书中，已经可以看到中医的缩略语，寻常中医名词尚且有时不好理解，中医缩略语更是不易理解。例如：

风虫，《汉语大词典》云：俗称牙虫，引金·元好问《续夷坚志·揩牙方》："折年逾九十，牙齿都不疏豁，亦无风虫。"此解不妥，风虫是缩略的说法，当指风痛与虫痛。《外台秘要》卷二十二，牙齿疼风虫俱疗方五首："《广济》疗牙齿疼痛，风虫俱瘥方，……有汁咽亦无妨，口臭气尤妙。""崔氏疗牙齿隐隐痛，无问风虫，摇动齿，龈脚宣露，含此药效。""《必效》疗风虫疼痛方，取屋间蜂窠（一枚，炙），椒（七粒），右二味，以水一升，煎取半升含之，或龈肿，勿怪之。"也可作虫风，如前文："又疗齿痛，不问虫风者方。"引起牙齿疼痛的原因，最常见的是齿虫与齿风，故有此说。元好问所说的风虫，也应是此义。

中医词语因缩略、剪裁而成的也很多，而非单纯地选用文献现成词语。如"五主"，就是五脏之主的缩略。中医词汇领域并非一块没有开拓过的荒地，古代许多医家对医术进行了艰苦而精深的研究，虽然他们的目的不在于语言和词汇，但是由于语言和词汇是人类思维共同的载体，因此他们的想法必然要用语言和文字的形式表现出来。他们对中医典籍思想的总结表现出相当的灵活。缩略，就是灵活处理的形式之一。

二、中医词汇的组织规律

前面说的词语命名规律，侧重于单个词语的构成规律，如同义组词、相反组词、偏正组词、缩略成词、剪裁成词等。这里说的中医词汇的组织规律，是针对词语成群结队现象而言，词语要组队成群，其中必定形成相应的组织规律。如“传经”，《伤寒论》以六经辨证，有传经之说，但辞书所引，《伤寒论》没有完全的“传经”连文，完全连文的是《景岳全书》的“传经辨”。传经包括循经传、越经传、表里传等。可见“传经”这个词语，经历了形成至扩散的漫长过程。

（一）以概念为支点的规律

词语许多时候像是变幻不定的精灵，一盘散沙，很难把握，但只要以固定的概念为支点，以点引线，以线串联，就可以把语义相同或类似的词语联系起来看待，减少盲目性和随意性。如今天说的淤血，古代采用的词语各不相同，例如：

死血，瘀血，《汉语大词典》引《本草纲目》为例。《内经》有恶血，《伤寒论》有干血、蓄血，此后还有老血、死血、坏血、败血等名称，其实都是指瘀血，只是程度不同而已。

恶血，《汉语大词典》引《千金要方》为例，言是产后余血。《素问·血气形志篇》有“出气恶血”，可见不限于产后余血。

败血，《汉语大词典》引《医宗金鉴》为例，太迟。《中医大辞典》没有书证。《仙授理伤续断秘方》大活血丹：“妇人血风诸疾，产后败血不行。”乳香散：“筋骨寸断，败血壅滞。”

所以以淤血为连接点，就可以把这些与淤血有关的词语都联系起来，从今天的角度看，都属于同义词这个范围。甚至近义词也可以把概念作为支点。例如：

瘑癣、瘑疽、疽疮，是由于日久生虫，状如瘑虫，因而得名。

瘑癣，《医心方》卷十七，治癣疮方第二引《僧深方》：“治瘑癣浸淫日长，痒痛，搔之黄汁出，瘥复发方：日未出时，北向取羊蹄根，勿令妇人、小儿见，洗去土，切捣，淳苦酒和洗疮。”又引《博济安众方》：“一切瘑癣、恶疮、小儿头疮方：以水银、白矾石、蛇床子、黄连，和猪脂敷之。”

瘑疽，《刘涓子鬼遗方》卷五，丹砂膏方：“治风温、瘑疽、诸恶疮经年不差，其著胸、臆、背，日大不可视之，恐见肺、肺髓者，皆主之。”“治瘑疽疥癣及恶疮，芦茹膏方。”《诸病源候论》卷五十，疽疮候：“此疽疮者，非痈疽也，是瘑之类，世谓之瘑疽。”疽疮的说法容易与痈疽混淆而造成误解，因此特地指出其属性为瘑疮，为轻微疾病，不如痈疽之严重，又指出有一个通俗的说法为“瘑疽”。《玉篇》：“瘑，疽疮也。”可见当时疽疮与瘑疮是类似的概念，这里实际上借助了民间的说法来区分疽疮、痈疽，这也是《诸病源候论》引用民间说法的目的之一。

疽疮，《诸病源候论》卷三十五，疽疮候：“此疽疮，是瘑之类也，非痈疽之疽。世云瘑疽，即是此也。多发于指节脚胫间，相对生。”《医心方》卷十七，治疽疮方第十四引《录验方》：“治疽疮有虫痒，附子散方。”“《范汪方》治疽疮方：用胡粉，以猪膏和如泥，敷疮上，良。”“《刘涓子方》指疽疮方：乌贼鱼骨作屑，鲫鱼胆十四枚和，取与散合，敷疮上，不三愈。”这几个疽疮指的都是瘑疽。

瘑虫并不限于瘑疮，如《医心方》卷十七，治疥疮方第三引《诸病源候论》：“湿疥者，起小疮，皮薄，常有汁出，并皆有虫，人往往以针头挑得，状如水内瘑虫。”

词语的组织规律着重关注成系列的词语，汉语词汇的构词基础是单字，常用的单字总量有几千，确定其中一个单字为中心词素，就可以轻易和其他常用字组合成新的词语，这种组合有较强的随机性，能否形成新词语与新词语能否为大众接受，并且能够延续下来，完全是两回事。这种作为词根出现的支点，同样可以起到连接同类词语的作用。

拿“惊”来说，本是古代儿科四大要证痧、痘、惊、疳之一。《永乐大典·医药集》卷之九百七十八，引阎孝忠《附方》论：“小儿急慢惊，古书无之，惟曰阴阳痫。所谓急慢惊者，后世名之耳，正如赤白痢之类是也。”卷之九百七十八引演山省翁《活幼口议》：“急慢惊等证，惊者总名也。”宋代惊风之说流行，围绕一个“惊”字，可以构成很多的词语。

肝惊、骨惊，为惊风的两种类型。《永乐大典·医药集》卷之九百七十五，引《飞仙论》小儿病候：“小儿非时吊上眼，是肝惊。小儿非时梦里咬牙，是骨惊。”

惊搐，惊风抽搐。《汉语大词典》引《元典章》以后例子，《中医大辞典》等辞书用例也偏迟。《永乐大典·医药集》卷之九百七十六，引宋·魏岘《魏氏家藏方》：“昏困，冬瓜子煎汤下。惊搐，金银薄荷汤下。”

惊疾，就是惊风。辞书未录。《永乐大典·医药集》卷之九百七十五，引《惠眼观证》：“大惊丸，治惊气狂躁，及涎牵响，一切惊疾。”“如大段惊疾发作，一丸只作一服。”

惊证，《永乐大典·医药集》卷之九百七十六，引《经济小儿保命方书》：“利惊丸，治小儿五脏蕴积作热，暴发惊证，手足摇动，目睛上视。”

惊邪，就是惊风。辞书也未录。《永乐大典·医药集》卷之九百七十五，引张涣《医方妙选》：“琥珀丹，安心神，镇一切惊邪。”又引《日华子》：“治小儿惊邪方：右用燕窠与燕屎同多少，以作汤浴儿，疗惊邪也。”

惊药，治疗惊风的药物。《永乐大典·医药集》卷之九百八十，引杨仁斋

《直指方》："眼开慢惊，眼合慢脾，治之不当，更下惊药，死不旋踵。"卷之九百七十五，引《百一选方》："抱龙丸，庐州陈法师家方，小儿惊药。"又引《经济小儿保命方书》："蜣螂勿用伤水者，惊药内多用之。"

胎惊，《中医大辞典》引周慎斋《女科秘传》为证，此乃明代书，可以提前。《永乐大典·医药集》卷之九百七十五，引宋代汉东王先生方："慢惊风者，是虚积生，胎惊、胎热之所为也。"

压惊，《汉语大词典》指用酒食、财物安慰被惊吓的人，医书另有所指，是治疗小儿惊风的方法。《永乐大典·医药集》卷之九百七十六，引宋·魏岘《魏氏家藏方》："朱砂丸，治伤寒及小儿热，镇心压惊。""辰砂膏，压惊化涎，理嗽利膈。"

此外，《永乐大典·医药集》中出现的还有"惊汗、惊热、惊痰、惊掷、惊候、惊忤、惊跳、五惊、惊扑、惊掣"等词语。也有与"惊"有关的古代词语出现在宋代以前，如"惊啼、惊哭、惊怖、惊叫、惊恐、惊怕"等，但也被拿来描述惊风之用，与纯粹惊风的词语有所不同。

《针灸大成》卷十引小儿按摩，治小儿诸惊推揉等法之中，记录了诸多小儿惊风的名称，如"蛇丝惊、马蹄惊、水泻惊、潮热惊、乌痧惊、老鸦惊、鲫鱼惊、肚膨惊、夜啼惊、宿痧惊、弯弓惊、天吊惊、内吊惊、胎惊、月家惊、盘肠惊、鹰爪惊、呕逆惊、撒手惊、担手惊、看地惊、坐地惊、丫凳惊、软脚惊、迷魂惊"等，并且一一就其症状、治法作了解释。这些小儿惊风的细分名称，是小儿按摩得到充分发展之后才出现的。

这种组织词语的方法快速而有效，因此被广泛使用，确定了中心词素，与其余词素就可以迅速组成词语，按照这一思路，也可以发现一些新词语，如以"御"字为中心，就可以构成御医、御药、御方等词语。御医、御药，辞书已收，但"御方"却没有收。《医心方》卷廿六，美色方第二："令人面及身体悉洁白方：七月七日取乌鸡血涂面上便白，远至再三涂。此御方也，身体悉可涂之。"

（二）正反组合

中医名词术语的组织有一套方法，其中比较常见的，是将性质相对的词语并举，形成正反对举，完成词语的组合。在以单音词为主的上古汉语中，正反组合往往成为一个词语，而到了后世，词汇量成倍扩大，双音词的正反组合因而出现。如《素问·至真要大论》释"阳明"的含义为"两阳合明"，指太阳、少阳相合，阳气明盛，称为阳明。释"厥阴"的含义为"两阴交尽"，指阴气已尽，阳气得生。两阴指太阴、少阴，厥阴在其后。因此太阳与太阴，少阳与少阴，阳明与厥阴，就成为正反组合的典型例子。

通常说得比较多的正反组合就是"阴阳"这一概念。其他典型的如"标本"，这是一个相对的概念，何者为标，何者为本，需要灵活看待。在《内经》

书中也是不一而足，经络在四肢者为本，在头面躯干的为标，病人为本，医生为标，后世“标本”这一概念引申出丰富的含义，但基本内涵没有变，只是外延扩大了。此外，《素问·至真要大论》：“气味有薄厚，性用有静躁，治保有多少。”这个“治保”也是相反相成的两个字组成的词语，治是药物的攻邪作用，保是药物的扶正作用。《素问·六微旨大论》：“故气有往复。”前进后退，叫作往复，也是同类情况。这些都是单音词正反对举的例子。

双音词对举从先秦开始就已经存在，如内证、外证之说，以《难经》第十六难为详细，时间上也最早，总共出现四组内证、外证，分别指内在的证候与外在的证候。《中医大辞典》所引都是《难经》，《汉语大词典》外证引《金匮要略》，内证则没有涉及医学含义，这是其处理不周之处。《金匮要略》有“清邪”，指风寒等致病因素，与“浊邪”相对。这种组织方法一直延续下来，成为中医词语常用的组织方法。如元·王好古《医垒元戎》卷十一，八风例，徐老丸：“权药皆生用，常服皆制。”卷六，伤寒中风栝蒌实汤：“故用药杂，非桂枝麻黄之正药也。”这里就用“正药”与“权药”对举，前者指常规药物，后者指应变药物。

有的词语虽然没有明显的字面上的正反含义，如唇疮肿起，在上唇的叫“龙唇发”，在下唇的叫“驴嘴风”，词语组织还是具有对应关系。气脚，出自《中藏经》，就是脚气之外的脚软之病，病邪内注于脚引起，与脚气邪从外入不同。气脚与脚气，由内邪与外邪的不同所致，这也是对举之法。

正反对举在中医词汇之中十分普遍，即使在灸法之中，也可以分为热灸与冷灸，其他病名中的正反对举，不胜枚举。中医词汇就其基本性质而言，与汉语的整体词汇是一致的，汉语充满了对立统一的思维，中医词汇自然也不例外。

三、中医名词术语鉴别和综合的规律

中医词汇中还有一些容易混淆的词语，其中的异同之处大有讲究，必须加以澄清，因此鉴别和综合也成了一条规律，这与普通词汇的情况是不同的。

（一）比较鉴别

中医名词术语的比较鉴别，主要存在疾病、药物与其他名称之中。拿疾病来说，主要有两种情况：一是同一疾病之下不同证型之间的鉴别；二是不同疾病出现类似症状的鉴别。有些证候对判断病源起关键的作用，在鉴别时尤其需要注意。古代名医十分重视病症的鉴别，医书中甚至不厌其烦地对此加以解释。由于医药词汇类似甚至容易混淆的情况很多，因此比较鉴别在医书中是普遍存在的现象。

比较鉴别可以从整体上进行，总结归纳各种表面类似其实不同的状况。如《针灸资生经》穴名同异：“手有三里五里，足亦有三里五里；手有上廉下廉，足亦有上廉下廉；侧头部有窍阴，足少阳亦有窍阴；偃伏部有临泣，足少阳亦有临泣；既有五里矣，劳宫亦名五里。既有光明矣，攒竹亦名光明；肩有肩井，又有所谓中肩井；足有昆仑，又有所谓下昆仑。太渊太泉之名或殊，天鼎天顶之字有异，丹田初非石门，……阳跷实为申脉，本非跗阳；阴跷实为照海，本非交信。……如此者众，可不审处而针灸耶，苟不审处，则差之毫厘，有寻丈之谬矣。于是举其略以示世医，俾之谨于求穴云。”这是在总结说明相似穴位名称的区别，但医书中出现的比较鉴别更多的是个别类似词语之间的鉴别。如《伤寒六书》伤寒合病并病论：“赵嗣真曰：愚尝疑合病、并病之难明也久矣，因始释之。合病者，二阳经或三阳经同受病，病之不传者也。并病者，一阳经先病，又过一经，病之传者也。”

在本草之中，由于植物品种繁多，植物药的鉴别尤其复杂，什么可以入药什么不能入药，就需要进行鉴别。如《本草图经》言梨在当时入药的只有乳梨、鹅梨，消梨偶尔也用，其他的如小梨、紫煤梨、赤梨、桑梨、青梨、茅梨、甘棠御儿梨等，都不堪任用。

1. 相似病症的鉴别方法

从大类来看，许多疾病并非所有人都有可能患上，如有的疾病是典型的小儿病症，大人没有这类疾病。《医垒元戎》卷七，韩氏温中篇：“惟中恶、脐风、夜啼、重舌、变蒸、客忤、惊痫、解颅、魃病、痞气、不行数证，大人无之，并见钱氏方。”而从具体病种而言，又有证型的不同，《景岳全书》卷四十三，怪痘形证（十三）：“怪痘者，乃逆痘中之尤甚者，形证不一，不可不辨。”怪痘又有多种，有反关痘、痘母、烂痘、空痘、鬼痘、痘疔、干痘、温痘、嫩痘、漏疮、贼痘，此皆不祥之痘，多为不治之症。

相似病症的鉴别，是古代医家十分重视的问题。如《答朝鲜医问》：“浅而近者名头痛，深而远者名头风。”这是头痛与头风的不同点。又如《永乐大典·医药集》卷之九百八十引长沙医者李刚中：“又有慢脾风，亦与慢惊相似，但分别轻重耳，亦由小儿脾胃俱虚，风邪内乘也。”有的鉴别是整组进行的，要鉴别的类似概念有好几个，如积聚有别，积聚又与痞满不同，痞满没有块物，而痞块又属于积聚的范畴。类似的还有鼓胀，又叫水蛊、膨脝、蜘蛛蛊、单腹蛊，还可以分作气鼓、血鼓、水鼓、虫鼓。

再如中医说的“疽”，虽然先秦可见，但宋以前，疽仅指无头疽，从《卫济宝书》开始才提到有头疽，现在则将疽分为有头疽和无头疽，视其初发时有头与无头为依据。无头疽发于骨骼肌肉深处。有头疽因为其发病的部位不同，名称也各异，如背疽、搭手、脑疽、脑后发、莲蓬发、发背、蜂窝发、蜂窝疽等。无头疽根据其部位不同，也可以有跗骨疽、环跳疽、乐疽（生在肩前侧腋窝上方，出自《外科大成》）等名称。这些名称基本上是根据发病部位来命名的，随意性比较大。

古代对疽的认识比较宽泛，如《内经》的“猛疽”是锁骨痈，《医宗金鉴》

的“禽疽”指背部的丹毒，《外科大成》的“调疽”“敦疽”“瘭疽”，指手部的疔肿。与有头疽和无头疽类似的名称还有瘰疬、流痰、走黄、内陷等。瘰疬，首见于《灵枢·寒热篇》。走黄，始见于《疮疡经验全书》，《外科正宗》也有此名。这些名称都需要作出相似性鉴别，只有鉴别清楚，确定病症的性质，才可以做到对症下药。

中医词义鉴别，是非常普遍的现象，只是我们平时不太注意罢了。如通常所说牛皮癣，其实还有马皮癣和狗皮癣，就需要鉴别。《外科正宗》卷四，顽癣七十六：“牛皮癣如牛项之皮，顽硬且坚，抓之如朽木；马皮癣微痒，白点相连；狗皮癣白斑相簇。”

在中医词义鉴别中，指向性识别符号起着特别重要的作用。指向性识别符号，落实在开头的词素上，虽然是简单的一个汉字，但可以起到这样的作用。这种识别符号对于识别一个小类的疾病，往往有特殊的作用。

犯疮、犯丁肿、犯丁疮、犯丁疮肿，指已有疮肿又遭触犯的病症。

犯疮，《外台秘要》卷三十，十三种丁肿方十二首：“取人粪干者，末之，挑肿破，傅疮，大良。若犯疮未死者，开口灌厕清一大升，须臾立瘥。”犯，指有所触犯而旧疮复发。《诸病源候论》卷三十一，犯丁疮肿候：“犯丁疮肿，谓疮肿欲瘥，更犯触之，疮势转剧，乃甚于初。或肿热疼掣，或心闷恍惚，或四肢沉重，或呕逆烦心。此皆犯疮之候，多能杀人。”

犯丁肿，《外台秘要》卷三十，犯丁肿重发方二首：“《古今录验》疗犯丁肿方。……右七味药，不问冬夏，悉须温酒和服，多少任人性。”《诸病源候论》卷三十一，犯丁肿候：“犯丁肿，谓病丁肿，而或饮食，或居处，触犯之，令肿增极也。”

犯丁疮，《诸病源候论》卷三十一，犯丁疮候：“犯丁疮，谓丁疮欲瘥，更犯触之，若大嗔，及食猪、鱼、麻子，并狐臭人气熏之，皆能触犯之，则更极，乃甚于初。”

客热、客阳、客痰、客肿、客冷、客虚、客血、客水，都是外邪引起的一类疾病。

客热，《中医大辞典》云，病症名，小儿发热，进退不定，如客之往来，故名。其实并不限于指小儿。《千金要方》卷十六，痼冷积热第八：“半夏汤，主胸中客热，心下烦满气上，大小便难。”卷二十六，谷米第四，小麦：“养肝气，去客热，止烦渴咽燥。”此指外邪引起的热证。

客阳，《千金要方》卷二十八，五脏积聚第七：“尺脉浮者，客阳在下焦。”《千金翼方》卷十八，压热第六：“厚朴汤，主久积痰冷，胸胁痞满，不受食饮，浑浑欲吐，血室空虚，客阳通之，令脉紧数，重热水蒸，汗漏如珠。”此指里热之证。

客痰，《千金翼方》卷十八，吐血第四：“半夏汤，主酒癖胸心胀满，肌肉沉重，逆害饮食，小便赤黄，此根本虚劳，风冷饮食冲心，由脾胃客痰所致。”此指留滞于脾胃的痰饮。

客肿，《外台秘要》卷二十，水肿方：“此疗老小水肿虚肿，大病后客肿作喘病，疗之佳。”此指外感引起的肿证。

客冷，《外台秘要》卷三十六，小儿赤白痢：“又疗小儿客冷，白痢方。……以水三升，煮取一升，量其大小可一合为度，以瘥止。”此指外邪侵入造成的寒冷之证。

客虚，《外台秘要》卷三十八，石发热烦：“又疗客虚，热冲上焦胸中，口干燥，头面热赤并渴方。”此指由于服用乳石引发的内虚之证。

客血，《千金翼方》卷二，草部中品之上，当归：“温中止痛，除客血内塞，中风痓，汗不出，湿痹，中恶，客气虚冷，补五脏，生肌肉。”此指滞留之血。

客水，《外台秘要》卷三十八，石发热烦及渴方：“阳虽得水暂寒，而水潜流于下，客水正水足为滂沱，渴乃未除，更增肾冷。”此指自外侵入的水饮。

2. 中医容易混淆概念鉴别示例

中医容易混淆的词语很多，各个方面都存在这样的词语，其中疾病与症状有关的词语，直接关系到辨证施治，其鉴别的重要性，自然更加突出。找出容易混淆概念的不同点，尤其是可以将两者区分的关键区别点，就成了当务之急。今天，一些常用词语的鉴别已经成了中医的常识。例如：

谷、谿：针灸腧穴中肾经的原穴叫作太溪，溪是“谿”的简化字，而“谿”是山谷的意思，比谷略浅略窄。《素问·气穴论》云：“肉之大会名曰谷，肉之小会名曰谿。”说的就是在肌肉汇合处的景象。合谷穴肌肉丰厚隆盛，故曰谷。太谿在脚踝内侧，肌肉浅薄，故名谿。

癫、狂：癫病是由于情志所伤，或先天遗传，导致痰气郁结，蒙蔽心窍，或阴阳失调，精神失常，临床表现以精神抑郁、表情淡漠、沉默痴呆、喃喃自语、出言无序、静而多喜少动为特征的常见的精神病。狂病多因五志过极，或先天遗传所致，以痰火瘀血、闭塞心窍、神机错乱为基本病机，临床以精神亢奋、狂躁不安、骂詈毁物、动而多怒，甚至持刀杀人为特征的常见精神病。

泄、泻：泄泻是以大便次数增多、粪质稀薄，甚至泻出如水样为临床特征的一种脾胃肠病征。泄与泻在病情上有一定区别。粪出少而势缓，若漏泄之状者为泄；粪大出而势直无阻，若倾泻之状者为泻。古代多泄、泻并称，统称为泄泻。

咳、嗽：咳嗽是因外感六淫，脏腑内伤，影响于肺所致有声有痰之症。咳谓无痰而有声，肺气伤而不清也；嗽是无声而有痰，脾湿动而为痰也。咳嗽谓有痰而有声，盖因伤于肺气动于脾湿，咳而为嗽也。因外邪犯肺，或脏腑内伤，累及于肺所致。

呕、吐：呕吐是由于胃失和降、胃气上逆所致的以饮食、痰涎等胃内之物从胃中上涌，自口而出为临床特征的一种病征。对呕吐的释名，前人有两说：一说认为有物有声谓之呕，有物无声谓之吐，无物有声谓之干呕；呕与吐常同时发生，很难截然分开，故近世多并称为呕吐。

痰、饮：痰饮是指由多种致病因素作用于人体，使机体水液代谢障碍所形成的病理产物。一般认为湿聚为水，积水成饮，饮凝成痰。就形质而言，较稠浊者为痰，清稀者为饮。由于痰饮均为津液在体内停滞而成，许多情况下痰、饮不能截然分开，故常统称为痰饮。

积、聚：积聚是由于体虚复感外邪，情志饮食所伤，以及他病日久不愈等原因引起的，以正气亏虚，脏腑失和，气滞、血瘀、痰浊蕴结腹内为基本病机，以腹内结块，或胀或痛为主要临床特征的一类病征。一般积为脏病，属血分，病程长，病情重，且腹块有形，痛有定处；聚为腑病，属气分，病程短，病情轻，腹中结块无形，时聚时散，痛无定处。

除了疾病名称，症状名称有别于疾病名称，但也有诸多差别，如汗证、痛证，类似的词语比较丰富，不经过鉴别和区分，通常容易混淆。这里只以汗证和热证的各种情况为例，以点见面，来作分析，先看汗证：

冷汗，又叫柔汗，也叫阴汗、油汗。柔汗，见《伤寒论·辨脉法》。冷汗，见《类证活人书》。阴汗，见《景岳全书》卷十二，汗证："汗证有阴阳。阳汗者，热汗也；阴汗者，冷汗也。"但《张氏医通》的阴汗指阴间之汗，为大腿根部的出汗，多见于男子，与《景岳全书》不同。油汗又称粘汗，指汗出如油，《杂病源流犀烛·诸汗源流》："一云油汗，即粘汗也。"

自汗，《汉语大词典》无例。《中医大辞典》言见《伤寒论·辨太阳病脉证并治法》。

虚汗，《汉语大词典》引敦煌曲子词的例子。《中医大辞典》无此条目。《神农本草经》卷三，松萝："治瞋怒，邪气，止虚汗，头风，女子阴寒肿痛。"

战汗，《汉语大词典》引《医宗金鉴》为例，沈明宗云。《中医大辞典》引《世医得效方》。

油汗，《汉语大词典》引鲁迅为例。《中医大辞典》引清·沈金鳌《杂病源流犀烛》。

这些都是汗证的例子，以下再来看与热证有关的词语：

湿热，温病之一。《汉语大词典》无例。《中医大辞典》言出自《素问》。后引申为温病。

滞热，《汉语大词典》引《医宗金鉴》为例。《中医大辞典》无此条。

潮热，病症，《汉语大词典》引《伤寒论》为例。

壮热，高热，《汉语大词典》引《南史》《诸病源候论》为例。《中医大辞典》言见《诸病源候论》。其实汉代已有此语，《金匮要略》卷下，杂疗方第二十三："救卒死而壮热者方：矾石半斤，以水一斗半煮消，以渍脚，令没踝。"

症状的名称不同，意味着其含义以及对应的疾病也不同，因此对于中医而言，症状的辨别就具有特别重要的意义，这也是中医症状名词比较丰富的原因所在。

（二）类聚总括

中医词汇还有一种常见的概括方式，就是将同类的名词给予一个总括的名称，总括名称是类名，类名之下是连串的词语，令人眼花缭乱，但治疗时只认总名，而不管个别的名称，我们称之为类聚总括。这种总括名称，表明古人看到了具体名称存在的严重不足，具体名称来源复杂，命名随意，或者按照程式化思维，非要凑足数量，造成名称名词的泛滥，因此不如立一总名来解决这类问题。例如：

《诸病源候论》卷三十四，诸瘘候："复有三十六种瘘，方不可次第显其名，而有蜣螂、蚯蚓等诸瘘，非九瘘之名，此即应是三十六种瘘之数也。"

《诸病源候论》卷五十，三虫候，言三虫即长虫、赤虫、蛲虫。又云："此既九虫之内三者，而今则别立名，当以其三种偏发动成病，故谓之三虫也。"

《诸病源候论》卷二十一，二十四水候："方家所出，立名不同，亦有二十四水，或十八水，或十二水，或五水，不的显名证。"卷二十，八痞候："其名有八，故云八痞，而方家不的显其症状。"说不出具体是哪八种。诸痞候："但方有八痞、五痞或六痞，以其名状非一，故云诸否。"

"三十六种瘘""三虫""八痞""二十四水"等词语，实际上都是虚指，因为无法说清楚其中每一种的情况，因此取了个含混的名词。到了后世，使用这种方法所取的名称，分为两种情况，一是可以说得清楚没有疑惑的名词，二是没有说清楚或者本身就存在纷争的。

如《千金要方》有"脚气八处灸"，就是灸治脚气的八个穴位，具体即风市、伏兔、犊鼻、膝眼、足三里、上巨虚、下巨虚、悬钟，分三日灸之。这八个穴位就是按照主治来归类的，都用于治疗脚气，所以放在一起，这也是医书中术语名词一种常规的组织方法。

再如"二十三蒸"，出自《诸病源候论》，分别是胞蒸、玉房蒸、脑蒸、髓蒸、骨蒸、筋蒸、血蒸、脉蒸、肝蒸、心蒸、脾蒸、肺蒸、肾蒸、膀胱蒸、胆蒸、胃蒸、小肠蒸、大肠蒸、三焦蒸、肉蒸、肤蒸、皮蒸、气蒸，实际上是各种蒸病的总称，具体治病时用同一方药来治疗。这个二十三蒸，原本就是骨蒸，结果非得把五脏六腑都参与命名，造成累赘。

三十六黄，最早提到"三十六黄"的是《外台秘要》，但无具体内容。《圣济总录》有三十六黄，即肝黄、心黄、脾黄、肺黄、肾黄、胆黄、脑黄、行黄、癖黄、胃黄、鬼黄、奸黄、走马黄、立黄、黑黄、体黄、劳黄、脊禁黄、食黄、火黄、阴黄、气黄、熡黄、髓黄、房黄、血黄、忧黄、惊黄、花黄、痃黄、水黄、蛇黄、牛黄、鸦黄、鸡黄、蛐蜒黄。后来三十六黄内容略有变化，为心黄、肝黄、脾黄、肺黄、肾黄、鬼黄、奸黄、血黄、人黄、髓黄、瘾黄、刀黄、煴黄、痫黄、白黄、阴黄、胆黄、惊黄、风黄、走精黄、酒黄、鸡黄、蛐蜒黄、火黄、走马黄、房黄、黑黄、厌黄、水黄、爪黄、肠黄、犊黄、气黄、猪黄、土黄、虾蟆黄。具体所指虽然不同，但可以忽略其分歧，总体上是一类病症，指急性热病引发的发黄症状。

还有“三十六风”，明·沈之问有麻风专著《解围元薮》，内容有三十六风、十四癞等。三十六风包括半肢风（半身上下酸痛麻木）、紫云风（身生赤斑，状如云霞）、蛊风（腹大肢瘦，形如中蛊）、干风（皮肤生白色斑点，干燥）、软瘫风（手足无力，瘫痪）、白癜风、蚝风（如蚝螫人之状）、历节风（肢节肿大，俗名鬼箭风）、壁泥风（身生灰白色片如陈壁土状）、疹风、哑风（音哑无声）、冷麻风、漏蹄风（生于脚底，穿烂流脓）、蛤蟆风（肿块形似蛤蟆之状，俗名癞麻风）、核桃风（又名汗风，亦名葡萄风）、水风（初起如水臌）、热风、雁来风（发于七八月间）、疙瘩风、鸡爪风、蝼蝈风（状如土狗虫钻入地穴）、泄风（俗名打鸟风）、癫风（也是狂病）、痛风（骨节间疼痛）、糕风（从头至脚，逐渐发疮溃烂）、血痹风（紫块肿胀）、鼓槌风（形如鼓槌，俗医皆认为寒湿香港脚）、鹅掌风（生于手脚，形如鹅脚皮，俗称鞋带疮，又名鞋套风）、血风（全身血肿，多有出血）、邪魅风（神志失常，也叫狂风，古云气疰）、鱼鳞风（遍身生疮如鱼鳞）、脱跟风（脚后跟穿裂，俗名草鞋风）、蛇皮风（股腿之间，状如蛇纹）、大麻风（麻风之最危重者）等。这个“三十六风”，概括的疾病名称过于宽泛，甚至把不同疾病都归入其中，因此与前面所说有所不同，有强凑三十六成数的嫌疑，严格来说，这一名称是不够规范的。

有的疾病很常见，由于命名方法不一样，导致各种名称纷起，如“疔”，医书中可见与疔有关的名称有一百多个，其中大都为实指，如蛇眼疔、红丝疔、眉疔、手丫疔、中节疔、冷疔、豆腐疔等，也有总括的，如“十三疔”等，说起来都是疔，其实发病原因和表现症状并不一样。其中有的名称不同，容易导致混淆。如“三十六疔”貌似总括性名称，其实是一种疔名，是十三疔之一，又称满天星疔，出自《千金要方》，其症状是疔头数量逐渐增多，如满三十六就危险了。《外科启玄》卷二有三十四疔，则是总括性质，其中就包括三十六疔。因此何时是总名，何时是具体名称，需要灵活处理，不能拘泥。

（三）分化与综合

分化与综合是词汇结构演化的现象，这是一对矛盾，一方面中医词汇在不断地分化，另一方面过分分化难以掌握，难以统领，因此需要重新综合。在反复分化与综合的过程中，词汇的分布才会逐渐趋于合理。

在长期的医疗活动中，人们对药物的方向性作用逐渐有了清楚的认识，在用药时巧妙加以利用，然后归结为“升降浮沉”这样一个短语，升降即上升下降，浮沉指发散、泄利。同时药物之间可能存在互助互利或者相互妨碍的关系，用药时必须注意，否则影响效果，古人归结为中药的“七情”，指单行、相须、相使、相畏、相杀、相恶、相反，是药物应用及配伍关系，说的就是这方面的问题。

在综合时还会出现比较复杂的问题，如有些针灸的穴位不在同一经络上，却有类似的属性，这个时候就需要把这种属性类同的穴位，以穿针引线的方式连贯起来，从而达到既有分化又能综合、分合自如的目的。比如“原穴”，原为原气（即元气）之意，脏腑原气经过、留止的穴位叫作原穴，见《灵枢·九针十二原》。十二经各有一个原穴，原穴为主，络穴为客，形成原络配穴（主客配穴）的对应关系，即太渊配偏历、合谷配列缺、冲阳配公孙、太白配丰隆、神门配支正、腕骨配通里、京骨配大钟、太溪配飞扬、大陵配外关、阳池配内关、丘墟配蠡沟、太冲配光明。所以针灸穴位名词中存在的规律比较精致细微，专业性也比较强，与普通词汇成群结队出现的情况相比，还是要讲究得多。

四、医学用语演变的具体规律

（一）继承与发展

继承与发展是词汇体系发展的规律，没有继承就没有发展的基础，继承是为了更好地发展。在古医书中，上古的病名与中古、近古的病名共存，以当时的病名为主，也把以前的病名保留下来。

恶血，《汉语大词典》云是妇女产后胞宫残留之血。其实所指不限于此，恶血可泛指污浊之血。《外台秘要》卷四十，狂犬咬人方引《肘后》：“先嗍去恶血，乃须灸疮中十壮，明日以去，日灸一壮，满百日乃止。”《千金翼方》卷二，玉石部中品，石硫黄：“主妇人阴蚀，疽痔恶血，坚筋骨，除头秃。”草部上品之下，续断：“止痛，生肌肉，及踠伤恶血，腰痛，关节缓急。”《素问·宝命全形论》：“病深者，其声哕。”王冰注：“哕，谓声浊恶也。肺藏恶血，故如是。”“血气争黑。”王注：“以恶血久与肺气交争，故当血见而色黑也。”

毒疮，《诸病源候论》卷三十五，毒疮候：“此由风气相搏，变成热毒，而生疮欲指节，或指头。初似疥，甚痒，经宿乃紫黑也。”此毒疮特指指头疔、蛇头疔。《汉语大词典》无此义项。

“恶血”本来是特指，但后来外延在使用中不断扩大。“毒疮”本来是泛指，却被当作指头疔的专称。两者都体现了中医词汇继承与发展的关系。

（二）延伸与通贯

先有延伸，后有通贯，两者紧密关联，互相作用，共同促进中医词语意义的丰富和发展，这是中医词汇含义演化的规律。延伸是随机的，自然的，而通贯总是有意识的。延伸主要是各种外在因素造成的，而通贯则是中医词汇内部发展的需要。

延伸指由于汉语形音义等因素的变化，从而导致原有的中医词汇出现某种变异，这种变异有的合理，有的属于讹变，形式上不拘一格。

1. 文字对词汇变化的影响

个别词汇自身的变化表现在词形的变化，主要是用字的变化，还有别名丛出。汉字的使用，大体上经历了三个阶段，开始是古字，中间是今字，之后是通俗字，从今从俗是根本趋势。在单音词阶段，字即词，在复音词阶段，字演化成为词素，词素对应各种用字。如痵，《说文》：“痵，气不定也。”但后来写成惊悸之悸。双音词的用字之中，也有这种情形，如知母，本来书作蚳母，后来讹为知母、蝭母，并且最后定为知母。

原有的中医词汇用字，只有细微的差异。痳，《汉语大词典》引《释名》，后作淋；痲，指的是麻风，“痳”与“痲”笔画稍有区别。白术、苍术的“术”，原本书作“朮”，后来才混合起来。从文字学上来说，这是字形同化造成的结果。

俗字对中医词汇同样具有影响，这里只列举一个例子：

鰕嗽，就是呀呷，鰕是俗字。《汉语大词典》未录。

《幼幼新书》卷十六，咳嗽作呀呷声第四：“长沙医者郑愈传治小儿、大人鰕嗽喘满，唾涎黄色及小儿奶鰕，千金散。”“长沙医者郑愈传治小儿伤风，喘嗽不住，脑子散，兼治瘕呷。”“《王氏手集》治小儿瘕喘方，右用精猪肉蘸蛤粉烧吃，不拘时候，日吃三两，指大一片子，瘕止。”“《张氏家传》治孩子瘕疾。”“《九籥卫生》青铜散，疗小儿瘕呷涎嗽，痫病。”“《博济方》治小儿瘕呷，咳嗽不止，肉汤一丸。”瘕呷即呀呷。卷三十四，咽喉肿痛第十四，韩枢密传大圣夺命玉雪无忧散方：“主小儿鰕嗽，奶癖下消化，误咽下叫子、鱼骨、针刺、钱等。”

呀嗽，《外台秘要》卷三十八，石发热嗽冲头面兼口干方六首：“疗上气肺热，呀嗽涕唾方。”“疗肺胀气急，呀嗽喘粗，眠卧不得，极重恐气即绝，紫菀汤方。”“官服丸，主上气呀嗽不得卧，卧即气绝方。”呀嗽，程敬通曰：“呀音鰕，张口也。”高文铸云：“呀嗽疑即呷嗽。”呀是借音字。《汉语大词典》中呀字开头的词语，无一涉及中医。

2. 语音对词汇变化的影响

语音的变化也会影响到词汇，如茴香，本是“蘹香”，主要是方音、避讳和音讹所造成，这种语音的变化，变化的是字音进而影响到词语，许多本草别名似乎不太好解释，其实原因很简单，其中一部分就是音讹造成的。

有些别名的形成，与俗语声音的讹变有关，如“奶癖”，在俗语中讹为“奶脾”，俗语易讹变，字虽不同，义则无别。古人对于这种语音讹变造成的异文现象，早就已经有所注意，医书中时常有记载，如《苏沈良方》卷四，言及枳枸子，俗讹为鸡距子，是为音讹，又谓之癞汉指头，是为形似而名之。《新修本草》卷八，百合，一名强瞿，陶隐居云："俗人皆呼为强仇，仇即瞿也，声之讹耳。"《三因极一病证方论》卷十六，咽喉病证治："但悬痈在上腭，俗谓莺翁，又谓之鹅聚，俗语声讹，不可不备识。"《医学衷中参西录》卷二，药物："鸦胆子，俗名鸭蛋子，即苦参所结之子。""鸭蛋子味甚苦，服时若嚼破，即不能下咽。"鸭蛋子就是鸦胆子的变音。这种解释注意到了语音容易讹传的情况，无疑是正确的。

将同类的词语汇总起来，或者是将关联度大的词汇集中处理，这种通贯工作必不可少，有些词语出现比较分散，在中医词汇中也不太明显，如果不集中起来分析，很难意识到其关联性。

恶刺、恶刺毒、胡刺毒、狐刺、刺疮，都是指由毒邪所致的恶疮毒肿，有恶刺与狐刺之分，野外得之为狐刺，室内得之为恶刺，症状、治法并没有差异。

恶刺，唐代医书多见。《外台秘要》卷三十一，古今诸家丸方十七首，引《千金要方》耆婆万病丸："恶刺，以一丸纳疮孔中即瘥。"《千金要方》卷二十五，被打第三："治恶刺方，苦瓠开口，内小儿尿，煮两三沸，浸病上。""治恶刺并狐尿刺方，以乌父驴尿渍之。"《本草拾遗》卷二，胡燕窠内土："又巢中草，主卒溺血，烧为灰，饮服。又主恶刺疮，及浸淫疮绕身至心者死，亦用之。"卷三，草犀根："亦主蛊毒、溪毒、恶刺、虎狼虫虺等毒，天行疟瘴寒热。"《医心方》卷十八，治狐尿毒方第三十三引《集验方》："治恶刺方，取夜光骨、玉女臂烧作灰，和腊月猪脂敷之。"根据《集验方》的成书时间，知此语南北朝已有。这些地方都提到了恶刺一语，但辞书没有收入。

恶刺毒，《诸病源候论》卷三十六，狐尿刺候："有端居不出而着此毒者，则不必是狐尿刺也，盖恶毒气耳。故方亦云恶刺毒者也。"这里说明了狐尿刺与恶刺毒之间的异同。

胡刺毒，《食疗本草》胡瓜："捣根敷胡刺毒肿，甚良。"《本草拾遗》卷七，胡瓜叶："根，捣傅胡刺毒肿。"两书所言相同，胡刺毒肿即狐刺毒，狐胡混用，正如狐臭可书为胡臭。

或云狐刺。《汉语大词典》引《新唐书》为书证，但用例时代可以提前。《外台秘要》卷二十九，狐刺方四首："《集验》疗狐刺方。热鱼汁灌疮中。""《备急》疗狐刺方。以热腊（蜡）灌疮中，又烟熏之，令汁出，愈。此狐所溺之木。犹如蛇螫也。《肘后》《小品》、文仲同。"此处《肘后》一句，此种追记为王焘所加。《肘后》《集验》《小品》均比《新唐书》要早，可见"狐刺"一语，自葛洪以来就有。

或云刺疮，意思相同。《外台秘要》卷二十九，金疮续筋骨方引《千金要方》："凡金疮若刺疮，痛不可忍者方。葱白一把，水三升，煮数沸，渍洗疮上，痛即止。"《食疗本草》卷三，马："又，刺疮，取黑驳马热浸，当虫出。"

其前文有云："恶刺疮，取黑马尿热渍，当愈。"两相比较，知刺疮即恶刺疮。

中蛊、中忤、中尸，都是指患了外感毒气邪气之类的病。

中蛊，蛊即蛊毒。《千金要方》卷二，妊娠诸病第四："治妊娠中蛊，心腹痛方：烧败鼓皮，酒服方寸匕。须臾，自呼蛊主姓名。"《医心方》卷十八，辟蛊毒方第五十四引《葛氏方》："又云：治中蛊吐血，或下血皆如烂肝方：盐一升，淳苦酒一升，和一服，立出，即愈。"又引《集验》："卒中蛊，下血如鸡肝者，昼夜去石余血，四脏悉坏，唯心未毁。"

《外台秘要》卷二十八，蛊吐血方十首："范汪疗中蛊吐血方。麦面二升，熬，以水服之令尽，当下蛊。""《小品》疗中蛊心痛、吐血，欲死方。盐一升，淳苦酒一升，煮令消和，一服立吐蛊毒出，已用良验。"

中忤，忤指鬼忤之气。中忤、鬼忤，辞书均未录。《千金要方》卷五，客忤第四："凡小儿衣，布帛绵中不得有头发，履中亦尔。白衣青带，青衣白带，皆令中忤。"《千金翼方》卷二十，备急第一："千金丸，主百鬼病，风注，梦与鬼神交通，邪病腹胀，恶肿气卒中忤方。"《千金要方》卷十一，坚癥积聚第五："恶气鬼忤，蛊毒邪气往来。"

中尸，尸指尸注。《千金要方》卷十，诊溪毒证第七："晡夕辄复寒热，或似伤寒发石散动，亦如中尸，便不能语，病候如此。"《千金要方》卷二十五，蛇毒第二："其初始证候，先恶寒噤瘆，寒热筋急，仍似伤寒，亦如中尸，便不能语。"

鬼刺、鬼打、鬼击、鬼毒、鬼病，都是指突然发作、不明原因的疾病。

鬼刺，指突发的胸腹绞痛的疾病。《千金翼方》卷二十，备急第一："仓公散，主万病方，……右四味，等分为散，主卒鬼打鬼排鬼刺心腹痛，吐下血便，死不知人，及卧魇啮脚踵不觉者。"此文也见于《千金要方》卷十二，万病丸散第七。《千金要方》卷十二，万病丸散第七："五疰，鬼刺客忤，服二丸如小豆，不瘥，后日更服三丸。"《外台秘要》卷二十八，鬼击方引《删繁》："主疗卒鬼击、鬼排、鬼刺，心腹痛，下血便死不知人，及卧魇，啮脚踵不觉者。"

《千金翼方》卷二十，备急第一："太一备急散，主卒中恶客忤，五尸入腹，鬼刺鬼排，及中蛊毒注，吐血下血，及心腹卒痛，腹满寒热，毒病六七日。"此文亦见于《千金要方》卷十七，飞尸鬼疰第八，作"鬼刺鬼痱"。《医心方》卷六，治心腹痛方第五："《极要方》疗心腹久旱，卒发，绞如鬼刺，欲死。汤方：吴茱萸（二升），香豉（三合），生姜（四两），右以好酒五升，煮取二升，分服。"

《中医大辞典》未收"鬼打"，但鬼打与鬼击、鬼排意思类同，却是无疑的，因此鬼打的含义也可如此解释。前文已引《千金翼方》卷二十，备急第一："仓公散，主万病方，……右四味，等分为散，主卒鬼打鬼排鬼刺心腹痛。"宋·唐慎微《大观本草》卷十三，铁槌柄："无毒，主鬼打及强鬼排突人致恶者，和桃奴、鬼箭等，丸服之。”

盗血、加血，为金疮的两种出血之证。

盗血，《诸病源候论》卷三十六，金疮惊肿候：“夫金疮愈闭后，忽惊肿，动起糜沸跳手，大者如盂，小者如杯，名为盗血。此由肌未定，里不满，因作劳起早，故令盗血涌出，在人皮中，不肯自消，亦不成脓，反牢核。”此血不渗出皮外，形成血肿，与平常出血证不同，因此称为盗血，与盗汗之不同于平常出汗，命名性质上有一致的地方。

加血，《诸病源候论》卷三十六，金疮惊肿候：“又有加血，加血者，盗血之满也。其血凝深，不可妄破。破之者，盗血前出，不可禁止，加血追之。出即满疮中，便留止，令人短气，须臾命绝。”加血的加，表示加重。盗血与加血均属血肿，加血的程度要超过盗血。

恶字、恶食，为恶阻之别名。《汉语大词典》未录此义。

《千金要方》卷二，妊娠恶阻第二：“阻病者，患心中愦愦，头重眼眩，四肢沉重，懈堕不欲执作，恶闻食气，欲啖咸酸果实，多卧少起，世谓恶食，其至三四月已上，皆大剧吐逆。”《外台秘要》卷三十三，妊娠呕吐及恶食方九首：“又疗恶食，人参汤方。……右五味，切，以水六升，煮取三升，分三服。”《诸病源候论》卷四十一，妊娠恶阻候：“……世云恶食，又云恶字。”从文中可见，恶字、恶食是一种俗称，“世云”即指当时社会所云，恶食表面不外指厌恶食物，恶字的字，本有生育之古义，但也不能说成是厌恶生育，这里两个词语都是恶阻（即妊娠反应）的同义词，恶食、恶字的语义均落在言外之意上。

血蛊，指癥瘕水肿。《汉语大词典》未录。《妇人大全良方》卷二十四，拾遗方，石茎散：“治妇人血结胞门，或为癥瘕在腹胁间，心腹胀满，肿急如石水状，俗谓之血蛊。”《中医大辞典》中言血蛊指因跌扑坠堕误行补涩所致之病，与此有别。

血气，《汉语大词典》未录。《鸡峰普济方》卷七，六气散：“治脾胃伤冷，心腹疼痛，又治霍乱吐泻，妇人血气血刺。”血气血刺，指瘀血导致的疼痛。《中医大辞典》未录。《妇人大全良方》卷二十，产后儿枕心腹刺痛方论第七：“疗血气痛欲死，槐鸡半两为末，酒浓煎顿服，立愈。”卷二十四，拾遗方：“治妇人脾气、血气、血蛊、气蛊、水蛊、石蛊。”《大观本草》卷二十二，蚶：“治一切血气、冷气。”

血母，指凝结的血块。《汉语大词典》未录。《妇人大全良方》卷二十，芸薹散：“其血必往来心腹间刺痛，有不可忍，谓之血母块。”《中医大辞典》中“血母块”引自清·汪嘉谟《胎产辑萃》，时代过晚，“血母”与“疟母”构词方式相似，宋代已经出现。如《仁斋直指方》卷二，产妇血块筑痛：“产毕脏腑虚空，又且近地赶血，冷湿乘之，风邪入之，使败淤凝为血块，是谓血母。”

陈自明《妇人大全良方》和杨士瀛《仁斋直指方》都是南宋之书，但成书时间略早于《仁斋直指方》。陈自明出身世医之家，认识到产科诸病的危险，妇科病也最为难治，因此特别重视妇科产科，《妇人大全良方》是我国第一部完整意义上的妇产科著作。

（三）具体与抽象

从具体到抽象，是中医词义引申的一般规律，中医词汇一般由具体的概念开始，随着外延的扩大，概念的使用范围不断被突破，然后才具备更加宽泛的概念，抽象程度得到加强。开始产生的词汇一般是具体、生动的，经过总结提炼之后，概括力更强，作用也更大，抽象程度也在加深。

恶物，指寄生虫、有毒动物，或其他病理、污恶之物。《汉语大词典》未录此义。

《圣济总录》卷九十三，骨蒸传尸门："治男子妇人，传尸骨蒸，冷热五劳，麝香散方。……病在上即吐，在下即泻，各出恶物，如虫类及头发马尾状，兼身上如蚁行。"此指虫毒。

《圣济总录》卷九十三，青蒿丸："七名青蒿丸，治男子女人一切劳气，若常带行山林旷野坑井冢墓前后，鬼神不敢近，若被毒蛇恶物所伤，烂嚼一丸，傅之立效。"此指有毒动物。《永乐大典·医药集》卷之一千三十七，引袁当时《大方》："绿豆散，治小儿赤肿丹毒，恶候不可辨。硝石、大黄、绿豆（等分），右为细末，每服用鸡子清调傅浮处，如恶物所伤，更有点子，加入脑、麝、硇砂少许同贴。"义同。

《圣济总录》卷一百二十七，诸瘰疬："治瘰疬一宗先服，轻粉丸方。……若腹痛，先取下宿食一次，第二次以水盛取，见病根恶物出也，或患年深，只可三年转，出尽恶物，其项渐小。"此指病根。卷一百三十一，痈疽发脑统论："治发背痈疽，一切恶毒疮肿，去毒散方。……慢火煎及一盏，去滓，于五更初，温前酒调下，取下粘滑恶物，即是病根本也。"

《圣济总录》卷一百四十六，杂疗门，中药毒："解一切药毒，椿皮饮方。……右三味，以水三盏，同煎取一盏，去滓空心顿服，吐出恶物即差。"此指药毒。

《太平圣惠方》卷七十七，治妇人腹内有鬼胎诸方："治妇人虚羸，有鬼胎癥块，经候不通方。右以芫花根三两，剉炒令黄色，捣细罗为散，每服，以桃仁汤调下一钱，当下恶物。"此指鬼胎癥块。

《妇人大全良方》卷二十四，《产乳集》将护婴儿方论："凡新生儿，坐婆急以绵缠手指，缴去儿口中恶物令尽，不可迟，若咽入腹中，必生诸疾。"此指污秽之物。

以上"恶物"一语，所指不同，但都有贬义色彩，属于负面的词语。虽然如此，但还是明显看出，总的演变方向是从具体的毒虫转向泛指的污秽之物。

金石凌、七水凌、五石凌，指冰凌状的几种药剂。

金石凌，凌指冰状凝结物，后来引申为药物制剂的一种类型。《千金翼方》卷十八，压热第六："金石凌，主服金石热发，医所不制，服之立愈。"配伍为上朴消、上芒消、石膏、凝水石四物。后文云："留著水盆中，凝一宿，皆成凌，停三日以上，皆干也，若热病及石发，皆以蜜水和服半鸡子大。"因主治金石热发，故名金石凌。《医心方》卷十九，服丹发热救解法第十三引《大清经》："亦可合食三二口酢饭、葵菹若金石凌、凝雪膏及朴消粉等，宜蜜水各一鸡子许，先和之，令相得，因以朴消粉大称半两，又合搅相得，服之立解。"《大清经》系道家养生之书，此方内容恐怕也来自道教。服金石凌方第二十："《服石论》云：金石凌，若有温疫热黄病，取少称一两，水和服之，即得瘥。"《服石论》撰者不明，但在《医心方》中其内容曾引及"薛曜"，可见也应是唐时的作品。《酉阳杂俎》前集卷一，忠志："安禄山恩宠莫比，赐赉无数，其所赐品目有……金石凌汤一剂及药童昔贤子就宅煎。"

七水凌，《千金翼方》卷十八，压热第六："七水凌，主大热及金石发动，金石凌不制者，服之。"配伍为朴消、芒消、滑石、玉泉石、石膏、卤碱、凝水石。称为七水凌，是由于其用七种水制成，这七种水即冻凌水、霜水、雪水、露水、寒泉水、雨水、东流水。后文云："以重帛系口，一百二十日，皆如冻凌状，成如白石英，有八棱，成就或大如箸，有长一尺者，名曰七水凌。"

五石凌，《医心方》卷十九，服五石凌方第十九："《服石论》云：五石凌，食后以蜜水一杯，服方寸匕，大热者加至二匕，患热病黄者，服三匕即愈。"

五、中医词义系统内部的规律

词义系统内部的调整所引起的问题，也不能忽视。这些内容在语言学中，已经比较清楚，语言规律有其通用性质，在中医词汇中也是如此。

（一）词语选择规律

词语选择规律，指一个词义同时存在几个名词术语来表达，而且都是同义词，含义与语法功能一致，那么词语使用会遵循经济简省的原则，只留一个相对合理的词语就足够了，其他的词语渐渐地会被淘汰。中医词汇有大量的异名、别名，淆乱了中医名词术语使用的效率，容易使人产生误解，因此保留正式的名称，对其他的别名尽量简略，也是符合词语使用规律的。

今天的中医术语规范，对众多异名采取的办法，就符合这一规律，如在中医外科术语中，西医名为带状疱疹，中医则有蛇串疮、缠腰火丹、火带疮、蜘蛛疮等名，今天则以蛇串疮为准，其他异名作为同义词，仅为参考之用。再如桑葚，《素问·病机气宜保命集》称之为文武实，并创立文武膏，名称倒是别具一格，也为后世所知，但用得毕竟很少，终究不如桑葚使用广泛。

历史上有的病名复杂多变，名称有好多个，稳定性差，经过洗练最终脱颖而出的名称，总能比以往的名称更加符合实际，也更容易被人们接受。如书中前面已经提到的“痨瘵”一病，相当于今天说的肺结核，古代的名称就很多，唐代以前的名称如传尸、转注、伏连、尸疰、劳疰、蛊疰、毒疰、热疰、冷疰、食疰、鬼疰等，一直到宋代的《三因方》定名为痨瘵，《济生方》“劳瘵论治”以“劳瘵”统领诸名，后世医家加以沿袭。宋代对肺痨的看法也有改变，认为是瘵虫引起，后来的《十药神书》是第一部肺痨专著。这样“劳瘵”就成为中医肺结核的正式名称。又如痄腮，原本别称繁杂，如搭腮肿（《医学入门》）、腮颔发（《证治准绳》）、时行腮肿（《局方发挥》）、温毒（《温病条辨》）、蛤蟆瘟（民间）等，后来才把“痄腮”作为正式名称，现代医学则称之为流行性腮腺炎。

（二）词义替换规律

词义替换规律，指一个多义词的术语有多个义项，一旦其中有一个义项被别的词语取代，那么该术语就不再有这样的义项。词语有独立的品质，词义又不会混乱，对于中医名词术语而言，这种规律无疑是很有价值的。这种规律作用的结果，就是一部分词语被淘汰，很少被使用或者不再使用。

中医词汇有自我净化的能力，一些特定的词语，没有科学依据，当时可能在使用，时间长了就会被丢弃。有些不太合理的词语，会逐渐被其他词语所取代，这也是替换规律在起作用。例如“哮喘”：

哮喘是一种常见病、多发病，如果治疗不及时，哮喘也可能致命。哮喘原来也没有统一的名称，如《内经》称为“哮鸣”，《金匮要略》称为“上气”，以后还有“呷嗽、哮吼、哮呷、吼疾”等名称。朱丹溪首创哮喘之名，简名“哮证”。哮是独立病种，喘是症状，哮和喘两个汉字结合在一起，最为恰当地揭示了这种病症的实质所在，因此哮喘成为正式的名称，替换了原来的诸多名称。以后有人又加以区分证型，如食哮、鱼腥哮、卤哮、糖哮、醋哮等均由饮食引起，进一步完善了哮喘的病因解释。

第四节　系统分析的观点

中医通语的名称术语可以统贯方言俗语的异名，通语成为方言俗语词汇沟通的桥梁。中医词汇组织也有规则，分散地解释词语还不够，必须将诸多词语作为一个系统看待，才会对词语有更加深入的看法。中医词汇作为古代科技词汇的重要组成部分，具备基本的科学性与系统分析的方法，当然切合中医词汇的实际情况。

中医词汇是若干系统构成的大系统，每个支系统之下又有众多的小系统，这些小系统数量众多，彼此叠加组合在一起，形成表面松散而实际上互有联系、富有活力的中医词汇大系统。支系统之间有交叉重叠的情况，这也是符合中医词汇实际的。就总体而言，中医的理法方药，就是各自独立而又不可分割的四大系统。系统的观念在中医词汇中普遍存在，这在古代科学中也算是比较完善的。现代科学语言要求精确、严密，因此只有在人工语言的环境中才能满足这一要求，只有稳定而相对封闭的系统中才可能达到。科学语言是稳定的系统，古代中医语言虽然不能完全做到这一点，但至少已经具备了雏形。

因此从宏观上来说，完全可以用系统的观点来分析中医各个层面的词汇。有了系统的观点，所有的中医词汇不再是零散无序的材料，不仅可以把词汇串联起来，而且可以使中医词汇更加规范和有序。同时有些中医词汇具有高度的概括能力，可以起到统领其他词汇的作用，因此更有宏观上的意义。

一、医理词汇的系统性

中医医学理论如脏腑理论、经络理论、病机理论、药味理论、五行理论等，都可以自成系统，而且相互之间都有关联，其中具有代表性的，就是五行理论。对此许多研究者都有论述，这里只从词汇角度作一些分析。

（一）五行相关词语

五行学说是古代朴素的系统论，既有整体观念，组成部分可以构成一个有机的整体，维持一个静态或者动态的平衡，又能意识到各个组成部分之间存在正向和反向的作用关系，整体的系统不能脱离构成部分的影响，部分环节出了问题，就会影响整体的平衡。以五脏配五行，用五行的系统来解释脏腑理论，从而形成了一些相应的特定词语。

1. 制化

就是五行制化。制为制约，化为化生。制化就是平常所说的相生相克。相生的情况如：木生火，肝藏血以济心；火生土，心阳温煦脾土以助运化；土生金，脾气散精上归于肺；金生水，肺气清肃下行，通调水道以助肾水；水生木，肾藏精以滋养肝血。相克的情况如：木克土，肝木条达则疏泄脾的壅滞；火克金，心火温煦有助肺气宣发；土克水，脾运水湿可助防肾水泛滥；金克木，肺气清肃下行可抑肝气升发；水克火，肾水滋润以制约心火。

2. 乘侮

就是五行的相乘、相侮，指五行的生克出现太过或不及的情况，正常的五行生克关系被破坏，出现相乘相侮的反常情况。相乘，就是相克太过，超出正常制约的范围。如肝木过旺，肺金不能制约，木则克土，致使肝气犯胃。相侮，又叫反侮，就是反克。如金本克木，若金气不足，木气过盛，木反过来也可侮金。既然有相生相克，就有相乘相侮，这是符合辩证法的。

中医有些说法，不以“乘侮”的形式直接出现，实际上也与乘侮有关。例如：

土不制水，按照正常的五行制约关系，脾属土，肾属水，脾土制约肾水，如果脾土虚弱不能制约肾水，则可能产生痰饮、水肿等病。

子盗母气，五行相生之中，如脾土为母，土生金，则肺金为子，如果肺气虚弱，则导致脾失健运，这就是子盗母气。

3. 其他五行系统内的词语

在五行系统之内，可以涵盖许多说法，这些说法都直接或间接地与五行系统有关。例如：

亢害承制，出自《素问·六微旨大论》："亢则害，承乃制。"五行一方过于强盛，失去平衡和稳定，必定有一方受害，这时能够克制过于强盛一方的下承之气，就可以发挥制约作用，使五行恢复平和。

其他如木郁土虚、木郁化风、木郁化火、木火刑金、木喜条达等，都与五行学说有关。因为五行系统形成的词语、短语不在少数，这里也不想全部集聚，但所有这些词语、短语都是五行系统的有机组成部分。

这样看来，五行系统的观点是非常全面的，整个系统的构成严密有效，构成部分之间的相互关系都已经明朗，确实符合辩证的思维，算得上古代朴素辩证思维模式的典范。

根据五行和脏腑理论的系统观念，可以制定出系列治疗原则和治疗方法。根据相生规律可以确定治疗原则，即补母泻子，如肝阴不足可补肾，肝火盛可泻心火。也可以确定治疗方法，如培土生金，即通过健脾来补肺气；滋水涵木，即滋肾阴以养肝阴；益火补土，即温肾阳以补脾阳。根据相克规律也可以确定治则，即抑强扶弱，如木旺乘土，治宜疏肝；土壅木郁，治宜运脾。根据相乘和相侮规律制定治疗方法，如果木旺乘土，治宜抑木平土，即疏肝健脾；如果肾阴不足，心火偏旺，治宜泻南补北，即泻心火，补肾水。

（二）医学理论词语系统性的广泛意义

医理词汇的系统性得到了古代医家的重视，尤其是五行以及八卦这种在传统文化中具有普遍意义的系统，更是经常被用来解释相关的医学词汇。

在状况不明的时候，借助某种参照系统，迅速找到名词术语的定位，可以帮助形成新的医学观点。这个参照系统，可以是中医词汇内部的，也可以依托整个汉语词汇系统，也可以是已经汉化的外来名词术语。作为参照系统的名词术语，通常是出现频率很高、影响巨大的词汇，对其他词汇有渗透和扩散的能力。中医词汇在参照古代的观念时，时常参照五行和八卦的说法，用来概括中医内部出现的类似情况。

中医词汇的系统性，为中医词汇使用中的定位参照提供了依据。定位参照，需要使用汉语中的核心词语来进行，越是上古汉语中流行的概念，就越有这种可能性。思维总带有一定的定式，核心词语发散到医学领域，也会形成类似却大不相同的词语。例如以五行对照五脏和五轮，以八卦对照八廓。

八廓见《三因极一病证方论》。中医眼科将外眼划分为八个方位，名为八廓，以八卦名称来命名，即天（乾）、水（坎）、山（艮）、雷（震）、风（巽）、火（离）、地（坤）、泽（兑）。八廓即天廓、地廓、风廓、雷廓、泽廓、山廓、火廓、水廓的合称，这是《世医得效方》的命名。古代眼科又用五行比照五轮，较早见于《太平圣惠方》。五轮即肉轮、血轮、气轮、风轮、水轮的合称。到了《银海精微》，五轮之说才固定下来，为后世所遵循。《仁斋直指方》载有八廓内容，并有了关泉、养化等八种廓名，这是根据相应的脏腑功能而命名的，如传导、传道、传送、胞阳、清净、养化、关泉、关前等。八廓之说，虽然以八卦作为参照，但各家说法不一，莫衷一是，论接受的程度，反而不如五轮之说容易普及。从中医词汇的角度来看，八卦系统的成熟程度，远远不如五行系统，所以古代最为盛行的就是五行系统理论，对于这一点，若仅仅拘泥于表面的词汇是意识不到的。

二、药物词汇的系统性

从广泛意义上来说，中药本身就是一个庞杂的系统，可以从不同的角度加以分析、归类。《神农本草经》首先按照药性分类，把药物分成上中下三品。上药养命，无毒；中药养性，无毒有毒兼而有之；下药治病，多毒。从陶弘景开始，又按照自然属性对药物进行分类。此外，药物还可以按照经络脏腑或者功效分类。在功效分类方面，清·黄宫绣《本草求真》将药物分为“补剂、收涩剂、散剂、泻剂、血剂、杂剂、食物”七大类，大类下又分小类，对辨证施治、遣药配方很有意义。

真正影响深远的是药物归经的系统观点。与脏腑学说和六经分证相适应，中医出现了某药针对某个脏腑的对应关系，这在古代医书中早就有类似的说法，到了金代的张元素，正式提出了归经之说，根据五脏之间的流转，每种药物都可以归入某脏，如某药可以走心，某药可以入脾，某药可以入肝等，这是隔脏治疗的方法，预先知道疾病的顺传与逆传，采用前一脏或后一脏的药物，就可以达到治疗的目的。

按照“归经”理论，归于手太阴肺经的药物有桔梗、杏仁、半夏、贝母、天冬、麦冬、前胡、苏子、皂荚、银杏、麻黄、瓜蒌、天花粉等，约 140 味；归于手阳明大肠经的药物有白芷、升麻、葛根、麻黄、大黄、芒硝、芦荟、生首乌、牵牛子、黄芩、黄连等，约 70 味；归于足阳明胃经的药物有白芷、升麻、葛根、防风、辛荑、生姜、葱白、香薷、淡豆豉、瓜蒂、大黄等，约 140 味；归于足太阴脾经的药物有紫苏、防风、生姜、干姜、葛根、柴胡、升麻、大黄、芫花、荷叶、藿香、佩兰、茵陈蒿、苍术、厚朴、白茯苓、赤茯苓等，约 90 味；归于手少阴心经的药物有麻黄、桂心、细辛、常山、栀子、竹叶、牛黄、生地、熟地、丹皮、紫草、金银花、连翘、大青叶、紫花地丁、马齿苋、山豆根等，约80味；归于手太阳小肠经的药物有羌活、防风、郁李仁、生地、黄芩、黄檗、苦参、砂仁、茴香、车前子、冬瓜子、木通、灯心草、瞿麦、冬葵子等，约20味；归于足太阳膀胱经的药物有羌活、防风、麻黄、桂枝、黄檗、大黄、白术、白茯苓、猪苓、泽泻、车前子、滑石、茵陈蒿、防己、木通、金钱草等，约30味；归于足少阴肾经的药物有细辛、独活、羌活、甘遂、大戟、芫花、牵牛子、知母、寒水石、熟地、玄参、丹皮、地骨皮、黄檗、败酱草、砂仁、白茯苓、猪苓、泽泻、车前子等，约100味；归于手厥阴心包经的药物有柴胡、大黄、丹皮、黄芩、败酱草、代赭石、白术、甘草、熟地、沙参、蒲黄、川芎、丹参、益母草、凌霄花；归于手少阳三焦经的药物有柴胡、细辛、连翘、大黄、芒硝、石膏、附子、青皮、香附、川芎、黄芪、白术、甘草、熟地、砂仁、白豆蔻、地骨皮；归于足少阳胆经的药物有柴胡、胆矾、栀子、夏枯草、黄芩、黄连、龙胆草、苦参、秦皮、连翘、青蒿、茵陈蒿等，约20味；归于足厥阴肝经的药物有柴胡、羌活、荆芥、防风、薄荷、蝉蜕、桑叶、菊花、木贼、胆矾、常山、大黄、芦荟、栀子、夏枯草、牛黄、生地、丹皮等，约240味。

归于任脉的药物有苍术、吴茱萸、香附、木香、川芎、丹参、白术、甘草、当归、枸杞、槟榔、巴戟天、白果、山药、芡实、覆盆子、王不留行等；归于督脉的药物有细辛、蒿本、苍耳子、附子、肉桂、黄芪、狗脊、白果、枸杞、川椒、蛇床子、益智仁、补骨脂等；归于冲脉的药物有苍术、吴茱萸、香附、木香、川芎、丹参、白术、甘草、当归、枸杞、杜仲、肉苁蓉、紫河车、黄芩、黄檗、山药、扁豆、莲子、槟榔、巴戟天等；归于带脉的药物有升麻、当归、熟地、白芍、白术、山药、甘草、黄芩、黄檗、艾叶、干姜、龙骨、牡蛎、乌贼骨、续断、车前子、五味子等；归于维脉的药物有当归、川芎、白芍、黄芪、桂枝等；归于跷脉的药物有肉桂、防己等。

归属于“十二经”的药物，主要根据脏腑的归经来划分。入某种药物对某一脏或某一腑以及所属组织器官具有治疗作用，则按脏腑的“归经”确定药物的“归经”。“奇经八脉”不与五脏六腑相配，所以，归属于“奇经八脉”的药物，都是按“奇经”联结的脏器和组织器官归经。

由于归经学说形成的用药，几乎所有的常用药物都可以用归经的方法统贯起来，自然药物的系统性得到空前加强，但后世医家也有不同的看法，指责归经用药过于机械、刻板，而且归经药物也多有重复之处，这种看法自然有道理，古代的系统理论总有这样那样的缺点，对于归经学说形成的药物系统也应该辩证看待。

三、方剂词汇的系统性

方剂用药之配伍讲究君臣佐使，君药为主药，这种配伍也有鲜明的系统观点，后代医家更有用药如用兵的说法，这都反映了中医的系统概念。宏观而言，受传统哲学的影响，中医具有整体的思维，人体是一个有机的整体。具体来说，中医在治疗中要考虑到各个要素的配备，认为“中医是暗箱操作”显然是一种传播广泛的误解。就中医本身的观念来说，决不会存在“暗箱操作”的问题，相反，中医要求对人体内外的结构组成要有充分的了解，对疾病要有清楚的认识，只有具备清楚的认识，才有可能治愈疾病。

至于君药的含义，实际上各种医书所指并不相同，《素问·至真要大论》主病者为君，《神农本草经》以上药为君，《医学启源》以份量最多为君，《脾胃论》以力大者为君。君药在宋以前一般为一味，金元以后，不限于一味，变为二味或者三味。方剂系统的内部要素，含义也是有变动的，虽然理解不同，但基本的概念是一致的，今天在方剂学中，还是以主病者为君药。

同一剂型的方剂，内部仍然有其系统性，如煎剂之下还可以细分，如《外台秘要》有雪煎、蜜煎，《千金要方》有雪煎、饧煎、膏煎，如此一来，煎剂可以发挥更多的效用。

中药方剂配伍与组合的奇妙，下举一例：《伤寒论》里有一张古方“茵陈蒿汤”，它由茵陈、栀子、大黄三味组成汤剂，为清解阳明病里实热的方药。临床上多用于黄疸、肝炎。茵陈蒿有消炎利尿的作用，治黄疸有特效；山栀也有消炎利尿的功效，治黄疸也有特效；大黄为缓泻消炎之药。三药合剂，清泻里热，可治黄疸以及其他病症。更神奇的是山栀根本就没有利胆作用，茵陈蒿或山栀都只能起轻度的收缩胆囊的作用，大黄也极少有利胆作用。可是三味配成一剂，却有卓越的利胆、催胆以及消除胆红素代谢障碍的功效。这表明，中药的复合方剂只要配伍合理，组合恰当，便能出现新的综合疗效。这种复合方剂具有的综合疗效，正是传统方剂的奥妙所在。

由于方剂用药有统分的需要，因此一些方剂也有笼统取名的。如《仁斋直指方》卷二十三诸痔有“圣丸子，诸痔通用”，即指一方可以通治诸痔而言。外科方剂中，也有取用类名的，即某些方剂组合在一起，可以取一个类名。如《仁斋直指方》卷二十二，痈疽附方有铁圈散、铁箍散、钢井栏之名，皆言其为围药。《瑞竹堂经验方》卷十三，青露散：“治背疽一切恶疮，围药不胤开。”所谓围药，指外敷药或者膏药。

宋元时期，方药名词数量浩繁，如何去粗存精，汰繁就简，就成为重要的问题。一些医家开始另辟蹊径，不再沉溺于方药的海洋里，而是试图寻找最为精要的方药，舍弃冗余的部分，达到执简驭繁的效果。中医初步有了方阵的概念，即将方剂布置成为一个系列，而不是单纯依靠某个方剂取胜，俨然像军事上的阵势。如葛可久的《十药神书》，专治虚中虚劳之证，将方子按天干顺序编号。此书虽然只列十方，其实错综变化，曲尽其妙。这十个方剂，包括甲字十灰散、乙字花蕊石散、丙字独参汤、丁字保和汤、戊字保真汤、己字太平丸、庚字沉香消化丸、辛字润肺膏、壬字白凤膏、癸字补髓丹。

与此同时，也有由成药配制而成的方剂，有点像军事上说的集中优势兵力，以求得更大更好的疗效。如《仁斋直指方》卷二十六，血疾证治有五丹丸，由来复丹、黑锡丹、震灵丹、金液丹各一帖，养正丹二帖，研末为丸而成。张介宾更是将这种方阵的思想发挥到极致，在《景岳全书》中，我们可以看到张介宾的安排并非无中生有，他是在前人的基础上尽力发挥而已。

孙思邈整理《伤寒论》，突出主方，以方类证，认为治疗伤寒，不出麻黄汤、桂枝汤、大青龙汤的范围，善于以简驭繁。宋・林亿率先提出《伤寒论》有 113 方，397 法，揭示了《伤寒论》方法论上的奥秘。可见孙思邈和林亿都对方剂词汇的系统性多有认识，并且在实践中加以尝试。

四、脉学词汇的系统性

即使在微观层面上，许多中医词汇仍旧具有系统性。拿脉象来说，虽然只是寸口脉细微的变化在指下的反映，但是内容精微隐秘，常人觉得玄虚，难以测度，但传统脉学对与脉象有关的词汇仍旧归结得井井有条，系统性也得以形成。

传统诊脉方法又叫作切脉、号脉、把脉、诊脉、按脉、持脉。具体手法名称为举、按、寻。举就是浮取，手指不用力，按即沉取，手指用重力，寻即中取，指力适中。脉诊的方法，先是遍身诊，即三部九候诊，以后是三部诊，即诊头部的人迎、腕部的寸口、足部的趺阳，寸口诊法就是独取寸口，从《难经》《脉经》一直沿承到今天，是脉诊的常规模式。

这些还只是诊脉手法名称，脉象名称的系统归结难度要大得多，因此需要反复的探索和实践的检验。脉象的命名要穷尽一切可能性，漏略或重复都不应该，必须具备系统性和完整性。历史上中医对于脉象的探究，经历了漫长的过程，最后才形成了后世说的 28 脉。《素问・五脏生成》："夫脉之大、小、滑、涩、浮、沉，可以指别。"《伤寒杂病论》记载的单一脉象，就有 24 种，《素问》《伤寒论》所涉及的脉象虽然有名称，但其实没有定数。王叔和的《脉经》对 24 种脉象作了分类和辨认，系统总结了脉学原理，成为我国现存最早的脉学专书，脉象的名称基本被确定下来，脉象名词初次形成了系统。李时珍对脉学也有钻研，他的著作《濒湖脉学》在《脉经》的基础上，将脉象分为 27 种，增加了"长、短、牢"三种脉象，清代医家吴谦在《医宗金鉴》中又增加一种即疾脉，最后形成 28 脉的共识。从杂乱的脉象名称到最后确定的 28 脉，就是一个从自然状态到系统化的过程。今天中医院校《中医诊断学》教材说的 28 脉，指的就是浮、沉、迟、数、滑、涩、虚、实、长、短、洪、微、紧、缓、弦、芤、革、牢、濡、弱、散、细、伏、动、促、结、代、大。

《史记・扁鹊仓公列传》："至今天下言脉者，由扁鹊也。"因此许多人把扁鹊奉为脉学的鼻祖，其实只能说战国时的扁鹊对脉诊的掌握已经非常熟练，而脉学的产生，肯定在更加遥远的时代。马王堆汉墓出土的帛书《脉法》《阴阳脉死候》，也有用脉诊判断疾病的材料，说明早在两千多年前，脉学已成为医学不可分割的部分。《史记》记载仓公跟随公乘阳庆学习脉法三年，仓公给人看病，也是首先进行脉诊。

在脉学词汇系统化的过程中，不可避免地会舍弃一些词语，尤其是一些不太合理的词语。例如五代・高阳生著《王叔和脉诀》，伪托王叔和所著，熊宗立妄加注释，在社会上造成不好的影响。《王叔和脉诀》书中有“七表八里九道”之说，七表指浮芤滑实弦紧洪七种脉象，八里指微沉缓涩迟伏濡弱八种脉象，九道指细数动虚促结散代革九种脉象。虽然也算是概括脉象的一种方法，但概括方法明显不合理，与中医脉学多有抵触之处，李时珍《濒湖脉学》已斥其非，后世医家也持否定的态度。所以“七表八里九道”之类与脉象有关的名称，只对初学者或外行者有所影响，连中医词汇的末节都谈不上，但不管如何，在中医词汇中曾经出现过，这里也附带提及。

五、具有鲜明系统观念的古代医家

中医词汇的系统性随着时代的发展而不断得到加强。古代众多的医家中，部分医家的系统意识很强，因此千方百计将中医词汇系统化。如巢元方的《诸病源候论》，就是对疾病词汇的一次系统性总结。历代著名的本草书籍，从《神农本草经》到《本草纲目》，更是对各个时期本草词汇的系统性总结。其他如《针灸大成》《外科正宗》等书，书中对中医词汇的处理绝非随意，它们无一不具有系统的观念。词汇系统化是中医词汇发展必然的结果。

甚至与医学理论有关的词汇，其系统性也受到重视。隋・杨上善的《黄帝内经太素》已经注意医理词汇的系统性。明・张景岳已有明确的系统意识，将《内经》杂乱的内容分为摄生、阴阳、藏象、脉色、经络、标本、气味、论治、疾病、针刺、运气、会通 12 类，类下分节，再拟定标题，条理井然，编次最为清晰，命名为《类经》，把《素问》《灵枢》合二为一，把《内经》内容加以条理化、系统化，这在《内经》整理研究的历史上，称得上是一个了不起的创举。这 12 类的名称一确立，就可以把《内经》所有的内容都统贯起来，说明张景岳意识到了有些词汇的统领作用以及大部分词汇的系统属性。

在治疗、用药方面，张景岳同样富有系统的意识，与从前中医使用一个方剂以求疗效的做法不同，张景岳有明确的方阵概念，创立新方八阵，就是“因阵、补阵、热阵、散阵、和阵、寒阵、攻阵、固阵”，都是使用一组方剂来治疗，方剂中多用甘草、当归、熟地、人参等药，符合其温补的原则，又能纠正寒凉派带来的弊端，这一切都依赖于系统的概念。

方剂的复合同样需要系统观念，古代医家也有清楚的认识。如王好古《医垒元戎》卷七，韩氏温中篇："平胃散与五苓散相合，名对金散，与六一散相合，名黄白散，与钱氏异功散相合，名调胃散。"

专业倾向与医药特色是中医词汇演变的依据，比如中医的方剂，开始所谓的"方"只是治法，使用的也是简单的单方，只有一味药物，后逐渐成为杂方，都是合成药剂，继而上升为复方，把杂方合并起来使用，以增加方药的效果，张景岳则提出方阵的概念，比复方在理念上更进了一个层次。单方—杂方—复方—方阵，构成了一个方剂发展的清晰规律，越到后面，方剂系统化程度越高，表明方剂发展的专业化程度日益提高，也是医药发展的趋势使得方剂的组合日益完善，从方剂词汇的更迭上，已经可以清楚地反映出来。

明·施沛《祖剂》把方剂分成宗方、祖方与类方，以伊尹汤液经为宗，以张仲景为祖，每个类方由一个祖方与多个衍方组成，同一类的方剂组成、功效均相似。如以"四君子汤"为祖方，有衍方42个，这些方子都是在四君子汤的基础上加减而成。这本身就是一种系统化的处理方式，既从纵向梳理了类方的源流，又从横向将同类方剂纳入一个统一的系统，从而使方剂词汇从无序走向有序，从凌乱的状态走向条理化，不能不说是一个创新。

词语系统化使得中医词汇体系不断地清晰，尽管从今天的角度看来，古人做得不够彻底、不够完满，但总的努力方向是正确的，与古代科技术语名词的发展趋势是相符合的。

中医术语名词完全是自然形成的，因此对其繁芜杂乱的状态不足为怪，对此进行修剪或净化也是必需的。当然，中医术语的规范化也不必刻舟求剑，现代医学术语的规范仅作借鉴和指导之用，而不可全盘照抄。如果完全生搬硬套，只会矫枉过正，造成更多的困难。另外，我们还必须意识到，中医术语从产生到被人们接受并使用，经历了漫长的时间，如果少数人决定术语的取舍，最后很可能劳而无功。中医术语的规范化需要持续的努力，不可能毕其功于一役。根据中医术语的实际情况，考虑多数人使用中医术语的习惯，尊重中医词汇演化的普遍规律，慎重地对术语作出取舍，中医术语的规范化才不至于走上不归路。今天，许多中医基本名词有了规范，中医诊病的标准和术语渐趋一致，这些都是可喜的现象。

第五节　词性分析的观点

中医词汇的内部构成，小到构词法，大到同类词汇的构成，均具有特殊性。早期中医名词术语用单音词表示，且善于及时总结归类，如风、寒、暑、湿、火、燥，正常的叫六气，致病的叫六淫。此后多用双音词，如阴阳、经络、脏象、五行、津液、痰饮等。也有三字术语，如十八反、十九畏等。但表达复杂含义的名词术语，多为短语、词组，以四字短语为主，相当于成语，如肺肾相生、壮火食气、心气不足等。四字以上的短语也不少，与古代普通词汇相比，中医词汇短语数量明显占优。在汉语中，想要表达复杂含义的手段就是增加短语的字数，如方剂名称，既要表明其作用，又要表明其剂型，加起来就不会太简单，如固本养荣汤、枣花翳还睛散。若说明全部用药的，方名就更长，如苓甘五味加姜辛半杏大黄汤等。《脾胃论》卷上有补脾胃泻阴火升阳汤，也属于这种情况。

中医词汇的构成成分之中，单纯词比较少，如叠音词、摹状词、联绵词，整体所占比例有限，只起点缀的作用，复合词的比例最大，如偏义复合词、同义复合词、偏正复合词。基本状况与古代汉语词汇结构类似。只是在中医词汇的组成中，以根词为基础，以其他语素进行聚合的情况特别多，反映了中医基本词汇多产的特性。

词性分析是语言学的基本研究方法，对于中医词汇而言，人们大都留意中医术语等专有名词，容易忽略动词、形容词和量词的存在，实际上除了名词术语以外，其他词汇同样值得分析研究。哪怕是最平常不过的中医词语，也可能另有其义，不能等闲视之。通过词性分析，可以明了个别词语的含义，也可以理顺系列词汇之间的联系，从而对词汇的关联度有一个正确的认识。在这一节里，我们将专门对名词性术语之外的其他中医词汇进行讨论，主要是就中医词汇中的动词、形容词和量词展开分析，这三种词汇在中医词汇中也占据重要的位置，同时其使用方法、内在含义也颇有自身的特点。

一、中医动词的基本分析

站在词类划分的角度看，中医的词汇中，名物词占了相当重要的部分，名词概念成了中医词汇的中心地带，但并不意味着动词就无足轻重。如《左传·成公十年》：“攻之不可，达之不及。”“攻”“达”都是动词，攻指灸治，达是针刺，这种含义都与寻常义不同。其他非名词性词语含量也很丰富，在历代中医文献中都有反映。

（一）表示一般意义的动词

医书的动词，大多与医药文化直接相关，如其不然，至少也有间接的联系。如“姑息”，辞书的意思多为贬义，医书有将息、治疗之意，含义比较正面。《医心方》卷八，脚气姑息法第四：“唐临论云：姑息脚气法，依此消息，必得气愈。”后文：“必须如此姑息，必渐瘥。若不姑息，立见危殆，困笃转加，易发动便致性命焉。”这样表示治疗含义的动词，算是比较间接隐晦的，一般用词比较直接，如“下疗”“处疗”“养疗”，不难明白，这些都是医疗、治疗的意思。

医书的动词语料，可以弥补汉语词汇史的不足，如“发作”，《汉语大词典》义项很多，但均与疾病无关。《神农本草经》卷四，茵芋："治五脏邪气，心腹寒热，羸瘦，如疟状，发作有时。"因此与疾病相关的"发作"一语的书证可以直接提前到汉代。

有的动词可以知道其出处，如咳嗽、洞泄、呕泄、注泄，出自《素问》；表示损伤的"克贼"，表示腹泻的"洞下"，出自《伤寒论》。有的动词，《汉语大词典》在来源上没有《中医大辞典》清楚，例如：

崩漏，《汉语大词典》引《医宗金鉴》为例。《中医大辞典》云见《济生方》。

呕逆，气逆呕吐。《汉语大词典》引《金史·张元素》为例。《中医大辞典》言出《灵枢·经脉》，即呕吐，此说是，逆古字有口旁，也是呕吐义。

洞泻，《汉语大词典》引《医宗金鉴》为例。《千金要方》卷二十四，脱肛第六："寒则洞泻，肛门滞出，猪肝散方。"

有许多中医动词是成群结队出现的，表现为系列词汇。如《诸病源候论》表示疏通畅快的词语有宣和、宣流、宣通、宣利、宣导、宣消、宣泄、宣发、宣散、宣调、宣行、宣快、宣畅等，大多是动词。关于某些中医动词，也可以疏通其脉络，如泄泻，也可以叫作濡泄、洞泄、飧泄、注泄，宋以后统称泄泻。对此在文史书籍中也能得到印证。如《史记·扁鹊仓公列传》有"泄注"，《三国志》有"泄下"，《释名》有"泄利"，《续资治通鉴》有"泄泻"等，都可以作为证据。

（二）中医表达方法的词语多用动词表示

1. 表示炮制的动词

炮制是指将中药材加工成中药饮片的方法，或者叫作"炮炙""修事""修治"。药物经炮制后，可以提高药效，也可以减轻药物的副作用，而且方便存储，中药的秘诀就在于炮制。炮制的方法，大多用动词来表示。

中药的炮制，前人称为"炮炙"。但炮炙二字仅代表中药整个加工处理技术中的两种火处理的方法，并不能概括其他中药炮制方法。为了保存古代炮炙的原意，又能更确切地反映整个中药处理技术，现代统称为炮制。其中炮字代表各种与火有关的加工处理技术，制字则代表各种更广泛的加工处理技术。

中药炮制的文字记载始于春秋战国时期。在现存的我国第一部医书《黄帝内经》中记载的"治半夏"，即炮制过的半夏。到了汉代，炮制方法已非常多，如蒸、炒、炙、煅、炮、炼、煮沸、火熬、烧、研、挫、捣、酒洗、酒浸、酒蒸、苦酒煮、水浸、汤洗、刮皮、去核、去足翅、去毛等。同时，炮制理论也开始创立。如《神农本草经·序》："有毒无毒，阴干暴干，采造时月；生熟，土地所出，真伪陈新，并各有法。"《伤寒杂病论》记述了一百余种药物的炮制方法，张仲景认为药物"有须根去茎，有须皮去肉，或须肉去皮，又须花去实，须烧、炼、炮、炙，依方炼采”。由此可知，在汉代，人们对中药炮制的目的和意义已经有了一定的认识。

南北朝时期，我国第一部炮制专著《雷公炮炙论》问世。该书记载了300种药物的炮制方法与技术，在总结前人炮制技术的基础上，将整个中药炮制的技术水平大大提高。其中所列的方法主要有蒸、煮、炒、焙、炮、煅、浸、飞等。其中蒸又分为清蒸、酒浸蒸、药汁蒸；煮分为盐水煮、甘草水煮、黑豆汁煮；炙分为蜜炙、酥蜜炙、猪脂炙、药汁涂炙；浸分为盐水浸、蜜水浸、米泔水浸、浆水浸、药汁浸、酒浸、醋浸等。这些方法为临床用药的炮制提供了极其重要的宝贵经验，其中许多炮制方法一直沿用至今。

这些与炮制有关的动词，从一个方面体现了古代炮制技术的精粹，不论是上古或者近古的医书中，哪怕是一个寻常的动词，其实都是炮制技术细节的反映，这里姑且举出两个例子：

冶合，《汉语大词典》未录。武威医简：“石钟乳三分，巴豆一分，二者二分，凡三物皆冶合丸以密，大如吾（梧）实，宿毋实，旦三丸。”“凡六物冶合，和丸以白密，大如婴桃。”《医心方》卷九，治痰饮方第七引《效验方》：“凡五物，冶合下筛，蜜丸如小豆。”前文引《僧深方》：“三物，冶下筛，和蜜丸如梧子。”“冶”的这一用法见于《五十二病方》，南北朝时还可以见到，后世医书的冶和治混淆，多被治字取代。

汀淋，其义为淋滴、过滤。《汉语大词典》未录。《庚道集》卷六：“取起锅底硫黄，将二件药灰，以汤汀淋候汤清为度。若二件灰汀淋汁未清，再添汤澄淋，直候如水清方可住，却取了硫黄就锅同汀淋药灰清汁煮干为度。”卷四：“未成灰入小绢帛内，用井水汀淋。”或作丁淋，《世医得效方》卷八，痼冷，阳炼法：“乃于筲箕内布筋纸两重，倾入纸筲箕内丁淋过，取淋下清汁再入锅熬干，又用汤煮化，再依前法丁淋，如熬干色未洁白，更准前丁淋，直候色如霜雪即止。”《苏沈良方》卷六阳炼法也有类同记载，其文字与《世医得效方》类似，也有三个“丁淋”，应是比较早的用例。

2. *表示治法的动词*

与炮制方法类似，中医治疗方法相关的词语也大量使用了动词。例如：

镇缒，《简明中医语词辞典》引《本草纲目》为例。《儒门事亲》卷一，七方十剂绳墨订：“所谓重剂者，镇缒之谓也。其药则朱砂、水银、沉香、水石、黄丹之伦，以其体重故也。”

镇坠，与镇缒意思相同。辞书未录。《永类钤方》卷十，痰气：“灵砂丹，治上盛下虚，痰涎壅盛，此药最能镇坠，升降阴阳，和五脏，助元气。”镇缒和镇坠，是方剂治疗方法的用语。

推拏，养生保健的按摩。《汉语大词典》引《官场现形记》为例。正骨八法之一的推拿，引《医宗金鉴》为例，《中医大辞典》基本相同。

升提，治疗中气下陷。《汉语大词典》引袁枚为例。明·吴昆《医方考》卷一，二陈汤："东南之人，多有湿饮之疾，故丹溪恒主之。其曰加升提之剂者，亦清气升而浊气自降之谓。"

熨，就是热敷。《韩非子·喻老》："汤熨之所及。"《康熙字典》："熨，谓毒病之处，以药物熨贴也。"热敷就是把物体或药物加温，趁热敷于体表的一种治病和保健方法，古称"熨"。1964 年在湖南长沙下麻的战国墓出土的砭石，据考证为用于熨法的原始工具。可见当时人们已借助热熨法来进行保健和医疗。热敷治疗在历史上不断取得进步，有药熨、汤熨、酒熨、铁熨、葱熨、土熨等方法。

在原始社会，人们就知道利用兽皮、树皮包裹烧热的石块沙土，贴敷于受凉的地方驱散寒邪以止痛。《史记》记载扁鹊为虢太子治疗，是用针熨并举，就是针刺和药物热敷并用，治好了太子的病。此后，历代古医书都有热敷治疗的记载，热敷操作方法简单、收效快、取材方便，普通人都可以学会，因此在民间广泛应用。

有一些简易的热敷方法，自古至今都在流传，也会变成动词性词语。如"熨目"，《诸病源候论》记载：用双手掌面相对摩擦，搓热后，将手掌放于两眼之上；稍后再搓热双手，放于眼上。这样反复做几次。此后，用手指轻轻按压眼球，稍停片刻。常做熨目，可以缓解眼睛疲劳，使两眼明亮、炯炯有神。

古代也有与给药法有关的动词。古代的给药方法比较灵活，因"病"制宜，务求最好的效果。与给药法有关的词语大多是动词，如噙、含、漱、灌、洗、敷。

（三）中医词汇动词例析

中医词汇方面的动词数量众多，不能逐一计算，这里我们姑且选择一些动词加以说明，从中可以知道中医动词的一些情况：

斫丧，指因为色欲而损伤身体。《汉语大词典》未及此义。《汉语大词典》义为摧残、残害，引周恩来文例，与医书含义不同。《东医宝鉴》卷四，六味地黄丸引《回春》："凡人年幼被诱，欲太早者，根本受伤，及禀赋薄者，又斫丧之过，隐晦不敢实告，以致元气虚惫。"《杂症要略》卷三，阳痿："斫丧太过，精液枯竭则阳痿，昧者指为阳虚，妄投热药，徒助火邪，煎熬真阴，卒至毒发，中风暴亡，由此而致。"《针灸大成》卷十，附辩，或问："或斫丧之多，而且针无益欤?"《仁斋直指方》卷九，虚劳诸方："且人在少年，肾水正明，似不必补，然欲心正炽，妄用太过，至于中年欲心虽减，然少年斫丧既多，焉得复实?""斫丧"一语的来源，与古人的说法有关。《吕氏春秋·本性》："靡曼皓齿，郑卫之音，务以自乐，命之曰伐性之斧。"此后枚乘、嵇康有类似的说法，至今仍有此说法，因此把为色欲所伤叫作"斫丧"。

染易、转易、疰易、易，都是传染的意思。

染易，《中医大辞典》引《素问·刺法论》为证。《诸病源候论》卷八，伤寒令不相染易候：“若因岁时不和，温凉失节，人感其乖戾之气而发病者，此则多相染易，故须预服药，及为方法以防之。”卷十，温病令人不相染易候：“则病气转相染易，乃至灭门，延及外人。”染易同义连文。

转易，《千金要方》卷二十四，蛊毒第四：“治蛊注，四肢浮肿，肌肤消索，咳逆，腹大如水状，死后转易家人，一名蛊胀。”即传染给家人。

疰易，《简明中医语词辞典》引《三因方》为例，可以提前。《外台秘要》卷十三，尸疰方四首引《诸病源候论》：“死后复易旁人，乃至灭门。以其尸病疰易旁人，故曰尸疰。”尸疰即传尸劳病。《伤寒论》中有阴易、阳易之说，可见易有传染义，是从前代继承而来的。《外台秘要》卷十三，疰病相染易方三首：“崔氏疗江南三十六疰丸，疗转疰灭门绝族，族尽转逐，中外灭尽，复易亲友方。”文中的易，即作传染说。或作注易，注与疰字通用。《外台秘要》卷十三，江南三十六疰方三首引《备急》：“累年急月，渐沉顿滞，以至于死，后复注易旁人，乃至灭门。”注易也是此义。

哕哯、哯哕，指干呕和溢奶，有别于平常所说的呕吐，故连类兼称，成为一语，多用于小儿。哕哯、哯哕，《汉语大词典》均未录。

哕哯，《小儿卫生总微论方》卷九，哕哯：“哕哯者，比吐逆异也。吐者乃邪搏胃气，逆而上行，谷不能传化，随气出也，哕者但气逆而欲吐，吐则谷无所出，故俗谓干呕也。哯者乃儿因吮乳汁过多，胃满而上溢也，故俗呼谓之噫妳奶。当便与空乳令吮，即定。”卷十，治哕哯：“羊乳，治哕哯，干呕烦热。右以羊乳一升，煎至减半，分五服。无羊乳，只牛乳亦得，小者减之。”

又作“哯哕”，《世医得效方》卷四，呕吐：“二陈汤治胸腹胀满，因伤宿食，或吐后噫败卵气，加丁香、缩砂，生姜七片，乌梅一个煎未效，服治中汤，治同前，兼疗中寒，饮食不化，吞酸哯哕，食则膨脝，胀满呕腻。”

哕逆，也指反胃干呕。《重订严氏济生方》癥瘕积聚门，积聚论治：“曲蘖丸，治酒癖不消，心腹胀满，噫醋吞酸，哕逆不食，胁肋疼痛。”《小儿卫生总微论方》卷九，冷热吐泻：“有一李医问曰：何食而哕？乙曰：脾虚不能食，津液少即哕逆。”

取转、宣转、疏转，都是泻下、转泻的意思。

取转，指泻下，“转”为转泻义。《汉语大词典》未录。《圣济总录》卷六十三，痰饮：“治痰癖，胸膈不快，利膈丸方。……食后温水下三丸，取转积滞者，七丸至十丸，欲微利者五丸。”《永乐大典·医药集》卷九百七十八，引长沙医者郑愈传：“匀气散，治小儿中急慢惊风，取转了用补药。”《小儿药证直诀》卷下，羌活膏：“治脾胃虚，肝气热盛生风，或取转过，或吐泻后，为慢惊者，亦治伤寒。”

宣转，用药物攻逐泻下。《圣济总录》卷七十三，结瘕，木香煎丸方：“欲宣转者，茶下七丸，小儿三丸。”《普济本事方》卷五，万病散：“小儿疳痢脱肛者，量儿大小与，半服已下，宣转三五行自差。”“此药不问春夏秋冬老少冷热疾患，悉皆治之，任便别服诸药，无不效者，服药后全不似吃宣转药，并不困倦。”

或云“疏转”，义亦类似。《小儿药证直诀》阎氏小儿方论：“治小儿实热疏转，凡小儿实热疏转后，如无虚证，不可妄温补，热必随生。”《太平惠民和剂局方》卷十，犀角人参散：“治小儿虚热，及吐泻烦渴不止，及疏转后，并宜服。”　《圣济总录》卷一百三十一，痈疽发脑统论：“世俗谓发背无生人，……多服大黄甘草等药，疏转脏腑，导其毒气，次以傅药消之。”《幼幼新书》卷三十，大便不通第六：“《孔氏家传》治小儿大便不通，于硝风散中入鹰条一二寸遂通。盖庸医见小儿大便不通，多服凉药与疏转药，积于中凉转药一并发，则其人困矣，此方最佳。”其他医书也有其例，文繁不录。

隐曲，指隐伏、隐藏。《汉语大词典》未录此义。

《东垣试效方》卷九，误服白虎汤变证：“白虎大寒，非行经之药，止能寒脏腑，不善用之，则伤寒本病隐曲于经络之间。”后文云：“病隐于经络间，阳不升则经不行。”

《丹溪心法》卷五，疔疬八十六：“东垣升阳调经汤：治瘰疬绕颈，或至颊车，此皆出足阳明胃经中来；若疮深远，隐渠肉底，是足少阴肾经中来，乃戊脾传于癸肾，是夫传妻，俱作块子，坚硬大小不等，并皆治之，或作丸亦可。”此文亦见于《兰室秘藏》卷下、《东垣试效方》卷三，均作“隐曲”。

持拔，《汉语大词典》释为“援救”。按医书另有其义，即搅拌、拨弄的意思。《御药院方》卷十，大红膏：“时月看硬软，旋旋入浸药油，硬软停当，次入另研药三味，搅匀，用绵滤在净水盆内，以手持拔如锡白色，次入黄丹，再持拔令匀，盛在瓷盒内。每用热铁蓖摊在厚软纸上，贴手患处。”加血竭大红膏：“上件乳香、历青铁锅内以慢火熬令消尽为度，时月看硬软，旋入前项浸药油，加减用之，候软硬停当，以绵滤在水盆内，持拔白色，旋入黄丹，再持拔颜色匀，于瓷盒子内存放，每用铁焊子摊在厚软纸上，贴患处。”

越，有涌吐义，使病人呕吐。《汉语大词典》未录此义。

《儒门事亲》卷八，停饮一百三十二：“先以瓜蒂散，涌痰五、七升，不数日，再越痰水及斗。”前言“涌”，后言“越”，其义类同，“涌”有呕吐义，辞书已录，但“越”有此义，则未收。《儒门事亲》卷三，嗽分六气毋拘以寒述二十五：“寒之嗽，治以宁神散、宁肺散，有寒痰在上者，以瓜蒂散越之。”卷六，洞泄八十五：“又下五行，次后数日，更以苦剂越之，往问其家，彼云：已下村中收索去也。”卷六，隔食中满三十一：“先以通经散越其一半，后以舟车丸下之，凡三次，食已下。又以瓜蒂散再越之，健啖如昔日矣。”

“越”的这一词义，张子和言出自《内经》。《儒门事亲》卷二：“但《内经》明言：高者越之。然《名医录》中，惟见太仓公、华元化、徐文伯能明律用之，自余无闻，乃知此法废之久矣。”在此已经言之甚明。

劫，“劫”也是中医疗法使用的动词。“劫”的这一动词含义，在《内经》中已经存在，此后形成了动宾结构的词语，如“劫病”“劫药”“劫剂”等。

赵学敏《串雅·序》：“世所谓走方是也，人每贱薄之，谓其游食江湖，货药吮舐，迹类丐，挟技劫病，贪利恣睢，心又类盗。”

“劫病”一语，意为用劫药攻治疾病，取其速效而言，然往往治标不治本，不能根治疾病，此在中医古籍屡见。朱丹溪《格致余论·痛风论》：“或曰：比见邻人用草药研酒饮之，不过数贴，亦有安者，如子之言，类皆经取效，无乃太迂缓乎？予曰：此劫病草药，石上采石丝为之君，过山龙等佐之，皆性热而燥者，不能养阴，却能燥湿，病之浅者，湿痰得燥则开，热血得热则行，亦可取效，彼病深而血少者，愈劫愈虚，愈劫愈深，若朱之病是也，子以我为迂缓乎。”此云“劫病草药”，即指用来劫治疾病的草药。《格致余论·痎疟论》：“况来求治者，率皆轻试速效劫病之药，胃气重伤，吾知其难免于祸矣。”

《删补名医方论》卷五：“然非形实或邪盛者，不可轻试，苟徒利其有劫病之能，消而旋肿，用者慎之!”《医宗已任编》卷二，药论：“能止能行，可升可降，峻用则有戡乱劫病之功，微用亦有抚绥调中之妙。”《审视瑶函》卷一，用片脑得效后宜少用勿用论：“故凡用片脑劫病，既退之后，再复多用，则膏汁凝，而目之光华弱矣。”陶华《杀车槌法》卷之三有“劫病法”，专门讲述了治疗伤寒病的劫病之法。

《本草纲目》卷四十四，鱼鲙［发明］引汪颖曰：“鱼鲙辛辣，有劫病之功。予在苍梧见一妇人病吞酸，诸药不效，偶食鱼脍，其疾遂愈，盖此意也。”义亦同。“劫病”一语，于文史书和医书中均能见到，大体与针、药有关。《夷坚志·三志辛》卷三：“来复丹于劫病诚有功，在法只宜两服，盖其品剂有焰硝，若积之五脏，硝毒发作，能令人骨软。”“劫病”指药物治疗，也可指针灸。俞樾《茶香室丛钞·四钞》卷七：“宋太医局程文：劫病之法，当以灸为先。灼艾之术，必以火而成效。”《针灸大成》卷九，医案：“予曰：针能劫病，公性畏针，故不得已而用手指之法，岂能驱除其病根，不过暂减其痛而已。”《本草述钩元》卷五：“寒疾湿痰，被其劫而拂郁顿开，凡痰疟及喘用之，真有劫病立地之效，但须冷水吞之。”《仁斋直指方》卷二，证治赋：“针有劫病之功，灸获回生之验。”《夷坚志》和《仁斋直指方》为宋代书籍，此语当是宋代流传下来的。

“劫病”为动宾结构，可以连在一起使用，也可以分开。如《扁鹊心书》卷上，大病宜灸：“世有百余种大病，不用灸艾、丹药，如何救得性命，劫得病回?”

劫药，《医垒元戎》卷七，易简四兽饮：“此药既有常山，必须吐人而后愈，当日大作，世谓劫药是也，虚怯人不宜服此。”

劫剂，《汉语大词典》录“劫药”，未收“劫剂”，二者意思相似，都是指峻猛的药剂，不能滥用。《东医宝鉴》杂病篇卷三，柴前梅连煎引《丹心》：“此劫剂也，胃虚者，量用之。”《丹溪心法》卷二，下血二十四：“又方，治下血劫剂，百药煎（一两，取一半烧为灰），右为末，糊丸如梧子大，服六十丸，空心米汤下。”《医学源流论》卷上，劫剂论：“世有奸医，利人之财，取效于一时，不顾人之生死者，谓之劫剂。劫剂者，以重药夺截邪气也。”《验方新编》卷二十四，正宗新方：“治前症误服劫剂，瘫痪骨痛，不能动履，及杨梅初起、形气虚者，皆可常服。”

二、中医形容词的基本分析

中医词汇中的形容词，其含义明确而且稳定，从一开始就有固化的趋势，不像普通的形容词灵活多变。从来源来看，中医的形容词一部分是叠音词、摹状词、联绵词，还有一部分是偏正结构的形容词，这种状况与汉语形容词整体状况一致。

尽管通常留意的是中医名词术语，中医基本词汇也以此而构成，但从语言的角度来看，其他常见的词汇类别，在中医语言中也起着至关紧要的作用。在中医词汇中，动词是最活跃、最富有活力的词语，形容词是画龙点睛、最为醒目的词语，虚词（包括副词、介词、语助词）则起着表达语气与情感、稳定整个句子段落的作用，数词、量词的运用也别具一格。这种形容词，原本就来自上古汉语，如《楚辞》所言“虺颓”，《诗经》所言“虺隤”，都是形容病状之辞。

这些形容词，几乎分布于所有的医书中，是中医必不可少的组成部分。例如《素问》就有“洒淅、员员、掉眩”等形容词。《金匮要略》表示症状的形容词不少，其中叠音词如聂聂（动貌）、啬啬、翕翕、温温欲吐的“温温”、辟辟、温温液液、振振、喑喑、啾啾、瞤瞤（表震颤），非叠音词如胞系了戾的“了戾”、洒淅、甲错、懊侬、冒昧等。仅仅表示疼痛的词语就有悬痛、切痛、偏痛、绞痛、引痛、抢心、掣痛、刺痛、毒痛等，表示发热的词语有烦热、壮热等。《伤寒论》：“啬啬恶寒，淅淅恶风，翕翕发热。”翕翕，就是形容发烧的样子。这里三个叠音词连续使用，在语音修辞上颇有效果。

当然，辞书对个别与中医有关的形容词的处理并不完善。如“亸”，《汉语大词典》没有医例，也没有词条。《中医大辞典》有手足亸曳，也有亸曳风，见《解围元薮》卷一，可以补充。

从形容词的发展趋势来看，中医词语组队化在形容词中十分明显，随着相应概念出现的往往是一组词语，所不同的是上古中古时期出现的词语组合没有那么紧密，含义也比较古奥，而近古以后由于口语化已经不可逆转，哪怕书面语也深受口语的影响，因此含义比较浅显。如形容小儿惊风的语词：

潮发，《永乐大典·医药集》卷之九百七十八，乌龙丹：“治小儿急慢惊风，潮发不时，神昏涎盛。”

潮搐，《永乐大典·医药集》卷之九百七十八，睡安散：“治小儿急慢惊风，潮搐不定，不得安睡。”卷之九百八十，雀瓮散、截惊散都有“潮搐”。

潮作，《永乐大典·医药集》卷之九百七十八，全蝎散：“治小儿急慢惊风，潮作不定，心肺中风。”卷之九百八十，麝香六神膏也有“潮作”。

潮歇，《永乐大典·医药集》卷之九百八十，竹沥膏：“治小儿久患脾虚发搐，慢惊潮歇。”

从各种与中医相关形容词的发展趋势来看，上古相对比较简单，中古以后，这些形容词的密度增加，词汇也日益丰富，先看以下这些叠音词或者联绵词的例子：

策策、恻恻、奄奄、颠颠、蕴蕴、瘖瘖、陶陶、兢兢、习习，这几个词语都形容疼痛之状。疼痛本身有多种多样，因此医书形容疼痛的词语也是富于变化的，多采用叠音的形式。按照医学上的通常推理方式，不同的疼痛症状意味着可以区别不同的疾病，由此也可以知道古代中医辨证的精微程度。

策策、恻恻，均指针刺一样的疼痛。《千金要方》卷八，论杂风状第一：“审察之，其重者患耳中策策痛，皆风入肾经中也。”卷十九，补肾第八，大建中汤：“……胸中气急，逆不下食饮；茎中策策痛，小便黄赤，尿有余沥。”卷四，补益第一，大五石泽兰丸：“绕脐恻恻痛，或心腹痞坚，逆害饮食，手足常冷，多梦纷纭。”卷二十二，瘭疽第二：“凡恶核初似被射工毒，无常定处，多恻恻然痛，或时不痛。”《诸病源候论》卷三十一，恶核肿候作“初得无常处，多恻恻痛，不即治，毒入腹”。

奄奄，指经久连续的疼痛。《千金要方》卷十七，飞尸鬼疰第八，鹳骨丸：“主遁尸，飞尸，积聚，胸痛连背，走无常处，或在脏，或肿在腹，或奄奄而痛。”

颠颠，指剧烈的头痛。《千金要方》卷三十，热病第五：“热病，先腰胫酸，喜渴数饮，身清，清则项痛而寒且酸，足热不欲言，头痛颠颠然。”

蕴蕴、瘖瘖，指体内的深痛、慢痛。《千金要方》卷十三，心腹痛第六：“治心腹蕴蕴然痛方，……以水八升，煮取二升半，分三服。”《诸病源候论》卷三十，心痹候：“邪积而不去，则时害饮食，心里愊愊如满，蕴蕴而痛，是谓之心痹。”《诸病源候论》卷十四，咳嗽候：“脾咳之状，咳则右胁下痛，瘖瘖引于髆背，甚则不可动，动则咳剧。”同卷咳逆上气呕吐候也有此文。瘖瘖，《素问》《千金要方》作“阴阴”，义同，即今所谓隐隐作痛。

陶陶，指阵发性的腰痛。《千金翼方》卷二，草部上品之上，菊花：“疗腰痛去来陶陶，除胸中烦热，安肠胃，利五脉，调四肢。”

兢兢，指抽动的紧痛。《千金要方》卷三十，四肢第三："承山、承筋，主脚胫酸，脚急跟痛，脚筋急痛兢兢。"《外台秘要》卷三十九，膀胱腑人一百四十四穴，委阳："主胸满彭彭然，实则闭癃，腋下肿痛，虚则遗尿，脚急兢兢然。"膈俞："寒热皮肉骨痛，少气不得卧，胸满支两胁，膈上兢兢。"

习习，指游动不定的痒痛。《诸病源候论》卷十五，脾病候："养生方导引法云：脾脏病者，体面上游风习习痛，身体痒，烦闷疼痛，用嘻气出。"《千金要方》卷八，角弓反张第七："吴秦艽散，治风注甚良，角弓反张，手足酸疼，皮肤习习，身体都痛，眉毛堕落。"此种用法《脉经》已有，但有的本子说成是鸟飞之状，是不对的。

上述病痛症状各有特点，各有侧重，根据这些词语，可以帮助识别许多病症，这就是这些形容词的作用所在，但不管怎样，笼统来说它们都是疼痛的范围，细分才有多种情况，因此还是大概念与小概念之间的关系。

赤色、饬啬、敕色、悽索、索索、悽悽、洗淅，均为形容寒冷的样子。

赤色，《千金要方》卷二十二，痈疽第二："麻子小豆汤，治毒肿无定处，或赤色恶寒，或心腹刺痛烦闷者，此是毒气深重方。"

饬啬，《外台秘要》卷三十八，乳石发动："又疗石热将行，体微饬啬，即此方从叔汾州刺史河东公口授此法，余久服石，每服此饮颇甚为效。"

敕色，《外台秘要》卷一，崔氏方："又疗伤寒敕色恶寒，发热体疼，发汗神丹丸方。"

悽索，《千金要方》卷三十，热病第五："肩井、关冲，主寒热悽索，气上不得卧。"《千金要方》卷三十，妇人病："乳根，主膺肿乳痈，悽索寒热，痛不可按。"

索索，《诸病源候论》卷一，贼风候："伤风冷则骨解深痛，按之乃应骨痛也，但觉身内索索冷，欲得热物熨痛处，即小宽。"

悽悽，《千金要方》卷三十，杂病第七："霍乱遗尿，失气阳厥，悽悽恶寒头眩，小便不利，喜哕。"

洗淅，《千金要方》卷三十，热病第五："凡热病，刺陷谷，足先寒，寒上至膝乃出针，身痹洗淅振寒，季胁支满痛。"

古医书出现较早的表示寒冷的词语，有索索、涩涩、洗洗、淅淅、悽悽，由涩涩而变为色色、赤色、饬啬、敕色，由悽悽、索索分为悽索，由洗洗、淅淅合为洗淅。有的词语可能不太熟悉，但通过例证，仍然可以明白属于这一模式。叠音可以收到强烈的修辞效果，双音节形式的则是音节简省的结果，使用的选择更多取决于语句环境，双叠音者可成为相对独立的短语，简省者则需要依附在句子中作修饰成分。

淫跃、淫淫跃跃、淫液、淫淫液液、习习奕奕、淫奕、游奕、游易、温液、温淫，均为表示痛痒之状。

淫跃，《千金翼方》卷三，人兽部，狸骨："主风疰、尸疰、鬼疰，毒气在皮中淫跃如针刺者，心腹痛，走无常处，及鼠瘘恶疮。"《诸病源候论》卷二，刺风候："刺风者，由体虚肤腠开，为风所侵也。其状，风邪走遍于身，而皮肤淫跃，邪气与正气交争，风邪击搏，如锥刀所刺。"

淫淫跃跃，《千金要方》卷二十三，恶疾大风第五："风瘘，骨肉疽败，百节痛，眉毛发落，身体淫淫跃跃痛痒，目痛眦烂，耳聋齿龋。"《诸病源候论》卷二，蛊风候："蛊风者，由体虚受风，其风在于皮肤，淫淫跃跃，若画若刺，一身尽痛。"淫跃即淫淫跃跃的缩略。

淫液，《千金要方》卷二十二，隐疹第五："石南汤，治六十四种风，淫液走人皮中如虫行，腰脊强直，五缓六急，手足拘挛，隐轸搔之作疮，风尸身痒，卒面目肿起，手不得上头，口噤不得言。"淫液也是淫淫液液的缩略。

淫淫液液，《外台秘要》卷十三，鬼疰羸瘦："又犀角丸，疗百病鬼疰，恶风入人皮肤，淫淫液液，流无常处，四肢不仁，牵引腰背。"卷十五，风身体如虫行："石南汤，疗六十四种风，淫淫液液，走人皮肤中如虫行，腰脊强直，五缓六急。"

习习奕奕，《诸病源候论》卷二，诸癞候："或汗不流泄，手足痠疼，针灸不痛，或在面目，习习奕奕。"

淫奕，《诸病源候论》卷二十四，注忤候："当时疗治虽歇，余毒不尽，留住身体，随血气而行，发则四肢肌肉淫奕，或五内刺痛，时休时作。"走注候："邪气随血而行，或淫奕皮肤，去来击痛，游走无有常所，故名为走注。"血注候："邪并于血，则经脉之内，淫奕沉重，往来休作有时，连注不差，故谓之血注。"

这里由习习奕奕、淫淫习习（见《诸病源候论》卷二，恶风须眉堕落候）转换出淫奕，也是抽取音位，而音位是音义的复合体，再由叠音词缩减成非叠音词，组成形式上的复合词，原理是一样的。从医书中出现的频率看，四字式的叠音比较多见，而缩减的复音词比较少。如下面的词语，已经缩减成双音词。

游奕，《诸病源候论》卷二，风身体如虫行候："夫人虚，风邪中于荣卫，溢于皮肤之间，与虚热并，故游奕遍体，状若虫行也。"这个游奕由游游奕奕变化而来，书中同卷即有"游游奕奕"一语。

游易，义同游奕，游走不定。《诸病源候论》卷二十四，诸注候："又有九种注，一曰风注，皮肉掣振，或游易不定，一年之后，头发堕落，颈项掣痛，骨立解鸣，两目疼，鼻中酸切，牙齿虫蚀。"《千金翼方》卷三，木部下品，白杨树皮："主毒风，脚气肿，四肢缓弱不随，毒气游易在皮肤中，痰癖等。"

温液，《千金翼方》卷十五，补五脏第四有温液汤，此方得名于"温温液液"。温液汤主治"肺痿，涎唾多，心中温温液液"，因此名为温液汤。温温液液，也见于《千金要方》卷十七，肺痿第六。

温淫，《千金要方》卷十六，胃腑脉论第一：“是主血所生病者，狂疟，温淫汗出，鼽衄，口喎，唇紧，颈肿。”温淫，由温温淫淫而来。

以上这些词语，表面看起来很奇特，其实从字书中可以找到依据，无非用字不同而已。

一些形容词容易按照常规去理解，实际上还是按音节构成，义即存于声：

惺惺了了、醒醒，形容神志清楚的样子。

惺惺了了，《千金要方》卷二十五，蛇毒第一：“但看灸时，一度火下，即觉心中醒然，惺惺了了，方知咬已即狂。”

醒醒，《千金要方》卷二十二，丹毒第四：“治诸丹神验方：以芸台菜熟捣厚封之，随手即消。如馀热气未愈，但三日内封之，使醒醒好差止，纵干亦封之勿歇，以绝本。”卷二十一，水肿第四：“肿差，更服三升，若醒醒差，勿服之。”卷十八，九虫第七：“凡欲服补药及治诸病，皆须去诸虫并痰饮宿澼，醒醒除尽，方可服药，不尔，必不得药力。”

惺惺，《千金翼方》卷十八，黄疸第三：“有人患之，皆昏昧不识好恶，与茵陈汤一剂不解，亦有惺惺如常，身形似金色，再服亦然，隔两日一剂，其黄不变，于后与灸诸穴乃瘥。”

醒醒、惺惺义同，指精神状态好，神志清楚。惺惺了了，也可简化为惺了。

这些词语受语音音节的限制，音位有辨义的功能，两个叠音词各截取一个音节，重新组成一个新词，前提是这两个叠音词意义相近，语义上可以组合类聚，前述温温、液液、奕奕、习习、跃跃均为形容痛痒之状，醒醒、了了均为清醒之义，通过音节的重复来增加语义的表达，说明语音对构词能起到一定的作用。

汪汪、汪洋，形容体内水饮或脓痰充满之状，是医书中的形容之词。

《千金要方》卷十八，痰饮第六：“治胸中积冷，心中嘈烦满汪汪，不下饮食，心胸应背痛，吴茱萸汤方。”“治胸膈心腹中痰水冷气，心下汪洋嘈烦，或水鸣多唾，口中清水自出，胁肋急胀痛。”这里说的是水饮，也可以指脓血。《东医宝鉴》卷八，痈疽烙法：“或问烙法何如。曰：脓或汪洋欲出，奈何皮厚、肉深，难穴者，不用烙以开窍脉，脓何由出。”

还可以指痰饮。《活人心统》卷三，刺心门：“论病，刺心，谓火嘈杂，论痰汪洋，皆作寒食痰饮。膈中痰火痞塞，刺心嘈杂，脉弦细数。”刺心活套：“刺心，炒焦栀子仁。汪洋，加藿香、细辛、肉桂。”所指虽有不同，但指的都是病情。

《医学发明》半夏温肺汤：“治心腹、中脘痰水冷气，心下汪洋，嘈杂肠鸣，多唾……此胃气虚冷所致。”校者云：“汪洋，原作注洋，形近之误，据《附馀》本改。‘汪洋’原义形容水域宽广，无边际貌。在此引申为水停心下，淡荡不安之意。”其说甚是，不仅改正了讹文，也说明了“汪洋”的意思，与常义不同，但又有联系。

挡撮、拘撮、绞撮、抽撮、掐撮，指揪痛的样子，用于指腹内绞痛。

挡撮，《汉语大词典》："犹打叠，收拾义。"医书义为揪痛、撮痛，形容疼痛之貌。宋·赵佶《圣济总录》卷一百五十一，妇人血气门，室女月水不调："或赤或浊，断续不定，心膈迷闷，腹脏挡撮，疼痛气闷，乌药散方。"《太平圣惠方》卷四十三，治腹痛诸方："治腹内挡撮痛，吴茱萸散。"卷十一，治产后小腹痛诸方："治产后恶血不尽，小腹挡撮疼痛，没药散方。"宋·钱乙《小儿药证直诀》卷下："白附子香连圆，治肠胃气虚，暴伤乳哺，冷热相杂，泻痢赤白，里急后重，腹痛挡撮，昼夜频并，乳食减少。"

拘撮，《汉语大词典》释为"扣留征集"，在医书则指"拘急撮紧之痛"。如《太平圣惠方》卷七，治肾脏冷气卒攻脐腹疼痛诸方："脐腹疼痛拘撮甚者，宜服此方。槟榔（一分），棘针钩子（一合微炒）。右件药，捣粗罗为散，都作一服，以水一大盏，煎至五分。"

或作绞撮、抽撮、掐撮，语义略有差别，但与"挡撮""拘撮"一样，是以"撮"为共同语素的联合结构，均指腹部的剧痛，可以视作一类，其细微区别体现在实际语境上。《小儿卫生总微论方》卷十，治热痢方："木香黄连圆，治冷热相杂，下痢赤白，里急后重，腹痛绞撮，及肠胃气虚，暴伤乳哺。"此处指绞痛、撮痛。《太平圣惠方》卷七十九，治产后大小便弥涩方："心腹胀满，时时抽撮疼痛，桃仁散方。……右件药，捣筛为散，每服三钱，以水一中盏，煎至六分，去滓，不计时候温服。"此处是指抽痛、撮痛。宋·陈自明《妇人大全良方》卷七，妇人血气心腹疼痛方论第十五："大效琥珀散，治妇人心膈迷闷，腹脏掐撮疼痛，气急气闷，月信不调等疾。"这里是指压痛、撮痛。

叠音词在中医古籍中也多有所见，其主要的作用在于弥补语言表达上的不足，使用某些特定的形容之词，生动而且贴切，起着不可替代的修饰作用，因此经常用此类词语来描述某些症状，或者用来形容一些特定的景象，成为常见的手法。

修辞的功能在于对词语能巧妙运用，对语义能灵活理解，使词语从既有的束缚中摆脱出来，根据语境而出现明确的表达效果。比如表示体内有异样水声的词语，由于具体疾病不同，也有相应的词语来表示，这种词语除了医书以外，很少在其他书中使用。例如：

察察隐隐，指体内有水声。《千金要方》卷三十，心腹第二："食窦，主膈中雷鸣，察察隐隐，常有水声。"

决决，指像水流动一样的声音。《千金要方》卷十六，痼冷积热第八："大建中汤，主心胁中大寒大痛，呕不能饮食，饮食下咽，自知偏从一面下流，有声决决然。"卷十九，补肾第八："大建中汤，治虚劳寒澼，饮在胁下，决决有声，饮已如从一边下，决决然也，有头并冲皮起。"

抑抑，指鼓荡作响。《千金翼方》卷十九，腰痛第七，附子丸："两胁急痛，腹中有冷水，抑抑作声，绕脐痛，头眩，满闷，身体羸瘦。"

濯濯，指肠鸣声，可以形容肠鸣如水声。《千金要方》卷三十，心腹第二："阴交，主肠鸣濯濯如有水声。"卷十八，大肠腑脉论第一："大肠病者肠中切痛而鸣濯濯，冬月重感于寒则泄，当脐而痛，不能久立，与胃同候。"

药物在配制过程中，会出现各种状态，预示着配制状况的好坏，由此生发一些形容词语，用来描述各种状态，当然这种词语多半带有模糊性。例如：

洞洞，指难以消融的状态。《千金要方》卷二十七，服食法第六，饵云母水方："春夏四十日，秋冬三十日出之，当如泽为成。若洞洞不消者，更埋三十日出之。"

突突，指将要成熟的样子。《千金要方》卷十二，万病丸散第七："重下药末，搦使突突然好熟，乃下真酒，重搦使散。"

泯泯，指药物混合的胶烂状态。《千金要方》卷十，温疟第六，鳖甲煎丸："去灰取酒，著鳖其中，煮鳖尽烂，泯泯如漆，绞去滓，下诸药煎，为丸如梧子。"卷一，合和第七："桃仁、杏仁、葶苈、胡麻诸有脂膏药，皆熬黄黑，别捣令如膏，指蔑视泯泯尔，乃以向成散，稍稍下臼中。"

灼灼，为热盛之貌。《外台秘要》卷六，霍乱烦躁："浓煮竹叶饮五升，令灼灼尔，以淋转筋处。"卷六，霍乱转筋："取盐一升半，水一斗，煮令热灼灼尔，渍手足，在胸胁者汤洗之。"卷二十七，许仁则淋方："热淋者，体气生热，更缘食饮将息伤热，热气灼灼，遂成热淋。"卷六，霍乱心腹痛："姜二累，豉二升，合捣，中分为两分，手捻令如粡，熬令灼灼尔，更番以熨脐中，取愈。"

泣泣，为凝结貌。《外台秘要》卷二十三，诸瘘方十五首："崔氏疗瘘方。槲白皮（切，取五升）右一味，以水八升，煮令泣泣，绞取滓，重煎令成膏，日服半枣，渐加至一枣许，亦著疮上，无忌。"

翕翕，为粘贴貌。《外台秘要》卷十六，肺劳实热："准前沐头了，将膏傅用，手揩头皮，令膏翕翕著皮，非唯白屑瘥，亦能长发，光黑滋润。"

此外，隋唐古医书使用的叠音词，数量最多的是用来形容病症的。这种叠音词，常常定格在某一意义上，甚至连上下语境都没有变化，见其语即可知其义。

敦敦，状厚实之貌。《千金要方》卷十四，风癫第五："治癫者，病发而狂，面皮厚敦敦者死，不疗。"卷三十，心腹第二："阴交、石门，主水胀，水气行皮中，小腹皮敦敦然，小便黄，气满。"卷三十，风痹第四："长强，主癫疾发如狂，面皮敦敦者不治。"

霏霏、朏朏，《千金要方》卷十五，脾脏脉论第一："吉凶之色在于分部，霏霏而见，黑黄入唇，必病，不出其年（其穴在鼻上，当两眼，是分部位也）。”卷十三，心脏脉论第一：“吉凶之色若在于分部，朏朏而见，赤黑入口，此必死，不出其年，名曰行尸。”此形容雾气的样子。

汪汪、汪洋，形容心胸烦扰之状。《千金要方》卷十八，痰饮第六：“治胸中积冷，心中嘈烦满汪汪，不下饮食，心胸应背痛，吴茱萸汤方。”“治胸膈心腹中痰水冷气，心下汪洋嘈烦，或水鸣多唾，口中清水自出，胁肋急胀痛。”

憧憧，形容惊悸之状。《千金要方》卷十四，风虚惊悸第六：“补心汤，治奄奄忽忽，朝瘥暮剧，惊悸，心中憧憧，胸满，不下食，阴阳气衰，脾胃不磨，不欲闻人声，定志下气。”《外台秘要》卷十二，贲豚气方：“又奔豚汤，疗虚劳，五脏气之损，游气归上，上走时若群豚相逐憧憧，时气来便自如坐惊梦。”

除了以上这些叠音词，还有许多形容词并没有语音上的特点，但这类形容词出现的概率及其分布的范围不亚于前面说的叠音词，因此这些形容词同样值得我们注意，这里我们也举一些例子加以说明。

弄色，指多变的病人脸色，多为不吉祥的征兆。《汉语大词典》释之为“显现美色”，医用古籍另有其义，指病人脸色之变化不定，都是病态的颜色。《永乐大典·医药集》卷九百七十五，引郑端友《全婴方》：“睡中喜笑，困戛齿龈，心烦燥热，啼哭咬人，面脸弄色，或红或青，伸舒用力，微微作声，有前证候，是欲发惊。”卷九百八十，引《卫生家宝》：“如发搐搦，上视撮口，摇头上窜，如角弓反张，或四肢软弱，弄色或青或黄黑白，弄舌吐出，无鼻涕，鱼口鸦声，腹胀，并不可服阳证药。”此二处所引均为儿科医书，文中言“或红或青”“或青或黄黑白”，均指小儿病中脸上变化之颜色，此即“弄色”含义所在。呈现各种病态脸色与“呈现美色”在构词上并无不同，只是语义已经发生变化。《普济方》卷三百五十九，形候验病诗：“弄色非时变，胎气客忤惊，红青须发搐，兼黑痛分明。”“弄色为夭色，夭色者死。”

“弄色”的这一意义较早见于唐·王焘所编的《外台秘要》。此书卷十三，瘦病方五首云：“《广济》疗瘦病，每日西即弄色，脚手酸疼，口干壮热，獭肝丸方。……蜜和丸如梧子，空腹以小便浸豉汁下二十丸。”瘦病即结核等引起的虚弱病证，每日西即弄色，即每当近晚病人脸色就变化不定。

恶叫，指小儿哭闹得很凶的样子，《汉语大词典》未录。

《永乐大典·医药集》卷九百七十五，儿引《飞仙论》：“小儿面上黑色，要叫，是惊风。”按“要叫”当为“恶叫”，“要”的俗字与“恶”字很像，形近而讹。前文：“若小儿风热盛，乃惊痰流灌肝心二藏，令小儿忽然眼目上视，手足急搐，恶呌，暴闷死。”后文：“惊邪入肾，则面黑，恶呌，啮奶咬牙。”“或恶呌频吐，或昏迷失音，或洞泄不已，势如暴风疾雨，难以支吾，不可不戒。”“恶”“呌”意思相同，“呌”是“叫”的俗体字。

《东医宝鉴》杂病篇卷十一，癫痫引《直小》：“痫者卒然晕倒，目瞪流涎，神气郁勃，四肢搐搦，沉默昏愦，似死似生，其声恶叫，过后惺惺。”《直小》

就是《小儿药证直诀》，北宋·钱乙所著，是著名的儿科著作。

暴卒，与卒暴意思相同，义为突然死亡。《汉语大词典》未见此义。《素问·生气通天论》："因于寒，欲如运枢，起居如惊，神气乃浮。"王冰注："起居如惊，谓暴卒也。言因天之寒，当深居周密，如枢纽之内动，不当烦扰筋骨，使阳气发泄于皮肤，而伤于寒毒也。若起居暴卒，驰骋荒佚，则神气浮越，无所绥宁矣。"后文："阳气者，烦劳则张，精绝辟积，于夏使人煎厥。"王冰注："此有诫起居暴卒，烦扰阳和也。"起居暴卒，谓起居没有规律，突然性太强。《素问·阴阳应象大论》："暴怒伤阴，暴喜伤阳。"王冰注："怒则气上，喜则气下，故暴卒气上则伤阴，暴卒气下则伤阳。"

《千金要方》卷五，惊痫第三："初出腹，血脉不敛，五藏未成，稍将养失宜，即为病也，时不成人，其经变蒸之后有病，馀证并宽，惟中风最暴卒也。"《简明中医语词词典》有"暴卒"一条，所引即《千金要方》此文，释为"突然死亡"，此非，这个暴卒还是同义连文的形容词。《医心方》卷十六，治恶核肿方第九引《僧深方》："凡得恶肿皆暴卒，初始大如半梅桃，或有核，或无核，或痛，或不痛。"

悁疼，指烦闷疼痛。《外台秘要》卷十七，虚劳食不生肌肤："范汪疗男子七伤，面目黄黑，饮食不生肌肉，手足悁疼，少腹里急，小便利方。"《千金要方》卷三，恶露第五："蒲黄汤，治产后余疾，有积血不去，腹大短气，不得饮食，上冲胸胁，时时烦愦逆满，手足悁疼。"

反折，犹言反张。《外台秘要》卷三十五，小儿将息衣裳厚薄致生诸痫："马痫之为病，张口摇头，马鸣，欲反折，灸项风府、脐中三壮。""鸡痫之为病，延颈反折，喜惊自摇，灸足诸阳各三壮。"卷二十八，卒死方二十三首："又疗卒死而张目反折方：灸手足两爪甲后各十四壮，饮以五毒诸膏散，有巴豆者良。"《千金翼方》卷十一，养小儿第一："小儿新生客忤中恶，发痫发热，乳哺不消，中风反折，口吐舌，并注忤。"《金匮要略》卷下，杂疗方第二十三："救卒死而张口反折者方：灸手足两爪后十四壮了，饮以五毒诸膏散。"反折，已见于《内经》，应是上古传后的词语，属于常见的语义，但《汉语大词典》未收此语。

反强、反倒、反拗，指身体反曲如角弓之状。

反强，《诸病源候论》卷二，五癫病候："三曰风癫，发时眼目相引，牵纵反强，羊鸣，食顷方解。"《千金要方》卷十四，风癫第五："癫疾始发而反强，因而脊痛，候之足太阳阳明太阴手太阳，血变而已。"

反倒，《千金翼方》卷十一，养小儿第一："小儿中客之为病，吐下青黄汁，腹中痛及反倒偃侧似痫状，但目不上插，少睡，面色变五色，脉弦急。"此文也见于《千金要方》卷五，客忤第四。《医心方》卷十九，服石发动救解法第四："又药盛发使人悲愁恚怒、角弓反倒，其状若风，有面色青黑。"卷二十五，治小儿客忤方第九十一引《诸病源候论》："其状吐下青黄白色水谷，解离，腹痛反倒夭矫，面变易五色，状似痫。"反倒，《简明中医语词辞典》云："犹辗转反侧。"此解不妥。角弓反倒，就是角弓反张，指身体强直屈曲。

反拗，《外台秘要》卷五，许仁则疗疟方四首："此病之始，与天行不多别，亦头痛骨肉酸楚，手足逆冷，口鼻喉舌干，好饮水，毛耸，腰脊强欲反拗。"

反张、反强、反倒，组成表示身体强直的系列同义词。说明中医词汇一方面要求整齐划一，形容词不能过于繁复，语义的具体特征应该明确，以方便辨证施治，另一方面又要避免语言滞涩刻板，缺乏变化，中医词汇应该是有生命力的语汇。此处用系列同义词表达类似的医学内容，说明古代中医词汇的丰富多彩，也说明古代医家善于创新，使医学用语始终保持生机和活力，这也是符合词汇发展的一般规律的。

三、中医量词的基本分析

古代中医的量词，尤其是本草的量词，可谓别具一格，其用词与含义，不是一般人能够准确掌握的，古代尚且如此，今天就更加不用说了。所以古代的本草学家，没有人不留意于此，在主要的本草书籍中，都有详细的叙述。南朝·陶弘景《本草经集注》对此特地作了说明，后世本草书都有沿袭，由于文字类似，这里选用《外台秘要》中的段落来叙述。

《外台秘要》卷三十一，用药分两煮汤生熟法则一十六首："凡方云半夏一升者，洗毕秤五两为正。椒一升，三两为正。吴茱萸一升，五两为正。兔丝子一升，九两为正。""蛇床子一升，三两半为正。地肤子一升，四两为正。此其不同也。云某子一升者，其子各有大小、虚实、轻重，不可通以秤准，皆取平升为正。"

又云："凡方云桂一尺者，削去皮，重半两为正。甘草一尺者，重二两为正。云某草一束者，重三两为正。云一把者，重二两为正。"

又云："凡散药有云刀圭者，十分方寸匕之一，准如梧桐子大也。方寸匕者，作匕正方一寸抄散，取不落为度。钱匕者，以大钱上全抄之。若云半钱匕者，则是一钱抄一边尔，并用五铢钱也。钱五匕者，今五铢钱边五字者以抄之，亦令不落为度。一撮者，四刀圭也。十撮为一勺，十勺为一合。"

在这段文字里，对于各种剂量的计算问题，尽管本草学家交代得十分仔细，但由于时代和语言的巨大变化，一言一语，一字一词，用词未变而含义迥异的状况间或可见。语言面貌的改变是不以人的意志为转移的，因此后世的中医因为理解上的不同，还是为古代的剂量问题聚讼不已。

中医的许多量词与一般量词相似，但也有一些量词是中医特有的。如宋代把铜钱的量词叫作"文"，中药量词也有了"一文"的说法，"一文"是指用药量覆盖整个钱面。

中医有关的度量衡，主要用于取药，但由于度量衡是一个变动的概念，而古人对各个时期的用药量词说法不一，导致中药的剂量单位，竟然成为一个困扰古今的重要问题，因为理解上的不同，必然造成用药剂量的不同，用药轻的太轻，重的太重，因此需要把涉及的量词加以梳理，以便让我们知道古代真正的药物剂量状况。

先秦两汉流传下来的与量词有关的词汇，现代语境中也可以看到，所以理解起来并不困难，如《伤寒论》有“七味”,《金匮要略》有“三贴”等。也有许多量词，现代汉语并不使用，如《伤寒论》有“加葱九茎”,《金匮要略》有“方寸匕”“钱匕”等。

相应的量词不在少数，马王堆汉墓医书有“三指一撮”，就是三指撮。《说文》:“撮，四圭也，三指撮也。”“三指撮”为取药的量词，也见于《素问·病能论》。《外台秘要》卷二十七，大便秘涩不通方七首:“烧乱发灰三指捻，投水半升，一服。”这个“三指捻”义同“三指撮”。这三个字合起来才能表示数量，是一种比较特别的用法。《五十二病方》:“湮汲水三斗，以龙须一束并者(煮)。”龙须即石龙刍，见《神农本草经》。一束的束，在医书中也当作本草的量词使用。

《金匮要略》卷中，痰饮咳嗽病脉证并治第十二，厚朴大黄汤方中有“厚朴一尺”，译释云:“厚朴一尺系汉制，其长度约合今制23.1厘米。”苓甘五味加姜辛半杏大黄汤方中有“五味半升”“半夏半升杏仁半升”。

到了中古时期，一些量词的用法和含义仍然与今天不同，以《外台秘要》为例。《外台秘要》卷二十六，肠痔方一十五首有“以槐白皮一担”；卷二十五，卒下血方七首有“草龙胆（满一虎口）”；卷九，久咳嗽上气唾脓血及浊涎方五首有“长大皂荚（一挺）”；卷十，咳逆上气方五首有深师“一合汤方”，因“先食服一合”而得名；卷二十七，大便不通方一十七首有“葱白（一握）”。

这些量词中，有些沿用至今。如“剂”作量词说，《汉语大词典》引《世说新语》以下例子，可以提前。《灵枢·邪客》:“饮以半夏汤一剂。”

又如“遍”作量词说，《汉语大词典》引葛洪《抱朴子》为例，可以提前。《灵枢·邪客》:“其汤方以流水千里以外者八升，扬之万遍，取其清五升。”

但也有许多量词，至今已经失去使用价值。如“壮”作艾灸量词说，《汉语大词典》引《三国志·华佗传》以下例子，可以提前。《灵枢·癫狂》:“不已，以法取之，灸骨骶二十壮。”《灵枢·经水》:“刺之深浅，灸之壮数，可得闻乎?”《金匮要略》卷下，杂疗方第二十三:“救卒死而张口反折者方：灸手足两爪后十四壮了，饮以五毒诸膏散。”至于“壮”的含义，古代医学已有说法，《医说》卷二，针灸:“医用艾一灼谓之一壮，以壮人为法也，其言若千壮，壮人当根据此数，老幼羸弱量力减之。”

“聚”作量词，《外台秘要》卷九，久咳嗽上气唾脓血及浊涎方五首：“以筒吸之，如大豆许七聚，先食，日三，不知稍增之，数试有验，当作七聚遂吸之。”卷九还有七星散，也是将药散制作成七聚，模仿北斗七星的样子，因此刚好是七聚，这是一种吸食的药剂，用吸筒吸入体内，由此“聚”也成了一个量词。

大升、药升，大升就是指隋时的大升，相当于三升。药升则是小升，为量药所用。此种语义，辞书未录。

大升，《外台秘要》卷十二，疗癖方五首：“若利出如桃胶、肉酱等物，是病出之候。特忌牛马肉。其药及水并是大两；大升，此药分两是十五以上人服。”卷十，上气胸满方二首引《救急》茯苓人参散：“并是大斗大升大秤两也。”《千金翼方》卷二十二，飞炼研煮五石及和草药服疗第二，紫石汤：“水数一准新药，水药皆尽讫，常添水煮滓服之，满四十日止。忌酒肉。药水皆大秤斗，取汁亦大升。”《千金要方》新校例：“按吴有复秤、单秤，隋有大升、小升，此制虽复纷纭，正惟求之太深，不知其要耳。”“孙氏生于隋末，终于唐永淳中，盖见隋志唐令之法矣。则今之此书，当用三两为一两、三升为一升之制。”三两为一两，即隋时的大两；三升为一升，即隋时的大升。

药升，《外台秘要》卷三十一，用药分两煮汤生熟法则十六首：“以药升分之者，谓药有虚实轻重，不得用斤两，即以升平之。药升方作上径一寸，下径六分，深八分，内散勿按抑之，正尔微动，令平调耳。今人分药不复用此。”此文也见于《本草经集注·序录》。药升原本是本草专门的量度器具名称。

累、磥，药物计算单位。《外台秘要》卷二，伤寒中风方九首：“利者，去芍药、桂，加干姜三累、附子一枚炮。”卷三十一，用药分两煮汤生熟法：“干姜一累者，以半两为正，《本草》云以一两为正。”卷六，霍乱心腹痛方三首：“姜二累，豉二升，合捣，中分为两分，手捻令如粣，熬令灼灼尔，更番以熨脐中，取愈。”《医心方》卷二十三，治产后中风口噤方第二十七引《葛氏方》：“又方：吴茱萸一升，生姜五累，以酒五升，煮三沸，分三服。”旁有今按：“《录验方》干姜、生姜累数用者，以其一支为累，取肥大者。”卷十一，治霍乱心腹胀满方第三：“《范汪方》治霍乱腹中胀满、恶毒闷绝不通气，气息急危方：生姜（一累），支子（十四枚），桂心（一两），香豉（五合），四物捣，以酒二升解之，去滓顿服。”旁边也有按语：“《录验方》生姜累数以其一支为累，取服肥大者。《本草》干姜一累者，以一两为正，《千金方》以半两为正。”这是“累”的另一种说法。《外台秘要》卷三十二有崔氏造燕脂法，配方里有“波斯白石蜜两磥”。磥是累字的借字，即重量单位名称，意义与累相同。此处的两磥，不同于生姜，当依本草，即按一两为一累计算。

平钱，《永乐大典·医药集》卷之九百八十，引长沙医者李刚中传：“周岁已下服半平钱，半岁已下婴孩服一字，周岁已上者，服半平钱已上或一小平钱。”平钱本是铜钱中最小的，为唐五代时铸造，这里也拿来作为量词。

除了上述动词、形容词和量词以外，值得一提的还有数词。在古代医籍中，序数词早就出现，如《灵枢·热病》有第一针（镵针）、第三针（鍉针）、第四针（锋针）、第六针（员利针），就将九针作了排序，依照次序加以叙述，犹如后世之将事物编号，然后以编号代替某物。

数词表示虚指，或者是某种疾病的总结性泛指。这在整个中医词汇体系中并不罕见，作为一种数词用法现象，值得我们注意。在数词方面，医书常用实词虚指的方法，用的是实数，所指则不一定，只是言其多耳。数词虚指，先秦就能见到，隋唐医书此类用法常指那些病症杂多、分辨困难的疾病。《千金要方》卷十三，头面风第八有“治头中五十种病方”，还有“治头中二十种病，头眩，发秃落，面中风，以膏摩之方”，五十、二十都是言头风病极多。又如《千金翼方》卷十六，风眩第六：“八顶散，主三十六种风。”所谓三十六也是虚数。

二十五种痫、十二痫、少小百二十种痫，泛指各种癫痫病。

二十五种痫，《外台秘要》卷三十五，小儿将息衣裳厚薄致生诸痫等二十八首引《备急》：“又疗少小二十五痫，大黄汤方。甘草（炙），大黄、甘皮、当归（各一两），细辛（半两），右五味，捣筛，以指撮，著水一升，煮取二合，一岁儿服一合，日二。”引《古今录验》：“赤汤，疗二十五种痫，吐痢寒热百病，不乳哺方。……此汤疗小儿百病及痫，神验。”《千金要方》卷五，惊痫第三：“大黄汤，治少小风痫积聚，腹痛夭矫，二十五痫方，……以水一升，煮取四合，服如枣许，日三。”《医心方》卷十，治癥瘕方第六引《新录方》，治一切病温白丸方：“治一切诸风，……或面上痒如虫行，莫莫（目不明也）不见，或手足烦热，或夜卧不安，治七十种风，又治卅种痓，或大人癫，小儿廿五种惊痫。”

十二痫，《外台秘要》卷三十九，心两旁十六穴：“少阴郄，在掌后脉中，去腕半寸，灸三壮。主十二痫，失瘖不能言，凄凄寒，咳吐血，气惊，心痛。”

少小百二十种痫，《外台秘要》卷三十五，小儿将息衣裳厚薄致生诸痫等二十八首引《备急》：“疗少小百二十种痫病，胸中病，蛇蜕皮汤方。……百日儿一服二合，甚良。”

总结性病候短语通常以数字形式来概括，这种短语可分成两类，即实指短语和虚指短语。前者内容确定，后者仅是一种疾病的泛指，其病症有混杂不易掌握的地方，因此常用一种方剂通治之。在《诸病源候论》中，通常以“诸”字表示虚指，与数字概括的做法具有相同的作用。以下再举数例来说明这一点：

八十三种风、三十六种风、十二种风、六十四种风、七十二种风、七十种风，泛指各种风病。

八十三种风，《千金翼方》卷十六，诸酒第一："牛膝酒，主八十三种风著人头，面肿痒，眉发陨落，手脚拘急不得行步，梦与鬼神交通。"

三十六种风，《千金翼方》卷十六，风眩第六："八顶散，主三十六种风，偏枯不遂。"《中医大辞典》有三十六风，引明代医书《解围元薮》卷一为例，但两者有区别，《解围元薮》为实指，《千金翼方》则是虚指。

十二种风，《千金翼方》卷十五，叙虚损论第一："五劳六极，力乏气蓄，变成寒热气疰，发作有时，受邪为病。凡有十二种风，风入头则耳聋。"

六十四种风，《外台秘要》卷十五，风身体如虫行方四首："《千金》石南汤，疗六十四种风，淫淫液液，走人皮肤中如虫行，腰脊强直，五缓六急，手足拘挛。"

七十二种风，《外台秘要》卷三十一，古今诸家丸方十七首："崔氏温白丸，……又疗七十二种风，三十六种遁尸注，或癫痫，或妇人五邪失心。"崔氏，即唐代医家崔知悌。

七十种风，《医心方》卷十，治癥瘕方第六引《新录方》，治一切病温白丸方："治一切诸风，……或面上痒如虫行，莫莫（目不明也）不见，或手足烦热，或夜卧不安，治七十种风，又治卅种痓，或大人癫，小儿廿五种惊痫。"

以上所云××种风，虽说法多种多样，但都没有明细的所指，均是对各种风病的不同总结而已，说明这种总结带有很大的随意性，也说明风病症状太多，变化万端，穷尽确实有困难，因此只好归结为一个大类加以处理。

十二水肿、十二水、五水，泛指各种水肿。

《千金翼方》卷二，草部中品之下，海藻："主瘿瘤气，颈下核，破散结气，痈肿癥瘕，坚气，腹中上下鸣，下十二水肿。"昆布："味咸，寒，无毒。主十二种水肿，瘿瘤聚结气，瘘疮，生东海。"或云十二水，意思相同。卷三，草部下品之上，大戟："主蛊毒，十二水，腹满急痛，积聚，中风，皮肤疼痛，吐逆。"荛花："主伤寒，温疟，下十二水，破积聚，大坚癥瘕。"此二条均见于《神农本经》卷四。

五水，《千金翼方》卷三，草部下品之上，甘遂："利水谷道，下五水，散膀胱留热，皮中痞，热气肿满。"芫花："杀虫鱼，消胸中痰水，喜唾水肿，五水在五脏皮肤及腰痛，下寒毒热毒。"草部下品之下，羊桃："去五脏五水大腹，利小便，益气。"

对水肿病的虚化归纳，《诸病源候论》已作了很好的说明，卷二十一，二十四水候："夫水之病，皆生于腑脏。方家所出，立名不同，亦有二十四水，或十八水，或十二水，或五水，不的显名证。寻其病根，皆由荣卫不调，经脉否涩，脾胃虚弱，使水气流溢，盈散皮肤，故令遍体肿满，喘息上气，目果浮肿，颈脉急动，不得眠卧，股间冷，小便不通，是其候也。"这里说的"不的显名证"，是有意识的安排，以一方即可通治诸水，因此细分证型已没有必要。

第七章　中医特色词汇与历史上的医学流派

中医语言中最有特色、最有价值的部分就是以专门术语为核心的词汇系统，在中医历史上，由于流派不同导致学说不同，使用的术语和词汇也互有区别，甚至互相抵触，但不同学派之间的争鸣，促进了中医词汇的发展，丰富了中医词汇的内涵与层次。医学流派的存在，在上古已经如此，后世的中医，始终存在着各种医学流派。医学流派的存在，客观上促进了中医理论和治疗方法的发展，也使得中医特色词汇成批地产生。

就历史上中医派别总的分类而言，无非是三个：一是官方医学，即为统治者服务的御医、太医，还有专门的医官，都属于此列，官方医学的代表作就是《太平惠民和剂局方》和《御药院方》；二是门派医学，即社会上享有名声的医生，以精湛的医技获得大众的赞赏，许多医书都是门派医学的遗产；三是民间医学，古人称为草泽医，在社会底层行医，成分颇为复杂，人数众多，地域广阔，水平也参差不齐。民间医学是中医知识的来源，也是中医的根本所在，历代医家都注重从民间医学吸取营养，丰富医学的体系。这三个方面的医学，都为中医作出过杰出的贡献，共同促进了祖国医学的发展。

第一节　经方派和时方派的特色词汇

历史上所谓的“儒医”，其实系仿效宋儒革新儒学，“儒医”之称出于宋代，实非偶然。金元四大家之中，朱丹溪就是儒生出身。从汉代以来，就有许多儒家知识分子参与到中医的行列，如张仲景、华佗，都是儒生，此后不绝如缕。儒生加入中医的行列，使得中医面貌也有了改变，一是加强专业化，如《伤寒杂病论》包括理法方药四个方面的系统性知识，取代了原来散乱的状况；二是彰显世俗化，取消了神仙方术诸多的倾向，让医学变成俗世治病救人的学问。儒家本有入世的宗旨，因此与医学结合也是必然的事情。历史上文化程度较好且不是出家人的医家，其实都与儒医有某种关系。

经方派和时方派既有联系又有区别。经方派严格遵守《内经》《伤寒杂病论》，治病诊疗不超过其设定的范围，优点是看到普通疾病古今共存，按照经方就可以治疗；缺点是有时过分尊经，有些墨守成规。时方派则认为时代不同，疾病也不同，不能固守前人定下的方剂，医理上也要灵活理解，一切从实际出发，以实际的治疗效果作为判断好坏的标准，优点是看到了古代所没有的病症，新的疾病要用新的方剂，因此必须创新；缺点是过于随意，疗效不定，比不上经方的严谨。经方派与时方派的对立，一直延续到后世，说到底这是方法不同引起的，两者也很难以孰优孰劣来评定。经方与时方的分裂是从金元以后开始的，在明清时正式形成，因把温病学派归于时方派，故又称“北派经方”“南派温病”。对于经方派与时方派，学界只有大致的共识，仍有分歧存在。

一、经方派的特色词汇

经方学派重视运用经验方，在先秦时代就已经很普遍了，1972 年湖南长沙马王堆汉墓出土的医书《五十二病方》，即先秦时代的经方著作。《汉书·艺文志》载有经方十一家，其中包括《汤液经法》《秦始黄帝扁鹊俞拊方》《妇人婴儿方》等，说明西汉时代，经方已经俨然成为一大派别。经方学派在六朝和唐代成为主导学派，当时一些医学家都有经验方的著作。就广义的经方派而言，中古时期有葛洪的《肘后备急方》、陈延之的《小品方》、范东阳的《范汪方》、释僧深的《深师方》等。唐代经方派医书有甑权的《古今录验方》、孙思邈的《千金要方》、王焘的《外台秘要》等。北宋经方派医书有陈师文的《太平惠民和剂局方》、许叔微的《普济本事方》、严用和的《严氏济生方》等。元代则有危亦林撰著的《世医得效方》，明清两代经方派的传人仍不绝如缕。

（一）经方、古方、祖方

经方，广义指古代医家发现的经验之方，狭义指《伤寒杂病论》的医经之方。在明清之前，经方主要是指经验之方。清初出现尊古的经方派，称张仲景使用过的方剂是经方，后世医家及温病学派的方剂则是时方，他们反对时方而主张用经方。近代以后中医所说的经方，意义上转向后者，即张仲景医经之方剂。这里我们采用狭义的说法，这样可以使经方的界限更加清楚，即限定在张仲景的书籍中，而将后世以仲景为师的医家当作经方派的继承者。

《伤寒杂病论》的方剂，绝大部分流传至今，被尊为“经方”，如白虎汤、炙甘草汤、承气汤、白头翁汤、桂枝汤等。它们在古代有时也被称为“古方”。

“经方”这一名称起源很早，《汉书·艺文志》记载有经方十一家，这里的“经方”是汉以前医方著作及方剂的泛称。《汉书·艺文志》，方技略：“经方者，本草石之寒温，量疾病之浅深，假药味之滋，因气感之宜，辨五苦六辛，致水火之齐，以通闭结，反之于平。”《千金要方》卷一引张湛曰：“夫经方之难精，由来尚矣。”

古方，是经方的别称，与时方相对，《汉语大词典》引《晋书》为例，言《伤寒论》《金匮要略》所列药方都是古方。但又引杨沫文章云：“搞起了古方生脉饮的科学实验。”照此说来，生脉饮也属于经方的范围，但事实并非如此，引用杨沫这句话作为例证不妥当。生脉饮，又名生脉散、人参生脉散，由人参、麦冬、五味子三药组成。生脉饮出自张元素《医学启源》，属时方。因此概念处理上有些混乱。生脉饮只是古代方子而已，并非经方。

祖方，指同类方剂中最早的药方，也可以专指《伤寒论》《金匮要略》中的方剂。《汉语大词典》《中医大辞典》均未录。《绛雪园古方选注》条目："和、寒、温、汗、吐、下六者为祖方，盖方之有祖，犹字之有母，由兹或复或减，或因或变，扩成一百一十三方。""桂枝汤，和剂祖方也。栀豉汤，吐剂祖方也。承气汤，下剂祖方也。"张仲景《伤寒杂病论》被称为方书之祖。上述六个方剂则被称为同类方剂之祖。

当然，"祖方"的所指也会变异，后来也可以指某类方剂的创始者，并非指仲景方剂。《存存斋医话稿》卷二："《串雅》中方，多有散 见于诸方书者，如内编首列韩尽霞黄鹤丹、青囊丸，推为游方之祖方云。"《程杏轩医案》，续录，胡某妇脏燥论证治方法："予曰：此仲圣祖方，神圣莫测，必效无疑。"《绛雪园古方选注》卷中，二陈汤："二陈汤，古之祖方也。"方剂之书讲究源出有自，尤其是经方派医家，更是重视祖方的价值，而祖方也确实具备特殊的作用，因此为后人所推崇。

明·施沛撰有《祖剂》，收名方800余首，以张仲景为祖，对方剂进行追源溯流。"祖剂"的基本意思与"祖方"是一致的，可见这是明清时期经方派的一种观念，许多医家都具有这种概念。

"祖方"这个含义，可上推至元代。王好古《汤液本草》序一："至于《金匮》祖方，汤液外定为常制，凡可用者，皆杂附之。"序二："金域百有余载，有洁古老人张元素，遇至人传祖方不传之妙法。"

（二）《伤寒杂病论》的特色词汇

"伤寒"这个词语，本身就是经方派典型的词语。只不过对其含义的理解，应该以比较接近张仲景的时代为准，葛洪《肘后备急方》卷二："伤寒时行温疫，三名同一种耳，而源本小异。其冬月伤于寒，或疾行力作，汗出得风冷，至夏发，名为伤寒；其冬月不甚寒，多暖气，及西风使人骨节缓憧受病，至春发，名为时行；其年岁中有疠气，兼挟鬼毒相注，名为温病。如此诊候相似，又贵胜雅言，总名伤寒，世俗因号为时行。道术符刻，言五温亦复殊，大归终止，是共途也。"伤寒、时行、温疫，这三类疾病都有传染性、流行性，用雅言总括起来，就叫作伤寒，只是对于瘟疫与温病，还没有作明确的区分。

对经方派的词汇作一番考察，就可以发现经方派词汇的诸多特色，这些词汇有的沿袭东汉以前的医学词汇，是两汉以前医学词汇的结晶，有的则是张仲景总结当时医学词汇的结果。张仲景的《伤寒杂病论》奠定了方剂的基础，也是对先秦以来中医词汇的一次总结。

1. 与疾病有关的词语

一是疾病类名，《金匮要略》有太阳病、风病、卒病（与痼疾相对）、阳病、阴病、阳明病、少阴病等。按照发病方式来归类，可以归结为直中、合病、并病等。直中指病邪不经太阳初期及三阳阶段，直接进入三阴经，凡直中者，病情一般较重。合病指两经或三经同时发病，发病无先后次第之分者。并病指一经的病证未罢，而另一经病证又起，发病有先后次第之分者。但也有药证结合成为病证名称的情况，如百合病、桂枝证、柴胡证。

柴胡证与桂枝证，是《伤寒论》中两处特殊的证治，也是颇具特色的两个词语。《伤寒论》卷三，辨太阳病脉证并治法第六："伤寒中风，有柴胡证，但见一证便是，不必悉具。凡柴胡汤病证而下之，若柴胡证不罢者，复与柴胡汤，必蒸蒸而振，却发热汗出而解。""太阳病，桂枝证，医反下之，利遂不止，脉促者，表未解也；喘而汗出者，葛根黄连黄芩汤主之。"成无已注："邪在半表半里之间，为柴胡证，即未作里实，医便以药下之；若柴胡证仍在者，虽下之不为逆。可复与柴胡汤以和解之。"

二是具体病种名称，《金匮要略》有百合病（神经官能症）、狐惑、阴毒、阳毒（感染疫毒所致）等。仅就阳毒来说，《金匮要略》的记载是最早的。《金匮要略》卷上，百合狐惑阴阳毒病脉证治第三，阳毒："面赤斑斑如锦纹，咽喉痛、唾脓血。"《诸病源候论》将阳毒归于时气候，指出其有传染性，甚至流行。后世"阳毒"一名始终在流传。

经方派的病证词汇，出自《伤寒论》的经典词语不少，如除中、脾约、谷疸、霍乱等。出自《金匮要略》的就更多，如与水肿相关的词语有风水、皮水、正水、石水、黄汗、水病、心水、肝水、肺水、脾水、肾水等，与黄疸有关的词语有黑疸、谷疸、黄疸、酒疸、女劳疸等；与痰饮相关的词语有痰饮、悬饮、溢饮、支饮、留饮等。这些病证词汇均来自《金匮要略》，足见其病证词汇之丰富。

此外，《金匮要略》还有阴伏、宿食、风湿、风虚、奔豚、血痹、尸蹷、肠痈、湿痹、浸淫疮、肺痿、阴狐疝气、脏寒、寒疝、胃实、血虚、疮痈、肠痈、下利、哕逆、中风、中寒、霍乱等病名，总体以古病名为主，反映的是上古病名的状况。《金匮要略》的病证名称，是继承更早的经方派词汇的结果。

三是症状名称，《伤寒论》和《金匮要略》关于症状的词汇也很丰富，其中有些症状名词至今还是现代中医的常用词，如呕吐、萎黄、半身不遂、不仁、转筋（脚筋转）、金疮、中风、吐血、坚积、龂齿、停尸、反折、戴阳、郁冒、痈肿、肿痞、亡血（失血）、瘀血、内烦、虚烦、潮热、喘冒、坏病、客气、捻衣摸床、火邪、亡阳、掣痛、固瘕、结痛、往来寒热、少气、水逆、冒心、奔豚、倚息、肩息、上气、短气、摇肩等。

这些症状名称看似比较凌乱，其实有条不紊，含义明确。所以经方派的许多常见症状名词，至今为中医所延续。例如：

坏病，即变证。指因误治而致病情发生变化，已无六经病证可循的病证。

水逆，是水邪停蓄于膀胱，气不化津，以致口渴引饮，饮入即吐，是蓄水重证的表现。

藏结，证候名。藏亦作脏。指由脏气虚衰，阴寒凝结，气血阻滞而形成的病证。

郑声，语言重复，声音低微，见于虚证。

息高，是指吸气不能下达，为肾不纳气的表现。

除中，证候名，中气败绝之症候。表现为证情危殆而反思饮食。

戴阳，因阴寒内盛，虚阳上浮而出现两颧潮红，乃假热之像。

经方派的特色词汇是全方位的，各方面的词汇都有特色，甚至一些十分细微的形容病状之词，如表示汗出连绵不断的“濈濈”、形容心中烦乱不安之状的“愦愦”、表示口唇干燥的“辟辟”、表示心中烦闷殊甚无可名状的“懊侬”等，都被赋予了特定的含义。

2. 与方剂有关的特色词汇

在《伤寒杂病论》中，有各种各样的方剂名称，其中比较引人注意的是青龙汤、白虎汤、真武汤这种名称，这与汉代开始的四圣崇拜是密不可分的，后来又演变为六神崇拜。

阴旦、阳旦、朱鸟、玄武、青龙、白虎，这些广受崇拜的神灵，每一个都有确定不变的方位。

《伤寒杂病论》的方剂词汇具有鲜明的时代烙印。青龙、白虎、朱雀、玄武四圣，是汉代正式形成的信仰，而在《伤寒杂病论》中的方剂名词，就有大小青龙汤、白虎汤、真武汤等。这种汤剂名称，就是张仲景根据汉代信仰所起的。所谓阳旦汤，就是桂枝汤；所谓阴旦汤，就是柴胡汤。这在金·成无己对《伤寒论》的注释中已经说得很明确。《伤寒论》卷二，辨太阳病脉证并治法上第五：“证像阳旦，按法治之而增剧，厥逆，咽中干。”成无己注：“阳旦，桂枝汤别名也。”

对于此类方剂名称，敦煌《辅行诀脏腑用药法要》记载的要比《伤寒杂病论》更为完整，有大小阳旦汤、大小阴旦汤、大小青龙汤、大小白虎汤、大小朱鸟汤、大小玄武汤。《辅行诀脏腑用药法要》引述陶弘景云：“阳旦者，升阳之方，以黄芪为主；阴旦者，扶阴之方，以柴胡为主；青龙者，宣发之方，以麻黄为主；白虎者，收重之方，以石膏为主；朱鸟者，清滋之方，以鸡子黄为主；玄武者，温渗之方，以附子为主。”《辅行诀脏腑用药法要》有浓重的道教医学的色彩，对张仲景的青龙、白虎、朱鸟、玄武诸汤加以演绎，使之在内容上更加完整，更加符合道教信仰的要求。从词汇上来看，与《伤寒杂病论》比较，既有前后衔接的关系，也有发挥补充的成分，有着源流之分。

这里面提到的“白虎汤”，《汉语大词典》引清人例证，言是用石膏煎服的汤剂，《中医大辞典》言是《伤寒论》方。可见《汉语大词典》的用例太迟。

这种六神崇拜，并非局限于《伤寒杂病论》，而是有着广泛的影响。例如《医垒元戎》卷八有三奇六神曲法，白虎就是白面一百斤，朱雀是赤小豆三斤，勾陈是苍耳汁三升，青龙是青蒿汁三升，腾蛇是野蓼子汁四升，玄武是杏仁四斤，六者俱全为六神，三奇则是甲寅乙卯庚辰。《医心方》卷廿四，相子生四神日法第十七引《产经》，所谓四神就是朱雀、白虎、玄武、青龙。相子生属七神图第十六引《产经》，所谓七神就是青龙、朱雀、左将、右将、勾陈、玄武、白虎。七神是四神的衍化。这些能够反映唐朝的产子习俗，说明当时民间对于四神、七神有着广泛的信仰基础。

《伤寒杂病论》的方剂很多，按照类别归结起来也颇有特色，包括桂枝汤类、麻黄汤类、葛根汤类、柴胡汤类、泻心汤类、白虎汤类、承气汤类、陷胸汤类、抵当汤类、五苓散类、苓桂剂类、四逆汤类、理中汤类、附子汤类。至于具体的方剂名称，在《伤寒杂病论》中就更加丰富。

后世经方派的方剂词汇继承了这些特色，出自《伤寒论》的方剂词汇有调胃承气汤、十枣汤、理中丸、五苓散、真武汤、脾约麻仁丸、四逆汤、大青龙汤、小青龙汤、桃花汤、半夏泻心汤、复脉散（即炙甘草汤）、白虎汤、抵当汤、大陷胸丸、小陷胸丸、葛根黄芩黄连汤（或者叫葛根芩连汤）、旋覆代赭汤、麻黄细辛附子汤、麻黄杏仁甘草石膏汤、麻黄附子甘草汤、麻子仁丸、栀子厚朴汤、栀子柏皮汤、栀子干草豉汤、通脉四逆汤、桃花汤等。出自《金匮要略》的方剂词汇有肾着汤、奔豚汤、越婢汤、风引汤、三物备急丸、乌头煎、橘皮竹茹汤、薏苡附子败酱散、蜀漆散、蒲灰散、硝石矾石散、葶苈大枣泻肺汤、麻黄杏仁薏苡甘草汤、麻黄加术汤、黄芪芍药桂枝苦酒汤、黄芪建中汤、胶艾汤（即芎归胶艾汤）、射干麻黄汤、栝楼桂枝汤、栝楼薤白半夏汤、赤丸（加朱砂，蜜为丸，故名赤丸）等。这些具体方剂，后来都成了经方派方剂的主流。

3. 其他方面的特色词汇

除了以上疾病类和方剂类词汇以外，《伤寒杂病论》其他方面的词汇也都具有特色。可以说，《伤寒杂病论》每个方面的词汇，对后世中医都有深远的影响。

与药物有关的词语，如“坐药”就比较有特色，这是妇科用药，相当于今天的栓塞剂；与服药有关的词语有白饮、甘澜水、麻豆、大丸（弹子大）、先食等。张仲景对病人也以“家”为词根进行构词，如咳家、淋家、饮家、黄家、呕家、疮家、湿家、冒家、衄家，也被后世医学所效仿。

甚至一些普通的词语也有特色，如目瞑，指闭目懒睁，有畏光感；熬，《说文·火部》：“熬，干煎也”，与烘、炒、焙近意；麻沸汤，滚沸的水；潦水，地面流动的雨水。这些看似琐屑的东西，却反映了张仲景当时所生活的荆州地区语言的特质。

这些特色词汇在细节上奠定了《伤寒杂病论》方书之祖的地位，因此此书的一言一语、一字一词，都有特定的寓意。例如《伤寒论》卷二，辨太阳病脉证并治法上第五："啬啬恶寒，淅淅恶风，翕翕发热，鼻鸣干呕者，桂枝汤主之。"啬啬、淅淅、翕翕，本来是状物之词，但在此后，恶寒谓之啬啬，恶风谓之淅淅，发热谓之翕翕，成了医书中的惯例。即便个别被忽视的词语，仍然具有特色。例如《伤寒论》卷一，平脉法第二："问曰：脉有残贼，何谓也？师曰：脉有弦、紧、浮、滑、沉、涩，此六者名为残贼，能为诸脉作病也。""师曰：我前来不见此证，今乃变异，是名灾怪。又问曰：何缘作此吐利？答曰：或有旧时服药，今乃发作，故名灾怪耳。"这里所说的"残贼"，就有特殊的含意，虽然此语后世不太流行，但说到《伤寒论》，行内人仍然知道其含义。

《内经》和《伤寒论》是经方派和时方派的共有资源，时方派并非不遵经典，只是喜欢微言大义，喜欢加以发挥和延伸；经方派则要求忠实于经典，不能随意添加私见，防止破坏经方的纯洁性。时方派的词语，如"伏气""时气""时行"，其实都来自《伤寒论》。《伤寒论》卷一，平脉法第二："伏气之病，以意候之，今月之内，欲有伏气。假令旧有伏气，当须脉之。"卷二，伤寒例第三："是以辛苦之人，春夏多温热病，皆由冬时触寒所致，非时行之气也。凡时行者，春时应暖，而复大寒，夏时应大热，而反大凉；秋时应凉，而反大热；冬时应寒，而反大温。""时气不和，便当早言，寻其邪由，及在腠理，以时治之，罕有不愈者。"而"伏气""时气""时行"这些词语，后来时方派使用得比较多，因而在一般人的印象中，这些就是时方派的词语。《伤寒杂病论》中也有关于时气、温病的叙述和治疗，但不是主流，直至《千金要方》仍然是医学全书的性质，所以论者认为时方派的兴起是刘完素以后的事情，这是符合实际的。

（三）经方派词汇在后世的发展

经方派的词汇实际上不是到张仲景为止，后世的继承者，继续走经方派的路子，并且有许多创新。经方派习惯于使用唐以前比较古老的方子，以《内经》《伤寒论》《千金要方》为指导，所用方剂药味少、药量重、效果好，依照经典方剂加减使用。后世经方派可以分为伤寒派和千金派，伤寒派以张仲景为始祖，著名方剂有桂枝汤、白虎汤；千金派以孙思邈为始祖，著名方剂有苇茎汤。

宋朝如果要提经方派的话，许叔微及其《伤寒九十论》就是典型。还有宋·严用和的《济生方》，把张仲景的八味肾气丸加一些药味，然后做成不同形式的"肾气丸"来适应不同的证型。这些足以证明经方派的方剂名词也在不断创新，绝非一成不变。经方派词汇在张仲景、孙思邈之后，仍然有新的发展。

经方派的疾病名词，也在既有的基础上有所进展，原本只有症状没有正式疾病名称，后来经过发展，就有了正式的病名。例如：

“梅核气”一名，首见于宋代《南阳活人书》，但汉代《金匮要略》就有描述妇人“咽中如有炙脔，半夏厚朴汤主之”的症状及治疗。梅核气主要由于情志不畅，肝气郁结，循经上逆，结于咽喉引起，主要症状是咽喉有异物感，犹如梅核阻碍在咽喉，但不影响进食，女性尤其多见。《南阳活人书》为朱肱所著，原名《伤寒百问》，张葳改名为《南阳活人书》，也叫《类证活人书》。医家对此书评价很高，认为其对仲景之学功劳最大，由此也可以看出“梅核气”此病，其实肇始于《金匮要略》，只不过《金匮要略》未曾有名称，而朱肱确立其名称。“炙脔”，本来指干肉，比喻塞在病人咽喉中的痰涎，《医宗金鉴》引《金匮要略》：“妇人咽中如有炙脔”，云即今之梅核气也。

在辨证方面，后世的经方派同样也具有创新精神，有一些提法是张仲景书中所不曾有的，例如：方证、药证、汤证、经证、腑证。

方证，所谓方，指方剂；证，指证候、病机。认识疾病的关键是辨“证”，治疗疾病的主要武器是“方”。方与证乃仲景医学的核心。根据六经辨证与脏腑辨证等辨证方法，得出其“证”（病机），施以相对应的方药，便为“方证相对”的真正含义。刘渡舟认为，最早提出“方证”这一名词的，是孙思邈。孙氏在《千金翼方·卷九·伤寒上》中说：“旧法方证，意义幽隐，乃令近智所迷，览之者造次难悟……今以方证同条，比类相对，须有检讨，仓卒易知。”这表明，孙氏最初见到的《伤寒论》条文，在“证”的下面没有“方”的衔接。孙氏经过一番研究、编次，改为在证之下衔接相对应的方子，使方随证立，互不分离，仓促之际，便于检用也。宋·林亿等《金匮要略方论·序》中亦提到“方证”：“尝以对方证对者，施之于人，其效若神。”

“方证”又被称为“汤证”“丸证”“散证”等。所谓“方证”的“证”，指“六经的主证”及各种杂病的主证，是反映某一经络或某一脏腑的主要证候；该主证一般不是一个症状，而是互相联系、具有自身规律性的一组证候群。

当然从词语来源看，“方证”之说应该脱胎于《伤寒论》。《伤寒论》是汤方辨证的鼻祖，是辨证论治方法的真正开创者，客观上开创了方证之学，历代医家都尊之为方书之准绳。伤寒属于经方派医学，其方证之学也为后世医家所遵循。

药证，就是经方用药的指征和证据，也称为药物主治。如用麻黄的指征和证据即麻黄证，桂枝的主治即桂枝证。这个指征和证据不是来自理论的推测，也不是来自动物试验的数据，而是中国人几千年中与疾病作斗争的经验结晶，是经中国人用自己的身体亲自尝试而得出的结论。按此证用此药必定有效，所以也可以说药证就是必效证。药证依然是应变的准绳。严谨性决定了药证必然是临床化裁经方的依据所在。

汤证，《伤寒论》原文：“凡柴胡汤证而下之，若柴胡证不罢者，复与柴胡汤，必蒸蒸而振，却发热汗出而解。”《伤寒论》和《金匮要略》中每出一方的条文，常是一个典型病案的凝练描述。这一描述具有普遍的适用性和指导意义，因而临床只要遇到条文所述症状，就可以径直使用该方，这就是汤证辨证法。

经证、腑证，后世《伤寒论》注家所立的名称，是六经辨证中某一经证候的进一步分类。经脉都内连脏腑，当病邪侵扰经脉之气而未聚结于腑时的症状称为“经证”，若结于腑的则称为“腑证”。临床上经证、腑证一般指三阳经疾病。

经方派和时方派的关系，犹如儒学中的今文经派和古文学派，主要是其风格与思路的不同。经方派比较客观、科学，但不免拘泥于古方；时方派灵活、实际，但不免夸大其词。经方派认为中医经典的地位崇高不可动摇，对经典不可随意发挥，必须尊重原意；时方派也攀附经典，但喜欢发挥微言大义，甚至把自己的一些说法也说成是《内经》中所固有的。经方派对待经典，像后世儒生对待五经一样，只出注释，不会改动原文；时方派则不然，把经典任意颠倒也有可能，如张景岳编《类经》，完全把所有的内容都打乱，这在经方派是难以想象的。

具体到每个医家，很难简单地贴标签，名之曰时方派或经方派，经方时方兼长的医家不在少数，时方派中也有长于经方的，因此经方与时方只是大致的分法，并非绝对的概念。

经方派与时方派之争，是学术方法之争，因此从古代延续到今天，也可能延续到将来。只不过在大一统的时代，经方派和时方派的词汇可以走到一起，熔铸在同一系统之中，如孙思邈的书中，既有完整的《伤寒论》在内，也有后代出现的方剂，而在社会动荡或分裂的情况下，经方派和时方派也会各走各的路，甚至内部也出现更多的分支。经方派的词汇，基本与经典保持一致，变化不大。而时方派的词汇则随着时代思潮的改变而改变，在佛道昌盛时，会有浓厚的佛道色彩，而在理学发达时，又会带上理学的色彩，到了清代朴学兴起，医学中考据式思维也随之兴起。从词汇的变化程度而言，时方派词汇的变化程度要远远超过经方派，词汇多变是时方派的一个特点。

二、时方派的特色词汇

经方与时方是学术方法不同造成的，从广义上说遵循医经来处方的就是经方，自出己意另辟蹊径而处方的就是时方，任何时代的中医都存在经方与时方的差别，即便秦汉时期也不例外。狭义来说，经方指伤寒杂病论的方剂，时方指金元时期医家发明的方剂。我们最好在狭义上使用，免得混淆，因为经方派的医生也会使用时方，而时方派的医生也可以采用经方。

王惟一编制针灸穴位图，不分古今，全部混为一体。宋代《太平惠民和剂局方》专门用成方治病，不通医理者也可以照猫画虎，照着《局方》来处方。此后张元素、李杲自创一系，终结了经方的时代。明清出现的温病学派，也属于时方派，用药药味杂，分量轻，效果也不明显。

时方派可以分为局方派、温补派、攻邪派、寒凉派、温病派。局方派的代表方剂为藿香正气散；温补派之中，李杲的代表方剂为补中益气汤，张景岳的代表方剂为右归丸；攻邪派的代表方剂为禹功散；温病派的代表方剂为安宫牛黄丸。

金宋时期，南方和北方都以正朔自居，在各个领域都出现竞争，医学方面也是如此，竞争的结果是医学门户分裂，出现新的医学流派。《四库全书总目提要》有“医之门户分于金元”的说法，说明金元医学流派是公认的事实，影响至深至远。汉唐医学侧重方药治疗，理论上沿袭《内经》。到了金元时期，旧方新病的情况突出，理论上也有无法解释的地方，这时医学流派就应运而生。有的概念是后世才有的，如“四大家”，新安人罗养斋所著《医经余论》云：“医宗四大家之说，起于明代，谓张、刘、李、朱也。”与此类似，张元素创立“归经”理论，对本草的理解不同于以往，这才是时方派出现的标志。

刘河间治疗温病，多用寒凉药，发明了一些清热逐水的方剂，后世称之为“寒凉派”，其弟子多遵其法。河间学派中，后来成就最大的是张子和，发明汗下吐三种方法，故又称“攻下派”。张元素创立易水学派，对脏腑病机有新的阐述，以脏腑的寒热虚实来分辨疾病的发生与演变，强调养正祛邪。李东垣是张元素的学生，发展了养正说，著有《脾胃论》《内外伤辨惑论》，创制补中益气等方，调补脾胃，后世称为“补土派”。

尽管情况比较复杂，但透过现象看本质，抽取一些时方派的特色词汇，还是能容易做到的。例如：

（一）时方派词汇

1. 时气、时行、时疫、天行、时行伤寒、时行寒疫、时行顿咳、时病、冻天行

时方派的词汇，源头上都与时令有关，一年四季都有流行性疾病，出现的词汇，最初也都以“时”字开头，如时气（指传染性疫病），也叫作时行、时疫，或者称为天行。时行之名，本出自《肘后备急方》。《肘后备急方》卷二：“伤寒、时行、温疫，三名同一种耳，而源本小异。其冬月伤于寒，或疾行力作，汗出得风冷，至夏发，名为伤寒，其冬月不甚寒，多暖气，及西风使人骨节缓惰受病，至春发，名为时行，其年岁中有疠气兼挟鬼毒相注，名为温病。”虽然后世医家在理解上与《肘后备急方》不同，但“时行”的名称得以成立。有时天行时气连着使用，成为复合名词，意思也相同。如《千金要方》卷二十七，道林养性第二：“凡冬月，忽有大热之时；夏月，忽有大凉之时，皆勿受之，有患天行时气者，皆由犯此也。”

由时行、时气又衍生出更多的词汇，如时行伤寒（即时行寒疫），见《外台秘要》卷三；时行寒疫，见王叔和《伤寒例》；时行顿咳（即百日咳），见

《医学正传》；《证治要诀》把感受四时不正之气所致的咳嗽叫作时行嗽。时行嗽也可以叫作时气咳嗽，《杂症会心录》就有时气咳嗽。又如时气发斑（又名时疫发斑、温疫发斑、温毒发斑），见《诸病源候论》卷九。

“时病”一语，《千金要方》已经可见，但与明清时期的概念有所不同。晚清雷丰作《时病论》，此书专门探讨时病，列出时病70多种，如春温、风温、温毒、伤风、泄泻、痢疾、中暑、疟疾、湿温、秋燥、咳嗽、伤寒、冬温等各种时令病，也属于温病之作。《重订广温热病论》云：“温毒，一名热毒，通称时毒。”温毒也可以叫作时毒。《瘟疫论》则把瘟疫称为“时疫”。

时毒，《中医大辞典》云见《景岳全书》，但元·齐德之《外科精义》卷上就有论时毒：“夫时毒者，为四时邪毒之气而感于人也。”“其病人每日用嚏药三五次，以泄热毒，此治时毒之良法也。”

由于时令病是一种十分常见的季节性流行病，所以相关词汇也是成系列的，基本上以“时”作为词根组词，从而组成一连串的词语：

时行，《汉语大词典》没有解释为病名，是其疏漏，这是古代常见的病名。《外台秘要》卷一，诸论伤寒八家合一十六首：“凡时行者，春时应暖而反大寒，夏时应热而反大冷，秋时应凉而反大热，冬时应寒而反大温，此非其时而有其气。是以一岁之中，长幼之病多相似者，此则时行之气也。”

时行病，《汉语大词典》引《太平御览》为例，已经很迟。现在一般认为，“时行病”为晋·王叔和在《伤寒例》中首先提出。

时疫，《汉语大词典》引苏轼文为例。《千金要方》卷九，辟温第二：“卒中恶及时疫，吞如梧子一丸。”

时气，就是时疫。《汉语大词典》引《汉书·鲍宣传》：“时气疾疫。”

时症，《汉语大词典》引《古今小说》为例。

时病，流行病。《汉语大词典》引《清平山堂话本》为例。《清平山堂话本》为明·洪楩编，其中许多为宋元话本小说。《中医大辞典》引《时病论》为证。《时病论》为清·雷丰所著，更迟。《千金要方》卷十，劳复第二：“时病新汗解，饮冷水者，损心包，令人虚不复。时病新瘥，食生枣及羊肉者，必膈上作热蒸。”此处上下文接连出现7个“时病”，2个“时疾”。《诸病源候论》卷九，时气候：“然得时病，一日在皮毛，当摩膏火灸愈。”时疾，《周礼·夏官》：“以救时疾。”可见以上几个名称，时疾的说法是最早的。

冻天行，时症名，即伤寒病。《汉语大词典》所引都是元代的例子，这是一种特定的说法，为元代以前所未见，而且没有直接以“时”字开头，可见是宋元白话的说法。

2. 引经、行经、入、走、归、归经

药物归经学说的形成，经历了漫长的历史过程。药物归经的理论，在《内经》已有萌芽。《素问·宣明五气篇》：“五味所入，酸入肝、辛入肺、苦入心、咸入肾、甘入脾，是谓五入。”《灵枢·九针论》：“酸走筋、辛走气、苦走血、咸走骨、甘走肉，是谓五走。”这些说明《内经》虽然没有明确提出药物归经，但是已经在根据药物的性味总结用药规律，为后世药物归经理论的形成奠定了基础。

东汉末年，张仲景著《伤寒杂病论》，用六经概括外感伤寒病错综复杂的临床表现，归纳为六经证，对每一经的症候都有治疗原则和方药，已经有了药物归经的雏形，为药物归经的形成以及在临床实践的应用提供了方法和经验。

唐宋本草把药物性能和治疗作用与脏腑相结合的论述日益增多，如某药“补肺”、某药“益脾”、某药“安心”等。北宋·寇宗奭在论述泽泻的功效时，已有“引药归就肾经”的说法。这说明，北宋时中医已经明确提出了“归经”的概念。

金元时代，医学的发展推动了药物学的研究。著名医家张元素对药物的四气、五味、升降浮沉和补泻等方面作了全面的阐说，撰成《珍珠囊》一书，书中最早创立药物归经学说。该书对每味药几乎都有“归经”和“引经”的记载。并且认为，根据药物的性能和治疗作用而各归其经，疗效更显著。若归经不明，无的放矢，则难以获得确效。张元素所创的药物归经，还有引经、使药等说法，进一步丰富了药物归经的理论，对处方用药确有很大帮助。李时珍曾对他高度评价，认为他“大扬医理，灵素之下，一人而已”。并且，对张氏的归经理论，李东垣和王好古都特别推崇。如王好古著《汤液本草》，论述归经的药物已达 81 种。历史表明，金元时代盛行药物归经之说。

到明代，药物归经已成为本草书籍的专设条目。如刘文泰编著《本草品汇精要》，论述每一种药物都设 24 个条目，其中，专设了“走何经”一项，明确指出了药物的归经。《本草纲目》不仅全部继承了以前的归经内容，而且对药物的入气分、入血分都有比较详细的论述，进一步体现了药物作用的针对性和选择性。比如，同归某一经的药物，再区分“入气分”或“入血分”，更能体现药物作用的针对性和选择性。

清代中期，沈金鳌对药物归经作了比较全面的总结，把历代本草书中论述归经的名称，如“引经”“行经”“入”“走”“归”等名词，统称为“归经”。在他编著的《要药分剂》书中，每一种药都列出了“归经”。因此，后世学者大多采用他的这一提法。至此，药物归经的理论，基本上趋于完备。

（二）时方派的特色词汇

时方派的特色，许多体现在一般性的词汇上，而这些具体词汇大多是在经方派的词汇中见不到的，这些词汇可以从细微环节上反映时方派词汇的特质。个别词汇如果袭用经典的词汇，也大多经过改造，含义与以往有别，颇有推陈出新的意味。

1. 病因病理词语

这一时期的医家，为了分析病因病理，也创造了一些专门名词，如“七损”，就是李杲分析脾胃内伤使用的术语。《兰室秘藏》卷上，劳倦所伤论：“大抵治饮食劳倦所得之病，乃虚劳七损证也，常宜以甘温平之，甘多辛少，是其治也。”《内外伤辨惑论》辨阴证阳证：“水谷之寒热，感则害人六腑，是七损之病。”原本在《诸病源候论》中有虚劳七伤之说，而李杲则加以变化使用，提出“七损”之说，是对原有中医理论的发展和深化。

龙火、人火，《中医大辞典》未录。龙火指膀胱之火，人火指烹饪之火。

《名医类案》卷七，咽喉：“一贵妇喉痹，盖龙火也，虽用凉剂，而不可使冷服，为龙火宜以火逐之。人火者，烹饪之火是也。乃使曝于烈日之中，登于高堂之上，令婢携火炉坐药铫于上，使药常极热，不至大沸，适口时时呷之，百余次，龙火自散。此法以热虚，是不为热病扞格故也。”《医学启源》卷下，黄柏：“其用有六，泻膀胱龙火一也。”“黄柏泻膀胱火，又曰龙火，膀胱乃水之府，故曰龙火也。”《本草蒙筌》卷十一，龙骨：“龙火与人火相反，得湿而焰，遇水乃燔。以火逐之，则燔息而焰灭矣。”

《汉语大词典》云“人火”是“因认为过失造成的火灾”，而此处所云是烹饪之火，两者迥然不同，完全可以另起一义。

当然古代中医学派林立，也有人不同意“龙火”的说法。如明·何瑭《医学管见》论相火第十：“《素问》六气，有君火、相火之名，自有深意，医者多不能知。丹溪乃谓君火为人火，相火为天火、龙火，可谓误之甚矣！”“丹溪但见以寒药治之不效，遂谓相火为天火，不可治，误之甚也。草木之火方炽盛时，以水洒之，亦不能减，岂可遂谓之天火、龙火乎？”何瑭批评朱丹溪，其实张子和的观点也是如此。《儒门事亲》卷三：“夫君火者，犹人火也；相火者，犹龙火也，人火焚木其势缓，龙火焚木其势速。”当然，在今天看来，这些已经属于医家内部观点之争，对“龙火、人火”的含义没有影响，在此不再多议。

中土、中州，中医指中焦脾胃，五行属土，又在中间，故有此名。

《龙砂八家医案》戚云门先生方案，无锡蒋尊之：“因思风横脾胃，煽灼中土，致谷食不能荣长肌肉，精力日衰。”城中刘声远夫人：“治以甘寒，中土不伤，标本兼施矣。”峭岐赵湘远：“人身气血，流布经俞脉络，全赖中州施化，得以纳谷生津。”徽州方时和：“语多即喘促，中土亦已大亏。”

《杂病源流犀烛》卷四，噎塞反胃关格源流：“或滋阴养血，不得偏任清润，有害中州。”《妇人大全良方》卷六，妇人血风攻脾不能食方论第七：“夫脾象于土，脾为中州，意智之脏也。”《蠢子集》卷三有载，“中州”也是指脾胃而言。依照中医的脏像五行理论，脾胃对应的是土，因此有中土、中州的说法。

或者叫“中宫”，义同。沈金鳌《幼科释谜》卷三：“腹痛腹胀，病属中宫，脏气相击，邪气交攻。”《青囊全集秘旨》上卷，尾神图论：“尾神图，一岁起坤，二岁到震，十岁至中宫，数顺情几十几岁，到处不犯则吉，行刀针灸均不可犯部位。”《绛雪园古方选注》卷中，百劳丸：“惟用百劳水不助肾邪，以药留顿中宫，导去脾胃络之瘀血，使其纳谷，流通营卫，亦干血痨之良治。”“中宫”指中焦，来自道教经典，《黄庭外景经》：“脾中之神主中宫。”唐·昝殷《食医心镜》论脾胃气弱不多下食：“脾胃者中宫，中宫，土藏也。土生万物，四藏皆含其气，故云人之虚者，补之以味。”

守中，犹养中，指护养中焦脾胃。《汉语大词典》未及此义。

《岭南卫生方》卷之下，药性赋：“干姜生则味辛，炮则味苦，可升可降，阳也，其用有二，生则逐寒邪而发表，炮则除胃冷而守中。”“当归味甘辛，性温无毒，可升可降，阳中微阴也，其用有四：头止血而上行，身养血而守中，稍破血而下流，全活血而不走。”《太平惠民和剂局方》卷五，上丹：“养五脏，补不足，固真元，调二气，和荣卫，保神守中，久服轻身耐老，健力美食明目，降心火，交肾水，益精气。”《世医得效方》卷八，虚损，参香散：“调心气，进饮食，安神守中，功效不可尽述。”五脏之中，脾胃在中，有“中土”之说，护养脾胃，也就叫作“守中”。

2. *方药词语*

金代刘完素是寒凉派的代表，朱丹溪受理学影响很深，对《素问》也有深厚的造诣，主张滋阴降火，用药都偏于寒凉，后世把他当作“滋阴派”的代表。金元四大家都对处方用药造诣很深，许多方药名称出自他们之手，这些方药名称看似平常，其实可以反映金元时代时方派的用药情况。

玉烛散，出自《儒门事亲》，配伍由当归、川芎、熟地黄、白芍药、大黄、芒硝、甘草组成，用于治疗血虚里热、大便秘结，有养血清热、通经止痛之功。“玉烛”比喻四时风调雨顺，寒温合序。《尔雅·释天》云：“四气和谓之玉烛。”方中四物汤养血和血；大黄、芒硝泄热通腑，使气血和调，腑气得通，人体安和，故名“玉烛散”。

凉药，一般指败火清热的中药。《中医大辞典》无此条。清·魏之琇《续名医类案》卷三十六有“凉药遏经”。《汉语大词典》引《再生缘》为书证，《再生缘》为清·陈端生所作，可以提前。《永乐大典·医药集》卷之九百八十，引宋·钱乙《小儿方》：“复以凉药治之，又不能已，谓之本伤风，医乱攻之。”“所以然者，用凉药利小便，致脾肾俱虚。”

寒药，指寒凉药物。《汉语大词典》等未录。《内外伤辨惑论》卷下，辨内伤饮食用药所宜所禁：“世医或用大黄、牵牛二味大寒药投之，物随药下，所伤去矣。”“然有热物伤者，从权以寒药治之，随时之宜，不可不知也。”

食药，指消食导滞的药物，用于治疗伤食。辞书未录。《内外伤辨惑论》卷下，辨内伤饮食用药所宜所禁：“易水张先生尝戒不可用峻利食药，食药下咽，未至药丸施化，其标皮之力始开，便言空快也。”“食药感此气之化，胃气何由不上升乎？”《兰室秘藏》卷上，脾胃虚损论：“若所伤之物去不尽者，更诊其脉，问其所伤，以食药去之。”《医说》卷七，食药：“凡人服食药，一例须用巴豆，是大不然，养生必用方主张青木香，亦未是也。”

3. 治法词语

时方派由于思路和宗旨的创新，因此在治疗方法上也有所发明，宋金之后时方派兴起，治疗方法与以往相比有了改变，也出现了一些新的词语。例如：

调胃，《汉语大词典》言是调理胃气，引《医宗金鉴》为例，可以提前。《永乐大典·医药集》卷之九百七十八，引宋·夏子益：“不可惊动，候觉，则以调胃镇心药与之。”

和胃，也叫“和中”，专业辞书没有例子。《养老寿亲新书》卷一，夏时用药诸方：“治老人夏月，宜服三圣丸，祛逐风冷气，进食和胃，去痰滞、腰膝冷痛。”《永乐大典·医药集》卷之九百七十六，引宋·杨仁斋《直指方》：“茯苓二陈汤，和胃助气，加莲子肉、石菖蒲，用姜枣煎。”“和中散，和胃气止吐泻。”和中，《简明中医语词辞典》引《本草纲目》为证，可以提前。

平胃，《养老寿亲新书》卷一，夏时用药诸方：“夏月平胃，补老人元脏虚弱，腑气不顺，壮筋骨，益颜容，固精髓，八仙丸。”

胃气，《汉语大词典》引《脾胃论》为例。《中医大辞典》用《素问》书证，《素问》指脉象，《脾胃论》之胃气，是其延伸意义。

这些还只是与胃有关的词语，也是补土派的词语。这一时期的医家，对方剂用语的判断恰到好处，如《东垣试效方》卷一对十剂的归结，宣以去壅，通以去滞，补以去弱，泄以去闭，轻以去实，重以去怯，滑以去着，涩以去脱，燥以去湿，湿以去枯。归结简单明了，已能将十剂的意义都作了区别。近古医家对医学流变情况十分留意，对许多病名的起始转承了如指掌。如《试效神圣保命方》卷三，痢疾：“古方泻痢滚同论治，丹溪以下水谷为泻，下脓血为痢，方论从而别之矣。”可知痢与泻分开，是从朱丹溪开始的。

胃气、相火、补土，这种词语在李杲、朱丹溪之前已经出现过。但李杲、朱丹溪极力加以发挥，使这些词语在其医学理论中处于核心的地位，起着旗帜性的作用。一提到这些词语，人们自然就联想到他们树立的医学思想，说明特色词汇就像鲜明的旗帜，有着标志性的意义。

第二节　明清时期医学流派的特色词汇

明清时期的医学流派，主要有伤寒学派、温病学派和温补学派。伤寒派是经方派的绪余，而与《伤寒杂病论》有关的词汇，已经在第一节讨论过了，因此在这一节里，主要讨论温病学派和温补学派的特色词汇。

一、与温病学派有关的词汇

明清有温病学派，“温病”之名始见于《内经》，《难经》将其独立为病名，但所言粗疏，对后世没有影响。刘完素提出“六气皆从火化”的观点，为明清温病学派的形成创造了条件。温病学派认为外感病与气候、季节有关，是“六淫”“戾气”致病。明末吴有性编成第一部急性传染病的《温疫论》，首先创立“戾气”学说，明确温疫非六淫致病，而是戾气所致，肯定“戾气”是无象可见的物质，确实是前无古人的创见。

明·喻嘉言《医门法律》有秋燥论，提出“秋燥”的病名，此后秋燥又有温燥与凉燥之分。清代温病学派中，影响最大的医家有三人，即叶天士、吴瑭、王世雄，而被人认为是清代温病学派奠基人的，则是叶桂。营卫之说来自《内经》，叶天士把“卫气营血”作为辨证的依据，建立病邪由浅到深逐渐加重的温病模式之说。叶天士还接续《脾胃论》，发明“胃阴”这个词语，提出要滋养胃阴。吴瑭《温病条辨》则把小儿生理特点归结为“稚阴稚阳”，指出小儿生理功能尚不完善，归结得十分贴切。

温病学派的特色词汇，或者从旧的中医词汇中改造而来，或者自出己意创新发明。

《温疫论》下卷有“行邪”“伏邪”两个词语，移动传变的叫“行邪”，固定潜伏的叫“伏邪”，伏邪是伏于体内不立即发病的病邪。温病学派把伏邪也叫作伏气。王孟英重视伏气之说，把温病分为外感温病和伏气温病两大类，春温、伏暑之类，皆属于伏气温病。对于伏气温病，王孟英《温热经纬·叶香岩外感温热篇》言之已详。

清·刘吉人《伏邪新书》，专论伏邪为病者，分为伏燥、伏寒、伏风、伏湿、伏暑、伏热等证。伏热，原本见于《素问·奇病论》，章虚谷引申为伏邪，见《重订广温热论·清凉法》。还有“晚发”一语，也叫伏暑晚发，是伏气温病的别名，指清明后开始的温热病，见《时病论》。晚清·叶霖撰《伏气解》，专门论述伏气病，是讨论伏气病的一本专书。

有的词语早就存在，如“膜原”，在《素问》中指胸膜与膈肌之间的位置，《温疫论》则把病邪在半表半里之间的位置叫作膜原，词形不变，而内涵已经悄然改变，这是温病学派对这一概念的改造，也完全符合词义演变的规律。

与温病派有关的词汇很多，以下分作几个方面加以陈述：

（一）病症词语

病症词语有风温、温热、温毒、春温、暑温、伏暑、湿温、秋燥、温疟、伏气温病。

元末明初的王履在《伤寒溯洄集》中，亦提到温病“感天地恶毒之气”，“温暑及时行寒疫、温疟、风温、温毒、温疫等，决不要以伤寒六经诸病通治”。此时对外感热病诊治通行的说法是“外感宗仲景，热病用河间”，表明外感伤寒和温热病的治疗已逐渐分离。吴瑭的《温病条辨》，认为温病有九种，即风温、温热、温疫、温毒、暑温、湿温、秋燥、冬温、温疟，并讨论了“伏暑”等病。《温病条辨》创立“三焦辨证”，这是中医辨证方法上的一个创举，上焦以心肺为主，中焦以脾胃为主，下焦以肝肾为主，此法对温热病辨证十分切用。

叶天士有《温热论》，薛雪有《湿热条辨》，吴瑭有《温病条辨》，王孟英有《温热经纬》，从这些书名中，就可以知道主要论述的是什么类型的温病。叶天士提出，新感温邪，上受犯肺，逆传心包。又提出肺主气属卫，心主血属营。他把温邪进入人体的病理过程分为卫、气、营、血四个阶段，提出卫之后方言气，营之后方言血；邪在卫，可汗解，在气乃可清气；初入营分，还须清气透营，即入血分，方可凉血散血等一系列辨治温病的见解。他的言论反映在由其弟子整理的《温热论》中。清·熊立品编有《瘟疫传症汇编》二十卷，所谓“传症”，即指传染性病症。

后世说的温病包括三部分，即温毒（红肿热痛）、瘟疫（急性传染）和温病（四季温病）。温热病大致包括风温、春温、暑温、秋温、冬温、秋燥、温毒、伏气温病、温疟、晚发。秋温，指发生在秋季的温病，见《温热经解》。冬温，是感受冬季反常气候所得的热病，《伤寒论·伤寒例》已可见到。虾蟆瘟，出《温病条辨》卷一，即时毒。温毒指感受温热时毒而发生的急性感染，即所谓“诸温夹毒”。大抵包括两类疾病：一是头面感染的化脓性疾患，如急性化脓性扁桃体炎等；二是急性流行性传染病，如流行性腮腺炎、猩红热等。“温毒”一词最早见于王叔和《伤寒序例》，但作为病名则从吴瑭开始，在《温病条辨》中把虾蟆瘟、大头瘟都归于“温毒”。《肘后备急方》有“温毒发斑”的病名，《重订广温热论·论温热兼证疗法》：“病名温毒，一名热毒，通称时毒。”温毒有时与瘟疫密不可分。

还有“伏气、新感”这两个名称，与“伏气”相对的是“新感”，也叫作“外感”。明·汪机《证治要诀》：“有不因于冬伤于寒而病温者，此特春温之气，可名曰春温；如冬之伤寒、秋之伤湿，夏之中暑相同，此新感之温病也。”在这里汪机首倡新感温病学说，从此温病成因有了伏气、新感两说，为明清时期开展温病学术争鸣、提高温病的治疗水平奠定了理论基础。新感指感受病邪后很快发病者。若内有伏邪，由新感触动而发病，称为新感引动伏邪。《证治要诀》最早正式阐述了“新感温病”之说，其他名称如暑温、湿温、风温、秋燥、冬温等都属新感温病。

（二）温病治疗方法词语

温病治疗方法词语有疏利、分消、汗、下、清、和、补。

对外感热病多用轻清“薄剂”，这是温病学派一贯的主张。喻昌阐述“秋燥”证，为温病学派增加了新的内容。清初的戴天章以明·吴又可的学说为基础，详言温疫病状，以分辨气、色、舌、神、脉等诸方面来区别温疫与伤寒，其治法则有“汗、下、清、和、补”五法。王孟英则对温病的传变提出“顺传”与“逆传”之别，由上焦及于中下二焦为顺传，内陷营分为逆传。又将温病分为“新邪”与“伏邪”。这些都丰富了温病治疗方法上的内容。

温病学派对流行性、传染性疾病的探究功劳很大，尤其是急性传染病，从理论和实践上都作了富有成效的探索，也给我们留下了宝贵的词汇资源。如“天受”这个词语，出自《温疫论》卷上，指经过空气、水源等直接被传染的疾病，而不是通过病人之间的互相传染，对于传染方式的辨别有借鉴意义。

温病学派注意到了疾病的地域差别，同时各地气候不同、人们的体质有别，因此在治疗上也应有差别地对待，这些思想都有其合理的成分。如《南病别鉴》，叶天士等撰，宋兆淇辑注，专门提出“南病”的说法，这是针对江南地区温热病居多而作。

吴瑭在深研叶天士医案的基础上，结合自己的心得，写成《温病条辨》，为系统论温热证治之始。他按温热病传变情况，自上而下地划分为上焦、中焦、下焦三个阶段，建立了三焦辨证纲领。三焦辨证实质上结合脏腑来讨论病位、病势，揭示了温病病程中脏腑病机间的联系和影响。他将清络、清营、育阴三法作为治病的大法，总结出了“桑菊饮、银翘散”等一系列与治法相适应的名方，从而确立了温热学派包括病因、病机、诊断、治疗的理论体系。

（三）方剂词语

方剂词语有清瘟败毒饮、桑菊饮、银翘散。

清代乾隆年间，温疫又复流行，当时医家余师愚认为温疫乃运气之淫热，内入于胃，敷布于十二经所致。因此他创制“清瘟败毒饮”，重用石膏，泻诸经表里之火，对斑疹的辨析也有透彻的说明。

温病学派留下不少方剂，如升降散、清络饮、三甲复脉汤、宣白承气汤、宣痹汤、大定风珠、新加黄龙汤、新加香薷饮、紫雪丹、翘荷汤、椒桂汤、清络饮、银翘马勃散、银翘汤、救中汤、黄连黄芩汤、桑杏汤、桃花粥等，达原饮、甘露消毒丹、银楂芩连汤、菖蒲郁金汤等。

其中以《温病条辨》最为出色，《温病条辨》书中留下许多实用的方剂，如银翘散、桑菊饮、清营汤、犀角地黄汤、清宫汤、清燥救肺汤、复脉汤、增液汤、增液承气汤、薏苡竹叶散等。其中一些方剂成为传世名方，如安宫牛黄丸，出自《温病条辨》，为急救药物，可作脑中风、脑梗死的急救之用，至今被当作中药之宝。吴瑭喜用甲壳类药物，如一甲复脉汤、二甲复脉汤、三甲复脉汤、一甲煎，都是用甲壳类作为主药。这些方剂至今为人津津乐道，举例来说：

三甲复脉汤，出自《温病条辨》，配伍有炙甘草、干地黄、白芍药、阿胶、麻仁、麦冬、生牡蛎、生鳖甲、生龟板组成。用于治疗下焦温热，热深厥甚，有滋阴息风之效。三甲是指本方所用的牡蛎之甲壳、鳖之背甲、乌龟之腹甲，三种贝甲并用，滋阴潜阳功能更强。复脉言本方是在复脉汤（即炙甘草汤）的基础上创立，有益气补血、滋阴复脉之功，对温热病后期阴亏脉弱等症有效。

三仁汤，出自《温病条辨》，配伍由杏仁、滑石、通草、白蔻仁、竹叶、厚朴、薏苡仁、半夏组成，主治湿温病初起及暑温夹湿。

大定风珠，出自《温病条辨》，配伍由生白芍、阿胶、生龟板、干地黄、麻仁、五味子、生牡蛎、麦冬、炙甘草、生鸡子黄、鳖甲组成。用于虚风内动证，有滋阴熄风之功。吴瑭曰："名定风珠者，以鸡子黄宛如珠形，得巽木之精，而能息肝风。肝为巽木，巽为风也。龟亦有珠，具真武之德而镇震木，震为雷，在人为胆，雷动而未有无风者，雷镜而风亦静矣。元阳真上巅顶，龙上于天也。制龙者，龟也。古有豢龙御龙之法，失传已久，其大要不出乎此。"本方为治风之剂，方中多用甘润救阴之药，尤添鸡子黄其形如珠，功在滋阴液，熄风阳，故称"大定风珠"。

升降散，出自《寒温条辨》，配伍有僵蚕、蝉蜕、姜黄、大黄为末，黄酒、蜂蜜调匀冷服。用于温病表里三焦大热，证见憎寒壮热、头痛咽肿、烦渴引饮；或上吐下泻、吐衄便血等。本方药仅四味，其中僵蚕、蝉蜕祛风解痉、散风热、宣肺气，宣阳中之清阳；大黄、姜黄荡积行瘀、清邪热、解温毒，降阴中之浊阴；又加黄酒为引，蜂蜜为导。两两相伍，一升一降，可使阳升阴降，内外通和，而温病表里三焦之热全清，因此命名"升降散"。

二、与温补学派有关的特色词汇

张景岳是温补学派最重要的代表。自从河间、丹溪之说盛行，时医滥用寒凉，伤脾败胃，成为时弊。张景岳私淑薛己，薛己喜用补药，张景岳也力主温补，纠偏补弊，匡正寒凉派的不良影响，但时医使用温补之法，则会滥用温补。无论何种学派的主张，都有其正确的部分，滥用都会造成弊端。其他温补学派的人物还有李中梓、赵献可、尤在泾。温补学派的理论名词别具一格，这些理论名词的主要目的，都是给温补方法铺路。例如：

命门火，明·赵献可《医贯》卷五，气虚中满论："既以参四君为主，亦须以八味丸兼补命门火，盖脾土非命门火不能生，虚则补母之义，不可不知。"

龙雷，指肝肾之火。《汉语大词典》无此义。《龙砂八家医案》戚云门先生方案，施村蒋献夫令郎："精不守则龙雷不宁，上扰乎清空，以致耳鸣震动。"《龙砂八家医案》戚金泉先生方案，梅里邵："气逆上溢，精遗龙雷不宁，甚至无梦自遗。"《绛雪园古方选注》下卷："治虚火不用寒凉者，以肝肾之火号曰龙雷，误用寒凉，不啻天之阴霾四合，益助龙雷之势力矣。"《医贯》卷四有相火龙雷论："相火者，龙火也，雷火也。""殊不知此相火者，寄于肝肾之间，此乃水中之火，龙雷之火也。”“盖冬时阳气在水土之下，龙雷就其火气而居其下，夏时阴气在下，龙雷不能安其身而出于上。”

温补学派的方剂词语也有特色。如温补先驱薛己喜欢使用两个方剂，即八味丸和六味丸，也就是金匮肾气丸和六味地黄丸。张介宾逐渐摈弃朱丹溪，推崇薛己，力主温补，创制补肾方剂，如左归丸、右归丸、左归饮、右归饮等。这些方剂名称都是温补派理论和实践的产物。

第三节　佛医的特色词汇

在传统医学中，其他的医学流派也有一些，如佛医、道医等，在中医之中也可以自成一派。作为宗教产物，佛医和道医具有浓厚的神秘色彩。在佛教和道教书籍中，都有很多医药的内容，历史上的许多著名医家就是佛教或者道教中人，如支法存是高僧，葛洪、孙思邈都与道教有关。佛医和道医分门而立，各自发展，因而也出现了许多颇有特色的词汇。

一、佛教书籍体现的佛医词汇

在佛经中有一些与医药有关，如《佛说佛医经》《救疾经》《佛说医喻经》《咒时气病经》，但完全讲医药的佛经几乎没有。佛经把佛比作医王，世上人莫不有病，烦恼痛苦，率皆为病，身体疾病，只是病之一端。佛是包医百病的大医王，能够治疗一切人生痛苦、病苦。佛教医学把不明原因或者无法医治的疾病叫作业病，或者叫作业障病。魔病、业病和鬼病，这三种疾病的治疗要靠法力咒禁。

佛医有些说法原本就是针对佛教徒或者佛教徒自己的说法。如“维摩病”，《汉语大词典》引《维摩经·文殊师利问疾品》，指佛教徒生病，起因在于维摩诘故意称病不往；又如“禅病”，指坐禅不当引起的疾病；“现疾说法”，则是指维摩诘显病身说佛法。

又如“总集病”，指风热痰饮四者聚集造成的疾病，辞书通常不收。《医心方》卷一，服药节度第三引《最胜王经》：“病有四种别，谓风热痰㾷，及以总集病，应知发动时。”“风病服油腻，患热利为良，㾷病应变味，总集须三药。风热㾷俱有，是名为总集。”因此把病因分成风性、热性、饮性、总集性四种。

一些佛教书籍的具体病名，也有自身特点，有的病名与其他书籍通用，更多的则属于梵语转译。通用的词语如：

风疮，指面上的粉刺等病。《一切经音义》卷七：“肿疱，《桂菀珠丛》云：人面上热气所生疮名疱。《说文》云：面上风气疮也。又：一云面上细疮也。”《一切经音义》卷十三：“疥癞，上音介，下音赖，风疮病。”这可以与敦煌医学卷子互为印证。敦煌方书落服硫黄苏方："夫人娘子多风疮者，每夜以暖水洗面了，取前□。"《杂疗病药方》："疗人风疮方，麻黄根、干姜、胡粉、牡厉，以上四味捣末，涂疮上，即差。"《大观本草》卷十一，白附子："主治疥癣，风疮，头面痕。"

痰癊，《一切经音义》卷十四："痰癊，上音谈，下于禁反，胸鬲病也。"卷二十九，痰癊："案痰癊字无定体，胸鬲中气病也，津液因气凝结不散，如筋胶引挽不断，名为痰癊，四病根本之中，此一能生百病，皆上焦之疾也。"痰饮之名虽然出自张仲景，但佛教说的痰癊，是总集病的范围，显然有点不同。

佛教医学名词中，除了一些意译名词较有特点外，其他最具特色的，就是印度梵文的音译名词，看到这些音译名词，即使不知其义，也可以猜测到其梵文的身份，如《医心方》卷一，治病大体第一，《南海传》引《世尊亲说医方经》云："四大不调者，一窭噜，二蛮跛，三毕哆，四婆多。"比较认真的佛教文献，是梵汉兼备的，如敦煌医学卷子有妙香丸，由十味药配伍而成，其中有的药物名称梵文与汉语兼用，如毗夜那（鹤虱）、诺迦多（人参）、必屑（狗脊）、摩那（朱砂）、达多夜（松脂）。妙香丸应该是佛教的医方，不然无须梵汉对应。

在药物的分类名称中，可以看出佛教医学的分类名称与中土的分类名称是有差异的，如《一切经音义》卷二十六："根子，谓姜芋之属也，以无子可种但擘根而生故也。""茎子，户耕反，谓石榴、杨柳之属是也，以无根而生，故谓之也。""节子，谓兰香芹蓼稊子矩属草等之属是也，有节即生故也。""接子，姊叶反，谓梨柿之属，同类相接者也。"这里说的"根子、茎子、节子、接子"之类的名称，是植物细分的类名，却是中医书籍中所罕见的。

梵文转译的药物词语，在《一切经音义》中多见。例如：

安膳那药，《一切经音义》卷十二："安膳那，梵语，眼药名也，此药石类也，深青色兼有紫绀之色，亦似金精。"卷二十三："安缮那药，缮，时战反，其药色似青黛，可以和合眼药。"卷四十八："安缮那，市战反，旧言安禅那，此云眼药也。"

毗笈摩药，《一切经音义》卷二十三："毗笈摩药，毗笈摩者，此云普去也，谓能普去一切疾病也。"

阿蓝婆，《一切经音义》卷二十三："药名阿蓝婆，此云汁药，其药出香山及雪山中，天生在于石臼内，或云得喜，谓得此药者皆生欢喜也。"

多伽娄香，《一切经音义》卷二十六："多伽娄香，释论云木香，此云不没也。"或者叫作根香，有的地方与零陵香混为一谈。"多伽罗香，此云根香。"奇楠香是沉香中最上等的品级，古名琼脂，中国古时音译有奇南、茄蓝、奇楠、伽南、棋楠等。唐代的佛经中常写为"多伽罗"，后来又有"伽蓝""伽楠""棋楠"等名称。也叫奇南香，《汉语大词典》引明人为例。寄生香、伽南香，奇南香，生于千年榕树之上，《汉语大词典》引清人为例，其实所指的是同一物。

莫耆，一种解毒药名称。《一切经音义》卷五：“莫耆，梵语也，能除众毒神药名，其药功力，经中自说如此。国中岭南陈家解毒白药黄药黑药之类也。”卷七：“莫耆，梵语，解毒药名也，此药多出大雪山，能解一切诸毒，此国无也。”

尸利沙，《一切经音义》卷八：“尸利沙，梵语也，此翻为吉祥，即合昏树也，俗名为夜合树也。”

赞那曩，《一切经音义》卷八：“白檀，唐兰反，香木名也，白赤俱香，赤者为上，梵云赞那曩，古译云栴檀香是也，出外国海岛中。”

毕力迦，《一切经音义》卷十二：“毕力迦，梵语，香名也。”卷二十六：“毕力迦香，亦云毕力迦，此云触香也。”毕力迦或作必栗迦，就是苜蓿香，或者叫作触香。但有的地方苜蓿香梵语名塞毕力迦，或云毕力迦为丁香。《翻译名义集》三：“毕力迦。或云即丁香。”

阿迦嚧香，沉香别称，是佛经名称，《汉语大词典》引《本草纲目》为例。《翻译名义集》三，众香篇三十四：“阿伽嚧。或云恶揭噜。此云沉香。华严云。阿那婆达多池边。出沉水香。名莲华藏。其香一圆。如麻子大。若以烧之。香气普熏阎浮提界。”

多揭罗，《一切经音义》卷三：“多揭罗，梵语香名也，……即零陵香也。”其中零陵香，古称薰草，即佩兰，是零陵香古名，见《山海经》。零陵香，古之兰蕙是也，又名薰草，唐人谓之铃铃香。范成大《桂海虞衡志》谓零陵（永州）实无此香。《一切经音义》提供的是梵语名称多揭罗，是梵语与汉语沟通的结果。

多摩罗，《一切经音义》卷三：“多摩罗，亦梵语，香名也，唐云霍香。”也叫多摩罗跋香，《一切经音义》卷二十六：“多摩罗跋香，此云藿叶香也。”

薰油，《一切经音义》卷二十七，薰油：“诸以香草和淹苣藤令润，方以押油名薰油也。苣藤，大胡麻。”

毗伽摩，《一切经音义》卷十三：“毗伽摩，雪山中大良药名也。”

阿末罗果，《一切经音义》卷十三：“阿末罗果，旧云菴磨罗果，亦名阿磨勒果，其叶似枣，其花白小，果如胡桃，其味酸而且甜，可入药用，经中言如观掌中菴摩勒果实。”

安阇那药，《一切经音义》卷二十六：“安阇那药，古音亦云安陀，此云根药，经云能治眼痛，应是黄连也。”

兴渠，《一切经音义》卷四十五：“兴渠，梵语，阿魏药也。”卷六十七，兴渠：“此是树汁，西国取之，以置食中，今有阿魏药是也。”

波罗奢树，《一切经音义》卷四十九：“波罗奢树，梵语也，此云赤花树，树汁极赤用染，今紫矿是也。”

二、中医书籍反映的佛医词汇

《千金要方》卷一，合和第七言捣药法有“启告十方三宝，药王药上，耆婆菩萨”。药王药上，都是佛教菩萨的名字。《医心方》卷二，针灸服药吉凶日第七引《新罗法师方》：“南无东方药师琉璃光佛，药王药上菩萨，耆婆医王。”

《诸病源候论》有许多养生方，是古代的健身体操，其中有的地方提到“胡跪”，应该是印度瑜伽的做法。胡跪是半蹲半跪，系西域少数民族的一种姿态。后来变为佛教礼节。古代僧人跪坐致敬，右膝着地，竖左膝危坐，倦则两膝姿势互换。胡跪也叫作互跪。《诸病源候论》卷四，虚劳病诸候下：“互跪，两手向后，手掌合地，出气向下。”

《医心方》卷七，治诸痔方第十五引《疗痔病经》：“所谓风痔、热痔、阴痔、三合痔、血痔、肠中痔、鼻内痔、齿痔、舌痔、眼痔、耳痔、顶痔、手足痔、背脊痔、粪门痔、遍身肢节所生诸痔，如是痔病，悉皆干燥堕落消灭，必瘥无疑。”这是佛教对痔病的分类名称，中医书籍通常是不会这样分类的。

隋唐医书中对罕用的佛医药物也有专门的记载，可以消除今人理解上的困难。例如：

阿伽陀丸，此处指一种实际的方剂，名称来源于佛教。《千金翼方》卷二十一，阿伽陀丸主万病第二：“阿伽陀药，主诸种病及将息服法久服益人神色无诸病方：紫檀、小蘖、茜根、郁金、胡椒（各五两），右五味，捣筛为末，水和纳臼中更捣一万杵，丸如小麦大，阴干，用时以水磨而用之。”现在都把阿伽陀当作灵丹妙药的代称，如鲁迅作品中提到过的阿伽陀药，就带有讽刺的色彩，而《千金翼方》所载的阿伽陀药，虽然言其主治属于夸大其词，但确实是一种方剂，所用药物都是平常之物，应当与今天理解的意思有所区别。

《千金翼方》有阿伽陀丸，阿伽陀即梵文“多陀阿伽陀”之略，也就是药师佛。《千金要方》有耆婆丸，耆婆的名号比阿伽陀要普及得多。耆婆丸、莲子草膏，都是僧医方剂，均从印度传来。耆婆丸也叫牛黄丸、万病丸，耆婆是印度良医，因此也叫耆婆丸。

阿伽陀药，从别的佛教书籍也可以得到印证。《翻译名义集》什物篇第三十七：“阿伽陀，此云普去，能去众病，又翻圆药。华严云，阿伽陀药，众生见者，众病悉除。律钞云，报命支持，勿过于药，药名乃通，要分为四。一时药者，从旦至中圣教听服，事顺法应。不生罪累；二非时药者，诸杂浆等，对病而设，时外开服，限分无违；三七日药者，约能就法，尽其分齐，从以日限，用疗深益；四尽形药者，势力既微，故听久服，方能除患。”

《一切经音义》卷二十三：“阿伽陀药，此云无病药也，谓有药处必无有病也。”卷二十五：“阿竭陀药，阿云普，竭陀云去，言服此药普去众疾，又阿言者无，竭陀云价，谓此药功高价直无量。”卷二十六：“阿伽陀药，此云无病，或云不死药，有翻为普除去，谓众病悉除去也。”卷五十：“阿揭陀药，梵语，亦言阿竭陀或云阿伽陀，梵言讹转也，此言丸药也。”

迦摩罗病，《中医大辞典》《汉语大词典》均未录。《千金翼方》卷二十一，耆婆治恶病第三：“若欲疗之，先服阿魏累丸散出虫，看其形状青黄赤白黑，然后与药疗，千万无有不瘥。胡云迦摩罗病，世医拱手，无方对治，名曰正报，非也。”迦摩罗指的是大风恶疾。胡也是唐代对外来民族的叫法。慧琳《一切经音义》卷二十六：“迦摩罗病，此云大风病。”与《千金翼方》所说相符合。《一切经音义》卷四十七：“迦末罗病，梵语，旧云迦摩罗病，此云黄病，或云恶垢，言腹中有恶垢即不可治也。”

佛茄花，即曼陀罗花，或云洋金花。《汉语大词典》《中医大辞典》均未录。

《永乐大典·医药集》卷之九百八十，儿引袁当时《大方》：“佛茄花散，治慢惊风神效。金头蜈蚣、蝎梢、佛茄花（曼陀罗花是也），白附（各等分），片脑（少许），右研极细，三岁儿半字，三岁已上一字，薄荷水调。”《鸡峰普济方》卷二十，小儿有“佛茄花散，治小儿慢惊神效方”，方中已言“佛茄花（曼陀罗花）”。也叫作佛花。《幼幼新书》卷七，夜啼第九：“《吉氏家传方》睡洪散，治小儿夜啼不住，佛花（三朵，又名曼陀罗花）、乳香、朱砂（各一分），麝香，右为细末，每服半钱或一字，红酒调下。”

曼陀罗花可入药，种子也可以入药。《外科大成》卷四，跌扑损伤：“整骨麻药，可以整骨，可以开取箭头。川乌、草乌、佛茄子、闹羊花、麻黄、姜黄（等分），右为末，服三分，差、酒任下，甘草汤解。”黄斌等校注疑佛茄子为胡茄子，即茄科植物曼陀罗子。按此方中佛茄子、闹羊花同用，既用其花又用其种子。《儒门事亲》卷十五，诸杂方药：“百日还丹，佛茄子、樟柳根（以上各等分），为末，枸杞汁和丸，如鸡头大。每服十丸，新水送下。”此处用的也是“佛茄子”。可见“佛茄子”本有其名，原文通顺，所以不必改成“胡茄子”。

《法华经》言佛说经时，天雨曼陀罗花，因此有佛茄之名。曼陀罗的异名比较复杂，叫法五花八门，其他的异名还有：

山茄，《汉语大词典》未录。风茄，《汉语大词典》引《本草纲目》。《扁鹊心书》，神方，睡圣散有“山茄花”，附注云：“山茄子，今谓之风茄儿，其花亦谓之曼陀罗花。”附注又引《纲目》：“八月采山茄子花。”《串雅外编》卷一，睡圣散：“山茄花（即风茄花，七月收）。”以上所指相同，都是曼陀罗花。

脑流青盲，《外台秘要》卷二十一，出眼疾候引谢道人《天竺经论眼》：“虽不辨物，犹知明暗三光，知昼知夜，如此之者名作脑流青盲，都未患时，忽觉眼前时见飞蝇黑子逐眼上下来去，此宜用金篦决一针之后，豁若开云，而见白日。”脑流青盲，可说是白内障最早的具体名称，但此一用语形式特殊，不像中医固有的名称，估计与外来的印度医术有密切的关系。

也有的词语使用本土语言，又指明佛经中的说法。《外台秘要》卷十三，鬼气方：“崔氏疗鬼气，辟邪恶，阿魏药，即《涅盘经》云央匮是也。”央匮系佛教译名，现已知其为吐火罗语的音译。

印度的医术也传到中国，较为著名的就是金针拨内障术，唐代医书中说的金篦术，即指此而言。刘禹锡《赠眼科医波罗门僧诗》：“师有金篦术，如何为发蒙?”刘禹锡应该接受过这种眼科手术，因此留有这首诗。金篦是治疗白内障最早的手术器械，《外台秘要》中就有记载。眼科是佛教医学的长项，相传龙树菩萨善于治疗眼病，因此后来眼科书籍，多托龙树、龙木之名，如《秘传眼科龙木论》，如“沉翳内障”之名，就出自此书。

眼药，《汉语大词典》无此条。《卫生家宝产科备要》卷四：“恐目昏不能视物，不必疑虑，气血凝静，自然光明，谨勿服眼药。”《儒门事亲》卷十五，目疾证第三有“神圣眼药”与“锭子眼药”。《一切经音义》卷十二：“安膳那，梵语，眼药名也，此药石类也，深青色兼有紫绀之色，亦似金精。”卷二十三：“安缮那药，缮，时战反，其药色似青黛，可以和合眼药。”卷四十八：“安缮那，市战反，旧言安禅那，此云眼药也。”

印度的健身术也传到中国，《医心方》卷二十七，导引第五引《千金方》有云：“自按摩法，日三遍，一月后百病并除，行及走马，此是婆罗门法。”此后记录了诸多的手法。婆罗门法，必定从印度而来。

三、医僧书籍反映的佛医词汇

除了佛教书籍和中医书籍，实际上还有由医僧所著的书籍，许多中医词汇与这些医僧及其书籍有关。佛教之所以重视医学，与古印度文明有关，古印度五明之一即“医方明”，就是医学方面的知识，所以高僧多有兼修医术的，如安世高，通达医方异术，《高僧传》还提到晋代印度僧耆域是神医，西域僧人佛图澄医术神妙，由于记载者的关系，他们的医术被神化，反而看不出他们的医术到底是如何成功的，但这些高僧兼修医术，应该是事实。

西晋医僧于法开，浙之剡人，用针灸加食疗治妇人难产有效，著有《备豫方》，范行准认为“羊膜”一词，就与于法开有关。《高僧传》卷四，于法开：“开令先取少肉为羹进竟因气针之。须臾羊膜里儿而出。”

禅医，就是少林禅医，少林寺是其发源地。少林寺出过许多大德医僧，如北魏时少林寺僧洪遵、志刚撰有《少林寺针灸秘抄》和《少林医僧宝囊》。禅医认为病由心生，心魔致病，与中医的致病学说不同，“心魔”是其主要的名词。主要疗法为气化疗法和通窍疗法，以导引、膏摩、中药、食疗等作为辅助方法。少林医学有“血头”之说，认为人身气血运行都有一个头，就是血头，血头行走穴道，十二个时辰分别经过十二个穴道，此说最早见于《跌损妙方》。血头说是经络与子午流注在伤科的运用。

寺院开办女科，以萧山竹林寺最为著名。五代医僧高昙，便是竹林寺女科的始祖。竹林寺女科始自晋朝，盛于宋代，理、法、方、药上别具特色。所传《竹林寺秘书》一书，共设117症110方和秘制“太和丸”。书中对配制“回生丹”的描述极为精细，如大黄刮去筋皮；桃仁去油净如面；黑豆熟透取皮；蒲黄隔纸炒。此外还有酒洗、酒煮、醋炒、米泔水浸泡等方法。萧山竹林寺妇科以善用“太和丸”和“生化汤”而著称，也是竹林妇科一个重要的医疗特色。凡妇女月经不调和各类杂症，以“太和丸”为通治之方。药由制香附、制苍术、广霍香、净防风、嫩前胡、紫苏叶、薄荷叶、川厚朴等20余味中药配制成丸，为通治妇女肝郁型疾患之良药。

佛教梵文词语与中医的词语相互影响，梵语的医药名称，在中医古籍中也留下了诸多痕迹，如《外台秘要》卷三十一有吃力伽丸，即苏合香丸。最早的眼科专论为佛教寺院所传，最早以香药治疗疾病为僧人所创，最早治疗脚气的专著为僧人所写。可以说，中医临床各科都留下了佛医的烙印。同时，僧人还是中外医药交流的重要使者，寺院是疾病收容与战伤救护的重要场所。可以说，佛医对中医的眼科、骨伤科、内科、妇科、儿科等都产生了极其深远的影响。

在历代近十万首中医方剂中，方名直接与佛教有关者共2 000多首，间接与佛教有关者1 600多首，如天王补心丹、七宝丹、灵妙散、资生汤、司命丸、活命饮、大定心丸等。在历代中医方剂中，共涉及400多条佛教的名词术语。在5 000种中药里，有300多种中药与佛教直接或间接有关。部分中成药也来自寺院秘方，如现代临床还在使用的黑锡丹、云南白药、片仔癀等。

与佛医相呼应，古代有些医家善于移花接木，将各种词语吸收过来，用来表达医学含义，为医学服务，其中就包括一些佛教词语。例如：

心药，佛教语，《汉语大词典》引《秘藏宝钥》为例。中医另有所指，可指镇心安神的药物，《叶氏录验方》卷中，十四友元：“余旧有心疾，怔忪健忘，梦寐恍惚不得睡，世之所传心药者无不服，少有效，求尽方书亦不愈。”

心法，本为佛教语，经典之外传授之法，后为理学所用，将心得与方法称为心法，医学中则有《丹溪心法》。

有的医家受到佛教的影响很深，喜欢采用佛教的词语，这也是佛教对医学影响的表现。如明·殷仲春撰《医藏书目》，这是中医第一部目录书籍，书中的分类名称，全部依据佛典，如无上为医经，理窟为脉诊，生化为妇产。另如清·章楠撰有《医门棒喝》，“棒喝”一语，一看就知道来自佛门的禅宗。

第四节　道医的特色词汇

医术和神仙术在上古时期就处于合流的状态，只是后来才分道扬镳，由于历史的原因，中医的一些书籍如《黄帝内经》也被当作道教的书籍，《内经》还保留了一些神仙道术的痕迹。如《素问·本病论》有“泥丸宫”，指的是上丹田，历史上中医和道教在医术与词汇上都有一种剪不断理还乱的关系。不过从总的趋势而言，中医词汇的发展，走的是一条世俗化、社会化的道路，所以我们说的道医，指的还是道教医学，局限于道教，最多延伸到道家的范围。

道教医学源远流长，可以上推至先秦的方士和远古的巫医，道教从东汉开始之后，就有许多内容涉及医学，如《太平经》就有此类文字。但对医学真正有贡献的人物，要推陶弘景和葛洪。陶弘景整理《本草经集注》，葛洪著有《肘后备急方》，虽然葛洪不是专门的医生，但此书对医家有很大影响。隋唐时代，著名的道医非孙思邈莫属，他所编的《千金要方》和《千金翼方》闻名于世。注释《素问》的王冰，号启玄子，自称“弱龄慕道”，与道教的渊源也不浅。此后北宋编纂《太平圣惠方》的王怀隐，就是汴梁建隆观的道士，善于看病，后来才还俗。明代也有一个闻名的道林医家韩飞霞，因为屡试不第，转而学道，医术精湛，著有医书《韩氏医通》，论述四诊合参，十分精到。

道教有一整套语言系统，反映在医学词汇方面，也带有浓厚的宗教神秘色彩，如把肾脏称作玄乡，把脾脏称作青脾。对于其方药，则多用夸张的手法，不说仙方就说是灵药、仙药，或者称为至药、不死之药。由于古代道教影响深远，一些中医词语论源流关系也出自道教，如葛洪写过“玉函方”，《抱朴子》有记载，唐宋以后“玉函方”也可以泛指医书或者验方。

一、与本草有关的道医词汇

（一）道教药物名称有神仙宗教色彩

秦汉以前说的“上药”，指的都是仙药，如《神农本草经》卷三：“上药令人身安命延，升天神仙。”上药为君，中药为臣，下药为佐，上中下三品相差很远，用今天的话说，就是上药修仙，中药养命，下药治病。这就是《神农本草经》的观念，带有上古神仙术的色彩，书中对于药物的功效，喜欢夸大其词，动辄言轻身、不老、延年、神仙，可以明了此书的宗旨所在。

具体的药物名称也可以看出道医的特点。如肉芝，道家称千岁蟾蜍、蝙蝠，也指人参等，《汉语大词典》引《抱朴子》为例证；地脂，仙药名，《汉语大词典》引唐·冯贽为例证，指砌间沫出；降真香，《汉语大词典》引唐·无名氏《香谱》为例证。降真香的“真”，指的还是道教的神灵。

托卢，即枸杞，《汉语大词典》引《抱朴子》为例证。枸杞有许多别名，如仙人杖、西王母杖、天精、却老，皆是道家名称，其中仙人杖用得比较多。仙人杖，《汉语大词典》引唐·陈子昂及《本草纲目》为例证，通常指枸杞的茎秆。《本草蒙筌》卷四，枸杞子：“茎名仙人杖须识，皮肤骨节风能追。”木鳖子：“非比仙人杖三物同名，而各有用也。”《卫生易简方》卷五：“用仙人杖烧为末，每服方寸匕。”可见枸杞的一些别名，原本都是道教的发明。

（二）道教药物词语喜欢使用隐名

道教使用的许多药物，其实都很普通，但是道教喜欢隐名，另外造出一些名称，使人见了根本不明就里，像唐·梅彪的《石药尔雅》，就是专门的道教隐名词典，可见其数量和影响已经不可轻视，使用隐名已经成为道门之中的一种风气。流风所至，今天在中医本草书籍和方剂书籍中看到的一些别名，其实就是道教的隐名。如陵阳子明，根据《抱朴子》的记载，就是水银的别称。又如菊花的别名，《太平圣惠方》卷九十四，神仙服菊花法：“其叶名更生，茎名月精，根名长生。”“春更加长生半两，月精半两，更生半两，以成日，捣罗为末。”更生、月精、长生诸名，是为菊的叶、茎、根所取的名字，而论其来源，也非道家莫属。

只是有的隐名不常见，也不好查找。如“云阳液”，代指侧柏。《对山医话》卷四：“侧柏代茗，别有一种清芳之气。当春末夏初，嫩叶方长时采服之，能除风湿。但其性味苦燥，非壮水之品，而丹溪以为补阴要药，说恐未然。咸丰癸丑洞庭陆秋谷贩于陕遇盗迷入山谷，行数里，杳无人迹，忽闻林间人语，周视恰无所见，惟有大柏一株，枝干修伟，高出云际。时腹中甚馁，因采叶食之，遂忘饥渴。今年逾周甲，须发未斑，步履饮啖，一如少时，每言食柏之验。曩阅《涵海续编》，广成子取云阳液以疗世人疾苦，虽垂死可活。初不知云阳液为何物，后观抱朴子，山中树能人语者，非树语，乃云阳为之，注云阳树精也。陆之所食，或即此耳。”

再如有的隐名，貌似民俗语言，实则来自道家。例如田字草、醋啾啾，《汉语大词典》未录。《是斋百一选方》卷十五，第二十三门：“治血淋，孙盈仲传。以酸草煎五苓散，酸草俗名醋啾啾，炉火家谓之田字草。”《绛雪园古方选注》卷中：“第九转用田字草捣汁（田字草出水荒稻田中，其叶如田字，八九月采），和水制六时。”田字草，《本草纲目》列为蘋草的别名，或者叫四叶菜。《是斋百一选方》是宋代的医方书，文中明确指出“炉火家谓之田字草”，这个炉火家，就是道教的炼丹家。更多的内容，则直接从书籍的记载情况去判断，可以知道一些隐语的端倪。

不过道教的隐语，其来源还是比较容易识别的，因为这类方药总是与神仙方术联系在一起，在医书中大多有所交代，或者直接征引自道教。例如：

《太平圣惠方》卷九十四，神仙绝谷法，有淮南王辟谷登仙秘要方：“仙菁玄实子（五升，即蔓菁子是，以水煮令苦汁尽，捣罗为末），木脂珠（二升，即是干枣肉，以水煮令熟，去皮核用）。”《叶氏录验方》卷中：“真人去尸延年不老丹：丹光珍华之母，松脂也。浮水立云之髓，茯苓也。”这种名称一看就可以知道来自道教。《石药尔雅》：“松脂，一名丹光之母。”与《叶氏录验方》说的“丹光珍华之母”相比，也是类似的名称。

《本草崇原》卷上，五加皮：“《东华真人煮石经》：何以得长久，何不食金盐，何以得长寿，何不食玉豉。玉豉，地榆也。金盐，五加也。取名金盐、玉豉者，盐乃水味，豉乃水谷，得先天水精，以养五脏之意。”这个记载来自《大观本草》，文字略有不同。《新修本草》卷九，地榆条：“初生布地，而花子紫黑色如豉，故名玉豉。”

孙思邈《眼科秘诀》卷一，二圣散：“白圣（五分，飞过用，即白飞矾），绿圣（六分，生用，即生绿胆矾）。”白圣、绿圣，其实就是白矾和绿矾。孙思邈是公认的道教医家，他的书籍也被收入《道藏》，这里所说的白圣、绿圣，自然是道教的隐语。

又有鹤顶草，为藜之别名。《中医大辞典》云出《土宿本草》，按《永乐大典·医药集》卷九百七十八，儿引《庄氏家传》：“治小儿急慢惊。红心灰藋（音铫），所在有之，烧炼家谓之鹤顶草），右取自然汁一茶脚许灌下，取下青黄涎立效。两时辰已上未动，可再服。”烧炼家就是道教炼丹家，而炼丹家最喜用隐语，可见鹤顶草本是道家使用，是一种隐名。

至于道教书籍中的药物隐名，那就更加普遍了，其中也有一些隐名，是中医书籍中见不到的，但寻究起来，还是有着千丝万缕的联系。就《云笈七签》而言，此书号称“小道藏”，汇集了大量道教医学的资料，其中一些与中医有关的隐名语料就值得我们注意。例如：

千秋、万岁，就是卷柏和泽泻的隐名。《云笈七签》卷七十七方药，黄帝受黄轻四物仙方：“一曰鸿光，二曰千秋，三曰万岁，四曰慈墨石。（合此四物，帝曰：此四物形状若何？可得闻乎？黄轻曰：鸿光者，云母也；千秋者，卷柏也，生于名山之间；万岁者，泽泻也；慈墨者，苋实也，一云菟丝子），右件杵罗为末，以白松脂和捣为丸，如梧桐子大，每日空心温酒下三十丸，服七年，效可寿千岁。久服之，与天帝相守。帝恭拜之。”卷七十八方药，十四主人福薄少媚令人爱念好容色延年方：“胤丹七十二分，麦门冬三十二分，万岁二十四分，牛膝二十四分，耆实二十四分，独摇草二十四分，右六味蜜丸，如梧桐子大，一服二十丸，日二服，服加二丸，至三十二丸为恒。”四十主身体粗皮肤甲错多诸瘢疥身中三十六疾方：“胤丹八十一分，千秋七十二分，干地黄七十二分，人参三十分，麦门冬七十二分（去心），右五味，以酥蜜和为丸，一服三十二丸。”

《太平圣惠方》卷九十四，神仙诸名方：“神仙长生不死四虚丹方。一曰鸿光（云母粉是），二曰千秋（卷柏是），三曰万岁（泽泻是），四曰慈墨实（菟丝子是）。”此方与上述《云笈七签》卷七十七方药，当是同一方，唯详略不同。

《大观本草》卷六，卷柏：“一名万岁，一名豹足，一名求股，一名交时。”万岁此义，《汉语大词典》也未录。《本草述钩元》卷十三，卷柏：“一名豹足，一名求股，一名万岁，一名长生不死草。”可见古代主要本草均能识其为隐名。

从这个例子来看，《太平圣惠方》的记载应该来自《云笈七签》，但与《大观本草》的记载有不同，应该有所删节。比《太平圣惠方》更明显的是《急救仙方》和《仙传外科秘方》，因为后两种书为《道藏》所收录，完全属于道医的范围，但这两种书对于中医同样有重要的作用。

天龙、海羊，就是蜈蚣和蜗牛的隐名。《急救仙方》卷四，保命丹有“天龙（四条，酒煮，即蜈蚣也）”。《仙传外科秘方》卷六，飞龙夺命丹有“海羊（二十一个，蜗牛即是，连壳用），天龙（一条酒浸炙黄，去头足）”。“将海羊研为泥，和前药为丸如绿豆大。”“加三七海羊研化，专治疔疮恶毒、脑疽发背无差。”卷九中飞龙夺命丹，其文同前，也云海羊即蜗牛。《东医宝鉴》汤液篇卷二，蜗牛：“一名海羊，即负壳蛞蝓也，八月采，以形圆而大者为胜，入药炒用。”《外科集验方》卷上，飞龙夺命丹：“海羊（二十个，即蜗牛是也）。”“天龙（一条，酒炙黄，去头足，即蜈蚣是）。”《本草崇原》卷下：“蜈蚣属火，名曰天龙，蚯蚓属水，名曰地龙。”蜈蚣：“一名天龙，能制龙蛇、蜥蜴。”

木腊，就是石菖蒲。《汉语大词典》《中医大辞典》均未录。《仙传外科秘方》卷二，用敷贴温药品第三，冲和仙膏有“木腊（又名望见消、阳春雪，随加减炒用，即石菖蒲）”。“更能与木腊破石肿坚硬，赤芍药火之精微，能生血住痛去风，木腊水之精，能生血住痛消肿破风散血。”“如病极热，则此方中可倍加紫荆皮木腊，少用三品。”“疮面有血泡成小疮，不可用木腊，恐性粘起药时生受，宜用四味先敷，后用木腊。”

这几个例子，来自《云笈七签》《急救仙方》《仙传外科秘方》，都属于道教类书籍，所以这种名称也可以确定为道教的药物隐语。

二、与养生有关的道医词汇

由于道教医学直接继承了上古的神仙方术，而神仙方术以采药炼丹、养生求仙为主，因此养生医学在道教中得以延续和发展，并且衍生出系列的词汇，成为道医的一个重要内容。

（一）与养生有关的词汇

主要是描述养生的道理，强调养生的重要性，阐述养生的理论，尽管在形态上有很大的变化，从服药求神仙的外丹术到练气以延年的内丹术，经过了一个漫长的过程，但其间对养生的探讨从未中断。

1. 与养生总称有关的概括性词汇

养生，即保养生命之意。早在两千多年前，祖国医学中就已具体论述了养生保健的问题，积累了系统的理论和丰富的经验，古时称为养生，又称为摄生。《老子》：“盖闻善摄生者，陆行不遇兕虎，入军不披甲兵。”汉代河上公注谓：“摄，养也。”养有供养、养护、治疗、调养多种含义。故养生一词引申为摄养身心，以期保健延年。“摄生”一词，医书中比较早见于隋·杨上善的《黄帝内经太素》一书，以后明·张景岳的《类经》、清·薛生白的《医经原旨》均有记录。《摄生月令》作为其中的一部养生文献，对顺时养生进行了详尽的阐述。

养生的同义词还有很多，如“卫生”本是养生、保生的意思，《庄子》有此语，今天的含义偏重于防病和保健。《世说新语》说的“摄养”，汉代《易林》说的“调摄”，其他还有“摄卫”“摄疗”“缮生”等，意思也差不多。

2. 与服饵有关的词汇

服饵，就是服食丹药。《汉语大词典》引《魏书》也叫作服食、服饵、服丹、服石，原本也是神仙术的一种。随着服食的发展，草木药逐渐加入丹药烧炼，药物种类的不断增加推动了本草的发展。《抱朴子·内篇·仙药》中多为草木药服食方。孙思邈在《千金翼方》中记载药物800余种，部分为唐以前本草罕见。道教医家的医疗实践为本草药的发展提供了依据。服石在本书的前面已经说过，这里只提与服饵相关的语词：

药床，指服仙药前先吃一些药物作为铺垫。《汉语大词典》未录。

《圣济总录》卷一百九十九，神仙去尸虫下：“辟谷固气，却灭三尸，消荡九虫，安和五藏，镇守三田，轻身强志，拘魂制魄，延永胎根，金简煎方。……放干成煎，每服抄一大匙许，仍须先均作一百二十服，须先服药床，如要服药床，即忌盐醋，如要治中风摊缓，半身不遂，口眼㖞斜，语涩神昏者，分作一百四十服，亦须先服药床。”“住食药床法：白茯苓（去黑皮一两），大麦面（半斤），桑根白皮（一两），右三味，同捣罗为末，拌匀和作面剂，煮作棋子，淡吃，服此一斤四两，是早晚两次服，半月计面一秤，药计六十两，充为药床，半月后，方得吃金简煎。”从文中看，“药床”的提法还是与神仙道家有关，属于神仙辟谷之术，在道教书籍中多有记载，《圣济总录》则把有些内容转到中医书籍之中。

肠作筋髓、肠化为筋、筋化为骨，是神仙术标榜的一种服食的结果。

肠作筋髓，《千金要方》卷十九，补肾第八，麋角丸方：“二年，常令人肥饱少食，七十以上却成后生。三年，肠作筋髓，预见未明。四年，常饱不食，自见仙人。”

肠化为筋，《外台秘要》卷十二，疗癖方：“宿痈者，宿水宿气癖数生痈。久行，肠化为筋，骨变为实。”与肠作筋髓义同。《千金翼方》卷十三，服水第六，服水节度法："七年肠化为筋，髓化为骨，火不能烧，水不能漂，居在水中，与水同色，在水底与地无异。"服水大例法："四十年肠化为筋，髓化为骨。"

筋化为骨，《千金翼方》卷二十二，飞炼研煮五石第二，耆婆大士治人五脏六腑内万病及补益长年不老方："服之一年，万病皆愈；二年骨髓满实；三年筋化为骨，肉变为筋，身轻目明，除风去冷，辟鬼神良。"

明·高濂《遵生八笺》卷十三,饮馔服食笺下卷："铁瓮先生琼玉膏，此膏填精补髓，肠化为筋，万神俱足，五脏盈溢，发白变黑，返老还童，行如走马。"校注云："肠化为筋：文义费解，疑有脱文或误字。"其实原文无误，意即长久服食，肠可化作筋脉，此说虽不科学，但古人实有其说，可依其旧。在元代的《御药院方》一书中，也可以见到琼玉膏的记载，此不赘述。

或者说成"肠实"，意思相同。《千金翼方》卷十三，服松柏实第三："治万病，病自然消，冬不寒，颜色悦泽，齿脱更生，耳目聪明肠实。服此，食不食无在。"

（二）与导引和按摩有关的词汇

导引，古养生术，在《黄帝内经·素问》和马王堆医书中都有"导引"之语。也可以叫作"引导"，亦即"导气""引气"，都是指养生术，这些词语出现的时间都在汉代以前。可见那时导引与服气是不分的，健身与练气兼而有之。至于导引与按摩之间的区别，唐·慧琳《一切经音义》卷十八："凡人自摩自捏，申缩手足，除劳去烦，名为导引。若使别人握搦身体，或摩或捏，即名按摩也。"导引是自己锻炼的活动，而按摩是需要他人为自己进行。

1. 与练气养生有关的词汇

练气养生与神仙术相关，秦汉以来绵延不绝，最终为道教所继承。练气原本叫作行气，最早见于《行气玉佩铭》："行气，深则蓄，蓄则伸。"此为呼吸导引之术，也叫作炼气、服气、食气。《抱朴子·内篇·至理》："善行气者，内以养身，外以却病恶。"

《后汉书》有"胎息"之说，《晋书》有"服气"之语，晋·石崇文中称之为"咽气"，《抱朴子》谓之"吞气"，南北朝鲍照则称为"练气"，意思都差不多，无非都是导引吐纳，呼吸养生。练气养生推崇元气，而贬斥谷气，元气为先天之气，谷气即食物之气，元气胜谷气则寿，这是练气养生的基本原理所在。

《医心方》是医学类书，大量材料直接采集与医学相关的书籍，并且注明出处，其中也包括采集一些佛道之书的相关内容，书中有"去三尸方"，一看即知来自道教。《医心方》卷廿七，用气第四引《老子尹氏内解》："唾者，凑为醴泉，聚为玉浆，流为华池，散为精液，降为甘露。"一个唾液，说法竟然有这么多的变化，也只有道教书籍才会如此。引《大清经》云："从夜半到日中，外为生气；从日中至夜半，内为死气。”服气之道，自然是吸取生气，回避死气，“生气、死气”这种说法至今为注重养生的人们所熟悉。《医心方》卷廿七，导引第五引《养生要集》云：“拘魂门，制魄户，名曰握固，令人魂魄安。魂门魄户者，两手大拇指本内近爪甲也。”“魂门、魄户”这种词语，在《诸病源候论》的养生方中也可以见到，但《养生要集》是东晋之书，前后存在继承关系，可见《诸病源候论》养生方中的词汇与晋朝以来的养生书籍有直接的关系。

后世把练气之法继续加以演化，归结的词语更加仔细，以诀窍的形式出现。如《寿亲养老新书》卷三，太上玉轴六字气诀：“呼有六，曰：呵、呼、呬、嘘、嘻、吹也。吸则一而已。呼有六者，以呵字治心气，以呼字治脾气，以呬字治肺气，以嘘字治肝气，以嘻字治胆气，以吹字治肾气。”这里的六字诀在《云笈七签》中的记载尤为详细，可以互相印证。

2. 与健身术有关的词汇

古代健身术类似于今天的体操，但又有区别。道医比较重视健身方法，如虎戏，指导引法名称出自《云笈七签·导引按摩》。猿戏，为导引方法名称，最早可见于马王堆汉墓的帛画，华佗列为五禽戏之一，有文字描述的则见于《云笈七签》的导引按摩。熊戏，《庄子》书及马王堆汉墓《导引图》都名为熊经，华佗将其列为五禽戏之一，有文字描述的也是《云笈七签》。

从五禽戏的名称来源看，肯定与秦汉以来的健身术有关。五禽戏虽然以《华佗传》记载为早，但有详细文字描述的却是《云笈七签》。《云笈七签》卷三十二的导引按摩部分，对华佗五禽戏的每一个动作都有记载，包括虎戏、鹿戏、熊戏、猿戏、鸟戏。五禽戏之后最有名的健身术是八段锦，这在道教书籍《道枢》和《灵剑子导引子午记》都有记载。

与健身术有关的还有按摩之类的词汇，按摩与导引本身就不分家，“按摩”这一名称非常古老，在《素问》和《韩诗外传》中已经可以见到。《素问》称之为“按蹻”，《扁鹊传》称之为“挢引”，《说苑》称之为“矫摩”，《急就章》称之为“揃搣”，《礼记》称之为“抑搔”，清代《医宗金鉴》则称之为“揉摩”或者“摩按”，名称虽然稍微有异，意思并无不同。

导引与按摩主要是体育锻炼的方法，但中医也使用导引术治病，如《内经》中总结导引疗法的适应症有痿、厥、寒、热和息积，临床配合按摩进行；还提到以烫药、导引配合治疗筋病。《金匮要略》强调以导引、吐纳、针灸、膏摩治疗四肢“重滞”症。

三、与方剂有关的道医词汇

道医的方剂词汇，最初都打上了鲜明的道家烙印，带有浓厚的传奇色彩，如《韩非子》所说的“不死药”，《汉书》说的“不终之药”，《海内十洲记》

说的“灵药”“灵香”，《汉武内传》说的“绛雪”，《淮南子》说的“秋石”，无一不是与仙药丹药有关。道家热衷于炼丹术，“丹砂”一词，在先秦《管子》一书中就可以见到，炼丹几乎离不开丹砂，因此把炼成的药剂也叫作丹药。

中古以后，丹药有关的词汇更加丰富，使得道医这种特色药物更加突出。《抱朴子》就有“寒丹、丹药、丹方、虹丹”等词语，并且发散到其他书籍中，如《南史》有“飞丹”，北周·庾信文章中有“飞龟”，都是道家仙药丹药。

唐代丹药有内丹、外丹之分，吕岩的著述中有记录。也有特殊的丹药，如紫金丹，就是长生的丹药，杜甫就曾提及。还有杏丹，系方士成药，刘禹锡有记载。紫金丹与杏丹，在《云笈七签》中也有，可以作为佐证。宋代对丹药的叫法有了变化，如“丹头”“丹剂”“丹石”，名称虽然不同，但指的还是丹药。元代则有了“灵丹”或者“灵丹妙药”的说法，明代的《牡丹亭》有“还魂丹”与“灵酥”，指的还是起死回生的仙丹。

总体来说，虽然丹药名称各异，但道教和文学作品中的这些丹药，都有夸大其词的成分，这与中医的求真精神并不合拍。但这些灵丹妙药经过实践的检验，有些被中医吸收，成为有特殊功效的药品。从医书来看，宋代以后，医书中的丹方大量涌现，丹方名称也逐步增加。这固然与宋代推崇道教的风气有关，但也说明丹药在治疗中得到了更多的应用。

比如“还丹”，本是道家仙丹，后成为中医丹药，如九还丹、大还丹、小还丹。炼丹方法和中医实践相结合，推动了古化学制药技术的发展，丰富了中国药物学的内容。两汉前的医学文献中，基本上无化学药剂，极少使用膏药。两晋以后，采用炼丹方法制作的膏剂大量出现，如五毒神膏、续断膏、丹参膏、蛇衔膏等。中医外科的膏药制剂对治疗疮、疡、痈、疽等具有显著疗效，后来成为中医外科的主药。

《医心方》卷廿六，延年方第一引《太清经》有“黄帝四扇散、西王母四童散、淮南子茯苓散”等方剂名词，都直接标示其道家的身份。《云笈七签》卷七十七也有“黄帝四扇散、西王母四童散”，文字基本相同。《云笈七签》卷七十一有各种大丹、小丹的名称，如九转丹、大还丹、小还丹、九成丹、九变丹、升仙丹、神龙丹、返魂丹、五灵丹、灵化丹、素月丹、丽日丹、红景丹、艮雪丹、太一丹、奔云丹、控鹤丹、八景丹、金华丹、堕月惊心丹、金液玉华丹等，这些丹药后来有些被中医外科使用，治疗外科疾病有良好效果，现今广泛使用的红升丹、白降丹，以及乾坤一气丹、混元丹、金龟下海丹、毒龙丹等“玄门四大丹”，皆由道教医学演化而来。

有的道教词语，被运用于方剂名称之中，只要仔细留意，就可以找到其踪迹。如“灵宝”一语，最早见于《太平经》。晋·葛巢甫加以发挥，造作《灵宝经》三十多卷，塑造出上自元始天尊，下至后世继承者的传经谱系。刘宋的陆修静大力弘扬，灵宝派于是流行于世。方名中含“灵宝”的方剂，宋代已经出现，如《太平圣惠方》卷二十五之“灵宝丹”、《博济方》卷四之“灵宝丸”、《是斋百一选方》卷十六之“神仙灵宝膏”，此后沿袭不改，如《玉机微义》卷十五引郭氏方之“仙授灵宝膏”，《赤水玄珠》卷十八之“中和灵宝饮”，《疡医大全》卷七之“灵宝如意丹”等，都属于同类情况。

此类道医词语变成中医词语的情况，在医书中比比皆是。例如：

玉壶丸、玉壶方，来自道教仙方的丸剂。

玉壶丸，《外台秘要》卷三十一，古今诸家丸：“《必效》玉壶丸，主万病，与麝香丸同效。”其药物组成为雄黄、朱砂、特生礜石、巴豆、附子、藜芦，共六味。其所治虽号万病，但其实是以治疗鬼注飞尸等为主。《外台秘要》卷三十一，解一切食中毒方：“又能加之为甘豆汤，其验尤奇。有人服玉壶丸吐呕不已，以百药与之不止，蓝汁入口即定。”《千金翼方》卷二十，备急第一：“余以武德中合玉壶丸，时值天阴，其药成讫，后卒不中用，终弃之。”《医心方》卷十四，治注病方第十一引《僧深方》有“西王母玉壶赤丸”，其药物配伍与《必效》玉壶丸相同，也是六味。《必效》可能为孟诜的《必效方》，《旧唐书》有录。

或云“玉壶方”。《千金翼方》卷二十，备急第一有玉壶方，主治、药物配伍与玉壶丸相同，但药物剂量不同，制作方法比玉壶丸更为详细，也是制成丸剂，可视作玉壶丸的一种变形。《医心方》卷十八，治沙虱毒方第十一引《抱朴子》：“若带八物麝香丸、玉壶丸、犀角丸等，兼避沙虱、短狐也。”可见玉壶丸来自道教仙方，东晋至唐一直在流传。

玄霜，得名与仙家药物有关。

玄霜，《千金翼方》卷十八，压热第六：“玄霜，主诸热风热气热瘴热，瘴恶疮毒，内入攻心，热闷，服诸石药发动，天行时气，温疫热入腑脏，变成黄疸。”其制作程序分为三重，先将金、寒水石、磁石、石膏四物煎汁澄清，再在此汁中入升麻、玄参、羚羊角、犀角、青木香、沉香六物煎汁澄清，又入朴消末、芒消、麝香当门子三物继续煎，候其凝结，即告已成，其后“下经一宿，当凝为雪，色黑耳”，因此名为玄霜。

玄霜之得名，与历史原因有关。《汉武内传》：“仙家上药有玄霜、绛雪。”这是传说中的仙丹妙药，也是历史上流传的掌故。在古代的医药界，存在一种托古的风气，常将后人的东西假托为古人所作，这是思维习惯使然，从语言角度来说，则是一种修辞手法。这里的玄霜，就是附会了汉代以后的仙药名称，达到夸张其神奇疗效的作用。

与前述情况不同，有些方剂名称用语的意义常与某种掌故传说有关，体现在方剂的命名中，常与借用神仙丹药有关，词语的形式没有改变，但内涵大有不同，不是原来的仙丹，而是指实际的治病方剂。

这类词语体现了方剂名称词语的社会背景和传承关系，反映了方剂名称的文化本质。换言之，这些词语是同一语言系统的内借词，直接从传说的仙方故事中加以转录，用语来自人们熟悉的事物，避免了造词的曲折，又使语义在使用过程中自然发生转化，这是语义延伸的一种有效途径。历史上中医和道教关系甚为密切，甚至有些用语不分彼此，更是增加了这种语义演化的可能性。例如：

霜雪、绛雪、白雪，指霜雪状的药末。

霜雪，《千金翼方》卷十八，压热第六："凡诸霜雪等方，皆据曾服金石大药，药发猛热，非诸草药所能制者则用之，若非金石发者，则用草药等汤散方制之，不得雷同用霜雪方，若用之，则伤于太冷，于后腰脚疼痛，乃更后为所患，宜消息之。"此处霜雪，指紫雪、玄霜之类的药物，因其为凝结物，形状似霜雪，故以之为名。

绛雪、白雪，《中医大辞典》谓白雪指粉霜（即轻粉），出自《抱朴子》，此处意思不同。

《外台秘要》卷三十七，铨择薛侍郎："又若觉大热者，可服紫雪或金石凌或绛雪或白雪等，但温半大升水，取次研一大两香汤，浴后顿服之，候一两行利，热乃退矣。凡此救急，紫雪为上。"

绛雪，《中医大辞典》有绛雪，言出自清·王士雄《霍乱论》。又名八宝红灵丹，其配方、主治与本处完全不同。《外台秘要》卷三十一，古今诸家散方："仙人炼绛雪，疗一切疾病，肺气积聚，咳逆，呕吐脓血，丹石毒发，……饮酒多醉困，久痢不瘥，孩子惊痫等。以上和水服之。产后一切诸病，堕胎，和酒服之。"其配伍为朴消、升麻、大青、桑白皮、槐花、犀角、羚羊角、苏方木、竹叶、诃黎勒、山栀子、槟榔人、朱砂。这里的绛雪，言其能治一切疾病，有故神其药的夸大，但终归是治病的方剂，与传说中叫绛雪的仙丹灵药自是不同的，抑或是医方书借用了其名而已。《医心方》卷十九，服红雪方第十七："《服石论》云：八仙云：绛雪疗诸百病，八公所授淮南王绛雪方者即此也。"绛雪，世人或有窃得此方合之者，俗共名之曰红雪。

中医方剂名词与道教医学的种种联系，古代医家也多有留意。《冷庐医话》卷五，杂方："太乙紫金锭方，出于《道藏》，元人所辑《卫济宝书续添方》中载之，名曰神仙解毒万病丸，则以为喻良能方，葛丞祖传，方后详载各症治引，并可救自缢落水，用冷水磨灌下，云绍兴府帅有施此药者，渠一子溺水已死，用其法救之遂苏。"类似"紫金锭"那样出自道教医学的方剂词汇，应该不在少数。

四、其他与道教医学有关的词汇

综上所述，一批后世使用的中医词汇，实际上肇始于道教书籍，原本就是道教的提法，后来才为中医吸收。因为道教的来源很多都是上古的神仙术，追求神仙术的人很多兼通医术，因此在用词上有共通的地方。道医的特点是医术和道术合为一体，医术为主，道术为辅。在《道藏》众多书籍中，与医学有关的占了十之六七，道教本以神仙术为标榜，因此对生命格外关注，医学作为卫生的一部分，自然也会受到道教的重视。除了上述的词汇外，实际上道教医学留给中医的语料远远不止这些，这种词语可以说随手可拾。如《医学疑问》有“女廉药枕神方”，言此方女廉传玉清，玉清传广成子，无疑与道家有关。

（一）与道教有关的普通中医词汇

中医至今还经常提到“大医”，大医直接就是指胸怀抱负、富有仁心、医术精湛的医生，这主要是受孙思邈《大医精诚》的影响。但孙思邈所言大医，应当来自道教，道教所说的大医，跟宫廷的太医应该不同。《太平经》卷五十，灸刺诀第七十四：“夫变事者，不假人须臾，天重人命，恐奇方难卒成，大医失经脉，不通死生重事，故使要道在人口中，此救急之术也。”卷七十二，斋戒思神救死诀第一百九：“如以卜卦工师中知之，除一祸祟之病；大医长于药方者，复除一病；刺工长刺经脉者，复除一病。”另外，如眼科古书《银海精微》，旧提孙思邈撰，现多认为成书于元末，因道家称眼为“银海”，故有此名。又如“肘后方”，肘后指医方或药方，唐人有此说法，但葛洪所著就是《肘后救卒方》，后名《附广肘后方》，可见此说法来自道教书籍。

有的医书如《丹医秘授古脉法》有明显的道家色彩，书中所言之“守灵脉”“育婴脉”“常在脉”“龙曜脉”“青龙脉”“神阙脉”，这种脉象名称均与寻常中医的脉象名称迥然不同，反而与道教《黄庭经》等书有一定联系。可见民间流传的道医名词，确实是通常书籍所难以见到的。

甚至一些普通的中医词语，在道教书籍中也有印证。如“五内”，《汉语大词典》引蔡琰《悲愤诗》，也见于《太平经》卷四十五，起土出书诀：“小人不忍情愿，五内发烦闷悃悒。”《太平经》的时间略早于蔡琰。又如“病乡”，指疾病，辞书不收此语。《抱朴子·内篇》卷十五，杂应：“入绝命病乡之时，招呼邪气，妄延鬼魅，来作殃害。”

（二）与祝由、禁术有关的词汇

祝由和禁术在今天被视为封建迷信，但祝由在古代是合法的，而且被当作医疗的一个科别，古代科学落后，很难用今天的标准去衡量，医疗活动结合祈祷符咒，也是十分平常的事情。

祝由，祝褶，祝祷符咒治病。《说文》：“祝，祝褶也。”《素问·移精变气论》：“古之治病，惟其移精变气，可祝由而已。”祝由术是包括中草药在内的，借符咒禁禳来治疗疾病的一种方法。该法在古代广为流传，多由师傅带徒弟的方法，口传心授。祝由之术的招式主要有下阴、入魔、念咒和舞作等。

祝由本是神仙方术之一端，巫术与医术分离之后，祝由之术被道教所继承，古代鬼神思想盛行，中忤中客之类，古人所说的祟病，都是此意，佛道还有业病之说，因此邪鬼所致之病，自然要以驱鬼之巫术祝由来应付。一时的昏厥晕眩，或者神志衰弱所致的功能性疾病，方士巫术施行符咒之术，兼之以仪式，辅之以药物，未必无效。

《神仙传》有“禁气”之术，说的就是禁术。在医书中也有记载，有专门讲禁术的，如《千金翼方》卷二十九、卷三十是专门说禁经的，也有记载与禁术有关方剂的，如《串雅内外编》有禁药门，所谓禁药即用于禁术的药物，如李子建杀鬼丸等。

《千金翼方》卷二十九、卷三十专门搜集禁术治病资料，有许多反映唐代禁术的语料，禁术的书卷叫作“禁经”“符禁”“禁法”，实施禁术叫作“行禁”“咒禁”或“持禁”，用禁术治病的人叫作“禁师”，禁术中常用的动作叫作“捻目”。所谓捻目，就是捻动手指关节，目就是手指各个指节的名称，其中有“虎目、狗目、生人蛇虎喉、蛇虎目、鬼目、生人目、地狱治鬼目、天狱目、鼠目、都监目、禁鬼目、天心、游师目、三师目、左金堂、玉堂”等名称，还对手掌中的纹理也分别命名，有“鬼道”“鬼舍”“食地”“天纹”“人道”，用禁术治疗的主要是“瘟疫”“邪病”“遁注”“蛊毒”“产晕”等，也有“金疮”“疮肿”“疟病”等，从中可以知道禁术对付的疾病要么是当时难以治愈的疾病，要么作为治疗的辅助手段。禁术治疗中，迷信只是形式，真正起作用的是药物，因此表面上禁术也似乎有点作用。

禁术这种治疗方法，是道教符箓方术的一种，中医显然也受过其影响，因此在医书中间或也有这种资料。如《永类钤方》卷一，料简诸疫证治：“况疫之作，皆始于秽恶，或地多死气，沟渠熏蒸，世谓狱温、墓温、庙社温、山温、海温、家温、灶温、岁温、天温、地温等。”这些瘟疫的名称，也是属于祝由的名称，不像正常瘟疫的名称，与《千金翼方》卷二十九，禁温疫时行第七所谓的“青温、赤温、白温、黑温、黄温”五温名称，是类似的状况。

祝由和禁术没有很大的区别，在今天人们的眼里，都是道士画符喷水、念咒作法之类的迷信活动。如果一定要说祝由和禁术的差别，那么祝由以祈祷、祝告为主，多半是秘密从事，不让病人知道；禁术以念咒语驱病为主，要借助一些道具，动静很大，病人不可能不知道。古人相信许多疾病是因鬼招致的，而孙思邈本人也被称为孙真人，道教色彩很浓，因此《千金翼方》有这些禁术资料，也就不足为奇。

至于祝由和禁术，医生大多认为没有治疗作用，也有人认为有心理治疗或者辅助治疗的作用，大体上评价很低。虽然留下了一些特别的词语，但确实没有深入探究的必要，这里只是简单地作一些交代而已。

第五节　民间医学的特色词汇

除了前述的医学流派外，剩下的主要是民间医学，民间医学自古以来始终在社会上存在，虽然不能大红大紫，却也时常有可圈可点之处。如走方医和地方医学流派，其用语就自成一格，颇有特色。官方医学和医学流派对社会的覆盖面有限，在缺医少药的广大乡村地区，主要依靠民间医生和民间医学，因此民间医学的词汇同样不可忽视。

走方医就是民间医生的一种，古人或者叫作铃医、草泽医、串医。这种医生良莠不齐，有的有真本事，有的是走江湖贩卖假药的，人们因为无法识别，笼统称之为江湖郎中或者游医。走方医自古就有，由于其行业名声不佳，其中夹杂着坑蒙拐骗之辈，无所不为，因此提到走方医，人们大多表示轻蔑。至于走方医的医术，本身十分神秘，外人也无从得知。

清代杭州的赵学敏，专门求教走方医，对走方医术作了深入总结，编有《串雅内外编》。在这部书里，我们可以看到许多走方医的词汇，如撮痧，见于《串雅》绪论，即提痧；舌笋，见《串雅内编》，指小儿舌上起白泡，妨碍吮乳，引起啼哭不止；五毒丹、一檫光、截泻丸、牛郎串、蓬莱丸、起废神丹、加味绿矾丸，这些方剂名称都出自《串雅内编》，都是走方医的方剂名称。

宋代以后铃医等名称的出现，说明走方医等民间医生已经自成一派，并且在社会上已经有相当影响。但走方还不是民间医生的全部，民间的医生还有其他的类型。民间医生比较贴近百姓生活，所以有的带有江湖风气，有的则有迷信色彩。民间医学的特点均以地方性和民俗性为主，民间医学虽然自古存在，但对正规医学的影响，各个时期表现不一。以方剂书籍和本草书籍为代表的正规医学，对民间医学的词汇多有排斥，但有时也有吸收。尤其是近古以后，正规医学已经比较稳定，向本草书籍之外寻求药物，向方剂书籍之外寻求方子，成为新的趋势，民间医学成为一个补充原有医学词汇体系的主要来源。

一、民间医学的疾病名称

疾病名称来自民间约定俗成的说法，大多是地方性的名称，使用范围有限制，医书有时也加以记载。在中医古书中，《肘后备急方》记载了许多地方性疾病，地方性疾病名称是民间医学的标志之一，《诸病源候论》记载的地域性病名更多。

民间医学的词汇特点是非正规，在老百姓中口头流传，与正规的医学用语有所区别。《岭南卫生方》卷下，劳发：“若腋下有核，及臂膊有核肿者，有无核而作寒热者，此皆谓劳发证也。盖因气血虚弱，劳役所致。斯劳发之名，乃世俗传袭之言耳，非正病名也。”这里说得很清楚，凡是像“劳发”之类的民俗病名，都不算是正规的病名。与中医其他名称类似，病名也有正名与俗名之分。

古代医家在为民众治病的过程中，必然会接触到民间的疾病名称，这种来自民间的疾病名称，古代医家也早已留意过，在医书中也有反映。如医话类的书籍中，说到一些病名，附带也会提到民间的来源：

发暴，《医说》卷七，发暴：“浙中人因食瓜匏，多要发吐泻霍乱，谓之发暴，以致于有不救者。为何？瓜匏种之在土，不久值时暖易长易成，使人食之则发暴。若同香共食则可免，香今香薷也。人使香食瓜子是矣（名医录）。”

青筋，《冷庐医话》卷三，痧：“陈载庵云：《痧症全书》中涤痧丸，失载其方，余访得之，即是龚云林《万病回春》所载白虎丸，用千年锻石，刮去杂色泥土为末，水飞过，丸如桐子大，每服五十丸，再视病轻重加减，烧酒送下。此药顺气散血，化痰消滞，治青筋。（北方谓之青筋，南方谓之痧。）”《松峰说疫》亦采此方，谓霍乱痧胀皆治之，惟青筋多生冷寒湿所致，宜用烧酒，至热症或用冷水冷茶送，随症变通可耳。

脚蛀，《冷庐医话》卷五，杂方：“脚烂而痒有水不能行步，俗名脚蛀，南方人多有此疾，脚蛀糁明矾末，痒不能止，反增疼痛，余家传方，用老烟末糁之，燥湿止痒，亦颇应验。”

当然也有一些民间疾病名称，文献中并没有直接点明其来源，但我们根据相关的材料，完全可以确定其民间的性质。例如以下的疾病名称：

无辜，《中医大辞典》未录。《汉语大词典》云俗谓小儿羸病，引苏轼文为例，但何为小儿羸病，所语不明，其实就是传染病，即传尸劳病。

《医心方》卷十三，传尸病方第十三引《玄感传尸方》：“形候既众，名号又殊，所以然者，《中华通》曰：传尸，蜀土都名瘦病，江左称为转注，野俗谓之伏练，下里名为殗殜，小儿乃曰无辜，因虚损得名为劳极。骨中热者号为骨蒸，微嗽者称为肺痿，神鬼为祟名之复连云云。”《玄感传尸方》，相传为唐·苏游所撰。《外台秘要》卷十三，灸骨蒸法图：“骨蒸病者，亦名传尸，亦谓殗殜，亦称复连，亦曰无辜。”

“无辜”也可指脑后的病理产物。《外台秘要》卷十三，无辜方二首：“又疗无辜，脑后两畔有小结者。无辜之病，此结为根。欲疗者先看结之大小，然后取细竹斟酌笼得此结，便截竹使断，状如指环形，仍将此竹笼结，自然不得转动，以火针针结子中央，作两下去针讫，乃涂少许膏药，无者杂油亦得。……候脓溃尽，结便自散。俗法多用刀子头割者，谓之割无辜，比来参详，殊不如针之以绝根本。”

胎瘤，《汉语大词典》未录。《中医大辞典》云出自《外科正宗》，但《东垣试效方》已有。《东垣试效方》卷九：“翌日，见和叔曰：吾得之，汝乃肾中伏火，精气中多有红系，以气相传生子，故有此疾。遇触而动，发于肌肉之间，俗名曰胎瘤是也。”时间上可以提前到金代。这是宋元白话中出现的病名，在此前未见。

再如“挑生”，从各种医书的记载来看，便是岭南两广一带的说法，出现的病例也大都是岭南的例子。

挑生，属于古代蛊毒之一种，于饮食之中下毒。始见于宋代医书。《汉语大词典》未录。

《类编朱氏集验医方》卷十四，中毒门：“中挑生毒方，兴化人陈可大，知肇庆府。肋下忽肿起，如生痈疖状。顷刻间，其大如碗，识者云：此挑生毒也。俟五更以绿豆细嚼，试若香甜则是，已而果然。”“雷州民康材妻，为蛮巫林公荣用鸡肉挑生，值商人杨一者，善医疗，与药服之。”“凡吃鱼肉、瓜果、汤茶，皆可挑生，初中毒觉胸腹稍痛，明日渐加搅刺，满十日则物生能动，腾上胸痛，沉下则腹痛，积以瘦悴，此其候也。”《仁斋直指方》卷二十五，挑生：“挑生多于饮食过度，凡鱼肉果菜茶汤酒醋之中，皆可挑毒以中人。自岭以南，率多有此。”

以上是宋代医书的例子，到元代的医书中，仍然可以见到。如《岭南卫生方》卷中：“又治蛊毒挑生及蒙汗诸中毒神效诸方，蛊毒之害，应人饮食可以中人。”“广南挑生杀人，以鱼肉延客。对之行掩胜法，鱼肉能反于人腹中，而人以死。……乾道五年亲勘一公事挑生，买肉置于盘中，俾囚作法，以验其术，又顷，肉果生毛，何物淫鬼，乃能尔也。”“挑生之害，于饮食中鱼肉果菜，皆可挑生而中人。”有的书上不明就里，把“挑生”写作“桃生”，其实是讹文。

又如“虾须疮”，也是岭南的一种寄生虫病。《本草拾遗》卷五，鸀鳿鸟：“主溪毒、沙虱、水弩、射工、蜮、短狐、虾须等病。将鸟来病人边，则能唼人身，讫，以物承之，当有沙石出也。”“其虾须疮，桂岭独多，著者十活一二，惟有早觉者，当用芋草及大芋、甘蔗等叶，屈角入肉钩之，深尽根，蒜封可差。须臾即根入至骨，其根拔出如虾须，疮号虾须疮。”“有如丁肿，最恶者，著人幽隐处，自余六病，或如疟及天行初著寒热。亦有疮出者，亦有无疮者，要当出得沙石，迟缓易疗，不比虾须。”虾须疮，大体也是与古人所说的射工、溪毒类似，是由寄生虫引起的疾病，因疮根拔出如虾须，因此得名，属于桂岭一带的名称。

到了明清时期，民间疾病词语为医书吸收的数量就更多了，其中以外科的疾病名词与民间经验方有关的疾病名词居多。这些词语是当时民间医学实际情况的反映，也是当时医学词汇的一部分，值得我们加以关注：

惹肥，就是乌茄疔。《汉语大词典》未录。《验方新编》卷十九言脚趾生肉刺，俗名鸡眼。《归砚录》卷二：“瘭疽甚多，手指生满，逐枚破去其脓立愈，谁谓江浙所无，吾乡呼为惹肥。”今天我们知道，此为钩虫病，因钩虫钻进皮肤而发病，南方农村称为惹肥，北方叫作粪毒，多因赤脚行走于粪肥所浇的地上所致，故有此名。

穿心箭痛，《汉语大词典》《中医大辞典》均未录。《验方新编》卷三，各种气痛："酒食凝滞攻冲作痛或有形无形，乡人称为穿心箭痛，方书无所稽考，法宜宣通血络。"

黄瓜毒，指臂内生痈肿。《汉语大词典》未录。《外科证治秘要》第一章："他如小便下面皮肿如水晶泡，名鹅肫疳；臂肿而块长大一条者，名黄瓜毒。皆俗名也。又如疽发于背名发背，偏于左右，以手可搭，名搭手。疽发于手足之背。其实皆俗名也，然无害于事，不妨随俗称呼。"《外科证治秘要》第二十五章："臂痈、黄瓜毒，自肘以下通名臂，生臂外名臂痈，生臂内名黄瓜毒，一名鱼肚发，皆形似也，多由气血不和。"

泥鳅肚，《汉语大词典》未录。《验方新编》卷十八，手指红肿作痛："俗名泥鳅肚，用酒调石灰敷之，干则再换，数易即愈。"《中医大辞典》有泥鳅疽、泥鳅痈，此是俗名，未收。

寒毛疮，《汉语大词典》未录。《奇效简便良方》卷二："腿痒难忍，名寒毛疮，做过豆腐之渣，炒热敷之，用布包紧，冷则随换包，一夜即愈。"《疑难急症简方》卷四，风气风毒："腿痒难忍，名寒毛疮（丁氏），豆腐渣，炒热敷之，用布包紧，冷则随换包，一夜愈。"

鱼睛疮，《汉语大词典》《中医大辞典》均未录。《卫生易简方》卷九，疮疖："治鱼睛疮遍身赤白头，出水，发热憎寒，用朱砂、蟾酥、白面各一钱，研细末，饭丸如萝卜大，放疮口内。"

燕窝疮，《汉语大词典》未录。《外治寿世方》卷二，颈项："燕窝疮（本名发际疮，生头枕骨下发尽处），铜灯盏内青垢刮下，研烂榡之，神效。"《疑难急症简方》卷四，诸疮毒类分："眉间生疮谓之燕窝疮（丁氏），白矾汤或芥菜汤，或白菜杵涂，或肥皂烧灰，枯矾（等分）为末，香油和敷上。"

附毒疮，《汉语大词典》未录。《验方新编》卷二十四，附毒疮："凡人因误服附、桂之药，以致或生痈疽，名曰附毒疮，慎不可服败毒凉剂等药，并不必贴膏药为要。"《验方新编》卷二十四，附毒疮："斜桥狄东升，年近八旬，乾隆庚戌夏，因误服附、桂等药，以致腰患附毒，大似冰盘，臭腐难近。"

天丝，古人谓飘扬空中的丝状毒物，进入眼中会引发眼科疾病。

《审视瑶函》卷六，飞丝入目症："此症谓风扬游丝，偶然撞入目中而病痛也。即今人呼为天丝打眼，若野蚕蜘蛛等虫之丝，其患尚迟，若金蚕老鹳丝，当日不出，三日必珠裂破碎。"《宋本备急灸经》诸发等证，竹阁经验备急药方："鹰鹘鹳鹤之类，春夏多食毒蛇，抛粪空虚，间或悬在树梢，遇风飘扬，细如丝尘，人有当之者，则为天丝毒。""治眼目暴肿，疼痛出血，春夏之月人患此者，谓之天丝毒。"《外科证治全书》卷一，眯目："天丝风物入目，宜急治之，用京墨磨浓，以新笔蘸涂目内，闭目少时，以手张开，其丝自成一块，用绵轻轻惹下则愈。”《归砚录》卷三：“因问此何证？曰：记少时邻人患病类此，一老医以此法治之而愈，谓误食天丝毒也，想墨汁无害，故令试之，不料其果合耳。”天丝毒，《中医大辞典》未录。有人把天丝理解成灰尘，其实不然，因为如果仅仅是灰尘入目，多半不会使人得眼病。

以上几个名称，即使不作解释，根据正文所言，也可以明白其含义。这些词语大多来自民间医生的用语，属于民众使用的通俗病名。

任何医学词汇都有历史的局限性，民间医学词汇也不例外。民间疾病词汇也有一些迷信色彩比较浓厚的，有的病名与鬼神或者巫术有关，这从名称上就可以看出来：

鬼箭，《汉语大词典》言迷信者谓人体为鬼箭射中即致疾病，引明·高启为证。指全身筋骨疼痛，中古时把病因不明的全身疼痛叫作鬼打。鬼箭、神箭之说有似于此，谓其疼痛难忍，古人迷信，故有此说。神箭，《汉语大词典》无此义。《春脚集》卷四，内科：“白薇煎，治箭风痛，俗名鬼箭打。”《经验丹方汇编》癫痫狂乱：“神箭，狗骨（烧灰）三钱，山栀七个，面（飞），糟各一两，醋调敷，不可针刺。”神箭，犹言鬼箭，指遍身筋骨疼痛不已。《本草纲目拾遗》卷三，野苎麻：“《救生苦海》：治神鬼箭，用野苎麻、川南星同捣敷。”《奇方类编》奇疾方：“神鬼箭，炒山栀、炒面桃头七个，杵饼贴。次日作七丸，投炭火中烧响即愈。”《疑难急症简方》卷四，风气风毒：“鬼箭（玉历），治箭风神方，俗名鬼箭，或头顶手足，筋骨疼痛，半身不遂等病。”“鬼箭风，烧酒搽患处，手拍之见青色愈。”

害神、疳蛊、肿蛊、癫蛊，都是蛊毒的名称。皆见于《验方新编》。《汉语大词典》未录。

害神，古人所说的一种蛊毒。《验方新编》记载了多种蛊毒，其中之一就是“害神”。《验方新编》卷十五，蛊毒，中害神：“放害神，亦蛊类也，人中其药则额必焦，口腥、神昏、性躁，目见邪鬼形，耳闻邪鬼声，如犯大罪，如见恶役持练锁至，如有刀兵健卒追赶，常思自尽。”“中害神，先用灶心土同凉水搅澄清服取吐。”

疳蛊，《中医大辞典》未录。《验方新编》卷十五，疳蛊：“疳蛊者，匪人谓之放蛋，又谓之放疳，又谓之放蜂，惟两粤最多。端午日取蜈蚣与各小蛇、蚂蚁、蝉、蛆、蚓、蜒蚰虫、头发等研末，其人常刻一小瘟神像，在房内或箱内奉之，常将毒药置于神前。”“中疳蛊小便未见白浊，势虽极危，果能持戒，照方服药，无有不愈。”“疳蛊服解毒、败毒、发毒之药，则大便秘结者，盖药毒在身，逢解药则降下大肠。”“疳蛊服药后病必大减，或时而病忽翻者无妨，但照方服药，自然病退。”

肿蛊、癫蛊，《中医大辞典》未录。《验方新编》卷十五，蛊毒：“肿蛊，受毒者，肚必常叫。肿蛊者，壮俗谓之放肿。腹大、肚鸣、大便结秘，甚则一耳常塞，一耳少厚，治方见后苏荷汤四方。”卷十五，癫蛊：“壮俗埋蛇土中，取菌毒人，则人心昏头眩，笑骂无常，或遇饮酒时，药毒辄发，忿怒凶狠不可制者，名曰癫蛊。”《验方新编》直接说明此两种蛊毒来自“壮俗”，如此说来，肿蛊、癫蛊原本出自壮族地区。壮族地区的医药，很早就与汉族的中医有交流，唐代使用的一些药物就来自南方的壮族地区。《验方新编》收录的则是近世的病名罢了。

二、民间医学的药物名称

民间的药物与本草之间原来并没有截然不可逾越的界限，本草书的药物虽然有正规指导的意义，但是民间的药物后来经过验证，也多有被有眼力的医家吸收进入本草的行列。“草药”两个字，原本指草本植物，《说苑·建本》就有其用例，到宋代仍旧如此，宋代以后才转变为有别于官方本草的民间草药，说明宋代以后，民间的草药与官方的本草有着明显的差别，清·吴敏树《杂说》所提到的草药，已经不是本草所记之物。民间的草药自然会遭到轻视，但在医书的各种记载中可以看到，民间的药物对于一些疾病的治疗，仍然有着独到的优势。

唐代医书记载的民间药物，以岭南比较有名，有些唐以前已经进入本草，如高良姜。唐代则比较关注岭南的毒药与解毒药，如白药、赤药、黄药、黑药，均是指当时岭南一带使用的解毒药。

《本草拾遗》卷三，甘家白药：“味苦，大寒，小有毒。主解诸药毒，与陈家白药功用相似。人吐毒物，疑不稳，水研服之，即当吐之，未尽又服。此二药性冷，与霍乱下痢相反。出龚州已南甘家，亦因人为号。叶似车前，生阴处，根形如半夏。岭南多毒物，亦多解物，岂天资乎?”陈家白药：“主解诸药毒，水研服之，入腹与毒相攻必吐，疑毒未止更服。亦去心胸烦热，天行温瘴。出苍梧，陈家解药用之，故有陈家之号。蔓及根，并似土瓜，紧小者良，冬春采取。一名吉利菜，人亦食之，与婆罗门白药及赤药功用并相似，叶如钱，根如防己，出明山。”卷三，冲洞根：“主热毒，蛇犬虫痈疮等毒，功用同陈家白药。苗蔓不相似，岭南恩州取根阴干。”

或云白药、黄药、黑药，药物性质类似。慧琳《一切经音义》卷五，莫耆：“梵语也，能除众毒，神药名也，其药功力，经中自说，如此国中岭南陈家解毒白药、黄药、黑药之类也。”《岭表录异》补遗：“广之属郡及乡里之间多蓄蛊，彼之人悉能验之，以草药治之，十得其七八。药则金钗股形，如石斛、古漏之（女栗畏苦，食之即吐）、肝藤（浓汁，煎吃）。陈家白药子（一名吉荆），本梧州陈氏有此药，善解蛊毒。有中者即求之，前后救人多矣，遂以为名。今封康州有得其种者，广府每岁常为土贡焉。诸解毒药，功力皆不及陈家白药。”吉荆，鲁迅校勘云，《太平御览》卷九百八十四，一名“吉利”。此与上文《本草拾遗》“一名吉利菜”所言一致。

都惏藤、三百两银药、三百头牛药，均为岭南俚人使用的解毒药。

《外台秘要》卷三十一，解饮食相害成病：“俚人有解疗者，畏人得法，在外预合，或言三百头牛药，或言三百两银药。余住久，与首领亲狎，知其药并是常用，俚人不识本草，乃妄言之。”又药所出州土：“交州：槟榔、三百两银、龙眼、木蓝子。”三百两银，《千金翼方》卷一，药出州土第三：“交州：槟榔、三百两银、龙眼、木蓝子。”

都惏藤，《外台秘要》卷三十一，解饮食相害成病：“又方，都惏藤（十二两，此药岭南有土人识，俚人呼为三百两银药，甚细长，有高三尺，微藤生，切）右一味，以水一升、酒二升，和煮取二升，分三服，服讫药毒逐大小便出。”“又疗腹内诸毒方。都惏藤、黄藤（各二虎口，长三寸，并细剉），右二味，以酒三升合罂中，密封，以糠火围四边烧，令三沸，待冷出之。”

后代有三百两银药，见明·兰茂《滇南本草》，云为木蝴蝶之别名。木蝴蝶条云出《本草纲目拾遗》，又名千层纸、千张纸、玉蝴蝶，但药性与《外台秘要》所云不符合，当是二物。

不管是三百两银药，或者是三百头牛药，都是一种隐名，作为一种命名方式，其言外之意就是要故意隐瞒真实的药名。至于都惏藤，按照书中的记载，作者当时应该是明白的，他亲自从少数民族的首领处得知，又说岭南有土人识此药，可见此事不谬。

菌药，《汉语大词典》未录。《饮食须知》卷三，菜类：“又南夷以胡蔓草毒人至死，悬尸于树，汁滴地上，生菌子收之，名菌药，毒人至烈。”现代说的菌药，要么指细菌药，要么是菌类植物做成的药，与这里说的菌药不同。胡蔓草就是断肠草，或者叫作钩吻草，有剧毒，食用此物则口鼻流血，胃肠溃烂，往往致命。古代少数民族地区经常有人以此物害人。菌药与断肠草直接关联，自然也是剧毒之物。

根据唐代医书的记载，唐代的地方性药物不在少数，其中许多地方性药物名称至今已经湮没无闻，当然从当时文献记载来看，地方性药物比较有影响力的，除了来自岭南的药物以外，当算齐州的荣婆药比较著名，这是一种治疗疮肿的外科用药。

荣婆药、阿婆赵荣二药、荣姥赵娆二方，指齐州出产的一种中成药。

荣婆药，《千金翼方》卷一，药出州土：“齐州：阿胶、荣婆药、防风。”药出州土，犹今言某地出产的地道药物。其中荣婆药不好索解，辞书也未作解释。

《本草拾遗》卷二：“阿婆赵荣二药有小毒。主丁肿恶疮出根，蚀息肉、肉刺。齐人以白姜石、犬屎、绯帛、棘针钩等，合成如墨，硬土作丸。又有阿婆赵荣药，功状相同云。石灰和诸虫及绯帛、棘针合成之，并出临淄、齐州。”由此可知，阿婆赵荣二药，是以姓赵、姓荣的两位老妇来取名的。荣婆也说成荣姥。《千金要方》卷二十二，疗肿第一：“疗肿方殆有千首，皆不及此方，齐州荣姥方亦不胜，此物造次易得也。”

《千金要方》卷二十二，疗肿第一有齐州荣姥、赵娆二方。荣姥方的药物组成为白姜石、牡蛎、枸杞根皮、钟乳、白石英、桔梗。赵娆方的药物组成为姜石、牡蛎、枸杞根皮、茯苓，此与《本草拾遗》阿婆赵荣二药，主要药物姜石是一样的，可见此类方剂主要药物类同，功用类似，是古代的中成药，具体制作可能不同，但都托名于阿婆赵荣二药。

宋代方书多为当时著名医家所撰，在这些方书中，经常会附带说明一些药物的民俗名称，表明这些药物来自民间，有的为当时本草未收，有的则是与通行本草不同的民间俗称。这些药物名称不同于雅言词语，带有明显的鄙俗色彩，一看就知道来自方言或者群众语言。

鼻涕团，《汉语大词典》言是山楂别名，云见《本草纲目》。《是斋百一选方》卷十四，第二十二门，治肠风：“又方，山枣俗呼为鼻涕团，并肉核烧灰，米饮调下。”

耳环草，《汉语大词典》未录。《是斋百一选方》卷十四，第二十二门，治痔，汉阳章教授传：“鸭脚草俗呼为耳环草，又名碧蝉儿花，用手挪软，纳患处即愈。”《喻选古方试验》卷二，痔漏：“又方：耳环草（即淡竹叶）挼软，纳患处，效。”《新编山居简要医方便宜》卷九：“敷痔方，耳环草（一名鸭脚草，即碧蝉儿花）手抓软，敷纳痔处，即愈。”

鬼莲，《汉语大词典》未录。《叶氏录验方》卷下：“治外痔方，右采莲子草（俗谓之鬼莲，生道边甚多），用壹握，以油盐少许同揉细，去却些小汁，约去壹半汁，罨谷道处，频频咳嗽，痛立止，此药极妙，不可尽述。”

紫梢花，《汉语大词典》未录。《妇人大全良方》辨识修制药物法度：“紫梢花（即湖泽中鱼生卵于竹木之上，如糖澈状者是，去木用之）。”紫梢花，就是鱼虾产卵孵化后留下的壳，至今有人仍然用为药物。

天罗、天萝，就是丝瓜的俗名。《是斋百一选方》卷八，治风蚛牙痛：“丝瓜儿俗呼为天罗，烧灰存性为细末，擦痛处立止。”《东医宝鉴》汤液篇卷二，丝瓜引《医学正传》：“一名天萝，一名天络丝，叶名虞刺叶。”《新编山居简要医方便宜》卷十一，治风蛀牙痛方：“霜杀老丝瓜（即天罗布瓜）烧存性为末，擦痛处即止。”卷九，治下血：“又方，丝瓜，一名绵瓜，即天罗布瓜，烧寸性为末，温酒下二钱。”朱丹溪《脉因证治》卷下：“又方，天萝筋烧灰，治疝妙。”《外科大成》卷三，鼻部：“天萝散，治鼻渊而兼脑痛者，名控脑砂，有虫食脑。丝瓜藤近根处三五尺，烧存性为末，每服二三钱，黄酒调服。”此方之所以叫天萝散，就是因为方中主要使用的是丝瓜。

鹿朴、鹿木，《汉语大词典》未录。《是斋百一选方》卷十六：“治脑疽发背，肾痈奶痈，一切疮肿等疾。詹判院传。鹿朴（在处人取其叶捣汁，投溪潭中以醉鱼，江西人谓之鱼醉草，绍兴人谓之鹿木），右腊中取根，……每服三四大钱，无灰酒一大盏，煎至七分盏，去滓，空心食前带热服，忌葱、酱、酒等。”《名医类案》卷十二，中毒：“一人误食石斑鱼子，中其毒，吐不止，或教取鱼尾草研汁，服少许，立愈。（鱼尾草又名樚木根，形似黄荆，八月间开紫花成穗，叶似水杨，无大树，经冬不凋，渔人用以药鱼。）”

元明清以后，方书的民间倾向有所抬头，许多方书本身就是在民间行医的医生所著，记载了不少民间的药物及其名称，说明民间药物受到重视，在本草之外寻找新的药物，成为当时的一种趋势。有的药物如“三七”，由于其功效得到人们一致的认可，从而脱颖而出，成为妇孺皆知的药物。除了“三七”以外，其他民间药物为中医所吸收的，也不在少数。

金不换，就是血三七。《血症全集》理气导血药：“三七，即金不换，止吐衄血、下血、血崩。气味甘，微苦温。主治止血、散血、血运、血痛，乃阳明、厥阴血分之药，故能治一切血病。”《青囊全集秘旨》卷上，药性赋：“秦王试剑一名鹿蹄草，紫贝龙芽又名龙含，落得打即名碎碎纷，实名长生草，血三七又名金不换，即是草河车。”《医便》卷五，服用：“三七出自粤西，惟右江南等州蛮夷地名为最，产于险峻山谷之间。味似人参，每茎上七叶，下三根，故名三七。重拟良金，又名金不换，又名血见愁。”

过山龙，就是土茜草。《汉语大词典》引《本草纲目》为例。《东医宝鉴》汤液篇卷二，茜根引《正传》云：“一名过山龙。”《本草纲目拾遗》卷三，土茜草：“一名地苏木、过山龙、风车草，此南方所产茜草也。”治疗疮朱罗峰方也使用“过山龙”。

黑狗脊，就是贯众。《汉语大词典》引《本草纲目》为例。《中医大辞典》未录。《东医宝鉴》杂病篇卷八，诸疮：“敷药：治疮烂遍身，黑狗脊（即贯众也）、寒水石、硫黄、白矾（枯，各二两），蛇床子（一两），朴硝（五钱），右为末，腊猪脂调敷，妙。”汤液篇卷三，贯众引《本草》：“根形、色、毛、芒全似老鸱头，故呼为草鸱头，一名黑狗脊。三月采根，晒干。”

隔虎刺，《汉语大词典》未录。《幼幼新书》卷四十，木部第三：“伏牛刺，一名隔虎刺。”《幼幼新书》卷二十五，走马疳第一：“隔虎刺中虫（一个），隔虎刺木（如虫长短，要用两节，川人谓之隔牛刺），右将刺木并虫都一处烧作灰，汝麝香少许，细研，凡贴疮，先使蜜涂虫咬处所，临时用药贴之，来日揭起立效。”《本草纲目》有隔虎刺花，是伏牛花的异名。

吴风草，《汉语大词典》《中医大辞典》均未录。《时方妙用》卷二，辛附子汤：“野老某，年八旬有余，传予奇方，用生金樱根，去粗皮一两半，吴风草三钱，香菌极小团结者七枚，水煎服一服，小便即通而肿愈。”“吴风草原名鹿衔草。”

观音柳，就是西河柳。《汉语大词典》引《本草纲目》以下例子，可以提前。《卫生易简方》卷五，积聚癥瘕：“用观音柳煎汤，露一宿，至五更饮数次，痞自消。”《验方新编》卷十六，风湿疹子有“西河柳叶五钱（又名观音柳）”。

婆婆针，就是蛇头草。《汉语大词典》未录。《癫狂条辩》附录，癫犬咬方，人参败毒散：“再加婆婆针同煎，更妙。此药稀少，草本，叶对节生，顶有蕊，内有白毛黑针。”《济世神验良方》外科附录：“蛇头草（一名婆婆针线包，子内有似杨花者），水浓煎，入陈酒半盅服取汗。”

酒浆板、荷包草，《汉语大词典》未录。《本草纲目拾遗》卷五，荷包草：“眼中生疔：眼科要览，用肉馄饨草连根叶，和酒浆板捣汁，饮二三次，即愈。（酒浆板，即酒酿糟也。）”肉馄饨草，即荷包草，形似挂包、馄饨，故名。这里荷包草采用的是正文解释，酒浆板则用注文解释，两者混用，说明正文解释与注文解释是同一棵大树上的不同枝叶，完全可以做到浑然不分。

像婆婆针、酒浆板、荷包草这种药物名称，按照雅言的标准，可谓俚俗不堪，但医书还是本着实事求是的原则，有善必采，可见民间草药在当时的医学有一席之地。

有的药物论名称非常玄乎，也十分神秘，甚至成为宫廷秘药，但究其来源，仍然是民间药物。例如猴经，也叫作猴结，就是一个典型的例子：

猴经，《冷庐杂识》卷六，猴经：“药物中有猴经，乃牝猴天癸，治妇女经闭神效。李心衡《金川琐记》云：‘独松汛之正地沟，山高菁密，岩洞中猿猱充仞。土人攀悬而上，寻取所谓猴经者，赴肆贸易，多至百斤。’此可以补诸家本草之阙。”《冷庐医话补编》博物，猴经：“猴经一名申红，《拾遗》云：深山群猴聚处极多，觅者每于草间得之，色紫黑成块，夹细草屑云，是母猴月水干血也，产广西者良，治干血劳。”

猴结，《汉语大词典》《中医大辞典》均未录。《青囊全集秘旨》卷上，接骨治伤方药，七厘散有“猴结（一钱五分）”。《青囊全集秘旨》上卷，下阴部，扫金夜光有“猴结”。猴结，就是猴竭、血灵脂，为西南地区密林深处黑叶猴的猴结，即雌猴排出之经血，其中一部分经过演变凝结成为猴结，系暗红色的块状物。古代猴结是宫廷的妇科秘药。

还有猴药，一种方剂名称。因可以治疗猴证（阳毒）而得名，当是民间医生的叫法。《汉语大词典》未录。

《松峰说疫》卷二，助汗：“塞鼻手握出汗方：谵语，循衣摸床，形如醉人，且如猴像，呃逆目赤，俗云猴症，实阳毒也。麝香、黄连、朱砂（各三分），斑蝥（一分），共为细末，枣肉为丸。”此处方子，松峰云：“此即俗云猴药也，然此名不见经传，细参其方，亦未可厚非。”《中医大辞典》未录。猴症、猴药，都是民间医生使用的名称，不是经方派的医书可以见到的。

中华人民共和国成立以后，民间草药受到真正的关注，各省大都编写了草药书，论草药的词汇总量，超过了以往任何一个历史时期，使得全国各地的草药资源得到了充分的发掘，让人们对民间草药刮目相看，这在以往的历朝历代都是难以想象的事情。由于在本书的开头部分已经涉及民间草药词汇这一内容，这里就不再赘述。

三、民间医学的治疗方法名称

许多中医治疗方法本身就来自民间，如灸法中的“逆灸”，在南朝民间就很流行，通常用于儿童预防疾病，但做过头反而对儿童无益。在孙思邈的书中，有“阿是穴”，就是中医说的不定穴，没有固定的穴位，根据病痛部位取穴，这种阿是穴就出自民间，所以孙氏书中有云“良方重技，出于阿氏”。阿氏就是阿是，阿氏犹言无名氏，因为出自民间，不知是何人所为，所以取名阿是穴。这种情况不一而足，每一种民间治疗方法都伴随着相应的词语。

如果说到对民间医学方法作出全面的总结，并且记录了不少相应词汇的，必然要提到《串雅内外编》。清代杭州的赵学敏所编的《串雅内外编》，对走方医的医术作了正本清源式的总结，拨开了笼罩在这种医术上的迷云，并指出走方医术的许多可取之处，这种实事求是、不歧视走方医的态度，是可取的。

在治疗方法上，赵学敏把走方医的治法归结为“顶串禁截”。药性上行叫作顶，顶药用于涌吐；药性下行叫作串，串药用于泻下。截药用于控制疾病的发作，可迅速起效。《串雅内编》有“截泻丸”，治疗久泻不愈者。禁法就是古代祝由一类的方法，这在道医部分已有涉及。

有些民间的治疗方法是名不见经传的，不过偶尔也被记载下来。比如“挑草子”，也叫“挑痧”。挑痧，见清·俞樾《茶香室四钞·挑草子》。今天俗语中仍然有“挑痧”的说法。挑痧就是挑草子，范成大所云南中吏卒，就是今天的刮痧。草子，见范成大《桂海虞衡志·杂志》：“草子即寒热时疫。南中吏卒小民，不问病源，但头痛体不佳，便谓之草子。不服药，使人以小锥刺唇及舌尖出血，谓之挑草子。”

挑草子，《岭南卫生方》卷上，《指迷方》瘴疟论：“其热昼夜不止，少迟一二日不治，则血凝而不可救矣。南方谓之中箭，亦谓之中草子。然挑草子法，乃以针刺头额及上下唇，仍以楮叶擦舌，皆令出血。”《指要方》续论：“虽然近世俗治数法，也不可不谕，或者刺上下唇及两足腕，谓之挑草子，颇有功效，亦见之《指迷方》。”热瘴治法：“热瘴病源，前已备言，未可服药，只用挑草子之法。广中是处，有人能之。凡有瘴发一二日，卷其上下唇之里，以针刺其正中，用手捻去紫血；又以楮叶擦其舌出血，又令病人并足而立，于两足后腕横缝中青脉刺之，血出如注，乃以青蒿水与服，应手而愈。”“《刺热论》曰：

病虽未发，见赤色者刺，名曰治未病。然则南方挑草子之法不可废也。但南人未知辨赤色之道。士大夫不幸而然热瘴，亦值得求南人之针以刺之。”卷中，治瘴续说：“若身极热而头极疼，脉数者，谓之热瘴，宜用挑草子法，亦不可不服药。”“故热瘴，面赤心热，舌破鼻衄，皆瘴热沸其血，涌上所致，故宜用挑草子法。”《瘴疟指南》卷上，热瘴：“南人治热瘴，初起不用药，只挑草子之法，广中之处有人能之。”“按黄帝内经，九针从南方来，刺热论曰：病未见赤色而刺之，是谓治未病，然则南方挑草子之法，不可废也。”

挑草子是一种特定的说法，流行于南方地区。仅仅看医书，只能推测是挑痧，而有了《桂海虞衡志 · 杂志》和《茶香室四钞 · 挑草子》，那么挑草子的含义就可以豁然开朗，这说明文史语料与医书语料相结合，比单纯倚重某一方面的语料更有说服力。

古代的民间医学词汇，也是中医整个词汇体系的组成部分。民间医学从古至今一直存在，其从业者良莠不齐，其内容驳杂，方法芜杂，其影响往往局限于一隅，所用的词汇不受社会的关注，也很难说民间医学有一个像样的语言系统。虽然民间医学有些词汇被医书采用，被遗漏的肯定不在少数，但只要对文献记载的零星民间医学词汇加以梳理，还是可以发现一些端倪的。通过梳理民间医学词汇，我们对于中医词汇的认知会更加清晰，更加全面。

第八章　中医习惯用语与外来用语

中医历史上出现过众多的习惯用语，大体上可区分为医家内部的惯用语和来自民间的医药惯用语。在与外来医药的交流中，也引进了大量的外来语，一些学者已经注意到唐代引进的外来药物，实际上不限于此，各个时期都有可观的外来语进入医药词汇系统。惯用语和外来语丰富了中医词汇的层次，也使中医词汇更加富有生命力。

第一节　中医习惯用语

中医有许多习惯用语，包括与医药相关的熟语、谚语、俗语或者行话，就其来源来说，主要有两个方面，一是医家内部长期形成的一些习惯说法，二是来自民间的医药习惯语。医药是民生必不可少的一部分，民众在长期与疾病斗争的过程中，产生了不少医药习惯语，反映了民众的智慧和风俗。许多中医习惯用语沿用至今，简单的如“岐黄术”“杏林”这些用语，人们一听就知道指中医而言。有些医界的习惯用语，则是剪裁拼合而成，有灵活度，但也有依据，如民国裘庆生创办过《三三医报》，编过《三三医学丛书》，创立了三三医院，这个“三三”，就是“医不三世，不服其药”和“三折肱为良医”的意义合成。古代以语、辞、言等称呼细小的语言单位，与现代引入的“词”的概念并非完全一致，所以既要以词的现代概念分析汉语，使汉语词汇分析有理可据，又要照顾到汉语语言的实际，避免偏离或违背语言事实，习惯用语就属于这一类情况。

习惯用语是固定用法，其结构与含义都是稳定的，是在长期的使用过程中逐步凝固而成的，与新词语一样，中医语言中也会不断涌现新的固定结构。这些中医习惯用语，在中医词汇体系中也占有一席之地。

有许多流行的惯用语，至今影响不衰，如“上燥治气，下燥治血”“甘温除大热”“肥人多痰，瘦人多火”“急则治其标，缓则治其本”“亢则害，承乃制”“脓成决以刀针”“怪病多痰”“安谷则昌，绝谷则亡”等。相对来说，出自古医书、古医家的习惯用语，大多真实可信，有其科学道理。

明·程杏轩《医学溯源》就注意到中医习惯用语，而且标出其出处，如“医不三世，不服其药”，出自《礼记》；“三折肱为良医”，出自《左传》；“九折臂而成医”，出自《楚辞》；“医王能治一切病，不能治命尽之人”，出自《楞严经》，已经有意识地为这些习惯用语正本清源。

一、来自中医书籍的习惯用语

明·施沛《医医》详诊处章第四引杨仁斋云：“治病如操舟。操舟在手，当风波震荡之冲，一有转移，则舟覆矣。医权药衡，主持在我。”施沛《说疗》审工拙章第四引寇宗奭云：“夫用药如用刑。刑不可误，误即干人命，用药亦然，一误即便隔生死。”又引褚澄云：“用药如用兵，用医如用将，善用兵者，徒有车之功；善用药者，姜有桂之用。”治病如操舟，用药如用刑，用药如用兵，这三句话分别出自三位名家之口，立意各有侧重，却都脍炙人口。其中“用药如用兵”一句，更是为人传诵。

习惯用语短的如同词语，如“脑海”，即脑子，《灵枢·海论》：“脑为髓之海。”故称脑海。也可以是短语，如“半身不遂”，《汉语大词典》引陈子昂文为例，其实早已见于《金匮要略·中风历节病脉证并治》。也有许多以格言、警策、谚语的形式出现，偶尔在文字上略有不同，其共同特点是时常被引用，出现频率较高。

（一）与《内经》等医理书籍有关的习惯用语

论述医理的书籍，以《内经》最为著名，其他书籍叙述医理的也不少，但涉及的程度各不一样，因此关于医理的习惯用语，出自《内经》的最多。其他的书籍也有一些习惯用语为人传颂。这些医理习语不一定是书中反复出现的句子，如《灵枢·经脉》反复出现“为此诸病，盛则泻之，虚则补之，热则疾之，寒则留之，陷下则灸之，不盛不虚以经取之”这样的句子，但句子太长，所以习用的短语，往往是“盛则泻之”“虚则补之”这样的形式，而非全句录用。

中医习惯用语，基本上符合汉语习惯用语遣词造句的特点，如句子工整，长短一致，结构相同，词性相对。例如“少火生气，壮火食气”和“阳病治阴，阴病治阳”，均出自《素问·阴阳应象大论》。这种特点有普遍性，随手捡来的与医理相关的习语，也具有这个特质，如“脾为生痰之源，肺为贮痰之器”；“急则治其标，缓则治其本”；“间者并行，甚者独行”等。《名医类案》卷二，内伤：“刘曰：此即《内经》热因寒用、寒因热用之义。仰叹服。”《医宗必读》首次提出“治风先治血，血行风自灭也”的治疗风痹的原则，为后世所宗，影响至今。“人参杀人无过，大黄治病无功”，是说病家好补不好攻，医家就迎合这一点，导致补法大行，明知不应该，却不得不这样做，这种社会通病，不仅人参、大黄如此，其他方面何尝不是如此。这几个例子内容有别，但论遣词造句的对应关系，也属于同样的情况。

另如《冷庐医话》卷四，疠：“越郡有患疠风者，因至外祖家食鸡而得，其外祖乃患此症者也，后其人死，所畜之鸡，肥大异常，邻人购食之，亦患此症而死。盖鸡食痨风者之痰，能染人也。谚曰：‘宁娶疯子妻，不食疯子鸡’。良有以也。”“宁娶疯子妻，不食疯子鸡”，这句谚语虽然浅显，与经典的熟语相比，语法结构也没有出现例外。

假如是单句，多以七言为主，含意隽永，富有警策意味，如“不治已病治未病”“百病多因痰作祟”，这种方法一直为后世遵循。如《医学源流论》伤风难治论：“误治之害，不可胜数。谚云：伤风不醒变成劳。至言也。”“伤风不醒变成劳”，是说伤风虽说是小病，如果总是治不好，说不定变成痨病。

又如《对山医话》卷四：“昔人言生姜调中益胃，能除肺经诸病，而为呕家圣药。按姜性辛温，用以宣肺气，开寒痰，平呕逆，若为肺胃必需之品则不然。盖胃为阳土，性喜甘柔，肺应秋金，亦宜清肃，辛散之品，恐非所宜。余谓但可用以醒胃，不当用以益胃。或问：本草言夜间勿食姜，食之令人气闭，何也？曰：肺以气顺为安，卧则气血宁静，若以辛温劫之，使痰气上壅，而阻气道。谚云：早除萝卜夜除姜。亦此意也。”

当然也可以归结为四字的短语，如“临渴穿井”，出自《黄帝内经·素问》。再如“三阳五会”，《史记》张守节正义引《素问》为证，三阳指太阳、少阳、阳明，五会指百会、胸会、听会、气会、臑会。还有“神圣工巧”，就是望闻问切的别称，语出《难经》。这种情况在医书中经常见到，如《理瀹骈文·金仙膏》：“古云十病九痰，以上诸药看症，或糁或煎抹或炒熨。”十病九痰，也是旧时医家常见的一种说法。

（二）与方剂书籍有关的习惯用语

方剂中的习惯用语，有些是很平常的。如“七方十剂”，泛指各种方剂。七方，即大方、小方、缓方、急方、奇方、偶方、复方七种，《汉语大词典》引刘完素说；十剂即宣剂、通剂、补剂、泄剂、轻剂、重剂、滑剂、涩剂、燥剂、湿剂。还有“君臣佐使”，在本草书中常见，原本分指君药、臣药、佐药、使药，君臣佐使四字连用，则见于《证类本草》。也有的习惯用语，在方书中常见，但辞书并没有处理好。如“存性”，《汉语大词典》未录，《中医大辞典》无例。《仙授理伤续断秘方》接骨药：“下窟乌，一名鹗，用骨烧存性，用古铜钱一个煅，醋淬七次，为末等分。”《金匮要略》卷中，疮痈肠痈浸淫病脉证并治第十八，王不留行散：“烧灰存性，勿令灰过。”存性意即烧过又保留药性。

当然方剂书籍有许多是综合性的，内容五花八门，涉及面广泛，只是以方剂为主罢了。因此方剂书中的习语，除了与方剂有关的以外，还涉及疗效、症状、疾病等各方面的熟语、短语。以下都是从方剂书籍中摘录的习惯用语：

投杯、覆杯，《外台秘要》卷十，上气喉中水鸡鸣：“深师疗久逆上气胸满，喉中如水鸡鸣，小投杯汤方。”上气及气逆急：“《古今录验》疗积病后，暴上气困笃，投杯汤方。”或云“覆杯”。《外台秘要》卷十，上气及气逆急：

“又疗上气，呼吸牵绳，肩息欲死，覆杯汤方。”在此指放下药碗病就解除，均言其药效神速，此义得于《内经》。《灵枢·邪客》：“故其病新发者，覆杯则卧，汗出则已矣；久者，三饮而已也。”此文亦见于《黄帝内经太素》卷十二，营卫气行。杨上善注：“饮汤覆杯即卧，汗出病已者，言病愈速也。”

《医心方》卷九，治咳嗽方第一：“《小品方》治咳嗽上气，呼吸攀绳，肩息欲死，覆杯汤方。”书中有今按引《范汪方》：“苗诡士孙粟，男儿四岁，极啼已多饮水，得上气喘息欲死，师灸之，与五味汤不瘥，苗与合此覆杯汤，儿不能饮，母稍稍含之，一夜至明，尽得愈。”

《内经》作为中医的圣典，其用语势必对中医有广泛的影响，投杯、覆杯这种词语，就是从《内经》中提炼出来，并且成为方剂名称词语的。上文引及范汪、深师，则知晋宋以来已有此语。

使手掇空、掣衣掇空、掇空指地、掇空、手为妄取、手眼寻绎、循衣摸床、屈指如数、掷手出足，均为病人神志不清时不自主的动作，是病危的表征。

使手掇空，《千金要方》卷十二，万病丸散第七：“或热饮冷水而不知足，或使手掇空，或面目痈肿生疮。”

掣衣掇空，《千金要方》卷二十八，扁鹊华佗察声色要诀第十：“病人阴阳俱绝，掣衣掇空，妄言者死。”

掇空指地，《千金要方》卷八，论杂风状第一：“若色黄者，此为肺已伤化为血矣，不可复治，其人当妄言，掇空指地，或拈衣寻缝，如此数日死。”

“掇空指地”可以简化为“掇空”。《诸病源候论》卷四十二，妊娠中风候：“若色黄者，为肺已伤，化为血，不可治，其人当妄掇空，或自拈衣，如此数日而死。”

手为妄取，与“使手掇空”意同。《诸病源候论》卷三十六，被打头破脑出候：“……口急，手为妄取，即日不死，三日小愈。”

手眼寻绎，《外台秘要》卷三，天行病引许仁则：“心上如石痛，不可近视，唇急鼻张，手眼寻绎，狂言妄语，此由热极，将息酷冷，饮食寝寐，唯冷是求。”

循衣摸床，《外台秘要》卷一，论伤寒日数病源并方二十一首引《伤寒论》：“疗吐下之后，不大便五六日，至十余日，日晡所发潮热，不恶寒，独语，如见鬼状，剧者发则不识人，循衣摸床，惕而不安，……属大承气汤。”

屈指如数，《诸病源候论》卷四十五，痫候：“其发之状，或口眼相引，而目睛上摇，或手足掣纵，或脊背强直，或颈项反折，或屈指如数。”发痫瘥后六七岁不能语候：“其初发之状，屈指如数，然后发瘈瘲是也。”风痫候：“初得之时，先屈指如数，乃发掣缩是也。”

掷手出足，《诸病源候论》卷四，虚劳骨蒸候：“二曰脉蒸，其根在心，日增烦闷，掷手出足，翕翕思水，口唾白沫，睡即浪言。”《医心方》卷十三作

“掷手出脚”，义同。

短语的形成有一定的文化背景，而使用时，短语又是被分离出来单独使用，背景的意义则被省略。有些短语，由于去今已远，加上其构成形式比较有特点，按常规意义去猜度就显得费解，这给今人带来了一点麻烦，有的本子遇到这种短语也解释错了。因为短语与一般词语相比，处理的难度更大，在语言的发展演变中，更表现出某种隐蔽性，由于医药书籍的特殊性，一些古代习惯的说法，今人已经很陌生，语言研究也很少去涉及，可以说是一个死角，因此今人见到，也会感到难以理解。

现在说的熟语，通常是词的固定组合，内部有语义搭配关系，多半属于限制性的意义。有些语义的超常规搭配，固定在熟语、短语之中。但在前面的例子中，可以看到这些短语的意义是一定的，而用词及其搭配则只有大致的形式，离今天的熟语尚有差距，当然，作为自然形成的医用短语，难免会有这种不足。

与上述短语不同，医用短语也有比较稳定的，结构上也能维持平衡。例如表示病症的习惯短语：

牛领马鞍，指两种恶疮，因其形状得名，医书经常连用。

《外台秘要》卷一，杂疗伤寒汤散丸方引范汪：“又疗伤寒，白膏摩体中，手当千遍，药力乃行，并疗恶疮，小儿头疮，牛领马鞍，皆疗之。”卷二十四，缓疽方四首：“崔氏蛇衔膏，疗痈肿瘀血，产后血积，耳目暗等，牛领马鞍疮。”《千金要方》卷九，辟温第二，白膏：“并治恶疮，小儿头疮、牛领马鞍皆治之，先以盐汤洗疮，以布拭之，敷膏。”《刘涓子鬼遗方》卷五：“治痈疽脓烂并小儿头疮，牛领马鞍及肠中诸恶，耳聋，痛风肿脚疼。”文中引及范汪、刘涓子，可见东晋以来已有此语，后面使用得更加普遍。

或云“马鞍牛领”。《千金要方》卷七，膏第五，卫侯青膏：“治百病，久风头眩，……痈肿阴蚀，黄疸发背，马鞍牛领疮肿方。”太傅白膏：“治百病，伤寒喉咽不利，……诸疽恶疮，马鞍牛领疮肿，及久寒结坚在心。”《刘涓子鬼遗方》卷五，赤膏治百病方：“鼠瘘、疽、痔下血，身体隐疹，痒搔成疮汁出，马鞍牛领，以药傅之即愈。”

分开单作也可。《外台秘要》卷二十四，痈疖方十四首：“刘涓子疗痈疖诸肿有热方。……当疮中央贴之，日再三易，数用大良。并治牛领上疮。”

五缓六急、五缓，即各种缓风急风。

《千金翼方》卷十九，饮食不消第七：“太一白丸，主八瘩，两胁积聚，有若盘盂，胸痛彻背，……大肠热，恍惚喜忘，意有不定，五缓六急，食不生肌肉，面目黧黑。”卷十六，诸散第二：“秦王续命大八风散，主诸风五缓六急，或浮肿，嘘吸微痹，风虚不足，并补益脏气最良。”《千金要方》卷二十六，鸟兽第五：“黑雌鸡肉：味甘、平，无毒，除风寒湿痹，五缓六急，安胎。”卷八，风懿第六：“石南汤，治六十四种风注走入皮肤中，如虫行，腰脊强直，五缓六急，手足拘挛，隐疹搔之作疮。”卷八，诸风第二，鲁公酿酒：“主风偏枯半死，行劳得风，若鬼所击，四肢不遂，……五缓六急，妇人带下，产乳中风，五劳七伤。”

《外台秘要》卷十九，风不仁方三首引《深师》：“又八风汤，疗五缓六急不随，身体不仁，下重，腹中雷鸣，失小便方。”《医心方》卷十三，治虚劳五劳七伤方第一引《太清经》：“五茄酒治五劳七伤，心痛血气乏弱，……两脚疼痹风弱，五缓六急，虚羸，补中益精。”又引《范汪方》：“六生散治五劳七伤，五缓六急，治寒热胀满，大腹中风垂曳。”文中已引及范汪与深师，可见晋宋以来已有此语。

也可以继续前推，《神农本草经》卷二，丹雄鸡：“黑雌鸡，治风寒湿痹，温，五缓六急，安胎。”卷三，干漆：“治绝伤，补中，续筋骨，安五脏，五缓六急，风寒湿痹。”一般认为东汉时已有《神农本草经》，则可以推至东汉。

通常还可以说成“缓急诸风、缓风急风”。《千金要方》卷八，诸风第二：“久风、卒风、缓急诸风，卒发动不自觉知。”风懿第六，枳茹酒：“主口僻眼急大验，治缓风急风病佳。”

也可以简单说成“五缓”。《千金要方》卷二十六，鸟兽第五：“熊肉：味甘、微寒、味温，无毒。主风痹不仁，筋急五缓。”《千金翼方》卷二，草部中品之上，萆薢：“主腰背痛，强骨节，风寒湿周痹，恶疮不瘳，热气，伤中恚怒，阴痿失溺，关节老血，老人五缓。”卷三，木部上品，五加皮：“主心腹疝气，腹痛，益气，……两脚疼痹风弱，五缓虚羸，补中益精，坚筋骨，强志意。”

也作“缓急”，概指各种缓风急风等中风疾患。《千金翼方》卷二十六，诸风第七：“上以前主久风、卒风、缓急诸风，发动不自觉知，或心腹胀满，或半身不遂，或口噤不言，涎唾自出，目闭耳聋，或举身冷直，或烦闷恍惚，喜怒无常。”《外台秘要》卷十四，风不得语方：“中风身体缓急，口目不正，舌强不能语，奄奄忽忽，神情闷乱。”中风身体缓急，指中风导致瘫痪或强直的不遂之证。《千金要方》卷八，诸风第二：“小续命汤，治中风冒昧，不知痛处，拘急不得转侧，四肢缓急，遗失便利。”

二、来自其他文献的习惯用语

其他文献的习惯用语，包括熟语、成语、格言、谚语、歇后语等，是定型的词组或者句子。这类熟语短的如词语，长的如谚语，包含着丰富的内容，为了便于表述，这里统一称之为习惯用语。这些熟语有许多来自民间，是民众的通俗说法。

（一）与先秦两汉书籍有关的中医习惯用语

先秦时期为我们留下了许多习惯用语，有些看似简单，其实并不寻常。例如后世说的别来无恙，实际上无恙本作亡恙，义为没有疾病，是先秦以前的问候语。再如“勿药”，就是无须用药，《易·无妄》：“无妄之疾，勿药有喜。”孔颖达疏：“疾当自损，勿须药疗而有喜也。”这种习语虽然简单，却也反映了人们普遍的心理，健康无病固然好，有病若能不用药就痊愈，那更是可喜之事。

先秦与中医有关的熟语，今天还在传颂的，基本上有两类，一是名言名句，二是归结为成语。作为名言名句的如《尚书·说命上》：“若药弗瞑眩，厥疾弗瘳。”孔颖达疏：“瞑眩者，令人愤闷之意也。”就是指头晕目眩的反应。再如《论语》：“人而无恒，不可以作巫医。”这两句话到了今天也时常被人引用。有的熟语可能原来有这样的说法，但文字上略有差异。如《左传·定公十三年》：“三折肱知为良医。”《楚辞·九章·惜诵》有类似的说法：“九折臂而成医。”两句意思差不多，三、九表示的都是虚数。后世简化为“三折肱”或者“折肱”，意思没有变化，这是修辞上的裁剪手法。

也有的以成语的形式流传下来，比较简单的如“不可救药”，《汉语大词典》引《诗经》为例；“不可救疗”，《汉语大词典》引《左传》为例。又如“美疢药石”，实际上是由“美疢不如恶石”转化而来。有的熟语经过引申之后，常用的含义与中医本来的含义已经有了变化，如“无病自灸”，《庄子·盗跖》：“丘所谓无病而自灸也。”比喻自找苦吃或自寻烦恼。但“自灸”在中医这本来没有什么贬义，是个中性词，自灸可以预防疾病。

有的先秦用语在文史书籍中并不显眼，在中医这却受到重视，如《诗·大雅·生民》有“诞弥厥月，先生如达”的句子，因此康熙年间亟斋居士刊行《达生篇》，《达生篇》也叫《达生编》，《丹溪心法》卷五有“达生散”，均有顺产的寓意在内。说到“达生”，马上就知道这与妇产有关。这也是词语使用的一般规律，大家各取所需，因事制宜，从而使得“达生”也成为中医方面的习语。

汉代与中医相关的熟语，有的在一句话中就能概括出两个熟语。如《礼记·曲礼下》：“医不三世，不服其药。”后世从中归结出“世医”一词，指世代行医的人，还有“服药”，语亦本于此。《史记·扁鹊仓公列传》：“形羸不能服药。”《五十二病方》：“服药时禁勿食彘肉、鲜鱼。”说明“服药”一语当时已经习见。《后汉书·冯衍传》李贤注引冯衍《与妇弟任武达书》有云：“养痈长疽，自生祸殃。”后世也沿用，或者叫养痈成患、养痈遗患。自然，也有一种情况，即两句类似的熟语，其实都来自一本书，如“死病无良医”，也作“死病不可为医”，都出自《孔丛子》。

有的熟语表面上看似有抵牾，实际上各有其理，强调的方面不同，实质上是一致的。如董仲舒《春秋繁露·执贽》：“匿病者不得良医。”意思是隐瞒疾病的人，好医生也难以治好其病。《汉书·艺文志》方技略，经方则有云“有病不治，常得中医”。意思是与其被庸医误治，还不如不治。前面这句强调不能隐瞒疾病，后面这句强调有病不治，似乎互相矛盾，其实语境不同，意指也不同，对于疾病治疗趋利避害的选择，则是一样的。

（二）与魏晋至唐宋书籍有关的中医习惯用语

今天有的简单且常用的说法在魏晋时代就开始了，如“病从口入”，《汉语大词典》引晋代傅玄的文章，而“治病救人”，则出自葛洪的书籍。

与医德有关的习惯用语，《医医》存博济章第三引陆宣公云：“医以活人为心，故曰医乃仁术。有疾而求疗，不啻求救焚溺于水火也。医当仁慈之术，须披发撄冠而往救之可也。”陆贽所云“医乃仁术”，成为后世的习惯用语，时常被医生引用。视医术为仁术，如后世医书名称就有《仁术便览》《仁术志》等，在医书之中也可以经常看到类似的表述，如喻昌《医门法律》：“医，仁术也。仁人君子必笃于隋，笃于情，则视人犹己，问其所苦，自无不到之处。”唐朝时长安有谚语：“人有义声，卖药宋清。”宋清是卖药人，但特别讲究品格，不贪图非分的利益，这句谚语就是因为宋清而来的，实际上表彰的也是医德。

唐宋时期有些中医熟语是当时的口语或者市井言语，这种语料在医书中几乎看不到，但在唐宋笔记中间或有所见。例如“对脉”，旧时宫中称切脉，后亦通于民间，唐·令狐澄《大中遗事》：“唐宫中以诊脉为对脉。”宋代书籍《清波别志》也有其用例。宋代笔记还记载了一些与医药有关的市语，如“撅子”，医家行话，意为久咳不愈。宋·周密《志雅堂杂钞·医药》：“俞老医云：医家怕四子：□：痞子；疟：顿子。嗽：撅子。痢：市子，或作世子。此皆医行市语也。”还有“衙推”，指市井中行医者。陆游《老学庵笔记》：“北方人市医皆称衙推。”

根据古代笔记、传奇的一些记载，甚至可以搞清楚个别难懂的习语的含义。例如“瘸星”，《广韵》言是小儿病。可是这小儿病到底指的是什么病？古代有夜行游女的传说，说是女鸟，或者叫姑获，“鸟落尘衣中令儿病”，南朝《荆楚岁时记》、唐代《酉阳杂俎》都有记载。也叫钓星，段成式《酉阳杂俎》说是女妖名，即夜行游女、天帝女、钓星，喜取人子。从医书的记载来看，有关姑获、钓星的记载，《荆楚岁时记》《酉阳杂俎》都不算早，比较早的是晋·郭璞的《玄中记》。《医心方》卷廿五，治小儿痫病方第八十九引《小品方》，言《玄中记》所云一段，内容相同，其中云：“是鸟专雌无雄，不产，喜落毛羽于中庭，置入儿衣中，便使儿作痫，病必死，便化为其儿也。”这种民间传说实属无稽，但可以由此知道此小儿病是惊痫，民间不知惊痫的原因，因此有人编造出这种迷信传说。

宋代书籍记载的习语，主要有两方面，一是与养生修身有关。《清波杂志》卷六，养生修身：“‘神虑淡则血气和，嗜欲胜则疾疹作’，唐处士张皋云，是为养生之要。”张皋的话见于《资治通鉴·唐纪五十九》：“神虑淡则血气和，嗜欲胜则疾疹作。药以攻疾，无疾不可饵也。昔孙思邈有言：药势有所偏助，令人藏气不平，借使有疾用药，犹须重慎。”“神虑淡则血气和，嗜欲胜则疾疹作”，是后世养生的箴言。又如陈直《养老奉亲书》卷之一：“善服药者，不如善保养。”这句话也成为后世养生的箴言。

二是民俗医药谚语，如宋·陈师道《后山谈丛》卷二：“谚曰：甘草先生则麦熟，苦草先生则人疫。”苦草，黄蒿也，能治疗妇科病。这种例子很多，这里只举几个大家熟悉的句子：

死马当作活马医，出自《春渚纪闻》卷四：“有名士为泗卒者，卧病既久。其子不慧，郡有大医生杨介，名医也，适自都不还。……其子曰：‘大人疾势虽淹久，幸左右一顾，且作死马医也。’闻者无不绝倒。”

头痛灸头，脚痛灸脚，宋·朱熹《朱子全书·道统六》：“今学者亦多来求病根，某向他说，头痛灸头，脚痛灸脚，病在上。”也可以叫作“头痛治头，脚痛治脚”，《汉语大词典》引张居正的例子。

顶门上一针，针灸从脑门所下的一针，比喻击中要害使人警醒的言行。《汉语大词典》引宋·罗大经《鹤林玉露》为例，或云“顶门一针”，宋人明人有其例。“顶门针”，清人有其例，而寓意均相同。

（三）与元明清书籍有关的中医习惯用语

宋元时期是白话发展的重要时期，形成了一系列的习惯用语，其中有的熟语一直沿用至今。辞书对此多有采撷，例如以下例证：

讳疾忌医，《汉语大词典》引元·胡助为例。其实原来也叫作“护疾忌医”。宋·周敦颐《周子通书·过》：“仲由喜闻过，令名无穷焉。今人有过，不喜人规（劝），如护疾而忌医，宁灭其身而无悟也。噫！”

六阳会首，指头，或者叫作六阳首级、六阳魁首。《宋元语言词典》引戏曲《渑池会》《度柳翠》《岳阳楼》为例。六阳，指手三阳经和足三阳经，六阳交会于头顶，故云六阳会首。

不按君臣，指胡乱用药，是使用毒药的隐语，见于《水浒传》。

五劳七伤，泛指各种疾病，元人书籍中已经可见。

法灸神针，见于《西厢记》。

四百四病，见于《三国志平话》。

头疼脑热，元人书籍已经可见。

手到病除，可见于元代无名氏《碧桃花》。

以上这些习惯用语，大多出自元代的戏曲小说。这些戏曲小说用当时的语言写成，因此白话性质浓厚，也可以反映出当时社会的中医知识水平，像“六阳会首”“不按君臣”之类的熟语，就体现出深厚的中医文化底蕴。

明代与中医有关的熟语，有的在今天仍脍炙人口。例如《儒林外史》第三十一回：“‘熟读王叔和，不如临证多。’不瞒太爷说，晚生在江湖上胡闹，不曾读过什么医书，却是看的症不少。”“熟读王叔和，不如临证多”这句话，许多人还耳熟能详。其他的明代熟语不少，这里只举几个例子：

八法针，据八纲采用不同穴位、不同针法等。《汉语大词典》引《牡丹亭》为例。

金针见血，即一针见血。《汉语大词典》引明人为例。

心病还须心上医，《初刻拍案惊奇》第二十五卷：“自古说得好：‘心病还须心上医’，眼见得不是盼奴来，医药怎得见效。”

说真方卖假药，《汉语大词典》引明·无名氏《广成子》第二为例。

民间也会举行消灾祛病的活动，只不过各个时期总有翻新的词语，如明清时期，北方妇女就有“走百病”或者“走桥”的习俗，许多文献都有记载。

走桥，即走百病。《汉语大词典》引明·袁宏道为证，逢桥必过，也叫作走百病。明清北方民俗，妇女正月十五或十六出游，以祛百病。也叫“游百病”“散百病”等，是一种消灾祈健康的活动。在明代其他书籍中，也有类似的记载。刘侗、于奕正《帝京景物略·春场》：“八日至十八日……妇女着白绫衫，队而宵行，谓无腰腿诸疾，曰走桥。”明·周用有诗名《走百病行》，就是描述这种风俗的。这种群众性的活动在元宵节进行。元宵节除了各种庆祝活动外，民间还有信仰性的活动，那就是“走百病”，又称“烤百病”“遛百病”“散百病”，参与者多是妇女。走百病，在明清时尤为盛行。清康熙《大兴县志》载：“元宵前后，赏灯夜饮，金吾梦池。民间击太平鼓，走百索，妇女结伴游行过津桥，曰‘走百病’。”

这类熟语在医书中有许多记载，也有的来自笔记小说，这里侧重叙述来自笔记小说的谚语。例如“病急乱投医”，投医即就医；冤孽症候，指不治之症；二和药，指二煎，也可以省为“二和”；急脉缓灸，系中医治法；八病九痛，指体弱多病。以上五个词语，均可见于《红楼梦》。其他笔记中的谚语也很多，例如“风病须风菜”（李调元《南越笔记》），这是广东一带的谚语；汤半体，系疾病名，即半肢风，袁枚《随园笔记》言郑康成汤半体，即今半肢风。病笃乱投医，《汉语大词典》引鲁迅为例；回春比喻医术高明，《汉语大词典》引清代的例子。这些语例都足以说明辞书对与中医有关的熟语的搜罗已经很丰富，只是也有不够完善的地方。

文献与语言密不可分，文献接触面有限，必然影响到熟语搜集的完整程度。例如在清代有名的小说《何典》中，就有流传至今的民间谚语，说明明清时期许多谚语与今天已经没有分别，这种谚语的白话性质比较浓厚，完全可以直接继承下来。例如：

换汤不换药，《汉语大词典》引现代例子，但有更早的例子。清·张南庄《何典》第三回：“那郎中看了，依旧换汤弗换药的拿出两个纸包来。”只是“弗”与“不”的差别。《何典》是用吴方言写的讽刺小说，成书于嘉庆年间。

死病无药医，《何典》第三回：“把药吃下去，犹如倒在狗豚里，一些也没用。正叫作药医不死病，死病无药医。”

说嘴郎中无好药，《何典》第三回：“村东头有个试药郎中；他自己夸口说手到病除的，但只怕说嘴郎中无好药。”

有些今天尚在流传的习语，究其来源，在古书上也有记载。如“单方气死名医”，就来自一个宋代笔记中的故事，说是宋徽宗的宠妃得了咳嗽，御医千方百计治疗，没有成效，皇帝给了三天时限，御医听到街上有人叫卖治疗咳嗽的药剂，情急之下买了一些，给宠妃服用，没承想病就好了，其实草泽医使用的药剂，只是海蛤壳煅过磨成粉末而已。

除此以外，还有许多来自民间的医药惯用语。民间流传许多与中医药有关的谚语，如“不闻香臭从何治，迎香二穴可堪攻”“春捂秋冻，不生杂病”“扎针拔火罐，病好一大半”“腰痛吃杜仲，头痛吃川芎”“鱼生火肉生痰，萝卜白菜保平安”“伏天吃西瓜，药物不用抓”“百病从脚起”等，就比较有代表性。整体来说，民间中医谚语良莠不齐，有些是生活经验的总结，可以相信，有些谚语在认识上存在偏差，也存在夸大的局限性，不可全信；有的则完全不对，如“夫病而娶妇，则有勿药之喜”，这就是民间冲喜的原因，但其实是种恶习，不足为训。

有些谚语则表达了社会对医药的看法，如“九折臂而成医”，是说明久病成良医的道理。“不服药，胜中医”，是说对延医要慎重，请不好的医生，还不如不请。这两条谚语，前者来自《左传》，后者出自《汉书》，体现了经典语言与通俗语言的交融。有的谚语则与经典无关，例如“公道世间惟疾病，贵人身上不轻饶”，是说世上只有疾病最公道，连贵人也不会放过，这是一种无奈的声音，也是一种补偿心理的体现。“匠不富，医不长”，长就是长寿，是说医生长寿的少，意指做医生容易产生阴损的事，外人不得而知，只会得罪鬼神招致损寿，这种谚语近乎诅咒，反映了民间对社会不平的愤懑情绪。

三、医家实践中形成的习惯用语

（一）与疾病有关的习惯用语

大众习惯用语与医学习惯用语有共通的地方，有些与疾病有关的习惯用语并非出自医家，而是来自民俗的语言，但这种民俗语言可以影响到医学词汇，甚至反串到医学领域，为医家采用，“野鸡”就是一个典型的例子。

野鸡，即痔病。《医心方》卷七，治诸痔方第十五：“《传信方》疗野鸡方：右，以槐枝汤洗痔上，便已，艾灸上七壮，以知为度。”《传信方》，相传为唐·刘禹锡所撰，刘氏虽是文人，却也精通医药。卷三十，五果部第二，胡桃人：“《拾遗》云：味甘，平，无毒，食之令人肥健，润肤黑发，去野鸡病。”猕猴桃引《拾遗》云：“主骨节风，瘫缓不随，长生变白，肉野鸡病。”《拾遗》，就是前面提到的陈藏器《本草拾遗》。《外台秘要》卷三十六，小儿杂疗方六首："又疗小儿野鸡下部痒闷方。……以青布裹，以熨之，有头即破，熨讫令根拔去之，瘥止，甚佳。"此词宋代也可见到。《太平圣惠方》卷九十四，神仙服蒺藜子法："此药治一切风气，野鸡痔恶疮癣，男子阴汗疝气，妇人发乳带下，并主之。"卷九十六，食治五痔诸方："治野鸡痔，血不止，肛边疼痛方。鲤鱼一头治如食法。右细切作脍，以蒜酱盐醋食之。"

其他例子也不在少数，尤其是明清时期，民俗习惯用语进入医书，成为医学用语，成为不可阻挡的趋势，说明原来的中医与民间医学的交融度进一步提高，中医更加注意从民间医学中吸收词语，充实原有的词汇库。

撑耳风，《汉语大词典》《中医大辞典》均未录。《验方新编》卷十七，腮嘴部："抱耳风，即撑耳风，用栗树子去肉，将壳煎水洗之，随用靛花搽涂，干再复搽。""痄腮，又名撑耳风。"卷一，两腮赤肿："俗名撑耳风，又名痄腮。"

芥菜疮，《汉语大词典》未录。《疑难急症简方》卷四，外科统治疮毒等症："芥菜疮（俗名），王四六说，一人患此症，用牛间内粘壁多年牛屎，刮取煅炭研，麻油调敷愈。"

帘珠倒挂，《汉语大词典》《中医大辞典》均未录。《验方新编》卷十八："凡大人小儿胸间乳旁，各生红白瘰泡，浸淫疼痒，每处直长一条，连生十余个不等，名曰帘珠倒挂，久则杀人。"《奇效简便良方》卷四，胸旁疮："红白瘰疱湿烂疼痒，每处直长一条，连生十余个不等，名曰帘珠倒挂，久则难以治效。"也可以简化为"帘珠"。《疑难急症简方》卷四："帘珠（丁氏），红白瘰泡，湿烂疼痒，每处直长一条，连生十余个不等，名帘珠倒挂，久则难治。"

风乘疙瘩，就是皮肤起疙瘩。《汉语大词典》未录。《外科证治全书》卷四，瘖瘤（一名鬼饭疙瘩，俗名风乘疙瘩）："初起皮肤作痒，次发扁疙瘩，形如豆瓣，堆累成片。由汗出乘风，或夜受露，风湿相搏而发，表虚人多患之。"

涩饭病，《汉语大词典》《中医大辞典》均未录。《大观本草》卷五，淋石引陈藏器云："溺中出，正如小石，非他物也，候出时收之，淋为用最佳也。又主噎病吐食，俗云涩饭病者效。"涩饭病就是噎食，此语间或可见，从来源看，应该来自唐代的陈藏器。

鳝漏，《汉语大词典》未录。《外科证治全书》卷三，鳝漏："有人腿肚生一疮，久遂成漏，百治不效，自度必死，一村夫见之曰，此鳝漏也，用石灰温汤泡熏洗，觉痒即是也。""鳝漏生腿肚，初起类湿疮，痒痛相兼，破烂孔数处，其孔深如钻眼，津流黄水。"

蜈蚣毒，指舌吐不收。《汉语大词典》《中医大辞典》均未录。《回生集》卷上："舌忽胀出口外（俗曰蜈蚣毒），雄鸡冠上血一小盏，浸之即收。"《疑难急症简方》卷二，耳衄齿衄舌衄："舌胀出外，俗云蜈蚣毒。""蜈蚣毒"是专用名称，与其他意思有别。如《大观本草》卷二十二，蜘蛛引《本草图经》："古方主蛇、蜂、蜈蚣毒及小儿大腹丁奚、赘疣。"《大观本草》说的是蜈蚣之毒，含义不一样。

羊纤风，癫痫的一种。《汉语大词典》《中医大辞典》均未录。《回生集》卷上：“羊头风病（俗名羊纤风），黑牛粪，瓦上焙干，为末一钱，糖汤下。”

除了疾病名称，疾病的症状也有民俗的表述方法。如“聚口撮面”，谓口噤之状。《外台秘要》卷三十五，小儿初生将护法一十七首：“闭目，聚口撮面，口中干燥，四肢不能伸缩者，皆是血脉不敛也，喜不育。”聚口撮面的说法，在其他医书中也时有所见，可见这也算是约定俗成的说法。

（二）关于方剂的惯用语

方剂在发展过程中，形成了一整套习惯用语。如方剂剂型之中，汤剂吸收性好，灵活度大，适合复杂的病症；丸剂药效舒缓，用于慢性病；散剂则用于急症抢救之用。这些方剂习惯用语，也并非一成不变，而是基本稳定，适时变化，到了唐宋时期，出现了新的剂型用语，例如“煮散”和“饮子”：

煮散，《汉语大词典》云：“把药物制成粗末的散剂，加水煮汤，去渣服用”，谓“煮散”。引宋·沈括《梦溪笔谈·药议》：“煮散，古方无用者，唯近世人为之……近世用汤者全少，应汤者皆用煮散。”沈括的这句话，容易让人以为煮散就是宋代开始的，其实煮散有更早的来源，只是宋代盛行罢了。耿鉴庭言“煮散”成为专门词语似在唐代，《外台秘要》标明“煮散”的，就有20多处。（《漫谈煮散》，载于《陕西新医药》1977年第5期）《千金要方》卷十四，风癫第五有“紫石煮散”，又有“四月五月宜服煮散方”。卷十三，心虚实第二有“茯神煮散”“安心煮散”。卷十一，筋极第四有“丹参煮散”“防风煮散”“远志煮散”。卷八，风痱第五有“独活煮散”。这些都可以作为佐证。

饮子，《汉语大词典》引杜甫为例。《中医大辞典》言《宣明论方》有地黄饮子，但时间比杜甫为迟。《刘涓子治痈疽神仙遗论》：“治痈毒初觉，肿未成结，可以消散，解毒饮子。”又有“犀角饮”，言“通口饮，不拘时”，则犀角饮也有饮子的特点。《金匮要略》卷下，杂疗方第二十三有“退五脏虚热，四时加减柴胡饮子方”。《外台秘要》卷二十七，小便赤色如红方三首，其中有“文仲通草饮子”，文仲就是张文仲，唐高宗时名医，比杜甫的时间要早。《外台秘要》卷二十七还有“茅根饮子”“鸡苏饮子”。卷二十七引《广济》有“煮后饮子服方寸匕”“又饮子方”。《广济方》为玄宗时作，与杜甫时间差不多。唐·甄权《药性论》：“虎杖治大热烦躁，止渴利小便，压一切热毒，暑月和甘草煎，色如琥珀可爱，堪贮，尝之甘美，瓶置井中，令冷彻如水，白瓷器及银器中贮，似茶啜之，世人呼为冷饮子。”这个“冷饮子”，虽然与今天说的“冷饮”并不一致，但在语言上应该有渊源关系，由此也可以知道古人是如何制作饮子的，可见饮子在唐代已经很普遍。

文史资料也可以佐证。“饮子”指不规定时间、剂量饮服的中药汤剂，杜甫《寄韦有夏郎中》诗：“饮子频通汗，怀君想报珠。”仇兆鳌注：“古人称汤药为饮子，孙真人有甘露饮子。”《太平广记》卷二一九引五代范资《玉堂闲话》：“长安完盛日，有一家於西市卖饮子，用寻常药，不过数味。”饮子可以频频当作茶饮用，也可以冷服，比较早的如《千金要方》有芦根饮子。“饮子”可以简称为“饮”。如《太平惠民和剂局方》有香薷饮，将香薷、厚朴剪碎，白扁豆炒黄捣碎，放入杯中，以沸水冲泡，盖严温浸一小时，可以代茶频饮，治为夏月乘凉饮冷，外感风寒，内伤暑湿所致的阴暑证。

“饮子”还是凉茶一类饮料，即用中草药做成的消暑解渴的饮料，相当于今天说的凉茶，实际上是把饮用和药用两种用途结合起来，因而为商贩所喜爱，让人配制各种可口的饮子，出售饮子以牟利。在张择端的《清明上河图》中，有几处卖“饮子”或者“香饮子”的小铺。《清明上河图》被认为是真实可信的，可见北宋已经有人在卖饮子了。直至今天，凉茶还是很有市场，而其源头，则是由汤药饮子转变而来。

汤药煎熬的过程中有些特别的布置，其中的关键点有许多讲究，绝非一般想象的那样，认为古代的汤药煎熬只是简单的煮汤，这种煎熬汤药的方法节点，也可以归结出一些词汇，值得我们留意。

悬胎，指将药囊虚悬器皿之中，不让它着底。《汉语大词典》未录。

《名医类案》卷十，霉疮：“以绢袋盛，入坛悬胎，煮三炷香，取出，置泥地，过七日服之。”《医方类聚》卷八十九引《吴氏集验方》，藕珠丹方：“入净瓶中，悬胎，炭火煮，候藕汁干为度（悬胎者，谓以竹棒一条，横瓶口，线系药囊，垂瓶中，不得着底），煮藕汁干，连袋焙干。”悬胎之说，多见于道教书籍。中医文献的“悬胎”，应该来自道教，但仅限于制药之法，不像道教中别有所指。

重汤，指隔汤煮，在锅汤内更用器皿煎煮汤药，用了两重汤，故称重汤。《汉语大词典》引苏轼以下例子，可以提前。

“重汤”在唐代医书中可见。如《千金要方》卷二十二，痈疽第二，枸杞煎：“或器盛，重汤煮更好。”《外台秘要》卷十六，髓虚实方：“下二髓并酥，纳铜钵中，重汤煎之取好。为丸如梧子，酒服三十丸，日再，加至四十丸。忌生葱。”其他书籍如敦煌医学卷子等也可以见到，这里不一一举证。《外台秘要》卷十，咳嗽上气方七首引深师苏子煎：“于重汤中煎之，令如饴，煎成，一服方寸匕。”深师为宋齐间人，可上推至南朝。

醇醨，指汤药的浓薄，头煎为醇，二煎为醨。

《外台秘要》卷五，间日疟方二首引《备急》：“又桂广州法，醇醨汤方。大黄（三分），甘草（一分半，炙），常山（一分半），右三味，以水三升，煮取一升，去滓，更以水二升，煮汁取一升，未发服醨，醨是后煮者，相次服醇，醇是前煮者，瘥。忌崧菜、海藻、生葱、生菜等。”唐以前医书书名带“备急”二字者有数种，《外台秘要》未明言此为何人所作，因其引述中多有提到唐时事物，应属于唐代的医书。

《外台秘要》卷五，疗疟方二十一首引深师："又疗疟，醇醨汤方，生姜（三两）、乌梅（三七枚，擘。一方十四枚）、甘草（二两，炙）、桂心（二两）、常山（三两）、蘘荷根（三两），右六味，切，以水六升，煮取一升，曰醇，未发时，须顿服，更以水三升，煮取一升，曰醨，至发不断，复顿服，甚良。别方说，发日平旦服醨一升，以醇者头边，若欲发便服醇，神良。二说不同也。"深师为宋齐间沙门医家，其方书是在东晋僧医仰道人、支法存诸家旧方的基础上编成的。梁·阮孝绪《七录》已载有《深师方》，可知"醇醨"此义南朝时已有。

服药有许多注意事项，一些是古今相同的，是古代中医固有的东西，反映了古代在服药方面的传统观念，如空腹、空心之说，就是古今相同的。

空腹，就是空着肚子。《汉语大词典》引唐代例子，但实际上上古已有此语。《神农本草经》："病在四肢血脉者，宜空腹而在旦。"《肘后备急方》卷三，治寒热诸疟方第十六："又方，常山三两，捣筛，鸡子白和之丸。空腹三十丸。"足见汉晋时期已有此语。

空心，也指空腹。《汉语大词典》引欧阳修以下例子。《千金要方》卷四，月水不通第二，牡蒙丸："空心酒服三丸，日三，不知则加之至五六丸。"大虻虫丸："每日空心酒下七丸。"《雷公炮炙论》骨碎补条："炮猪肾，空心吃，治耳鸣，亦能止诸杂痛。"《雷公炮炙论》通常认为是南朝的书籍，可见南北朝以来就有此说。

类似的词语还有后食、先食，相当于今天说饭后服用、饭前服用。药剂一般要在饭后服用，但也有要求饭前服用的。这在《伤寒杂病论》中就可以见到。

（三）药物炮制的惯用语

古代与药物炮制有关的词语俯拾皆是。如明代《杀狗记》把药店伙计叫作"挑船郎中"，因为其时常在船形磨器里研药，形似摇船，因此叫作挑船郎中。在长期的医药实践过程中，古人对于中药的种植、采摘和制作，积累了丰富的经验。中医药本来就有一套宝贵的制药技术，古人认为炮制可以提高药效，也可以减轻一些药物如附子、乌头的毒性，不经炮制不成药，并非有人认为的中药就是树皮草根那么简单。经过炮制的药物在名称上可以反映出来，如法半夏、制天南星等，都是经过一定程序制作而成的，"法""制"二字就点明了炮制的特点。

南宋·周密的《武林旧事》首次记载了"饮片"这一名词，饮片主要靠软化工艺来处理，药材加工后成为片、丝、段、块，便于煎汤饮用，因此有了炮制俗语"三分切功，七分润功"，就是指饮片而言。饮片，《汉语大词典》和《中医大辞典》均无例。查检周密的《武林旧事·作坊》确有作坊出售"熟药圆散，生药饮片，麸面团子馒头”的记载，所以学界通常认为饮片一名是宋代出现的。或者叫作“咀片”。《汉语大词典》引明人《燕子笺》的例子。《中医大辞典》无例。

中药行业流传着许多行话、俗语，都属于行业内部方言之类。如“中药不效，炮制不到”“如法炮制，修制合度”“少炮多润，药透水尽”等，强调了中药炮制对药物疗效的重要意义。“诸药皆升，旋复独降”，“雄黄见水毒如砒，苍术伤水一把筋”，则是说明炮制需要注意的节点，稍有不慎，炮制就会失败。

许多熟语到了后世就成了词语，如存性，有烧存性与炒存性之分。烧存性是直接用火烧；炒存性是间接炒焦。使药物的一部分炭化，另一部分还能尝出原味，叫作存性。炮制的炙法，也有许多小法门，如酒炙、醋炙、姜汁炙、蜜炙、酥炙、矾炙等。此外还有像芦（芦头）、败片、伤水之类的词语，一直流传到今天。

以下继续从几个方面描述与炮制有关的熟语情况：

1. 类别名称

不同时代药物的制作工艺很不一样，历史总是不断前进的，药物制作工艺越到后世，工艺越精致。

生药，《汉语大词典》引宋代以后例子，可提前至唐代。《千金要方》卷十二，万病丸散第七：“捣筛二十七味，生药令熟，又捣巴豆、杏仁如膏，然后和使相得。”

熟药，已经加工炮制的药物。《汉语大词典》引《夷坚志》为例。《千金要方》卷九，伤寒例第一：“夫寻方学之要，以救速为贵，是以养生之家，常须预合成熟药，以备仓卒之急。”

2. 具体药物名称

地道药物的加工，加工方法不同，成品的名称自然也不一样。例如：

缩砂蔤，即缩砂仁，新鲜叫砂蔤，干者叫砂仁，产于岭南。《汉语大词典》云见《本草纲目》。《中医大辞典》录缩砂蜜、缩砂仁，均云出自《药性论》。《药性论》为唐·甄权所著，又引《济生方》卷七有缩砂散，其中主药为砂仁，都比《本草纲目》早。

甲珠，《汉语大词典》《中医大辞典》均未录。《青囊全集秘旨》卷上，柴胡法姜散有“甲珠（一钱五分）”，书中或云山甲珠。甲珠或者山甲珠，就是穿山甲鳞片加工品，用穿山甲尾部三角形甲片炮制而成，故有此名。

原枝，《汉语大词典》未录。《友渔斋医话》药笼短剧一卷，地黄：“向年人从怀庆归，馈地黄一囊，钉头鼠尾，细纹坚实，所谓原枝是也。铺中所售，皆细长，缩而为肥短之状，其力远不及原枝，滋补肝肾之要药。生用凉补，熟用温补。同当归能纳气，同桂、附能暖命门，为补阴益血之元戎。”原枝，指道地正宗药材而言，不限于指地黄。其他书中还可以指人参、鹿茸等。这是与药材有关的熟语。

（四）炮制器械或者药铺名称之类的惯用语

与其他专业领域类似，与药物炮制相关的词汇也比较丰富，主要是炮制带来的药物名称、炮制方法的名称以及药铺器械名称等方面。药物炮制器械的名称，包括药物炮制过程中使用的所有器械，有的只是日常使用的工具，但有些则是炮制专门使用的器械。例如：

药碾子，也叫惠夷槽、药捻子，有陶制、木制和金属制之别。其起源民间传说与华佗有关，但长沙出土的西汉陶制碾槽就是制药工具，说明其历史之悠久。药碾子由碾槽和碾盘组成，来回碾压，使药材饮片分解脱壳，今天仍然有着广泛的作用。

戥子，就是戥秤，也叫等子，由戥杆、戥盘、戥砣组成，做工考究，古时药铺有“一剂一回戥”的要求，对有毒药物的称量尤其如此。戥子的刻度标志叫作戥星。明代权衡器有秤、戥子、天平和砝码，明代《石点头》提到过戥秤。传世的有万历年间制造的戥秤，至今可见。

戥子，是旧时药店专门称量贵重药品和香料的精密衡器。相传宋朝主管皇家贡品库藏的官员刘承硅，鉴于当时木杆秤计量精度只能精确到钱，不能满足贵重物品的称量，经过潜心研制，发明了我国第一枚戥秤，可以精确到分毫，在当时世界上十分罕见。

此外，还存在药商行业的惯用语，这种惯用语也算是历史悠久。中药行业离不开销售、流通环节，药材交易成为商业中一个重要的方面。据宋·高承《事物纪原》记载，最早的“药市”起于中唐，地点在梓州，夜间进行，天明散市。古代还有药王庙会。

唐朝贞观年间，已经出现“病坊”，这是唐朝的医院，宋代沿袭，也叫病坊。古代医院与药店不分家，堂上接待病人，随地可以取药，因此医生叫坐堂医，药店也称为堂。如闻名中外的“同仁堂”，创始于康熙年间，至今已300多年。其他如南方的胡庆余堂、广州的陈李济和潘高寿、武汉的叶开泰和马应龙、苏州的雷允上，都很著名。雷允上是清代医家，精于丸散膏丹的配制，创设雷允上药铺，其中六神丸尤为闻名。六神丸由珍珠、牛黄、麝香、雄黄、冰片、蟾酥组成，源于雷允上诵芬堂方，其实是雷家的家传秘方。

今天的老字号药店，可以上溯至明清时期，但更早的药店就很少延续下来，说明医药行业变化很快，药店长久存在的极少。

四、中医古今谚语俗语之间的联系

有关中医的谚语、俗语流传已久，出现许多变异的说法，古人的谚语、俗语，被今人加工改造，变成另外的说法，这并不妨碍两者之间的继承关系。中医谚语是医学语言与全民语言之间的连接点，因为得到许多人的共鸣，所以传播范围很广，成为共识。中医原本就植根于民间，许多中医的药物和治疗方法本来就属于民间医学，后来才被正规的中医所吸收，所以两者无法分割，这些中医谚语，正是这种内在联系的体现。

中医词汇对全民语言也有反向渗透的作用。如“五毒俱全”，“五毒”最初指《周礼》所说的五种矿物药配制的成药，后来用于全民语言，意思也发生了变化。“药店飞龙”，飞龙指中药龙骨，比喻人的消瘦。其他如“病入膏肓”“起死为生”“讳疾忌医”等，无不来自中医的典故。《武林旧事·诸市》有“药市（炭桥）”“花市（官巷）”的记录，可见药市也是古代的说法。

各地有关中医的习惯用语，必定也呈现出地方性的差异。以一个简单的“买药”为例，各地的说法不一，这是古今方言词语的差异造成的，北方人叫抓药，上海人叫赎药。赎药是宋元白话的残留。买东西称赎，在宋代是十分流行的说法。南宋·袁采《袁氏世范》卷二，戒货假药：“盖缘赎药之人多是疾病急切，将钱告求卖药之家，孝子顺孙只望一服见效，却被假药误赚，非惟无益，反致损伤。”《文献通考》卷六十二，职官考十六：“四川有拨发船运官、赎药库、籴买场，馀并同两淮。”

古代各地方言或者白话中，表示买药的俗语很多。例如：

撮药，撮是双向词语，撮药就是抓药，以手撮药，又快又准，故有此名，至今仍旧是中药师的绝活。也可以指病人来买药。《汉语大词典》引《水浒》为例。元·纪君祥《赵氏孤儿》第三折：“小人是个草泽医士，撮药尚然腕弱，怎生行的杖。”

赎药，即抓药。《汉语大词典》引《水浒传》为例。

请药，取药。《汉语大词典》引《魏书》：“呼医请药。”唐·李肇《唐国史补》卷中：“贫士请药，常多折券，人有急难，倾财救之。”

裹药，买药。陆游《家风》诗自注：“俗谓买药为裹药。”《汉书》卷九十七下，外戚传第六十七下：“武发箧中有裹药二枚，赫蹄书，曰：告伟能，努力饮此药，不可复入。女自知之!”

打药，买中药，也指堕胎药、跌打损伤药。《汉语大词典》无例，说是方言。

挑药，撮药。《汉语大词典》引元·高明《琵琶记》为例，比喻钱少。

抓药，与撮药意思相同。《汉语大词典》引《二十年目睹之怪现状》为例。

以上可见，同样表示一个“抓药”，却有好几种说法，有的说法在今天的方言中仍然可以得到印证。这只是一个普通的例子，却很能说明问题，因为一个概念多个说法、一个含义多个词语，在语言中是常见的情况，古代语言纵然已经成为过去，也必定在今天的语言中有所留存。这个实例说明，汉语同义词的丰富程度，离不开口头语言、民众语言的参与。

第二节　中医外来用语

每个时期的中医词汇都有一些外来用语，其中主要是外来的药物名称，这在古代的本草书籍和方剂书籍中有大量的证据。外来药物主要是植物药，也有动物药和矿物药，还有少量合成药剂。外来药物大多以贸易的形式进入中土，也有的是作为贡品进贡给朝廷的。在中药命名中，以胡、番开始的药名，大都是外来药物。除了药物以外，也有一些技术和方剂传到中医，如蔺道人骨伤方面的技术，有学者认为来自欧洲，还有印度的拨内障术和方剂也传到了中国。

历史上外来医学曾对中医造成冲击，但因都属于古代医药故中医接受、消化都不成问题。各个时代的外来用语本身也有时代特征，从文献上加以考察，不难发现这些外来词语的来历以及出现的源头。记载中医外来用语的文献，主要是本草书、方剂书，还有一些私人笔记之类的书籍。

古代外来药物的记载也有问题，如对于药物的原产地多有不明，有言明产地的也不足全信，有的药物可能在西亚、南洋一带都有，并非某个国家独有。尽管如此，这些记载对于识别外来药物、了解古代药物的情况还是颇有价值的。

一、先秦两汉的中医外来名词

一些有药用价值的外来植物，实际上在先秦就有记载了。加上相关资料的佐证，就可以知道其来源。如甘蔗原来叫“柘”，最早见于《楚辞》，源自南洋岛国。

真正成批引进外来事物的，当数汉代。如槟榔，见于《上林赋》，但“槟榔”一词来自南洋却是公认的。西汉张骞通西域，带回一些植物，但到底带回了哪些东西，古人说法不一。如《博物志》言张骞带回汉地的有葫蒜、安石榴、红蓝花，《梦溪笔谈》言胡麻，《太平御览》言胡豆（即蚕豆），《本草图经》言胡桃是张骞带回的，《本草纲目》则言胡瓜和胡荽是张骞带回的。《汉书》言葡萄是张骞引入，可是《神农本草经》已经收录了葡萄，所以李时珍解释说葡萄原来只在陇西，还没有进入汉地。这些说法，有的在其他医书中也可以得到印证，如《归砚录》卷一：“夫脂麻本名胡麻，来自大宛，汉时始入中国，仅可榨油及作饼饵。”

这样的记载还有很多，如“安石榴”，见于《淮南子·时则》的高诱注，最迟东汉时已经有此名称。安石榴，来自波斯，汉代已经传到中国。张骞通西域，带回葡萄、安石榴、胡瓜、胡豆、无花果、胡桃等物。马王堆《杂病方》出现外来药物名称“□石榴”，可见那时的医书已经在使用。安榴，就是安石榴，《汉语大词典》引梁简文帝诗，可以提前。又如琥珀，也叫虎魄，也是波斯语音译而来，汉代书籍时常可见。还有胡粉，《汉语大词典》引《释名》，《中医大辞典》无此条。“砗磲”一名起于汉代，伏胜《尚书大传》记载周文王被商纣王囚于羑里，散宜生用砗磲敬献纣王，赎回文王。砗磲，《一切经音义》卷二十九，砗磲：“上音车，下音渠，梵语宝名也。”砗磲本是印度洋一带的贝壳，佛教视为圣物。《本草纲目》载砗磲可镇心安神，有很高药用价值。这里许多记载都比本草的记录为早，有利于了解本草名物词的来源。

有的香料药物，其较早记载均在汉代。如“狄香”，《同声歌》：“洒扫清枕席，鞮芬以狄香。”清·张为儒《虫获轩笔记》：“古诗中所谓迷迭、兜纳诸香，大都出于西域，故曰‘鞮芬狄香’。鞮芬即狄香，重言之也。”再如鸡舌香，就是后世的丁香，应劭《汉官仪》：“尚书即含鸡舌香伏奏事。”鸡舌香，为母丁香的别名，入药最胜。《抱朴子》也有记载。

汉代汉语吸收了一批匈奴和西域借词，那是可以肯定的。例如兽类“师（狮）子”“橐驼”（骆驼）“生生”（猩猩），果菜类如“苜蓿”“蒲匋”（葡萄），乐器类如“枇杷”（琵琶），织物如“氍毹”，化妆品如“焉支”（燕支、胭脂）等。同时向南方百越语中也借来了一些词如“槟榔”“荔支”“龙眼”。这些都可见于汉魏时代的史料。

有的外来词语在医书没有明确记载，但通过别的资料，仍可以确定是汉代的词语。例如黄龙汤，指粪清，《汉语大词典》引《北齐书》，中医黄龙汤有多种方剂，把粪清称作黄龙汤的也有，如《肘后备急方》卷二有黄龙汤。范文澜的《中国通史》记载，黄龙汤是汉代由天竺的佛教传入中国，属于古印度的医药，古印度的传统观念是无物非药，但在当时不符合中国的思想观念，很受道教的鄙视。

还有个别的外来词语，传入的时间引起了争议。如“诃梨勒”，《金匮要略·呕吐哕下利》：“气利，诃梨勒散主之。”《南方草木状》卷中：“诃梨勒树，似梡木花白子，形如橄榄，六路皮肉相着可作饮，变白髭发令黑出九真。”《中医大辞典》云诃梨勒见《金匮要略》。对于《金匮要略》的诃梨勒，前人也有怀疑不是张仲景的方子，但晋代《南方草木状》与《金匮要略》时间上相差不是很多，所以《金匮要略》的记载未必不可信。诃梨勒传入中国大体在汉晋时代，但诃梨勒的药用与佛教的传播有关。《医心方》卷一，治病大体第一引《最胜王经》：“诃梨勒一种，具足有六味，能除一切病，无忌药中王。”可见佛教对诃梨勒的推崇。《翻译名义集》五果篇第三十二：“诃梨勒，新云诃梨怛鸡，此云天主持来，此果为药，功用至多，无所不入。”诃黎勒至少在三世纪时已经输入中国，“诃子”一名系后赵时避石勒讳而改的名称。

二、魏晋南北朝的中医外来用语

随着佛教不断深入中土，佛教的名词也为医家所采用，如陶弘景将《肘后备急方》增补录方101首，更名为《补阙肘后百一方》，且云："人用四大成身，一大辄有一百一病。"这里的"百一"即印度医学的观念，这种用语来自印度医学无疑。

这个时期香料药物继续进入中土，一些木材如"旃檀"在南朝刘宋时已经有记载，旃檀就是檀香，有药用价值。檀香，《汉语大词典》引沈约《瑞石象铭》为例，《中医大辞典》言出《名医别录》，时间上差不多。另外如苏合香，《汉语大词典》引晋·傅玄为例，《中医大辞典》云见《名医别录》。安息香，《汉语大词典》引《晋书·艺术传·佛图澄》，《中医大辞典》云出《新修本草》，偏迟。《南方草木状》卷中："八物同出一树也。"如蜜香、沉香、鸡骨香、黄熟香、青桂香，品质不同名称有异。这些香药都是这个时期产生的。还有薰陆香，《南方草木状》卷中："薰陆香，出大秦，在海边，有大树枝叶正如古松，生于沙中，盛夏树胶流出沙上，方采之。"

晋·嵇含《南方草木状》记录了许多外来事物，其中许多名称与医学有关。如《南方草木状》："耶悉茗花，末利花，皆胡人自西国移植于南海，南人怜其芳香，竞植之。"耶悉茗，就是后世说的素馨。

有的药物很早传入中国，但是其名称上不一定能看出是外来词语，因为外来药物一开始可能是意译的，因此要与后世的情况联系起来才可以明了。比如椰枣，晋代就已经传入中国，《南方草木状》称之为海枣，《本草拾遗》称之为无漏子，又叫波斯枣，指出其来历，《岭表录异》叫作番枣，《开宝本草》叫作千年枣，这些大都是自出己意的命名，命名时已经经过处理，海枣、番枣也只是标明其外来身份，音译的反而是《酉阳杂俎》的窟莽，可见唐代波斯语的叫法已经传入中国。与意译词语相比，音译词反而更能直接反映外来词语的来源。

苏木，苏枋木，源自马来语。《本草纲目》援引《南方草木状》，言其可以行血祛瘀，应该是由岭南传入中国的。苏木，《中医大辞典》云见《医学启源》；苏枋，言出《南方草木状》，处理上稍微有点问题。苏枋木，苏恭言自南海昆仑来，应该是马来语的音译。《南方草木状》卷中："苏枋木，类槐花，黑子，出九真，南人以染绛渍，以大庾之水，则色愈深。"

吃力伽，术别名。《汉语大词典》引《本草纲目》为例，但中古已经可见此名，佛经及中古医书如《外台秘要》都有记载。《南方草木状》卷上："药有乞力伽，术也，濒海所产，一根有至数斤者，刘涓子取以作煎，令可丸，饵之长生。"可见其时代可提前至晋代。

其他词语也有外来的，如《南方草木状》卷中，言"指甲花"是胡人自大秦国移植于南海的。以"海"字表示外来成分的，这个时期也出现了，如《南方草木状》卷下："海梧子树，似梧桐，色白，似青桐，有子，如大栗，肥甘可食，出林邑。""海松子树，与中国松同，但也很结实绝大，形如小栗三角肥甘香美，亦樽俎间结果也，出林邑。"

从《南方草木状》记录的外来词语来看，由海路输入中国的药物早就开始了，其中有的输入药物比我们想象的更早，这也是海上丝绸之路的功劳。

有的外来名词的彻底实现汉化，也是在两晋南北朝这个时期，如胡瓜改名为黄瓜，胡荽改名为香荽，都在北朝完成，而且都与同一个人有关，那就是石勒。石勒忌讳说胡字，所以这两个名词只好把胡字去掉，去掉之后，就看不出词语外来的原型了。这说明有的外来词语也存在外来期与融入期两个时期，先以外来词的面目出现，最后融入汉语词汇的海洋，成为汉语词汇的一部分，其本来词语的身份反而不重要了。

三、隋唐时期的外来药物名词

隋唐时期对中外文化实行兼收并蓄，尤其从西域吸收了许多物产名称。西域有广义与狭义之分，狭义的西域指新疆、中亚一带，广义的西域包括印度、波斯、阿拉伯、罗马，甚至南洋岛国也在其内。

美国谢弗所著的《唐代的外来文明》一书中，就有专门的章节叙述唐代的外来药物，反映出唐代外来事物之多。专门叙述的药物有质汗、底也迦、豆蔻、肉豆蔻、阿魏、延胡索、白附子、仙茅、胡黄连、鹤虱、芦荟。而且此书香料部分叙述的沉香、紫藤香、榄香、龙脑香、苏合香、乳香、没药、丁香、青木香、甲香等，也都有其药用价值，这从《外台秘要》等唐代医书中都可以找到根据。

在非医书之中，记载外来药物比较多的是《酉阳杂俎》。《酉阳杂俎》的作者是段成式，他结识很多外国人，通过他们对外国药物比较了解，书中记录的药物都是有依据的。《酉阳杂俎》记载了30多种外来的药物，而且都说明出自何处。如安息香出波斯国，阿魏出北天竺，龙脑香出婆利国；无石子，出波斯国，波斯呼为摩贼，所以有的地方书为墨食子。再如紫𨥁，《酉阳杂俎》前集卷十八："紫𨥁树，出真腊国，真腊国呼为勒佉，亦出波斯国。"勒佉就是阿拉伯词语紫𨥁的音译，也叫紫胶、紫矿。《酉阳杂俎》记载的这些语料，真实反映了当时外来药物音译的状况。

本草书籍中，记载外来药物比较多的是《新修本草》和《本草拾遗》。《新修本草》中许多新附的药物都是外来品种，如鹤虱、安息香、龙脑香、庵摩勒（即余甘子）、毗梨勒、苏方木、诃梨勒、胡椒等。有的药物如苏方木、诃梨勒，在此之前就可以见到，但《新修本草》却是新附，意味着是首次进入本草的行列。

还有稀有的外来成药如"底野迦"，《新修本草》就载有"底野迦"，李约瑟《中国科学技术史》也提到过，底野迦本是欧洲人配制的一种解毒药，是一种配制复杂的成药，古人对这种药物比较迷信，以为底野迦可以解百毒，而《新修本草》提及底野迦的作用时云："胡人时将至此，亦甚珍贵，试用有效。"

彼此可以互相印证。也书作底也迦，底也迦是古代西方国家一种解毒药的译名，《汉语大词典》引《旧唐书》。再如梅花脑，就是冰片脑，即龙脑香。冰片龙脑，来自印度尼西亚婆罗洲，这是世界上最早的化学成分药物，在《新修本草》中已有记载。

以搜求广博闻名的《本草拾遗》，也记载了不少外来药物。例如：

菴摩勒，为波斯语的音译词。唐·陈藏器《本草拾遗》有载，因为食用时开始味苦，后来转为甘甜，所以又叫作余甘子。菴摩勒，《汉语大词典》引黄庭坚和《本草纲目》为例，可以提前。《南方草木状》卷下言庵摩勒出九真，庵摩勒即菴摩勒，可见菴摩勒在晋代就已经移种东南亚了。这种药物在《回回药方》中也有记载，名为“阿密剌”，可见其长期作为外来药物输入中国的事实。

阿勒勃，《本草拾遗》：“阿勒勃生拂林国，状似皂荚而圆长。”拂林国，即东罗马帝国。元慈勒，《本草拾遗》：“元慈勒，生波斯国，似龙脑香。”《海药本草》云：“慈勒树中脂也。”又云：“今少有。”榈木，《本草拾遗》：“榈木出安南及南海，……主破血，血块，冷嗽，并煮汁及热服。”

肉豆蔻，最早记录的是《本草拾遗》。肉豆蔻是一种香料，中东地区的商船带到大唐，因为稀有，只作药物使用。豆蔻来自阿拉伯语，是“多骨”的音转。陈藏器云肉豆蔻的外国名称为“边拘勒”。

陈藏器有标新立异的习惯，对于外来药物的记载也是如此，有的为大家接受，如出自大秦国的迷迭香，但更多的外来本草名称，如生鞢鞨国的含生草，生昆仑国的必似勒、骨路支，生西国的池德勒，生安南的蜀胡烂，由于记载简略，不容易清楚其所指的原物为何。

唐代对外贸易的繁荣，使我们今天还可以知道更加广泛范围内的药物来源。当时从阿拉伯地区传入的药物有阿魏、芦荟、诃黎勒、破故纸、乳香、没药、血竭、青黛、荜拨、珊瑚、苏合香、苏方木、金线矾、无石子等。来自波斯的药物有琥珀、真珠、朱砂、水银、熏陆、郁金、苏合香、青木香、胡椒、香附等。其中有药食两用的部分，也有专门作为药物的。例如：

胡椒能刺激肠胃分泌，可帮助消化。荜拨则是长胡椒，也是胡椒的一种，可以温中下气，也可以帮助消化。另有一种毕澄茄，就是嫩胡椒，也是从印度尼西亚群岛引进的，时常在医书中被提起。

茴香本名蘹香，是一种草本植物，茎叶嫩时可食，籽实入药。但食茴香会损伤视力，不宜短期内大量食用。《中国药典》记载，茴香制剂是常用的健胃散寒、行气止痛药物，茴香是治疗疝气的良药。在埃及、希腊、罗马的古史中，都有茴香的记载，经过丝绸之路进入我国。而在我国的文献中，茴香始见于《新修本草》，甄权《药性论》也有记载，宋代药物学家苏颂谓当时入药多用番舶者，就是市肆之所谓八角茴香，也就是大茴香。但现今用药多用小茴香，大茴香只适合作调料之用。

补骨脂，是梵语的音译词，原产印度、缅甸、锡兰，籽实可入药。关于补骨脂的较早记载是在唐元和年间，爪哇东部的李摩诃把补骨脂进献给岭南节度使郑絪，郑絪服后效果突出，从此补骨脂声名大噪。

唐朝吸收的外来之物众多，难以一一计数，如“波薐菜”，刘禹锡《嘉话录》就有记载，言本是从颇陵国将来。今天一般认为波薐菜来自尼泊尔。《对山医话》卷四：“唐贞观中，泥婆罗国又献菠薐菜、浑提葱，至今传种不绝。”泥婆罗国就是尼泊尔。

一些外来词语从语音或者前缀已经没法识别，完全是汉语词语的形式，但从内容和来源来看，仍然是外来词的性质。例如金篦术，《汉语大词典》引刘禹锡。金鎞，治疗眼病工具，《汉语大词典》引《涅槃经》。金篦与金鎞其实是一致的。古代印度的医学擅长眼科，金篦术就是金针拔内障，唐代传入中原地区，这在前面佛医特色词汇部分已经叙述，这里只作附带提及。又如长松，药草名，《汉语大词典》引苏轼和《本草纲目》为例。长松就是仙茅，仙茅原生西域，唐开元年间婆罗门僧进此药，又名婆罗门参，根茎入药，《汉语大词典》引《鸡肋编》《本草纲目》为例。仙茅，《中医大辞典》言出《海药本草》，《海药本草》是五代李珣所作，多有外来药物。

中医对外来医学词汇的吸收是有选择性的，也有一个尝试的过程。孙思邈试图把中国固有的五行与印度佛教的“四大”融合起来，却不太成功，原因在于古代各个文明古国的传统医学，就其医学思想而言是很难兼容的，勉强融合的效果肯定不佳。中医也是如此，所以中医的体系建立以后，其他医学思想很难渗透其中。外来的治疗技术和药物，如果疗效明显，那是不可能被拒绝的。所以传入中国的外来之物，大多是药物、方剂和技术名称。

四、五代两宋金元时期的外来药物名词

（一）五代的中医外来词语

五代的李珣，是花间词派的词人，虽然住在四川，并游历岭南，其实祖籍波斯。他所著的《海药本草》是第一部专门记载外来药物的书籍。书中所记载的50多种香药，绝大部分从海外传入。《海药本草》早已散失，尚志均老先生有辑校本，从中可以窥其端倪。作为波斯人的后裔，李珣知道许多药物的原产地，如莳萝，他就说生波斯国，莳萝即孜然，是小茴香的音译名词。李珣对香药最为熟悉，提到过的有甘松香、茅香、蜜香、乳香、必栗香、迷迭香、降真香等，阿拉伯、波斯地区的商人善于做香料的生意，李珣也是以此为生，这些香料药，既是药品，部分也可作为食物的调味品。李珣还知道中东地区的医术善于使用树脂，如乳香、没药、血竭，都是树脂类药物。唐末五代以后，北方丝绸之路被遮断，香料药的输入主要依靠海路，所以这些香料药的名称，许多

唐以前可见，但来源已经有所改变，这从《海药本草》与唐代记载的差异中可以反映出来。

《海药本草》记录的外来药物可以与唐宋时期的其他本草比对，其中许多药物在别的本草中也有记载。如紫矿，《酉阳杂俎》言其出真腊国，亦出波斯国。麒麟竭，是紫矿树的脂液，《本草图经》言出南蕃，即南洋一带的国家，宋人名麒麟竭为血竭。这样互相比对，对词汇的迁延情况可以更加清楚一些。

《海药本草》的特点是突出“海药”的性质，即来源于国外的舶来药物。海药的海，即指物品从海外来，故冠以“海”字，因此有海棠、海桐皮等，这与上古、中古对外来之物冠以“胡”字，如胡豆、胡粉等，宋元以来对来自南洋诸国的物品冠以“番”字，如番木鳖、番茄、番薯等，有些专门从外国船上输入的药物，被冠以“舶”字，如舶上茴香、舶上硫磺等，清代以来对外来之物冠以“洋”字，如洋参、洋葱等，语言上的道理是相通的。香药在宋代使用普遍，远甚于唐以前，宋代的大量方剂都使用了香药，成为一种流行的时尚，导致许多医家批评当时的用药有辛辣香燥的弊端。

除了《海药本草》，五代也有其他的外来药物。例如番木鳖，就是马钱子，牵机药就是此物，相传李后主就是服牵机药而死的。

有些今天习以为常的东西，其实是五代的外来之物，如西瓜，就有药用价值，明清医家经常使用，但西瓜引入汉族地区是五代的事情。

胡峤，生卒年月不详，字文峤，五代后晋时期华阳人。胡峤为后晋同州郃阳县令，契丹会同十年（947 年），他作为宣武军节度使萧翰掌书记随入契丹，后萧翰被告发谋反见杀，胡峤无所依，于是滞留契丹七年，到后周广顺三年（953 年）才回到中原。根据在契丹七年的见闻，胡峤写成记述契丹地理风俗的《陷虏记》数卷。胡峤在辽上京附近见到、品尝西瓜，并引入西瓜种植方法。这是我们能够看到的关于西瓜的最早记载。

（二）宋代的中医外来词语

中近古时期，新的药物不断涌现，唐代使用的药物，许多并非出自中土，而是来自印度、西域或突厥。宋代海上贸易频繁，因而一些药物从海外输入。有些药物没有变，但药物名称却有了更多的异名。整个中近古时期，各地药物名称的沟通、交流更加频繁，外来名称层出不穷。例如：

木律，就是胡桐泪，泪与律古音相近，也叫胡桐律，胡桐为木，因此有木律的说法。《汉语大词典》《中医大辞典》均未录。《兰室秘藏》卷中，益智木律散：“木律（二分），当归、黄连（以上各四分），羊胫骨灰、益智皮、熟地黄（以上各五分），草豆蔻皮（一钱二分），升麻（一钱五分），右为细末，用度如前㯃之。如寒牙痛，不用木律。”《传信适用方》卷上，地黄散歌（出僧文莹汀江野录）：“猪牙皂角及生姜，西国升麻熟地黄，木律旱连槐角子，细辛荷叶要相当，青盐等分同烧煅，研杀将来使最良，㯃齿牢牙髭鬓黑，谁知人世有仙方。”《本草蒙筌》卷四，胡桐泪：“一名木律。”《本草述钩元》卷二十二，胡桐泪：“是胡桐树脂，一名胡桐律，律即沥，犹松脂谓沥青之义。”“有二种，木泪即木律，状如膏油，乃树脂流出者，石泪即石律，乃脂入土石间。”

宋代的中医外来词语，首先值得一提的是南宋僧人法云的《翻译名义集》，收集了大量佛典中的外来词语，对于梵汉对译尤其详尽，其中不少词语与中医有关，当然书中的梵汉解释并非限于宋代，而是包括了宋以前的情况，实际上是对梵文汉译历史的反映。如众香篇三十四所云“突婆，此云茅香”，“嘔尸罗，此云茅香根”，“莫诃婆伽，此云麝”，“掘具罗，或窭具罗，或求求罗，此云安息”，“茶矩磨，此云郁金”。五果篇第三十二所云“播啰师，此云胡桃”，“镇头迦，此云柿”，“笃迦，此云栗”。

在梵汉对译的基础上，《翻译名义集》也对一些外来词的来源作了梳理，对中医词汇而言，其中与本草有关的词语比较有意义，如众香篇三十四所云：

“咄噜瑟剑，此云苏合，珙钞引《续汉书》云，出大秦国，合诸香煎其汁，谓之苏合。《广志》亦云，出大秦国，或云苏合国。国人采之，榨其汁以为香膏，乃卖其滓。或云合诸香草，煎为苏合，非一物也。”

“杜噜，此云熏陆，《南洲异物志》云，状如桃胶。《西域记》云，南印度阿吒厘国，熏陆香树，叶似棠梨，亦出胡椒树，树叶若蜀椒也。《南方草木状》曰，出大秦国，树生沙中，盛夏树胶流沙上。”

“羯布罗，此云龙脑香，羯或作劫。《三藏传》云，松身异叶，华果亦殊，初采木湿未有香，干则顺理析之中有香，状如云母，白如冰雪。”

“多揭罗，此云零陵。《南越志》云，土人谓之燕草芸香。《说文》云，芸草似苜（莫六）蓿（音叔）。《淮南》云，芸可以死而复生。”

“摩罗伽隶，此云码瑙，此宝色如马之脑，因为名。赤白色，琢成器，有文如缠丝焉。梵名谟萨罗揭婆，谟萨罗此云杵，揭婆此云藏。或言胎者，取马脑坚实为名也。”

萨褒杀地，《翻译名义集》有帝释舍身为药的故事，五果篇第三十二：“萨褒杀地，西域记云，唐言蛇药，佛昔为帝释时，遭饥岁，疾疫流行，医疗无功，道殣相属，帝释悲愍，思所救济，乃变其形，为大蟒身，僵尸川谷（死不朽也）空中遍告，闻者感庆，相率奔赴，随割随生，疗饥疗疾。”这样说来，中土说的割股疗亲，并非没有来历，而是受了佛教的影响，当然这些是与现代观念相左的。

其次宋代从海路进入中国的外来药物比较多，例如以下这些药物名称：

无名异，宋初从大食传入。北宋时，大食商船把珍贵的药材“无名异”献给宋太宗，此药能够治疗脓肿、瘫痪、癫痫等多种疾病。罂粟，这个今天大家都熟悉的词语，为北宋·方勺《泊宅编》首次记载。阿拉伯医生伊本·西那发明以金银箔丸衣给药物保质、防腐，也被宋人广泛使用。两宋从阿拉伯传入的药物还有白龙脑、膃肭脐、龙盐、眼药等。

续随子，也叫千金子，原产欧洲，中医以其种子作为逐水药。《汉语大词典》引《宋史》为例。《宋史》为元代所修，而《圣济总录》卷六十一就有续随汤，使用续随子为主药。

南木香，古时指通过广州外国船舶进口的木香。《中医大辞典》《汉语大词典》均未录。《医学疑问》："问：方书有木香、南木香之名，小邦亦有木香云云之物，俗称青木香，或于典卖处用之，而未直其的否？至于南木香，则本草亦不言其详，切愿详知。答曰：木香有青、南之异，青者出于天竺，是草根，状若甘草。南者出于广州舶上，形如枯骨，苦口粘牙，其主治：青者，以疗肿毒，消恶气。南者，乃三焦气分之药，能升降诸气。岂得以青、南同一用耶？"此处对"南木香"作了专门解释。《传信适用方》卷上，治丈夫妇人中风气痹："南木香（好者一大分，洗锉，焙干，为细末），……带热服，令人按摩病处良久，就病处卧，移时自能举动矣。"《永乐大典·医药集》卷九百八十，引杨仁斋《直指方》，礞石丸："慢风慢脾风，用南木香煎汤调下。"《仁斋直指方》卷二十六，血疾证治："血气虚损，腰腹疼痛，当归建中汤加南木香，若自汗则去木香，加人参白术。"南木香是进口之药物，大体是宋代以后由外国船舶带来，但本草通常没有记载。本草虽然漏略，但方书中时有所见，如《温隐居海上仙方》第二十证："多年脚气不曾安，膝痛筋寒步履难，术附宣瓜同南木，煎汤送下石南丸。久年脚气，或年老膝疼，不能行步者，可用《局方》术附汤，倍用附子，加南木香一钱，水三盏，生姜五片，宣木瓜三片，煎取一盏二分，去滓，送下《局方》石南丸五十粒，数服立愈。"《炮炙大全》卷一，草之属，木香："李濒湖曰，昔人谓之青木香，后人因呼马兜铃根为青木香，乃呼此为南木香、广木香以别之。"

海亦儿，即孩儿茶。《汉语大词典》未录。《医方类聚》卷二十三引《瑞竹堂方》，如神散："治风湿手臂痛，左瘫右痪，风气等证。真皂角（去皮弦，八两），海亦儿（半两，即合孩儿香茶者是），北枣（四两）。先将皂角熬成清汁，滤去滓，将枣儿并海亦儿用桑柴文武火熬干，取出枣儿，磁器内收顿，如熬至七分，取汁一盏，逐旋添，熬干为度，每服两三个，细嚼咽下，后饮酒一盏，三四个之上，不得多吃。"此段文字见于《瑞竹堂经验方》卷一，诸风门，如神散。孩儿茶，又叫孩子茗，本来叫乌爹泥，出自南番，李时珍云："乌爹或作乌丁，皆番语，无正字。"海亦儿，也译作孩儿茶，原产泰国，宋元时期传入我国，是儿科清热药。

娑罗果，《汉语大词典》未录。《读医随笔》卷五，娑罗果谓：娑罗果俗或名天师栗，来自西域，本草不载，惟《本草纲目拾遗》载之，又认为《肘后方》药子一物，与娑罗果合。《千金要方》卷九卷治瘟疫，以药子二枚，研末，水服。并认为是前人所未考。今天娑罗果则多有种植，杭州、镇江等地都有此物，或名梭椤子、娑罗子。《本草纲目》开始有载，引用宋祁的说法，可见宋代有此物。

麒麟血，《汉语大词典》未录。《太平圣惠方》卷六十八，治灸疮久不瘥诸方有“麒麟血散方”。治金疮血不止诸方：“右以麒麟血捣罗为末，敷疮上。”《走马急疳真方》中药方指麒麟血就是血竭。

甚至有些毒药也传到中国，如“押不芦”，来自阿拉伯，就是催眠麻醉药物。也可以叫作百日丹，毒药名，《汉语大词典》引宋·周密《癸辛杂识》为例，实际上也就是押不芦，两者是一回事。

《大观本草》也收录了一些不同寻常的外来本草名词。例如：

突厥白，《大观本草》卷十四：“突厥白，味苦，主金疮，生肉止血，补腰续筋，出突厥国，色白如灰，乃云石灰共诸药合成之，夷人以合金疮，中国用之。”

婆罗得，《大观本草》卷十四：“婆罗得，味辛，温，无毒。主冷气块，温中，补腰脚，破痃癖，可染髭发令黑。树如柳，子如蓖麻，生西国。”

陀得花，《大观本草》卷九：“陀得花，味甘，温，无毒。主一切风血。浸酒服，生西国，胡人将来，胡人采此花以酿酒，呼为三勒浆。”

突厥白、婆罗得、陀得花，书中注明是今附，按照《大观本草》的体例，今附就是为《开宝本草》收入。其中婆罗得在《海药本草》中提到，言出西海波斯国，可见其正式收入时间，还以《开宝本草》为准，《开宝本草》有着官方的背景。

最后，这个时期一些以往的名词命名方法还在延续，如对外来词语冠以“胡”字，由此继续造出新词语，如《本草图经》记载，胡荆芥俗呼新罗荆芥，胡薄荷俗呼新罗薄荷，《大观本草》中还有胡葱，胡荆芥、胡薄荷、胡葱之类的名词，就是这种语言习惯的延续。类似还有以“海”字冠名的，如“海松子”，《大观本草》言其生新罗，与中土松子不同。有的事物无论中外都有，这样就有一个中外名词交流的问题，这在医书中必然也有所反映，如《大观本草》记载，骨肭兽，就是腽肭脐，胡人呼为“阿慈勃他你”；药实根，胡名“那绽”，就是药子、黄药子；肉豆蔻，胡名“迦拘勒”等。这些词语表现方式各种各样，却都是对当时外来药物词汇的一种反映。

（三）元代的中医外来词语

元代疆域广阔，外来事物众多，各种语言的词汇也与当时的汉语有交流，并且在文献中有痕迹保留下来。元代设立广惠司，是阿拉伯式的医院，在大都、上都设回回药物院，为穆斯林治疗疾病，阿拉伯医药进入中国，与中医药的交流密切。这在《回回药方》和《饮膳正要》中都有反映。

《回回药方》成书于明代，但反映的却是元代的状况。元代阿拉伯医学传入中国，许多阿拉伯、波斯词语也开始流传开来，可惜许多词语并没有落地生根，没有在后世的汉语中延续下来。

宋岘《回回药方考释》，利用阿拉伯语、波斯与汉语语音对译的关系，解释了不少外来药物的名称。如“古阿里失突论只方”，就是《医典》中的“佛手柑（枸橼）化食丹”；“青剌则牙纳膏子”，剌则牙纳就是阿拉伯语茴香的音译，意思为嫩茴香膏子；“把耽煎”，“把耽”就是波斯语音译，也叫作巴旦杏，《本草纲目》卷二十九就叫巴旦杏，也可以叫作扁桃；“舍剌必安古黎”，就是无花果药露，“舍剌必”就是药露，“安古黎”是波斯语无花果的音译，无花果，《酉阳杂俎》名为阿驿，又叫底珍，阿驿即安古黎，底珍是叙利亚语的音译；“法而非荣油方”，就是大戟油膏，“法而非荣”，就是阿拉伯语大戟的音译，亦书作“法儿肥荣”；“罗亦那思”，是阿拉伯语茜草的音译。

《饮膳正要》是元·忽思慧所编的食疗书籍，其中也记录了一些外来词语。《饮膳正要》收录回回药物，如马思答吉、必思答等。马思答吉就是乳香，必思答就是开心果。《饮膳正要》记载的咱夫兰，就是番红花，也就是今天的藏红花。该药原产地在欧洲，由西藏传入内地，《汉语大词典》无例，《中医大辞典》言出《本草纲目拾遗》。还有哈昔泥，就是阿魏；沙乞某儿，就是蔓菁；颇儿必，就是羊膝骨；回回豆，就是今天的豌豆。《饮膳正要》所说的“阿剌吉酒”，就是烧酒的一种。

元·周达观《真腊风土记》记录了当时柬埔寨出产的犀角、降香、豆蔻、大枫子油等药物。这是周达观出访真腊所见，说明当时国人已经能够借助出访了解这些药物的情况，以此弥补单纯依靠国内资料带来的不足。

五、明清时期的外来药物名词

（一）明代的中医外来词语

不同医学之间的名物词汇，也有互相交流、互通有无的需要，外来药物来自国外，如果受到阻隔，有些药物就不能到达中国，因而在流通中消失。但不管如何，来自国外并有影响的药物在文献中都会有记载，留下应有的痕迹。明代医书也录有阿拉伯的医方，药名也用阿拉伯音译，如朵梯牙（天然硫酸锌）、安咱芦（波斯橡胶）、可铁剌（西黄耆胶）、阿飞勇（鸦片）、咱甫兰（藏红花）。明代医书有这些外来词，大多是元朝时留下来的痕迹。

朵梯牙，《普济方》卷七十六有载，为眼科药物。宋岘《回回药方考释》有“脱体牙”，是波斯语“相同”的音译词。这是出产于波斯的矿物药，也就是皓矾（天然硫酸锌），是治疗眼炎的药物，或者叫鍮石。鍮石有两个品种，但在中医里是混同不分的，功用也差不多，《本草纲目》里叫炉甘石。炉甘石，指菱锌矿，《汉语大词典》引《本草纲目》。《中医大辞典》云出宋·崔昉《外丹本草》。《仁斋直指方》卷二十二，痈疽证治有“炉峰散”，治痈疽肿毒等患，方中主药为炉甘石，可见此药在宋代已经在方剂中使用。

达郎古宾，宋岘指《本草纲目》所说的“达即（郎）古宾”，就是《回回药方》的“他兰古宾”，是“甘露蜜”的音译词，源自波斯语。《本草拾遗》有刺蜜，也叫草蜜、给勃罗，《酉阳杂俎》有蜜草，都是阿拉伯词语“甘露蜜”的译词。

霞片，就是鸦片。《汉语大词典》《中医大辞典》均未录。明·吴球《活人心统》卷二：“霞片香连丸，治久痢，诸药不效，服此莫不应验。川黄连（四两，吴茱萸四两同炒紫色，去茱萸不用），木香（八分），霞片（即霞芙蓉，二钱），右为末，水丸如梧桐子大，每服三十丸，白汤下。”霞芙蓉也叫阿芙蓉。鸦片，俗称大烟、烟土，为医学上的麻醉性镇痛药，是从一种草本植物罂粟中提炼出来的，用罂粟果的汁烘干制成。但鸦片和罂粟原本与中国无关，属于外来之物。罂粟原先产于南欧及小亚细亚，在公元前 5 世纪左右，希腊人把罂粟的花或果榨汁入药，发现它有安神、安眠、镇痛、止泻、止咳、忘忧的功效，希腊人称其音为“阿扁”。公元6 世纪初，阿拉伯人把罂粟传到了波斯，波斯人变“扁”音为“片”，称其为“阿片”。在公元七八世纪的时候，罂粟作为药材从印度等地传入中国，中国人把“阿”音发成了“鸦”音。从此，在中国就有了“鸦片”一词。

番打麻，《汉语大词典》未录。《秘传大麻疯方》三十六种大麻疯症神效方有“宫粉”“上树龙”“元米”“五爪龙”“大力子”等药物，麻疯借用诸方有“番打麻（六两）”，升炼檫药方有“方八肉”“石衣”。其中“番打麻”令人费解。《太医院秘藏膏丹丸散方剂》卷二：“洗痔漏神方，番大马（一条分为三节，每节用砂锅熬透，洗三日，或洗九日）。”这里所说的番打麻、番大马，是同一物，因为音同，但光凭这些简单的材料，无法知道是什么东西，《本草纲目拾遗》卷九，番打马：“用番打马，即番舶打火把之物。”赵学敏的这条正文解释，基本说出了“番打麻”的含义。番打麻，《景岳全书》卷五十一，新方八阵，因阵也有记载，大体是指那时外国船上用来当火把使用的一种麻。几种书，三种写法，其实所指皆同。

再如“答刺不花”，本为蒙古语，义为土拨鼠。《汉语大词典》引《本草纲目》例证。明代书籍记载的蒙古语词语还比较多，因此在《本草纲目》中也有反映，这些词语说到底还是元代统治遗留的痕迹，毕竟在整个元朝，蒙古语对汉语的影响是十分深远的。

（二）清代的中医外来词语

清·赵学敏的《本草纲目拾遗》，是《本草纲目》之后又一部本草名著，其中收录的药物名词大多是《本草纲目》所没有的。此书也收录了一些外来的药物，如金鸡纳、胖大海、日精油、刀创水（即碘酒）、鼻冲水（即氨水）等。

金鸡纳本是印第安人的药物，欧洲人发现新大陆后，把金鸡纳传到中国。金鸡纳树又名鸡纳树、奎宁树、金鸡勒。原产地为南美安第斯山脉。19 世纪中期，金鸡纳树被移植至东南亚一带栽培，而印度尼西亚为最早引种的国家。其中有关康熙服用金鸡纳治愈疟疾的传说，更是使金鸡纳声名鹊起。金鸡纳树的干皮、根皮、枝皮及种子，含有约26种生物碱，总称为金鸡勒生物碱。其中含量最多且在医药中最重要的是奎宁，康熙皇帝曾经向传教士们祝贺金鸡纳霜（即奎宁）成功引进中国。

胖大海，《汉语大词典》无例，《中医大辞典》言出《本草纲目拾遗》。最早记录胖大海的就是赵学敏的《本草纲目拾遗》。胖大海也是外来药物，原产于泰国、柬埔寨、马来西亚、越南，现在我国也有种植。

《本草纲目拾遗》还载有“九龙虫”，也叫洋虫，这是身长6毫米的小昆虫，原产南洋一带，此虫明末传入中国，可以用竹筒饲养，被当作万能药，但其他方书很少提到，可见传播并不广。《中医大辞典》云，洋虫，出自清·龙柏《药性考》。赵学敏所记，当来自龙柏，但龙柏之书的影响远远不及《本草纲目拾遗》。

一些外来药物本来是进口品种，但后来经过移植，在中国已经能够出产，如安息香、沉香等。这说明外来的词语并不是永恒的、绝对的，经过移植成为本土自有之物，词语的身份可能就转变了，从外来词语变成本土词语的一部分。

清代其他书籍记载外来药物的也不少，有的对外国状况相当了解，如谢清高口述、杨炳南笔录的《海录》，对商船经过的国家介绍得很清晰，林则徐还把这本书献给道光皇帝。《海录》中记载了所在国的物产，包括一些药物，如南洋各国所出的香料、药物，主要有丁香、冰片、沉香、燕窝、速香、降香、鸡骨香、豆蔻、胡椒、槟榔、儿茶、伽南香、落花生，印度半岛各国出产的有乳香、没药、鸦片、龙涎香等，说明在鸦片战争之前，一些流寓海外的华人对东南亚、印度半岛乃至欧洲的了解要远远超过清廷的认知。在《海录》的邦项（在马来半岛东岸）一条中，特别对冰片作了描述：“冰片，木液也，周流木内。夜则上于树杪，明则下于树根。土番夜听其树，而知其上下老嫩。俟其老时，四鼓前往，以刀削其根数处，如中国之取松脂然。天明其液流从砍处落地，滴滴成片。”如果不是曾经在海外漂泊过的人，是不可能对冰片了解得这么清楚的。闽粤两地到南洋从事贸易的人数最多，他们所掌握的外国药物情况，对于了解这些药物词汇肯定是有帮助的。

晚清时期，西医和西来事物逐渐增多，与此有关的词语，也渗透到医书中。例如《对山医话》中的这两个词语：

听肺木，《对山医话》补编，听肺木：“泰西医士有听肺木，长不过尺，遇患肺疾者，一头根据病者胸前，医者枕其一端而听之。随听随移，审其呼吸，辨其部位，能知病之所在而施治云。”

卷心菜，《对山医话》卷四：“近通泰西诸国，其蔌果携入内地，土人觅种植之，市以获利，而华人亦有以之充馔者。今略摘数种，辨其气味，以备考证。

卷心菜，俗名哈喇菜，叶卷如球，色青，经霜后微紫，去数层，内叶嫩黄脆美，俟其自放，其大如盖，气味甘平，利肠清胃，大抵似菘而味不及耳。花菜来自花旗，故名，叶缺刻如细芥，色浅黄，味甘淡，润肺化痰，性亦和平。笋，色白细长形如玉箸，味淡微辛，中实无节，固非竹类，土人因其形似笋芽，故名之耳。"

清代医话类书籍涉及面宽泛，所以也会涉及外来名词。《冷庐医话》卷二，今书："西国医士合信氏《西医略论》，略内症而详外症，其割肉锯骨等法，皆中国医人所不敢用者，内治之法，亦与中国异，如治疟用信石酒，霍乱用雅片膏、樟脑滚酒和服，使中国医人用之悖矣，其诊脉至数验以时表，取其旋运有准，谓华人用鼻息呼吸，恐有迟速长短，不如时表之准也。""信石酒""雅片膏"，都是当时西医所用的药物。

中医外来词汇丰富了中医词汇的层次和内容，从整体而言，外来词汇是整个汉语词汇体系中的一个补充部分，中医外来词汇毕竟数量有限，构不成对整个中医词汇体系的冲击，有些外来词语更是昙花一现，由于药物来自国外，一旦缺乏供应，随即消失不见。中医的传统并不拒绝外来药物和医术，对于外来的合成药剂也加以接受。这些对于今天的中医也有借鉴意义，努力提高吸收与消化外来药物和技术的能力，从医理到医术、药物都要不断地完善自己，借助外来的事物提高自己的水平，而不是采取排拒或者抵制的态度，这是中医外来词汇的历史告诉我们的基本道理。汉语文化是一个成熟而且开放的文化系统，完全有能力吸收消化世界上所有的优秀成果，中医作为汉文化的一个支系，也应该担负起消化外来医学名词的责任，不断吸收外来医学丰富的营养，从而使自身变得更加强大。目前来看，中医消化外来名词的能力还有待加强。

参考文献

徐朝华著:《上古汉语词汇史》, 商务印书馆 2003 年版。
王云路著:《中古汉语词汇史》, 商务印书馆 2010 年版。
汪维辉著:《汉语词汇史新探》, 上海人民出版社 2007 年版。
董志翘著:《中古近代汉语探微》, 中华书局 2007 年版。
周荐著:《汉语词汇研究史纲》, 语文出版社 1995 年版。
余云岫著:《古代疾病名候疏义》, 人民卫生出版社 1953 年版。
钱超尘著:《内经语言研究》, 人民卫生出版社 1990 年版。
钱超尘著:《中医古籍训诂研究》, 贵州人民出版社 1988 年版。
张显成著:《先秦两汉医学用语研究》, 巴蜀书社 2000 年版。
张显成著:《先秦两汉医学用语汇释》, 巴蜀书社 2002 年版。
崔锡章著:《中医要籍重言研究》, 学苑出版社 2008 年版。
姜燕著:《〈甲乙经〉中医学用语研究》, 中华书局 2008 年版。
郭颖著:《〈诸病源候论〉词语研究》, 上海人民出版社 2010 年版。
罗竹凤主编:《汉语大词典》, 上海辞书出版社 1986—1993 年版。
谢观主编:《中国医学大辞典》(影印本), 中国书店 1990 年版。
李经纬等主编:《中医大辞典》, 人民卫生出版社 1992 年版。
张登本等主编:《内经词典》, 人民卫生出版社 1990 年版。
帅学忠编译, 陈大舜、贺又舜编写, SUNG J LIAO、张驰审校:《常用中医名词术语(英汉双解)》, 湖南科学技术出版社 2006 年版。
达美君主编:《简明中医语词辞典》, 上海科学技术出版社 2004 年版。
龙潜庵编著:《宋元语言词典》, 上海辞书出版社 1985 年版。
郭霭春主编:《黄帝内经素问校注》, 人民卫生出版社 1992 年版。
南京中医学院中医系编著:《黄帝内经灵枢译释》, 上海科学技术出版社 1986 年版。
李克光主编:《金匮要略译释》, 上海科学技术出版社 1993 年版。
周一谋、萧佐桃主编:《马王堆医书考注》, 天津科学技术出版社 1988 年版。
马继兴主编:《神农本草经辑注》, 人民卫生出版社 1995 年版。
秦越人著, 张登本等通解:《难经通解》, 三秦出版社 2001 年版。
雷敩著, 顿宝生等通解:《雷公炮炙论通解》, 三秦出版社 2001 年版。

李珣著，尚志均辑校：《海药本草》，人民卫生出版社1997年版。

葛洪撰：《肘后备急方》，人民卫生出版社1996年版。

王焘著，高文铸校注：《外台秘要方》，华夏出版社1993年版。

丹波康赖撰，高文铸校注：《医心方》，华夏出版社1996年版。

王熙著，沈炎南主编：《脉经校注》，人民卫生出版社1991年版。

巢元方撰，丁光迪主编：《诸病源候论校注》（上下册），人民卫生出版社1992年版。

张从正著：《儒门事亲校注》，河南科技出版社1984年版。

孙思邈著，李景荣等校释：《备急千金要方校释》，人民卫生出版社1997年版。

刘完素撰，孙洽熙主编：《河间医集》，人民卫生出版社1998年版。

张从正撰，邓铁涛等编校：《子和医集》，人民卫生出版社1996年版。

李杲撰，丁光迪等编校：《东垣医集》，人民卫生出版社1996年版。

张金鼎等辑校：《龙门石刻药方》，山东科学技术出版社1993年版。

丛春雨主编：《敦煌中医药全书》，中医古籍出版社1994年版。

孟诜撰，尚志均辑校：《食疗本草》，安徽科学技术出版社2003年版。

陈藏器著，尚志均辑释：《本草拾遗》，安徽科学技术出版社2002年版。

王璆编撰，刘耀等点校：《是斋百一选方》，上海科学技术出版社2003年版。

朱佐编撰，郭瑞华等点校：《类编朱氏集验医方》，上海科学技术出版社2003年版。

陈承、裴宗元撰，任廷苏等点校：《增广太平惠民和剂局方》，海南出版社2002年版。

释继洪纂修，郭瑞华等点校：《岭南卫生方》，上海科学技术出版社2003年版。

吴球撰，王咪咪点校：《活人心统》（善本丛书本），人民卫生出版社2003年版。

朱丹溪传，朱思贞录，王咪咪点校：《丹溪秘传方诀》（善本丛书本），人民卫生出版社2003年版。

李菩纂著，王咪咪点校：《杂症要略》（善本丛书本），人民卫生出版社2003年版。

唐慎微著，尚志钧点校：《大观本草》，安徽科学技术出版社2002年版。

朱瑞章编，杨金萍点校：《卫生家宝产科备要》，上海科学技术出版社2003年版。

王衮编撰，王振国等点校：《博济方》，上海科学技术出版社2003年版。

许浚编著，郭蔼春校注：《东医宝鉴》，中国中医药出版社1995年版。